TROMBOEMBOLIA PULMONAR

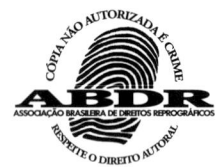

M547t   Menna-Barreto, Sérgio Saldanha
        Tromboembolia pulmonar / Sérgio Saldanha Menna-Barreto.
– Porto Alegre : Artmed, 2013.
      324 p. : il. ; 25 cm.

      ISBN 978-85-65852-08-1

      1. Pneumologia. 2. Doenças pulmonares – Tromboembolia pulmonar.
I. Título.

CDU 616.24-005

Catalogação na publicação: Ana Paula M. Magnus – CRB 10/2052

TROMBOEMBOLIA PULMONAR

Sérgio Saldanha Menna-Barreto

Professor titular do Departamento de Medicina Interna da Faculdade de Medicina da Universidade Federal do Rio Grande do Sul (UFRGS).
Ex-chefe do Serviço de Tratamento Intensivo do Hospital de Clínicas de Porto Alegre (HCPA). Ex-chefe do Serviço de Pneumologia do HCPA.
Mestre em Pneumologia pela UFRGS.
Doutor em Cardiologia e Ciências Cardiovasculares pela UFRGS.
Pós-doutor em Pneumologia pela Universidade de Toronto, Canadá.

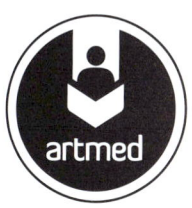

2013

© Artmed Editora Ltda., 2013

Capa
Maurício Pamplona

Leitura final
Rejane Barcelos Hansen

Ilustração (p. 15)
Gilnei Cunha

Assistente editorial
Caroline Vieira

Gerente editorial
Letícia Bispo de Lima

Projeto e editoração
Armazém Digital® Editoração Eletrônica – Roberto Carlos Moreira Vieira

Nota: A medicina é uma ciência em constante evolução. À medida que novas pesquisas e a experiência clínica ampliam o nosso conhecimento, são necessárias modificações no tratamento e na farmacoterapia. O organizador desta obra consultou as fontes consideradas confiáveis, num esforço para oferecer informações completas e, geralmente, de acordo com os padrões aceitos à época da publicação. Entretanto, tendo em vista a possibilidade de falha humana ou de alterações nas ciências médicas, os leitores devem confirmar estas informações com outras fontes. Por exemplo, e em particular, os leitores são aconselhados a conferir a bula de qualquer medicamento que pretendam administrar, para se certificar de que a informação contida neste livro está correta e de que não houve alteração na dose recomendada nem nas contraindicações para o seu uso. Essa recomendação é particularmente importante em relação a medicamentos novos ou raramente usados.

Reservados todos os direitos de publicação à
ARTMED EDITORA LTDA., uma empresa do GRUPO A EDUCAÇÃO S.A.
Av. Jerônimo de Ornelas, 670 – Santana
90040-340 – Porto Alegre – RS
Fone: (51) 3027-7000 – Fax: (51) 3027-7070

É proibida a duplicação ou reprodução deste volume, no todo ou em parte,
sob quaisquer formas ou por quaisquer meios (eletrônico, mecânico, gravação,
fotocópia, distribuição na Web e outros), sem permissão expressa da Editora.

SÃO PAULO
Av. Embaixador Macedo Soares, 10.735 – Pavilhão 5
Cond. Espace Center – Vila Anastácio
05095-035 – São Paulo – SP
Fone: (11) 3665-1100 – Fax: (11) 3667-1333

SAC 0800 703-3444 – www.grupoa.com.br

IMPRESSO NO BRASIL
PRINTED IN BRAZIL

AGRADECIMENTOS

São tantos. Sem que houvesse pessoas que acreditassem em mim, em vários momentos de minha vida, e me relevassem nos defeitos, eu não teria atingido muitas de minhas metas. As que não atingi foram por mim mesmo.

Reúno a todos na pessoa de minha mulher, Eneida Marília Weigert Menna-Barreto. Sem ela, não sei, não. Dizer obrigado é pouco.

Sérgio Saldanha Menna-Barreto

APRESENTAÇÃO

Escrever um livro é sempre um desafio e exige coragem. Pode consagrar ou desmoralizar o autor. Quando, como este livro que temos em mãos, representa o melhor referencial sobre um tema específico, justifica o que afirmava o inesquecível mestre maior da nossa pneumologia, professor Mario Rigatto: "Um bom livro significa mudança de patamar, vai além do artigo científico, porque coloca o autor como autoridade sobre o assunto e não apenas sobre determinado aspecto dele".

Para que isso aconteça, é necessário reunir erudição sobre o tema envolvido, experiência e conhecimento científico para separar a informação útil da citação descartável, habilidade literária para não cansar o leitor, disciplina para dar coerência à sucessão dos assuntos e discernimento para ressaltar os aspectos fundamentais. Tudo isso e algo mais encontra-se neste magnífico *Tromboembolia pulmonar* de Sérgio Saldanha Menna-Barreto.

Trata-se de obra uniautoral de professor consagrado, forjado em décadas de excelência clínica e científica. Na verdade, tromboembolia pulmonar é apenas o aspecto central de um impressionante conjunto de informações surgidas de ampla revisão da literatura e da experiência do autor. Professor Menna-Barreto tem a habilidade, que vem da experiência amadurecida, de explicar princípios clássicos e modernos de fisiopatologia, diagnóstico, prognóstico, profilaxia e tratamento de maneira assimilável para os especialistas e os iniciantes. As amplas discussões sobre os diversos aspectos terminam sempre em sinopses que orientam e simplificam a interpretação dos achados, as indicações de condutas ou o uso prático de fármacos ou procedimentos.

Em uma era de textos multiautoriais, às vezes desconexos e repetitivos, é estimulante constatar que alguém tenha tão amplo domínio do assunto, expondo-o de maneira inteligível, coerente e uniforme. Não apenas cita mas explica os mecanismos envolvidos nas diversas abordagens no início de cada capítulo, o que dá ao livro a configuração de ampla e útil revisão dos temas estudados. Destacam-se ainda abordagens e bibliografia que podem ser considerados completos, reunindo impactante quantidade de informações sobre aspectos centrais e relacionados ao assunto.

Em suma, este livro é um tratado primoroso de caráter didático, formador e informativo, não só da tromboembolia pulmonar, mas de todas as suas interconexões fisiopatológicas, clínicas e terapêuticas.

Carlos Antonio Mascia Gottschall
Professor de Pós-graduação em Pneumologia
e Cardiologia. Professor emérito e diretor
científico da Fundação Universitária
de Cardiologia do Rio Grande do Sul.
Membro titular das Academias
Sul-Rio-Grandense e Nacional de Medicina.

PREFÁCIO

Pulmonary embolism: what have we learned since Virchow?
James E Dalen

Este livro é um desafio, um testemunho e um legado.

Um desafio representado pela amplitude do tema. Tromboembolia pulmonar não é um tema monográfico simples. É um universo. No PubMed, sob a chamada *pulmonary thrombombolism,* estavam registrados, até as 15 horas de 30 de julho de 2012, um total geral de 40.665 artigos; no período de redação deste livro e produção editorial, os trabalhos escritos em inglês e em português totalizaram 2.915 artigos.

Neste último ano, entre 2011 e 2012, 1.475 artigos foram publicados. Sob a chamada correlata *venous thromboembolisms*, registros assinalaram 43.332 artigos. O primeiro artigo sobre tromboembolia pulmonar foi publicado em 1869, no British Medical Journal: *Playfair WS. Observations on a case of sudden death after delivery, from embolism of the pulmonary artery. Br Med J. 1869 March 27; 1(430): 282–283.*

A tromboembolia pulmonar é também tema dos pneumologistas, mas a CID-10 a classifica na lista de três caracteres: *capítulo IX de Doenças do Aparelho Circulatório; I26 – Embolia pulmonar: infarto, tromboembolia e trombose, referidos como de artéria ou de veia pulmonar.*

A tromboembolia venosa é presença constante na prática assistencial, sendo compartilhada por grande número de especialidades médicas. A rigor, nenhum médico está livre de ter pacientes acometidos por esse diagnóstico. Historicamente, a não especificidade do quadro clínico e a dificuldade de confirmação diagnóstica, muitas vezes retrospectiva e *post-mortem*, faziam com que essa condição passasse anônima, mesmo que mortal. Não era incomum um médico nunca ter tido um caso de embolia pulmonar.

A configuração multifatorial e multiprofissional da embolia pulmonar pode ter atrasado o interesse dos médicos pelo tema. Ademais, não tinha vínculo, não pertencia a uma especialidade que a identificasse. Era de todos, o que também é uma maneira de dizer que não era de ninguém.

Com o advento da medicina nuclear, o estudo da circulação pulmonar, pela cintilografia perfusional, aproximou muito, e ao vivo, a tromboermbolia pulmonar dos médicos, uma vez que o diagnóstico passou a ser de alta probabilidade e de exclusão. Tornou-se uma realidade. Foi nesta época que comecei a atuar.

Tromboembolia foi por mim testemunhada em um sem número de casos, em um primeiro momento, trabalhando no Serviço de Medicina Nuclear do Hospital de Clínicas de Porto Alegre. Com a mente condicionada para o diagnóstico, tornou-se mais fácil vivenciar o manejo da tromboembolia pulmonar na clínica do Centro de Tratamento Intensivo e nos leitos clínicos dos Serviços de Medicina Interna e Pneumologia.

O envolvimento com o tema foi, assim, uma imposição dos fatos. A Sociedade Brasileira de Pneumologia e Tisiologia propiciou que eu compartilhasse com muitos meu encantamento.

Ao encerrar as atividades cotidianas, na graduação da Faculdade de Medicina da Universidade Federal do Rio Grande do Sul e no Hospital de Clínicas de Porto Alegre, senti-me compelido a deixar registrado meu envolvimento com a tromboembolia pulmonar.

A ideia inicial era uma introdução ao estudo do tema: contudo, o desejo e a necessidade de embasar tudo o que estava sendo dito foram ampliando o número de informações, e o texto cresceu. Ao chegar nas 500 laudas de original, senti que a palavra introdução, do título, estava invalidada, mas não o sentido do que estava sendo escrito.

O objetivo foi apresentar aos estudantes, aos médicos em formação e aos não iniciados no tema a visão dos fenômenos da tromboembolia pulmonar que havia adquirido ao longo do tempo. Minha participação no livro está menos em opiniões pessoais pontuais do que em sua organização, bem como na escolha das evidências apresentadas segundo minha percepção. O desenvolvimento do texto corresponde a respostas a questões que me fazia, a aspectos que foram deixados para serem respondidos em algum momento (Chegou a hora!), bem como a lembranças de casos vividos. Quanto à revisão bibliográfica, embora não tenha sido esgotada em nenhum tópico, reflete aqui uma seleção do que considerei importante destacar.

A obra divide-se em uma introdução situacional; a história natural, desenvolvida na epidemiologia, elementos essenciais da trombogênese venosa, fatores de risco, fisiopatologia e anatomopatologia; clínica; um amplo capítulo de diagnóstico abrangendo os escores clínicos, exames de contribuição ao diagnóstico, como radiografia de tórax eletrocardiografia, dímeros D; ecocardiografia (que pode ser diagnóstica); exames por probabilidade e de diagnóstico diretos e suficientes; estratégias de utilização dos exames; meios prognósticos praticados; tratamento; prevenção e alguns destaques especiais. A divisão das partes poderia ser outra, mas a escolhida é, a meu ver, a que melhor contribuirá para a aprendizagem do tema.

Enfim, o livro é este. Boa leitura!

Sérgio Saldanha Menna-Barreto

SUMÁRIO

Apresentação 7

1 Introdução 13
2 Epidemiologia 19
3 Trombogênese 38
4 Fatores de risco 54
5 Fisiopatologia 80
6 Patologia 92
7 Clínica 103
8.1 Suspeita clínica: escores clínicos – probabilidades pré-testes 112
8.2 Exames de contribuição ao diagnóstico 127
8.3   8.3.1 Cintilografia pulmonar 147
        8.3.2 Angiografia por tomografia computadorizada 160
        8.3.3 Imagens de ressonância magnética 180
        8.3.4 Angiografia pulmonar seletiva 188
8.4 Estratégias diagnósticas 194
9 Prognóstico 208
10 Tratamento 228
11 Prevenção 274
12 Abordagens especiais 311

Índice 319

INTRODUÇÃO

A circulação pulmonar recebe todo o débito cardíaco e, entre outras funções, serve como filtro da circulação. Qualquer massa anormal de matéria sólida, líquida ou gasosa, veiculada pelo sangue, com dimensões suficientes para ser detida e causar oclusão vascular, é caracterizada como êmbolo. A embolia pulmonar pode ser constituída por vários tipos de êmbolos, como coágulos intravasculares (trombos); êmbolos sépticos, gordurosos, gasosos (geralmente ar), tumorais ou parasíticos; líquido amniótico e corpos estranhos. A forma mais comum de embolia pulmonar é a tromboembolia venosa ou tromboembolia pulmonar.[1]

A Tromboembolia Pulmonar (TEP) consiste na obstrução da circulação arterial pulmonar por coágulos (trombos) oriundos da circulação venosa sistêmica – predominantemente do sistema venoso profundo dos membros inferiores – com redução ou cessação do fluxo sanguíneo pulmonar para as áreas afetadas, com consequências fisiopatológicas, anatomopatológicas e clínicas.[2,3]

Mais de 90% das tromboembolias pulmonares são produzidas por êmbolos provenientes de trombose venosa profunda proximal dos membros inferiores. Outras fontes de êmbolos são as veias pélvicas, renais e mesentéricas e os trombos intracavitários do átrio e do ventrículo direitos. Ocorre, com menor frequência, embolia a partir de trombose venosa profunda dos membros superiores e, mais remotamente ainda, de veias superficiais.[4,5]

A íntima relação entre Trombose Venosa Profunda (TVP) e Tromboembolia Pulmonar (TEP) originou o conceito de Tromboembolia Venosa (TEV), como uma entidade comum, com manifestações venosas periféricas e arterial pulmonar de caráter agudo potencialmente recidivante e com desdobramentos crônicos. Os episódios de TEP aguda caracterizam-se como urgência cardiovascular (**Figura 1.1**).

O espectro da TEV compreende:

- TVP como alteração básica;
- TEP com complicação aguda ou recorrente;
- síndrome pós-trombótica (pós-flebítica) como complicação tardia da TVP;
- hipertensão pulmonar tromboembólica crônica (HPTEC), como expressão crônica e potencialmente evolutiva da TEP.

Não há diagnóstico clínico de TEP, e sua definição está sujeita a evidências diretas por imagens. Em condições especiais, evidências indiretas apoiadas por alta suspeita clínica podem justificar o tratamento.

Tromboembolia venosa (TEV)

Vários estudos têm abordado a relação entre TEV e TEP, aceitando o conceito de TEV como doença única, com diferentes manifestações fisiopatológicas e clínicas.

Hull e colaboradores[6] encontraram presença de 50% de TEP silenciosa em pacientes com TVP e, de 70% de TVP silenciosa em pacientes com TEP.

Huisman e colaboradores[7] estudaram 101 pacientes com TVP confirmada e sem sintomas de TEP por cintilografia pulmonar perfusional-ventilatória (V/Q). Nesses pacientes, 45 (51%) apresentaram cintilogramas de alta probabilidade no início do tratamento. Em 44 pacientes referidos, mas não confirmados com TVP, apenas 5% tiveram estudo cintilográfico V/Q de alta probabilidade.

Monreal e colaboradores[8] estudaram por cintilografia V/Q 434 pacientes consecutivos, com diagnóstico confirmado de TVP, com e sem sintomas de TEP. Em 364 pacientes com estudos satisfatórios, encontraram 164 (45%) casos de alta probabilidade cintilográfica de TEP, ao passo que 200 (55%) foram classificados apenas como TVP. A localização proximal de TVP foi encontrada em 160 de 200 pacientes (80%) sem TEP, em 72 de 76 (95%) com TVP com TEP assintomática e em 60 de 88 (68%) com TEP clinicamente evidente. Em análise de regressão logística, história de TEV mostrou associação significativa com risco duas vezes mais alto de TEP.

Moser e colaboradores,[9] em um estudo aberto, multicêntrico e com o objetivo de avaliar a segurança do uso de ativador do plasminogênio tecidual (t-PA, de Tissue plasminogen activator) em TEV, avaliaram 37 pacientes, tendo analisado 34 pacientes com TVP proximal confirmada e sintomas sugestivos de TEP. Entre esses pacientes, 13 (38%) apresentaram cintilograma V/Q com alta probabilidade de embolia pulmonar, melhorando, a seguir, com a infusão de t-PA (p<0,01).

Girard e colaboradores[10] estudaram 228 pacientes com TEP confirmada, sendo 213 submetidos à venografia bilateral dos membros inferiores, no período de 48 horas a partir do diagnóstico. Os autores obtiveram confirmação de TVP por venografia em 174 pacientes em média (81,7%); (76,5-86,9), incluindo 128 pacientes (60%) (53,5-66,7). Dentre 174 pacientes com TVP, apenas 42% foram sintomáticos.

O registro multicêntrico MASTER incluiu 2.119 pacientes adultos consecutivos, em 25 centros italianos, entre janeiro de 2002 e outubro de 2004, sendo 1.056 homens e 1.063 mulheres. Do total de pacientes, 1.541 (72,7%) apresentaram apenas TVP, 206 (9,7%), embolia pulmonar e 372 (17,5%), TVP e TEP, observando-se a presença de TEP em 27,2% dos casos. Cerca de 57% dos pacientes tiveram TEV associada com um ou mais fatores de risco, ao passo que 43% foram considerados com casos de TEV idiopática ou não provocada. Quanto às características de TVP, 92,6% foram em membros inferiores, e 6,5% envolveram membros superiores.[11]

Inicialmente, a TEP não é uma doença primária da circulação pulmonar, mas uma complicação da TVP, mais frequentemente trombose venosa proximal (veias ilíaca e femorais ou poplíteas) dos membros inferiores (**Figura 1.1**).

Assim, a TVP e a TEP representam manifestações inter-relacionadas e em contínuo. O conceito de tromboembolia venosa, embora seja aceito como natural, não tem sido implicado regularmente em condutas de tratamento e diagnóstico. Em termos de diagnóstico, isso incluiria investigar as veias dos membros inferiores em cada paciente com diagnóstico de TEP e avaliar a presença de TEP em cada paciente com TVP, principalmente de localização proximal.

Mesmo que TVP e TEP possam ser consideradas entidades inter-relacionadas e em contínuo, elas são clinicamente diferentes. Uma constatação a ser melhor entendida é que a manifestação inicial da TEV prediz a natureza da potencial recorrência. Em estudo de comparação, entre o potencial de recorrência de TVP e TEP, cerca de 80% das recorrências de TVP foram de própria TVP, ao passo que cerca de 60% de recorrências de TEP foram após TEP.[12]

A possibilidade de ocorrência de forma idiopática e a frequência de recorrências conferem à TEV uma condição particular de doença crônica com manifestações episódicas.

A TEP aguda é a apresentação da embolia pulmonar em que os sintomas paralelizam o evento embólico. Com menor frequência, os sintomas de apresentação se estendem por mais de duas semanas, quadro que já foi chamado de TEP subaguda. A permanência de alterações trombóticas na circulação, em geral com manifestações fisiopatológicas e clínicas de hipertensão pulmonar, é considerada TEP crônica e, mais frequentemente, hipertensão pulmonar tromboembólica crônica (HP-TEC). A TVP pode ter sequelas crônicas, consistindo na síndrome pós-trombótica.[13,14]

Em infarto pulmonar ou necrose isquêmica do parênquima pulmonar secundário, a TEP é uma consequência pouco frequente, sendo reconhecida em menos de 15% dos casos diagnosticados e tratados, geralmente em circunstâncias de embolia pulmonar, incidindo em pacientes com pneumopatia ou cardiopatia preexistente ao evento embólico, isto é, com anormalidades em outras fontes de oxigênio para o tecido pulmonar. A procura detalhada de área de infarto pulmonar em estudos de necropsia por qualquer causa de óbito tem encontrado cerca de 30% de infarto pulmonar.[15,16]

A TEV tem uma incidência (casos novos ao ano) idade-ajustada de mais de 100 casos por 100.000 pessoas na população da América do Norte e da Europa ocidental. A TEP é considerada a complicação pulmonar aguda mais frequente em pacientes hospitalizados, sendo uma das principais causas de mortalidade hospitalar e uma considerável causa de morte em geral. A TEP talvez seja a doença cardiovascular mais comum para pes-

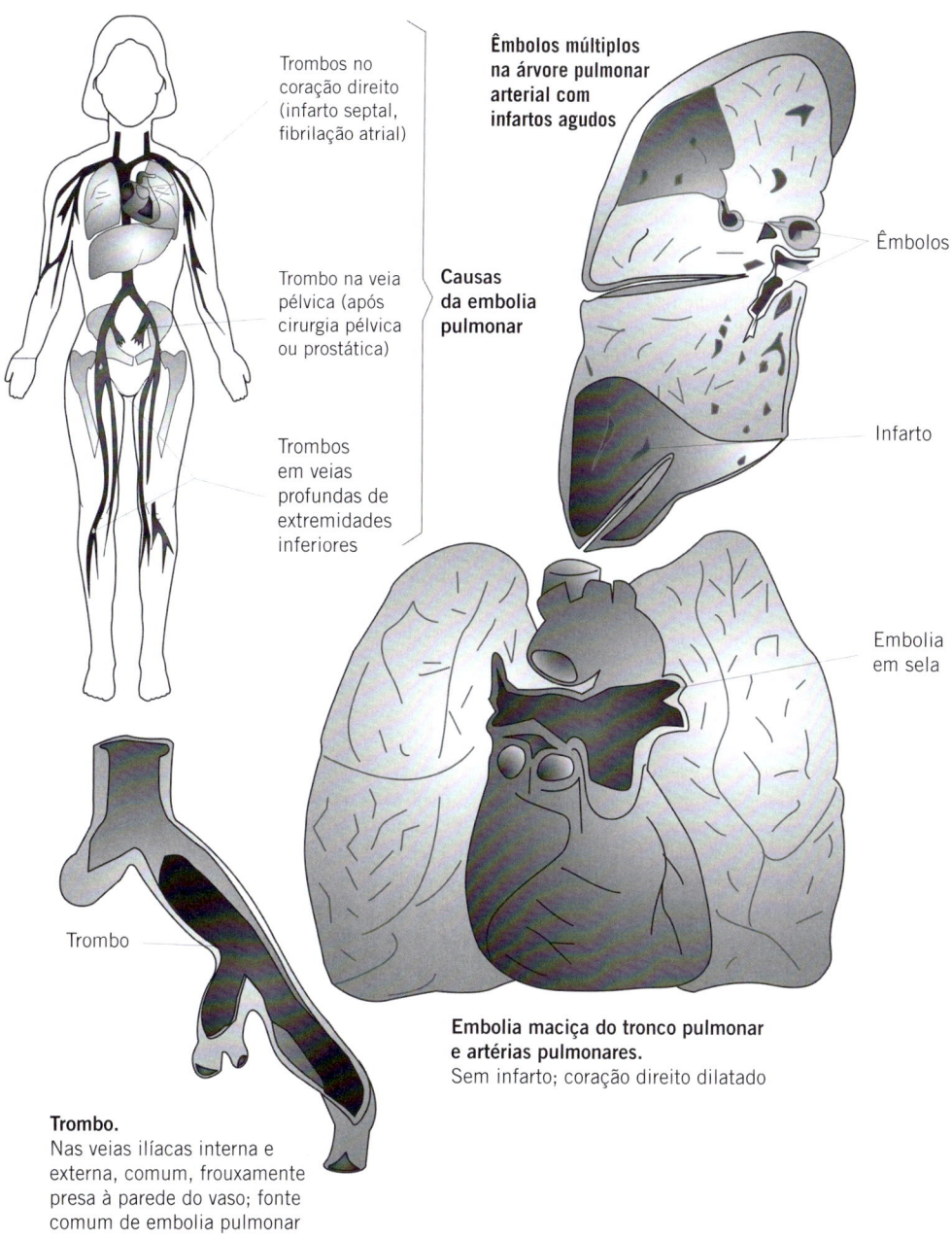

Figura 1.1 O domínio da tromboembolia nervosa.

soas abaixo de 40 anos de idade, tendo significativo aumento de sua prevalência com a progressão das faixas etárias. Recente estatística, nos EUA, estima que a TEV pode ser a causa principal ou contributária de, pelo menos, 100.000 óbitos por ano. A TEP mantém o terceiro lugar dentre as doenças cardiovasculares agudas mais comuns, ficando atrás somente das isquemias miocárdicas agudas e dos acidentes vasculares cerebrais. Os óbitos por TEP, entre um quarto e metade, ocorrem em pacientes com prognóstico favorável em sua condição de base, o que dá a medida do impacto do evento tromboembólico agudo.[17-22]

A TEV é uma doença de potencial de recorrência definido. Sem tratamento, cerca da metade dos pacientes com TEP ou TVP proximal (acima do joelho) tem recorrência de trombose no período de três meses. O risco de recorrência permanece elevado após um primeiro episódio de TEV, sendo mais alto em pacientes com um primeiro episódio idiopático ou com persistência de fator de risco.[21,22]

Tanto a TVP como a TEP são dinâmicas, sofrendo câmbios contínuos, o que se reflete em suas consequências fisiopatológicas e clínicas. O evento tromboembólico pode ser assintomático ou levar à morte súbita, dependendo de variáveis como a carga embólica, a condição de base da circulação do pulmão afetado, o nível da resposta cardiovascular e autonômica e as condições gerais do paciente. A amplitude de variação fisiopatológica e sua repercussão clínica não favorecem a suspeita clínica e, frequentemente, atrasam o desenvolvimento do processo diagnóstico.[23-26] Assim, é essencial que, em cenários de risco para TEP, a equipe assistencial tenha elevado grau de suspeição frente aos quadros clínicos que possam corresponder à presença de TEP aguda. A TEP diagnosticada corretamente e tratada de forma adequada reduz a morbimortalidade de um episódio agudo.

O grau de suspeita clínica, os recursos de diagnóstico disponíveis e o momento de instituição e suspensão do tratamento adequado contribuem para o impacto da morbimortalidade do evento embólico estabelecido. A suspeita clínica de TEP tem sido estabelecida em uma minoria de pacientes, cujo diagnóstico de TEP se obtém em necropsia. Nas várias séries de casos e em estudos diagnósticos e ensaios clínicos, a suspeita clínica é, em média, confirmada em menos de 30% de casos. Nos pacientes considerados como de alta probabilidade clínica, verificados por meio de escores clínicos, a confirmação é feita em cerca de 75% dos casos.

A TEP pode apresentar-se como aguda única ou com episódios recorrentes. A TVP e a TEP são **condições** que podem ser prevenidas, e acredita-se que pelo menos metade dos óbitos hospitalares não ocorreria se houvesse uma política priorizando medidas de prevenção.

Quando diagnosticada e tratada, a TEP é uma causa pouco frequente de morte. Tanto a continuidade do tratamento inicial como a anticoagulação a longo prazo, requerida para a prevenção secundária, devem ser justificadas pela confirmação do diagnóstico. A TEP não é uma doença de diagnóstico clínico, por mais alta que seja a probabilidade: exige confirmação diagnóstica objetiva.

Considerando o reconhecido potencial de mortalidade, nas primeiras horas de instalação de um evento embólico, e a baixa especificidade de sua apresentação clínica, a profilaxia da TVP é aceita como a maneira mais eficiente de reduzir a mortalidade relacionada à tromboembolia pulmonar.

A instituição de profilaxia para TVP, em pacientes hospitalizados e com fatores de risco reconhecidos, tem contribuído para a redução dos casos de TEV. Infere-se que a TEP é uma das doenças com potencialidade fatal passível de ser prevenida ou, pelo menos, ter sua incidência acentuadamente reduzida.

Pacientes com TEV são atendidos por grande variedade de médicos. Praticamente todos os médicos responsáveis por cuidados assistenciais encontram pacientes em risco de TEP (ver **Figura 1.2**) e podem estar envolvidos nas apresentações, no diagnóstico, no tratamento e no atendimento de pacientes que desenvolvem trombose venosa e troboembolia pulmonar. Duas são as resultantes desse fato: nenhuma especialidade é responsável pela doença e, como a TEV é, para muitos, uma experiência esporádica, poucos conseguem um conjunto de experiência pessoal satisfatória para ter segurança na condução de um caso e manter-se a par de todos os avanços em diagnóstico, profilaxia e tratamento da TEV. Na prática médica, a TEP tem sido caracterizada, de certa forma, como doença órfã.

No manejo clínico da TEP, ainda persiste diferença entre a tomada de decisão à beira do leito e as discussões teóricas, longe do paciente. Poucas decisões, na rotina assistencial, têm sido mais difíceis de tomar do que aquelas que envolvem o nível de diagnóstico e o tratamento da TEP. O julgamento médico é desafiado ante a necessidade de instituir tratamento imediato e as dúvidas, frequentemente presentes, a respeito da inespecificidade

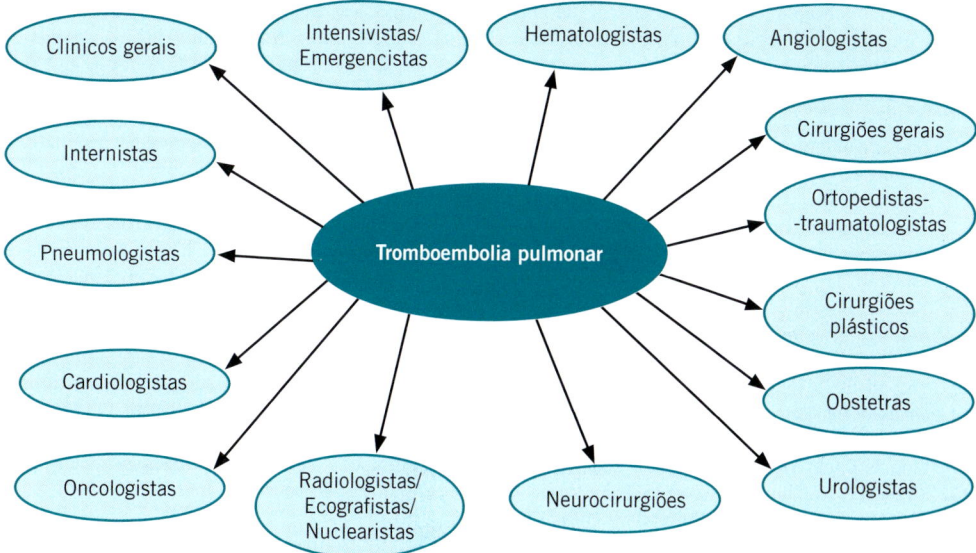

Figura 1.2 Principais especialidades médicas potencialmente envolvidas com tromboembolia nervosa.

do quadro clínico, os diagnósticos de probabilidade e os de não certeza dos métodos não invasivos, a indisponibilidade do padrão áureo de diagnóstico, que era até recentemente a angiografia pulmonar, e os riscos potenciais do uso de anticoagulantes e trombolíticos. Em uma fase da medicina baseada em evidências, é surpreendente como muitos médicos têm encontrado dificuldade em aceitar os dados objetivos, gerados nas últimas décadas, e os avanços conceituais sobre a TEV.

Em geral, impõe-se ao médico assistente a obrigação de identificar o paciente com risco de TEV, associar o julgamento clínico com os recursos diagnósticos disponíveis e tomar decisão criteriosa. Já existem recursos de diagnóstico, profilaxia e tratamento para bem atender os pacientes no domínio da TEV. Porém, uma política institucional que estabeleça protocolos de profilaxia e vigilância em pacientes de risco é de elevado custo-benefício, mas também uma expressão de qualidade assistencial.

Referências

1. Hughes JMB, Morrell NW. Pulmonary circulation: from basic mechanisms to clinical practice. London: Imperial College; 2001.
2. Kakkar VV, Howe CT, Flanc C. Natural history of postoperative deep-vein thrombosis. Lancet 1969;2(7614):230-2.
3. Nicolaides AN, Kakkar VV, Field ES, Renney JT. The origin of deep vein thrombosis: a venographic study. Br J Radiol. 1971;44(525):653-63.
4. Moser KM. Venous thromboembolism. Am Rev Respir Dis. 1977;115:829-52.
5. Moser KM. Venous thromboembolism. Am Rev Respir Dis. 1990;141:235-49.
6. Hull RD, Hirsh J, Cedric J, Carter MB, Jay RM, Dodd PE, et al. Pulmonary angiography, ventilation lung scanning, and venography for clinically suspected pulmonary embolism with abnormal perfusion lung scan. Ann Intern Med. 1983;98(6):891-9.
7. Huisman MV, Büller HR, ten Cate JW, van Royen EA, Vreeken J, Kersten MJ, et al. Unexpected high prevalence of silent pulmonary embolism in patients with deep venous thrombosis. Chest. 1989;95(3):498-502.
8. Monreal M, Olazabal A, Arias A, Roca J. Deep venous thromboembolism and the risk of pulmonary embolism. Chest. 1992;102(3):677-81.
9. Moser KM, Fedullo PF, Littejohn JK, Crawford R. Frequent asymptomatic pulmonary embolism in patients with deep venous thrombosis. JAMA. 1994;271(3):223-5.
10. Girard P, Musset D, Parent F, Maitre S, Phlippoteaus C, Simonneau G. High prevalence of

detectable deep venous thrombosis in patients with acute pulmonary embolism. Chest. 1999; 116(4):903-8.
11. Agnelli G, Verso M, Ageno W, Imberti D, Moia A, Palareti G, et al. The MASTER registry on venous thromboembolism: description of the study cohort. Thromb Res. 2008;121(5):605-10.
12. Murin S, Romano PS, White RH. Comparison of outcomes after hospitalization for deep venous thrombosis or pulmonary embolism. Thromb Haemost. 2002;88(3):407-14.
13. Sutton GC, Hall RJC, Kerr IH. Clinical course and late prognosis of treated subacute massive, acute minor, and chronic pulmonary thromboembolism. Br Heart J. 1977;39(10):1135-42.
14. Fedullo PF, Auger WR, Kerr KM, Rubin LJ. Chronic thromboembolic pulmonary hypertension. N Engl J Med. 2001;345(20):1465-72.
15. Dalen JE, Haffajee CI, Alpert JS 3rd, Howe JP, Ockene IS, Paraskos JA. Pulmonary embolism, pulmonary hemorrhage, and pulmonary infarction. N Engl J Med. 1977;296(25);1431-5.
16. Tsao MS, Schraufnagel D, Wang NS. Pathogenesis of pulmonary infarction. Am J Med. 1982;72(4):4599-608.
17. Anderson FA Jr, Wheeler HB, Goldberg RJ, Hosmer DW, Patwardham NA, Jovanovic B, et al. A population-based perspective of the hospital incidence and case-fatality rates of deep vein thrombosis and pulmonary embolism. The Worcester DVT study. Arch Intern Med. 1991;151(5):933-8.
18. Silverstein MD, Heit JA, Mohr DN, Petterson TM, O'Fallon WM, Melton LJ 3rd. Trends in the incidence of deep vein thrombosis and pulmonary embolism: a 25-years population-based study. Arch Intern Med. 1998;158(6):585-93.
19. Alpert JS, Dalen JE. Epidemiology and natural history of venous thromboembolism. Prog Cardiovasc Dis. 1994;36(6):417-22.
20. Dalen JE. Pulmonary embolism: what have we learned since Virchow? Natural history, pathophysiology, and diagnosis. Chest. 2002;122(4): 1440-56.
21. Kearon C. Natural history of venous thromboembolism. Circulation. 2003;107(23 Suppl 1):I22-30
22. White RH. The epidemiology of venous thromboembolism. Circulation. 2003;107(23 Suppl 1): I4-8.
23. Elliot GC. Pulmonary physiology during pulmonary embolism. Chest. 1992;101(4 suppl):163-71.
24. PIOPED Investigators. Values of the ventilation/perfusion scan in acute pulmonary embolism: results of the prospective investigation of pulmonary embolism diagnosis (PIOPED). JAMA. 1990;263(20):2753-9.
25. Smulders YM. Pathophysiology and treatment of haemodynamic instability in acute pulmonary embolism: the pivotal role of pulmonary vasoconstriction. Cardiovasc Res. 2000;48(1):23-33.
26. Goldhaber SZ, Elliot GC. Acute pulmonary embolism: part I epidemiology, pathophysiology and diagnosis. Circulation. 2003;108(22):2726-9.

2
EPIDEMIOLOGIA

Venous thromboembolism is a chronic disease with episodic recurrence.

John A Heit

A tromboembolia venosa é a terceira doença cardiovascular mais comum entre isquemias miocárdicas agudas e acidentes vasculares cerebrais. O espectro de apresentação clínica da TEP estende-se de doença assintomática e incidental até morte súbita, associando-se a significativas taxas de morbidade e mortalidade (**Figura 2.1**). A TEV representa uma das principais causas de morte hospitalar, sendo a mais frequente complicação pulmonar aguda em pacientes hospitalizados. Admite-se que cerca da metade dos óbitos relacionados à TEP não ocorreria pela doença de base associada em casos de TEP secundária. Seu impacto epidemiológico confere à TEV, e à TEP em particular, uma condição de grave problema de saúde.[1-5]

As taxas reais de incidência das tromboses venosas são conhecidas apenas aproximadamente, considerando-se as inúmeras dificuldades de pleno reconhecimento, como as ocorrências assintomáticas, o subdiagnóstico, a inconfiabilidade dos registros de casos, a morte súbita, a irregularidade dos serviços de necropsia e a inexatidão de atestados de

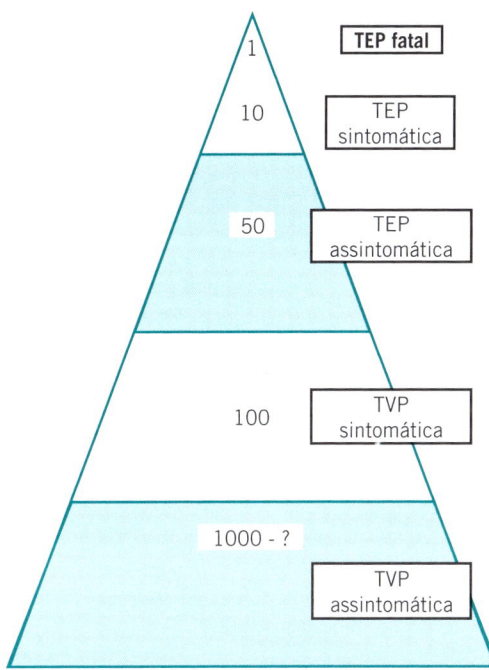

Figura 2.1 Espectro de TEV pós-operatória.
Fonte: Adaptada de Bounameaux.[6]

óbitos. A incidência da TEV é distribuída de forma variada, de acordo com faixa etária, gênero, etnias, situações fisiológicas (gravidez e puerpério, por exemplo), cenários clínicos e fatores aceitos como de risco: cirurgia, câncer, trauma, doenças clínicas graves, doenças paralisantes e repouso prolongado, imobilidades forçadas, uso de anticoncepcionais, terapia de reposição hormonal e distúrbios trombofílicos hereditários ou adquiridos.[7] Antes dos 40 anos de idade a trombose venosa é, provavelmente, a forma mais frequente de trombose vascular, o que aumenta rapidamente a incidência das síndromes isquêmicas coronarianas.

Este capítulo apresenta alguns dos principais artigos que abordam aspectos relevantes da epidemiologia da TEV e, principalmente, da TEP, situando os leitores na incidência (casos novos anuais) e prevalência de pacientes com manifestações únicas ou repetidas da doença tromboembólica venosa.

Há certa confusão entre casos distintos de TEP e de TVP e casos em que ambas as manifestações clínicas estão com diagnósticos individualizados definidos. A expressão TEV abrange todo o espectro da doença, isto é, TVP com ou sem TEP associada e TEP sem TVP procurada e diagnosticada. A procura sistemática de TVP, em casos de TEP, ou de TEP em casos de TVP depende do contexto: em revisão retrospectiva de séries de casos assistenciais (via prontuários), a investigação geralmente depende de suspeita a partir de quadro clínicos; já em estudos prospectivos pode exigir a avaliação das veias profundas periféricas, nos casos de TEP, ou de estudo de imagens pulmonares nos casos de TVP próximas.

Estudos de bases populacionais

Dalen e Alpert,[2] a partir de dados que consideravam a TEP como causa única ou principal de morte em 15% dos pacientes adultos que morriam em hospitais gerais, construíram uma elaborada estimativa em que a incidência anual da TEP sintomática, nos Estados Unidos da América (EUA), seria de cerca de 630.000 casos, correspondendo à metade da incidência de infarto agudo do miocárdio e três vezes a de acidente vascular cerebral. Os óbitos foram calculados em cerca de 200.000 ao ano (32%), sendo 100.000 como causa única e 100.000 como principal causa contributória. Dessa forma, a TEP seria a terceira causa de óbitos naquele país. Onze por cento dos pacientes morriam na primeira hora, 8% morriam a despeito do diagnóstico e do tratamento e 30% morriam sem diagnóstico e sem tratamento. Esses dados, da década de 1970, passaram a ser extensamente referidos na literatura (ver **Figura 2.2**).

Estudos populacionais e séries de casos hospitalares mais recentes sobre a incidência e a mortalidade da TEP aguda têm revelado números aproximados aos então estimados por Dalen e Alpert.[2]

Gillum,[8] com base em uma estimativa de 120.000 altas hospitalares com diagnóstico de TEP e 187.000 diagnósticos de TVP, em 1985, nos EUA, estimou a prevalência de TEP em 51 casos por 100.000 habitantes-ano (100.000 pessoas-ano) e de TVP em 79 casos por 100.000 habitantes-ano.

Anderson e colaboradores[9] estudaram retrospectiva e prospectivamente prontuários médicos de todos os pacientes com diagnóstico de TVP e TEP que tiveram alta durante 18 meses – julho de 1985 a dezembro de 1986, em 16 hospitais gerais, incluindo seis hospitais de ensino, no município de Worcester, Massachusetts (EUA), The Worcester DVT Study – abrangendo uma população de cerca de 380.000 pessoas. A incidência anual de primeiro episódio de TEV foi de 71 casos por 100.000 (IC 95%, 65-78%). Para o episódio inicial de TVP isolada, a incidência foi de 48 por 100.000 (IC 95%, 43-54%). Para o episódio inicial de TEP com ou sem evidência de TVP, a incidência foi de 23 por 100.000 (IC 19-27%). A extrapolação dos locais de realização do estudo, para os EUA como um todo (em 1986), resultou em uma estimativa de cerca de 170.000 novos casos de pacientes com TEV, clinicamente reconhecida, por ano em hospitais gerais e 90.000 hospitalizações por recorrências, totalizando mais de 260.000. Dos casos novos, 55.000 seriam diagnósticos iniciais de TEP e 116.000, diagnósticos iniciais de TVP isolada.

Os autores consideraram que registros, de curta permanência, de hospitais corresponderiam a uma fração de casos de TEV. Pacientes institucionalizados em casas geriátricas, internados em hospitais para pacientes crônicos e de reabilitação, acometidos por acidentes e casos de mortes em casa poderiam aumentar a incidência de TEV e se aproximar da cifra estimada de 600.000 casos anuais (**Tabela 2.1**).

Silverstein e colaboradores[10] e Heit e colaboradores[11] realizaram amplo estudo retrospectivo de prontuários médicos em uma coorte populacional de 2.218 pacientes com diagnóstico

▶▶ **TABELA 2.1**

TEV em pacientes tratados em hospitais gerais, estudo Worcester

Casos de TEV	Incidência por 100.000	Casos estimados EUA 1986
Total de casos TEV	107 (100-117)*	257.972
1º episódio TEV	71 (65-78)*	171.178
1º episódio TVP apenas	48 (43-54)*	115.726
1º episódio TEP (± TVP)	23 (19-25)*	55.452

* Intervalo de confiança de 95%
Fonte: Anderson e colaboradores.[9]

de TVP ou TEP, entre janeiro de 1966 e dezembro de 1990, residentes no município de Olmsted (106.470 habitantes em 1990), Minnesota (EUA), pelo Rochester Epidemiologic Project.[12] A incidência anual, durante os 25 anos do estudo (ajustada por sexo e idade para a população branca dos EUA em 1980), foi de 117 por 100.000 (95%, 112-122) habitantes. A incidência de TVP foi de 48 por 100.000 (45-51), e a de TEP com ou sem TVP foi de 69 por 100.000 (65-73). As taxas de incidência foram um pouco maiores em mulheres em idade fértil e em homens acima de 45 anos de idade. A incidência anual global ajustada para a idade em homens foi de 130 por 100.000 (121-138) e em mulheres foi de 110 por 100.000 (104-116), com uma relação homem:mulher de 1,21:1.

Neste grande estudo, considerando a população com idade igual ou maior do que 15 anos, a incidência global anual de TEV foi de 149 por 100.000 (143-155). A taxa, ajustada por idade, para homens foi de 165 por 100.000 (154-175) e para mulheres foi de 140 por 100.000 (132-148). A incidência anual de TVP foi de 61 por 100.000 (57-65) e de TEP foi de 88 por 100.000 (83-92). Aceitan-

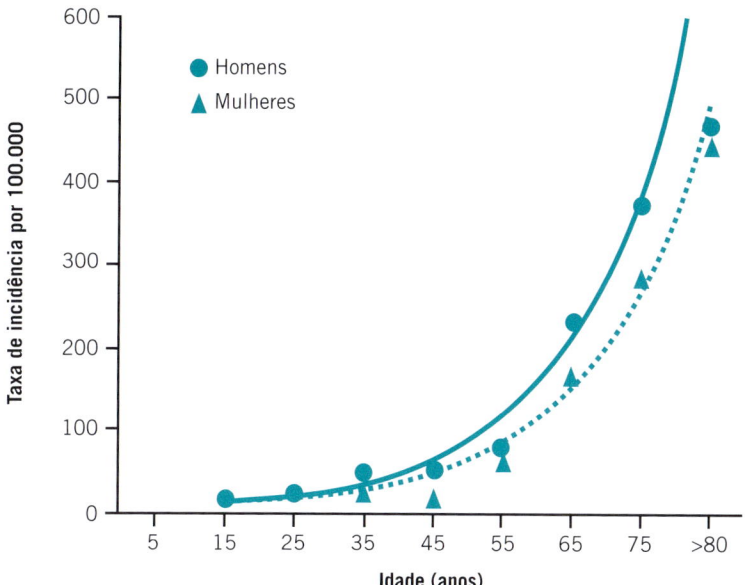

Figura 2.2 Incidência de episódios de TEV conforme faixas de idade.
Fonte: Adaptada de Anderson e colaboradores.[9]

do apenas diagnósticos de TEV em nível de certeza (excluindo diagnósticos prováveis e possíveis), a incidência anual de TVP foi de 28 por 100.000 (26-31) e de TEP, de 42 por 100.000 (39-46). As taxas de incidência de TEV foram relativamente estáveis de 1966 a 1976, declinaram cerca de 35% de 1977 a 1979 e permaneceram relativamente estáveis de 1980 a1990. A incidência de TEP reduziu cerca de 45% nos últimos 15 anos do estudo, para ambos os sexos e em todas as faixas de idade. A incidência projetada para a população branca dos EUA foi de cerca de 201.000 casos novos para 1990, sendo 107.000 casos de TVP e 94.000 casos de TEP com ou sem TVP.[10,11]

Heit e colaboradores[13] ampliaram o estudo Rochester Epidemiologic Project em Olmsted para um período de 35 anos, 1966-2000, incluindo 3.342 residentes. Ajustados para a média de idade e sexo, a incidência anual de TEV foi de 122 por 100.000, de TVP, 56 por 100.000 e de TEP, 66 por 100.000. Os valores para homens foram de 134 por 100.000 e para mulheres de 115 por 100.000. As taxas de incidência aumentaram exponencialmente com a idade, para ambos os gêneros, estendendo de 4 para 1.110 para grupos de idade de 0-19 anos e 90-110 anos. Comparando com o período de cinco anos, 1981-85 (quando testes não invasivos se tornaram rotineiros), a incidência geral de TEV até o ano 2000 permaneceu inalterada. Entretanto, a incidência de eventos iniciais de TVP aumentou e de TEP diminuiu, ajustados para a idade e gênero ($p<0,001$ para ambos).

A incidência geral, ajustada para idade e gênero, de TEV idiopática foi de 11,7 por 100.000 (TVP 6,6 e TEP 5,0); taxas ajustadas para idade, também mais altas para homens do que para mulheres, foram de 15,1 vs 9,1 por 100.000, respectivamente. Comparada com o período 1981-1985, a incidência de TEV diminuiu nos períodos de 1991-1995 e 1996-2000 ($p=0,32$), ajustada para idade e gênero. A incidência de TVP idiopática diminuiu entre os anos de 1991-1995 ($p=0,09$), e a incidência de TEP idiopática, por sua vez, reduziu nos anos de 1991-1995 e 1996-2000 ($p=0,03$). A incidência geral, ajustada para idade e gênero, para TEV idiopática foi de 109,4 por 100.000 (TVP 48,5 e TEP 60,7), com taxa para homens e mulheres de 115,1 vs 106,8 por 100.000, respectivamente. A incidência de TVP não idiopática aumentou regularmente desde 1981-1985 ($p=0,006$, $p<0,001$ e 0,0012 para incidência aumentada de TVP para 1986-1990, 1991-1995, 1996-2000, respectivamente, ajustadas para idade e gênero). A incidência de TEP não idiopática permaneceu inalterada entre 1986-2000.

Heit e colaboradores[14] estimaram o número de eventos anuais de TEV adquirida, empregando as taxas de incidência média por gênero e idade na comunidade do município de Olmstead, Minnesota, EUA, entre 1966 e 1990 e os dados dos censos americanos do ano 2000. Calcularam o número anual de eventos, adquiridos em hospitais, pelas idades dos pacientes e o Código Internacional de Doenças (CID-9), pelos códigos de diagnósticos de alta para cirurgias de grande porte e doenças médicas agudas dentro do Health Utilization and Cost Database, em todos os hospitais gerais dos EUA. Os pacientes seriam incluídos no modelo hospitalar, se fossem julgados em risco de TEV, conforme definições do American College of Chest Physicians (ACCP). A população hospitalar em risco foi dividida em duas categorias, de acordo com o tipo de diagnóstico cirúrgico ou médico, na admissão. Foram estimados o número anual de evento tromboembólico venoso, as probabilidades publicadas de TEV – com e sem profilaxia – e as taxas de profilaxia nos EUA, por grupo de risco. Eventos fatais e recorrentes foram apreciados com base em da-

▶▶ **TABELA 2.2**

Taxas de incidência anual por 100.000 habitantes (pessoas-ano) baseadas em estudo de 2.218 pacientes em Olmsted County, Minnesota, EUA

Incidência global, ajustada para gênero e idade, 1990
TEV 117 casos por 100.000
TVP 48 casos por 100.000
TEP 69 casos por 100.000

Fonte: Silverstein e colaboradores[10] e Heit e colaboradores.[11]

dos publicados, e testadas análises de sensibilidade. O número anual de eventos de TEV sintomática nos EUA excedeu 600.000. Mortes relacionadas com TEV foram calculadas em cerca de 300.000. Desses casos de óbito, 7% foram diagnosticados como TEV e tratados, 34% foram TEP súbitas e fatais e 59% corresponderam à TEP não diagnosticadas. Aproximadamente 2/3 de TEV sintomáticas foram adquiridas em hospital e 1/3, na comunidade. Em resumo, mais de 900.000 casos de TEV incidentes ou recorrentes, fatais e não fatais, ocorrem, anualmente, nos EUA (**Tabela 2.3**).

Investigação longitudinal entre 1987 e 1998, combinando duas coortes prospectivas, incluindo 19.293 indivíduos em 6 comunidades nos EUA, encontrou 215 eventos confirmados de TEV (1,45 por 1.000 pessoas-ano). O risco ajustado para idade foi de 1,4 (1,1-1,9) para homens *vs* mulheres, 1,6 (1,2-2,2) para afrodescendentes *vs* brancos e 1,7 (1,5-2,0) por década de idade.[15]

A magnitude da TEV, na União Europeia (UE), foi estudada em seis países (Alemanha, Espanha, França, Itália, Reino Unido e Suécia) por Cohen e colaboradores,[16] por meio de um modelo epidemiológico de incidências, com dados publicados na literatura e, quando necessário, por opinião de especialistas na área, testado com análise de sensibilidade probabilística. O número estimado de casos novos anuais, sintomáticos de TEV, foi de 465.715 (404.664-538.189) para TVP, 195.982 (242.450-360.363) para TEP e 370.012 (300.193-483.108) para mortes TEV-relacionadas. Quanto à mortalidade, 7% foram diagnosticados *ante mortem*, 34% como morte súbita e 59% ficaram sem diagnóstico. Quase 3/4 de todas as mortes TEV-relacionadas foram de TEV adquiridas em hospital. Esses dados são iguais à estimativa atual nos EUA.[14]

Um estudo no distrito de Brest, região da Bretanha, na França, encontrou incidência anual de TEV em 183 casos por 100.000 habitantes e de TEP em 60 casos por 100.000 habitantes-ano.[17]

Idade

Estudos com base na comunidade de Worcester, EUA, com dados de CID-9 durante os anos de 1999, 2001 e 2003, encontraram 1.897 eventos de TEV, 1.048 (55%) ocorridos em pacientes de idade ≥ 65 anos, que constituíram, então, a maioria dos casos de TEV no cenário da comunidade.[18] A taxa de incidência idade-ajustada foi de 138/100.000 habitantes, compreendendo 71/100.000 para indivíduos < 65 anos e de 885/100.000 em ≥ 85 anos, sendo negligenciável em < 15 anos (< 5 por 100.000). A taxa de TEV aumenta, de forma exponencial com a idade, aproximadamente dobrando por década de vida, após os 40 anos. Porém, taxas de recorrência foram similares entre indivíduos

▶▶ **TABELA 2.3**

Número anual de eventos de TEV, fatais e não fatais, adquiridos na comunidade nos EUA

Tipos de evento	Comunidade	Hospital	Total
Não fatal			
TVP	108.240	268.125	237.058
TEP	85.358	151.700	237.058
Total	193.598	419.825	613.423
Fatal			
DVP	449	1.609	2.258
TEP	105.902	188.210	294.112
Total	106.550	189.819	296.370
Totais	300.148	609.644	909.793

Fonte: Heit e colaboradores.[14]

idosos e jovens, e a literatura tem mostrado divergências, indicando aumento de recorrência de 17% ou redução de 15% por década de avanço da idade. As taxas de TEP por grupos etários e sexo estão indicadas na **Tabela 2.4**.[9]

Kniffin e colaboradores[19] estudaram, retrospectivamente, por meio do código de doenças e procedimentos (CID-9), uma amostra randomizada de 5% de inscritos no programa norte-americano de assistência médica – Medicare – de 1986-1989. Encontraram 7.174 casos de TEP (com ou sem diagnóstico de TVP) e 8.923 casos de TVP. A incidência anual por 1.000 pacientes, na faixa de 65-69 anos, foi de 1,3 para TEP e de 1,8 para TVP, elevando-se com a idade, alcançando 2,8 para TEP e 3,1 para TVP, na faixa de 85-89 anos (considerando-se como 1,0 a incidência geral). Para TEP, mulheres apresentaram risco relativo ajustado de 0,86 (0,82-0,90) e indivíduos afrodescendentes, risco relativo ajustado de 1,25 (1,15-1,36). A taxa de recorrência para TEP foi de 8% em 1 ano. A mortalidade intra-hospitalar associada à TEV foi de 21% para TEP e de 3% para TVP. A mortalidade, em 1 ano, foi de 39% para casos de TEP e 21% para casos de TVP.

No estudo populacional em Olmsted, a média de idade de aparecimento de caso inicial de TEV foi de 61,7 (+/- 20,4) anos.[10]

Em um estudo com homens nascidos em 1913, nos EUA, 855 foram seguidos prospectivamente da idade de 50 anos até 80 anos. Diagnósticos objetivos de TVP ou TEP foram confirmados por registros hospitalares ou necropsias. A taxa de seguimento foi de 98,2%. No estudo longitudinal, a incidência de TVP foi de 182 por 100.000 observações-ano; a taxa de incidência de TEP não fatal foi de 98 por 100.000 observações-ano e de 387 por 100.000 observações-ano para todos os eventos trombóticos. A probabilidade cumulativa de eventos TEV nas diferentes idades (50, 54, 60, 67, 75, 80 anos) foi estimada em 0,5% aos 50 anos e 10,7% aos 80 anos de idade. Nos estudos transversos, a história de TEV confirmada foi de 0,5% aos 50 anos, 0,9% aos 54, 1,3% aos 60, 2,0% aos 67, 4,5% aos 70 e 3,8% aos 80. TEP constituiu-se em quase 5% de todos os óbitos durante o seguimento.[20]

Spencer e colaboradores[18] acompanharam uma coorte de 1.897 pacientes com TEV confirmada: indivíduos ≥ 65 anos foram menos prováveis de ter TEV não provocada do que aqueles de faixa etária menor. No entanto, taxas globais de recorrência não diferiram entre as faixas etárias. Taxas de sangramento durante o tratamento aumentaram duas vezes nos pacientes idosos. Idade ≥ 65 anos foi preditora de mortalidade durante

▶▶ **TABELA 2.4**

Incidência de TEP por idade e sexo em pacientes de hospitais gerais no estudo Worcester (taxas por 100.000 habitantes)

Grupos de idade	Homens	Mulheres	Total
0-9	0	0	0
10-19	2	2	2
20-29	4	8	6
30-39	7	7	6
40-49	24	0	12
50-59	27	11	19
60-69	86	62	73
70-79	108	69	84
≥ 80	206	140	159
Taxa geral	25	21	23
IC 95%	(19-31)	(17-27)	(19-27)

Fonte: Anderson e colaboradores.[9]

todo o seguimento do estudo (HR 2,31, IC 1,60-3,34%).

Em seguimento de 2.890 pacientes ≥ 80 anos, no estudo RIETE (Registro Informatizado de La Enfermedad TromboEmbolica – RIETE),[21] eles tiveram um aumento do risco de grande sangramento com anticoagulantes de 3,4% *vs* 2,1% (1,6 vez) durante 3 meses de seguimento, comparados com indivíduos < 80 anos. Entretanto, a incidência de 3,7% de TEP fatal excedeu a incidência de 0,8% de sangramento fatal.

Gênero

Embora o uso de contraceptivos hormonais e a terapia de reposição hormonal tenham sido associados com manifestações de TEV, os dados publicados não demonstraram diferenças consistentes entre homens e mulheres. Em Anderson e colaboradores,[9] as incidências foram similares. Nordstrom e colaboradores[22] reportaram ausência de variação significativa entre homens e mulheres. Kniffin e colaboradores[18] relataram que mulheres tiveram um risco relativo (RR) ligeiramente maior para TVP, RR de 1,05 (1,0-1,1), e menor risco para TEP, RR de 0,86 (0,82-0,90). Em Silverstein e colaboradores,[10] as diferenças foram um ligeiro aumento e incidência em mulheres mais jovens e homens mais idosos. Cushman e colaboradores[23] encontraram incidência similar, exceto por incidência duas vezes maior em homens, após os 75 anos. White,[24] analisando dados da California Discharge Data, encontrou maior incidência de 1º episódio de TEV em mulheres, com 78/100.000 *vs* 63/100.000 em homens; essa diferença foi obtida principalmente por ser maior o número de casos entre mulheres acima de 80 anos.

Etnia

White e colaboradores[25] relataram a incidência de TEV em vários grupos étnicos existentes na população multirracial da Califórnia, EUA. A incidência de TEV idiopática em adultos foi a seguinte: brancos 23/100.000, afro-americanos 2/100.000, hispânicos 14/100.000, asiáticos das ilhas do oceano Pacífico 6/100.000. A incidência padronizada para primeiro episódio de TEV foi de 86/100.000 para brancos, 93/100.000 para afro-americanos, 37/100.000 para latinos e 19/100.000 para asiáticos insulares. Outros estudos populacionais confirmaram maior incidência em afrodescendentes, comparados com brancos, e menor incidência em latinos e asiáticos.[9-11]

As diferenças de incidência não têm uma explicação clara, não obstante haver sugestão de predisposição genética no domínio dos fatores de coagulação e fibrinólise.

Sazonalidade

Boulay e colaboradores[26] revisaram todos os casos com diagnóstico de alta de TVP ou TEP entre 1995 e 1998 em hospitais franceses (TVP: CID-9 451.1, 451.2 e CID-10 I80.1, I80.2, TEP: CID-9 415.1 e CID -10: I26.0, I26,9). O número de admissões por mês foi significativamente maior no inverno e menor no verão para TVP e TEP (p<0,0001). A média de admissões mensais para TVP foi 18% abaixo da média em agosto (verão no hemisfério norte) de 1996, 18% acima da média em fevereiro de 1996 e dezembro de 1997 (inverno). A média mensal de admissões para TEP foi de 22% abaixo da média, em agosto de 1998, e 26% acima da média em dezembro de 1997. Outros estudos não mostraram aumento da taxa de TVP, mas uma maior mortalidade sazonal por TEP nos meses de inverno[28] confirmaram, em revisão sistemática e meta-análise, que no hemisfério norte a incidência de TEV é significativamente maior nos meses de inverno (RR 1,143; 1,141-1,144) e em janeiro (RR 1,194; 1,186-1,203).

Variação circadiana

A variação circadiana em incidência e mortalidade de TEP tem sido observada por alguns autores.[29]

Colantonio e colaboradores[30] examinaram a variação de TEP fatal em 178 pacientes, encontrando incidência máxima entre 5-11 horas da manhã, com pico às 7h30min; a incidência mínima ocorreu entre as 23-24 horas. Os autores ainda especularam sobre o aumento na atividade simpática, câmbios posturais e atividade muscular associada com o despertar, concluindo que esses fatores poderiam favorecer a mobilização de trombos venosos, levando a episódios de TEP.

Estudos sobre incidência hospitalar

Stein e Henry[5] estudaram a prevalência de TEP aguda em 51.645 pacientes hospitalizados, durante 21 meses, em um dos hospitais que participou do estudo colaborativo prospectivo multicêntrico para o diagnóstico de embolia pulmonar (Prospective Investigation of Pulmonary Embolism Diagnosis/PIOPED). A prevalência estimada de TEP aguda foi de 526 casos, correspondendo a 1% (0,9-1,1).

Stein e colaboradores,[31] com objetivo de determinar a incidência conforme idade, sexo e raça, estudaram retrospectivamente todos os casos com código de diagnóstico (primário ou secundário) de TEP, em um hospital geral terciário de Detroit, Michigan (EUA), de janeiro de 1993 a setembro de 1997. A prevalência de TEP aguda foi de 400 casos em 177.730 pacientes admitidos, correspondendo a 0,23% (0,21-0,25). A correlação foi linear com a idade (r=0,94). Entre pacientes com idade igual ou superior a 50 anos, a incidência de TEP aguda foi maior em mulheres (0,40% vs 0,29 – p<0,01), com taxas comparáveis abaixo de 50 anos. Americanos de ascendência africana mostraram taxa de 0,26%, ao passo que em indivíduos brancos a taxa foi de 0,21%.

Estudo retrospectivo em prontuários de todos os casos hospitalizados em hospital terciário (Ottawa Hospital, Canadá), em um período de 8 anos até 2004, identificou 612 casos com código de TEP, com confirmação em 498 como causa de admissão ou ocorrência durante a hospitalização. Desses 498 pacientes, 111 (22%) morreram durante a hospitalização. Desses 111 que foram a óbito, 70 mortes foram consideradas como resultantes de TEP, o que dá uma taxa de letalidade de 14% para a coorte inteira de 498 pacientes. Dentre 70 casos com morte diretamente relacionada à TEP, 13 (19%) foram casos de TEP definidas, 31 (44%) de TEP altamente provável e 26 (37%) de TEP provável.[32]

Park e colaboradores[33] estudaram os pacientes com alta em hospitais gerais nos EUA durante 8 anos, entre 1998 e 2005 (Nationwide Inpatient Sample), com o objetivo de avaliar tendências na evolução clínica e utilização de recursos em pacientes internados com episódio agudo de TEP clinicamente relevante. O número de pacientes internados com diagnóstico de alta primário ou secundário de TEP aumentou de 126.546 para 229.637; a taxa de caso-fatalidade desses pacientes reduziu-se de 12,3 para 8% (p<0,001); a duração da estadia hospitalar reduziu-se de 9,4 para 8,6 dias (p<0,001), e os custos hospitalares aumentaram de $ 25.293,00 para $ 43.740,00 (p<0,001). Os autores consideraram que houve significativa melhora na evolução de pacientes hospitalizados com TEP reconhecida, com o aumento de custos.

Barba e colaboradores[34] revisaram retrospectivamente os prontuários de uma coorte de pacientes consecutivos admitidos em enfermarias de medicina interna da Espanha, entre janeiro de 2005 e dezembro de 2007. Foram analisados 1.567.659 pacientes com diagnósticos de TVP e TEP antes da admissão, e 196.555 que tiveram alta nas primeiras 48 horas. Foram identificados 12.508 diagnósticos novos de TEV entre 1.344.959 pacientes hospitalizados por mais de 2 dias, com incidência de 0,93%.

Estudos em necropsias

Necropsias têm sido base para a maioria das estimativas da frequência de mortes hospitalares devidas à TEP. A incidência de TEP em necropsias aumenta de forma significativa em estudos prospectivos, se comparados aos estudos retrospectivos, o que, seguramente, se deve, entre outros motivos, ao maior cuidado na identificação de êmbolos periféricos. O significado desses êmbolos não está claro, uma vez que podem ser encontrados em indivíduos hígidos que morreram em acidente. Há registros de que 60-90% dos indivíduos sem história de TEV e mortos por causas não relacionadas à embolia pulmonar, submetidos a estudos *postmortem*, apresentaram evidências de tromboêmbolos novos ou antigos.[35,36]

Estudos de necropsias têm mostrado prevalência variada de TEP aguda, presentes entre 5-21% dos óbitos hospitalares. Esses valores aumentam para 50-64% em estudos prospectivos, com cortes histológicos cuidadosos.[1,37,38]

Goldman e colaboradores,[39] em estudo compreendendo 100 necropsias examinadas em cada um dos anos de 1960, 1970 e 1980, em um mesmo hospital, constataram a presença de TEP (um subsegmento) de 12, 8 e 4%, respectivamente.

Dismuke e Wagner,[37] em uma série envolvendo 3.412 necropsias, encontraram redução de 9,3 para 3,8% na prevalência de TEP em período de 15 anos, coincidindo com o aumento de 4 para 12,3% no uso de anticoagulantes entre todos os pacientes adultos internados.

Karwinski e Svendsen[3] estudaram os relatos de autópsias entre 1960 e 1984, divididos em três períodos, 1960-1969, 1970-1979 e 1980-1984, no departamento de patologia de uma universidade norueguesa. Foram estudadas 21.529 necropsias. A incidência anual global de TEP foi de cerca de 9% (variando entre 6,8-11,9%), sendo 11,1% em mulheres e 7,4% em homens. Não houve variação significativa na incidência global de TEP em necropsias durante o período estudado. O diagnóstico *antemortem* não contemplou TEP em 84% dos casos. Apenas 10% de casos de TEP em necropsias no período 1980-84 tinham sido registrados como tal em certificados de óbito, comparados com 20% em 1960-69, sugerindo aos autores que o diagnóstico de TEP, em seu hospital, era mais acurado 25 anos antes.

Lindblad e colaboradores[40] analisaram longitudinalmente a incidência de TEV em necropsias, nos anos 1957, 1964, 1975 e 1987, em um hospital geral da Suécia. A incidência de TEV manteve-se estável nos quatro anos (1957: 34,3%; 1964: 31,3%; 1975: 35,1%; 1987: 34,7%). As taxas de TEP também não diferiram significativamente: 1957: 21%; 1964: 22,4%; 1975: 24,4%; 1987: 26,6%. A taxa de pacientes hospitalizados encontrados com TEP em necropsia foi de 1,25%, na média dos quatro anos estudados (1,12, 1,51, 1,39 e 0,99%, respectivamente).

Cohen e colaboradores[41] revisaram 14.667 relatos e necropsias realizadas entre 1965 e 1990 e 6.436 venogramas realizados entre 1976 e 1990. Verificaram uma progressiva redução na porcentagem de necropsias com diagnósticos de TEP fatal de 6,1 para 2,1% (p<0,00001). Em relação à TVP, na última década compreendida pelo estudo, o diagnóstico venográfico de TVP pós-operatória regrediu de 49,9 para 24,7 por 100.000 (p<0,0001); a taxa de TVP não relacionada a pós-operatório manteve-se constante.

Nordstron e Lindblad[22] analisaram 2.356 necropsias realizadas em 79% de todos os óbitos ocorridos em 1987 na cidade de Malmoe, Suécia, com uma população de cerca de 230 mil habitantes. O estudo revelou presença de TEV em 25% (595 casos) das necropsias, com 18% (431 casos) de TEP. Em hospitais gerais a incidência foi de 31%, em hospitais de doentes crônicos, de 37% e, em autopsias forenses, fora de hospitais, foi de 5% (p<0,001). Em 13% (308 casos) das necropsias, a TEP foi considerada causa principal ou contributória do óbito. No mesmo período e na mesma população, a incidência de TEP diagnosticada por cintilografia pulmonar foi de 2% (40 casos). Reunindo necropsias, flebografias e cintilografias pulmonares, a revisão dos dados estimou uma incidência de TEP de 20,8 por 10.000 habitantes-ano.

Alguns estudos brasileiros

Maffei e colaboradores[42] revisaram 998 necropsias realizadas no Hospital das Clínicas da faculdade de Medicina de Botucatu (UNESP), entre 1969 e 1976, encontrando 166 (16,6%) casos de TEP. Desses, 38 casos foram apontados como causa eficiente do óbito, correspondendo a 23% dos casos de TEP e 3,8% de todas as necropsias.

Menna-Barreto e colaboradores[43] realizaram estudo retrospectivo de 767 necropsias de 9.607 óbitos (7,8%) em adultos entre 1985 e 1995, no Hospital de Clínicas de Porto Alegre, Rio Grande do Sul, que é um hospital geral universitário de assistência secundária e terciária. Foram identificados 30 casos de TEP (3,9%) significativa (obstrução em artéria pulmonar igual ou maior do que uma artéria segmentar).

Yoo e colaboradores[44] revisaram 4.813 autopsias consecutivas, também no Hospital das Clínicas da faculdade de Medicina de Botucatu (UNESP) no período entre 1979-1998. Encontraram 512 pacientes com TEP documentado; a taxa de autopsias foi de 50,2%, e a incidência de TEP foi de 10,6%. Em 212 casos (41,4%), a TEP foi considerada a principal causa de óbito (TEP fatal).

Golin e colaboradores[45] estudaram retrospectivamente 16.466 necropsias realizadas em 24 anos no Hospital Irmandade da Santa Casa de Misericórdia de São Paulo. Encontraram 782 (4,7%) casos de TEP, dos quais 533 (68%) foram considerados letais.

Recorrência

A despeito de curso de terapia anticoagulante adequada, a TEV recorre frequentemente nos meses após o evento inicial. Taxas de recorrência após episódio incidente de TEP aguda têm sido reportadas de 7-10% nos primeiros 6 a 12 meses, sendo os anos subsequentes com taxas anuais de 1-2%, atingindo cumulativamente taxas de 20-30% em seguimento de 5 a 10 anos.[19,23,24,46,47] Conforme a presença de fatores de risco grandes, intermediários reversíveis ou irreversíveis, as taxas de recorrência ao fim de 1 ano de evento inicial de TEV vão de 3-10%.[47]

Schulman e colaboradores[48] realizaram um ensaio multicêntrico comparando tromboprofilaxia secundária (tratamento prolongado) com antagonista da vitamina K (AVK), com 6 semanas e 6 meses de duração para TEV. De 897 pacientes randomizados, 545 puderam ser avaliados em 10 anos de seguimento. A probabilidade de desenvolvimento de síndrome pós-flebítica (SPF) foi de 6%, e algum sinal de SPF foi visto em 56% dos pacientes avaliados. Recorrência tromboembólica pulmonar ocorreu em 29% dos pacientes, com taxa maior entre homens, indivíduos mais idosos e naqueles com fatores permanentes de risco.

Van Dongen e colaboradores[49] efetivaram uma meta-análise em pacientes com tromboembolia venosa, tratados com AVK, incluindo 18 es-

▶▶ **TABELA 2.5**

Porcentagem acumulada de recorrências após 1º evento de TEV

Tempo para recorrência	% Recorrência global	% Recorrência provável/definitiva
7 dias	1,6	0,2
30 dias	5,2	1,4
6 meses	10,1	4,1
1 ano	12,9	5,6
2 anos	16,6	7,6
5 anos	22,8	12,4
10 anos	30,4	17,6

Fonte: Heit e colaboradores.[50]

▶▶ **TABELA 2.6**

Taxa de risco por 1.000 pessoas-ano para a 1ª recorrência global e TEV

Tempo para recorrência	Eventos (± DP)
7 dias	170 ± 30
30 dias	130 ± 20
90 dias	30 ± 5
180 dias	20 ± 4
1 ano	20 ± 2
2 anos	10 ± 1
5 anos	6 ± 1
10 anos	5 ± 1

Fonte: Adaptada de Heit e colaboradores.[11]

tudos (de 135 potencialmente elegíveis) compreendendo 25 braços de tratamento para serem analisados, em um total de 3.186 pacientes. Os braços de tratamento foram divididos em 3 grupos baseados na duração do tratamento (curta: 4-6 semanas; média: 3 meses; e longa: 4-6 meses). Para todos os 3 grupos a incidência mensal de recorrência, imediatamente após a descontinuação do tratamento, foi alta e declinou com rapidez. Para o grupo de duração curta, foi de 1,23% (0,91-1,53); para o de duração média, foi de 1,19% (0,91-1,53); e para o de duração longa, foi de 3,96% (0,47-14,3). Esse último grupo, com pequeno número de pacientes, não foi estatisticamente diferente dos outros dois grupos. A incidência mensal, após 9 meses, estabilizou-se e pareceu ser independente da duração do tratamento.

Heit e colaboradores[50] seguiram uma coorte de 1.719 pacientes entre 1966 e 1990, no estudo Rochester Epidemiology Project USA,[12] e identificaram 404 pacientes com diagnóstico de TEV. Dentre esses pacientes, houve 588 episódios recorrentes de TEV em 10.198 pessoas-ano de seguimento. A porcentagem cumulativa pode ser vista na **Tabela 2.5**. A taxa de risco por 1.000 pessoas-dia (± desvio-padrão DP) para a primeira recorrência global de TEV foi mais alta nos primeiros 6 a 12 meses, após o evento incidente, indo de 170 ± 30 eventos em 7 dias para 130 ± 20 eventos em 30 dias, 30 ± 5 eventos em 90 dias, 20 ± 4 eventos aos 180 dias, 20 ± 2 eventos em 1 ano, 10 ± 1 evento em 2 anos, 6 ± 1 evento em 5 anos e 5 ± 1 evento em 10 anos (**Tabela 2.6**). Conforme ressaltaram os autores, o risco de recorrência foi maior nos primeiros 6-12 meses após o evento inicial, e nunca caiu a zero, em 10 anos de acompanhamento.

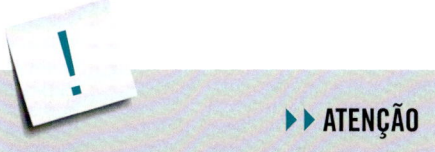

▶▶ ATENÇÃO

As relações entre o risco de recorrência de TEV, após a suspensão do tratamento com AVK e taxas de dímeros D, um marcador global de ativação da coagulação e fibrinólise, foram estudadas por vários autores, o que permitiu um acompanhamento das taxas de recorrência.

Em estudo de comparação do potencial de recorrência de TVP e TEP, cerca de 80% das recorrências de TVP foram de própria TVP, ao passo que cerca de 60% de recorrências de TEP foram após TEP.[51]

Dímeros D

Estudos sugerem benefício considerável da determinação dos níveis de dímeros D como marcadores do RR para recorrência de TEV após suspensão de tratamento com AVK.

Douketis e colaboradores[52] estudaram prospectivamente 2.052 pacientes com primeiro episódio e TEV sintomática, tratados com AVK por períodos de 3, 3-6, 6-12 e mais de 12 meses, avaliando o risco anual para TEP fatal (número de eventos por 100 pessoas-ano) e TEV recorrente. Dos 2.052 pacientes acompanhados, 1.450 (71%) com TVP, 310 com TEP (15%) e 292 (14%)com TVP e TEP. A duração média de AVK foi de 3 meses (3-39 meses) e a duração média do seguimento, após a suspensão do AVK, foi de 54 meses (1-120 meses). Do total de pacientes, 501 (24%) tiveram recorrência durante o seguimento, com 340 episódios de TVP (16,5%), 116 episódios de TEP não fatal (5,6)%, 27 episódios de possível TEP fatal (1,3%) e 18 episódios de TEP fatal confirmada (0,88%). Assim, o risco anual para TEP fatal, após descontinuar anticoagulação, foi de 0,49 evento (0,36-0,64) para 100 pessoas-ano. A taxa de caso-fatalidade de TEV recorrente foi de 9% (6,8-11,8) para qualquer tipo de TEP (possível, provável, fatal) e de 3,8% (2,4-5,9) para TEP provável ou definitiva.

Eichinger e colaboradores[53] acompanharam 610 pacientes, 56% mulheres maiores de 18 anos que tiveram primeiro episódio de TEV e receberam tratamento com antagonistas da vitamina K (AVK) por um período ≥ 3 meses. Os pacientes foram observados em intervalos de 3 meses, durante o primeiro ano, e a cada 6 meses a seguir, entre julho de 1992 e outubro de 2002. Foram identificados 79 pacientes (13%) com recorrência de TEV, em média de 38 meses de observação. Os pacientes que recorreram tiveram média de dímeros D 533 ng/mL, e os que não recorreram, média de 427 ng/mL (p<0,01).

Palareti e colaboradores[54] estudaram prospectivamente 599 pacientes, 301 homens com um primeiro episódio de TEV após a suspensão de pelo menos 3 meses de tratamento com AVK. Foram identificadas recorrências em 9,7% de casos, durante um seguimento de 870,7 pacientes-ano, 11,7% em pacientes com TV idiopática, 4,3% em pacientes com fator de risco transitório e 23,7% em pacientes com fator de risco permanente. Níveis alterados de dímeros D, em um mês após suspensão de AVK, foram associados com uma taxa mais alta de recorrência, subsequente em todos os indivíduos investigados, especialmente em pacientes com TEV não provocada com RR 2,43 (1,18-4,61) e naqueles com trombofilia com RR 8,34 (2,72-17,43). Houve recorrência em 14,6% dos pacientes com estado trombofílico e em 8,3% dos pacientes sem evidência e trombofilia com RR 1,78 (1,04-3,66) (p=0,036).

Palareti e colaboradores[55] acompanharam 608 pacientes entre 18 e 85 anos, após 1º episódio de TEV sintomática não provocada, em seguimento de até 18 meses após suspensão de AVK, usado pelo menos por 3 meses. Em 223 pacientes (36,7%) com dímeros D anormais, 103 reiniciaram tratamento e 120 descontinuaram o tratamento. Dos 120 pacientes que suspenderam o uso do AVK, com dímeros D elevados, houve 18 (15%) recorrências, e em 103 que reiniciaram o tratamento, houve 3 (2,9%) recorrências. Dos pacientes com dímeros D normais, 6,25 tiveram recorrência de TEV. Entre os pacientes que suspenderam a anticoagulação, o RR ajustado para recorrência de TEV entre aqueles com dímeros D elevados comparados com dímeros D normais foi de 2,27 (IC 1,15-4,46%).

Verhovsek e colaboradores[56] realizaram uma revisão sistemática para predição de recorrência de TEV por determinação de dímeros D após suspensão de anticoagulação por TEV não provocada, com pelo menos 3 meses de tratamento, compreendendo 7 estudos, totalizando 1.888 pacientes, depois do 1º episódio de TEV não provocada. Acompanhando 4.500 pessoas-ano, por aproximadamente 2 anos de seguimento, a taxa anual de recorrência apresentou diferença estatística significativa entre pacientes com dímeros D anormais e dímeros D normais: 8,9% (5,8-11,9) vs 3,5% (2,7-4,3).

Mortalidade e letalidade

Para clarificar as relações de mortalidade associadas a episódios de TEP, entende-se por **taxa de mortalidade** mortes associadas à TEP/100.000 da população, e por **taxa de letalidade** mortes por TEP/100 casos. Três são as categorias mais aceitas em relação à letalidade envolvendo os eventos tromboembólicos pulmonares:

1. TEP fatal
2. TEP contributória
3. TEP incidental

TEP fatal corresponde à embolia pulmonar maciça, envolvendo êmbolos que ocluem; pelo menos, duas artérias lobares; ausência de outra causa de morte encontrada em necropsia, parada cardiorrespiratória aguda ou insuficiência respiratória rapidamente progressiva (ou seja, embolia pulmonar anatomicamente maciça em paciente sem outra doença potencialmente fatal).

TEP contributória está associada com outros fatores implicados no óbito ou êmbolos, ocluindo pelo menos uma artéria lobar ou múltiplas artérias segmentares ou, ainda, se o paciente poderia não ter morrido pela doença de base caso não tivesse a complicação embólica.

TEP incidental é constituída por pequenos ou antigos êmbolos pulmonares, macroscópicos ou microscópicos não relacionados com o óbito, trombos apenas em vasos periféricos e curso clínico não afetado pela TEP, encontrados frequentemente em estudos prospectivos e em necropsias cuidadosas ou dirigidas para a circulação pulmonar.

A mortalidade precoce, após TEP, está fortemente associada com apresentação da TEP aguda, idade avançada, câncer e doença cardiovascular subjacente. A maioria das fatalidades por TEP ocorre dentro das primeiras horas após o início dos sintomas.[5,57]

TEP aguda, como causa primária de óbito em pacientes sem outra explicação para morte, foi observada em 7% de necropsias em pacientes internados em hospital geral.[9] Outros 7-10% de necropsias tiveram TEP como causa contributória do óbito. Esses dados permitiram a estimativa de Dalen e Alpert[2] de TEP como causa única ou contributória de morte em 15% de necropsias em pacientes adultos que morrem em hospital geral. Outras séries têm encontrado um mínimo de 3,4% e um máximo de 23% de TEP aguda como causa eficiente primária ou causa associada de óbito.[1,37,38,40]

No estudo de Schulman e colaboradores,[48] foi constatada a ocorrência de óbitos em 28,5% dos pacientes, uma mortalidade superior ao esperado, com o Standardized Incidence Ratio (SIR) para TEV de 1,43 (1,28-1,58), sendo que a SIR para câncer foi de 1,83 (1,44-2,23) e para infarto agudo do miocárdio ou acidente vascular encefálico, 1,28 (1,00-1,56). A duração da anticoagulação não teve efeito estatístico significativo nos resultados. Os autores concluíram que a morbimortalidade durante 10 anos, após um primeiro episódio de TEV, é alta e não sofreu redução no tempo de aplicação de tromboprofilaxia secundária de 6 semanas a 6 meses.

A incidência de TEV aumentou significativamente com a idade em todas as séries objetivas e estimativas. No estudo Worcester[9] houve um aumento exponencial com a idade, um fator de 200 entre 20 e 80 anos, com o risco dobrando em cada década após os 40 anos. Em pacientes com primeiro evento de TEV, a mortalidade hospitalar foi de 12%, sendo 5% para TVP e 23% para TEP. No total dos eventos de TEV, 19% morreram em 1 ano, 25% em 2 anos e 30% em 3 anos, cumulativamente (Tabela 2.7).

No estudo multicêntrico Prospective Investigation of Pulmonary Embolism Diagnosi – PIOPED,[57,58] em 399 casos confirmados de TEP, 10 pacientes (2,5%) morreram diretamente por TEP, 5 no primeiro dia do estudo, 8 na primeira semana e 9 nas 2 primeiras semanas. Nove casos apresentaram recorrência clinicamente suspeita de TEP. Um total de 33 pacientes (8,3%) tiveram recorrência clínica de TEP, com 15 (45%) óbitos em um ano de seguimento; a metade dessas mortes ocorreu dentro de 1 semana do evento inicial. Um total de 95 pacientes morreram dentro de 1 ano de seguimento (23,85%); com 85 (89%) desses óbitos associados à doença de base.

Na série de Stein e colaboradores[5] do estudo PIOPED, em 20 óbitos encontrados em 404 necropsias, tendo TEP como causa primária de óbito, 13 óbitos (65%) ocorreram na 1ª hora e, 16 (80%), nas primeiras 2,5 horas do evento.

No estudo de Silverstein e colaboradores,[10] em 2.218 casos de TEV, 22% morreram na data do evento ou foram descobertos em necropsias, 30% foram a óbito dentro de 30 dias, tendo 20% sofrido morte súbita por TEP.

No estudo de Lindblad e colaboradores,[40] foram encontradas TEP fatais nas seguintes taxas anuais: 8,9% em 1957; 8,3% em 1964; 5,9% em 1975 e 9,4% em 1987.

Van Beek e colaboradores[59] estudaram 487 pacientes consecutivos com suspeita de TEP, tendo sido confirmada em 193 casos (39%). Foi realizado tratamento convencional em 192 pacientes, por 3 a 6 meses. A taxa de recorrência em seis meses foi de 2,6% (0,8-6,0), sendo que nenhum evento recidivou durante a fase inicial com heparina parenteral. A taxa de mortalidade foi de 0,5% (0,01-2,9). Sangramento fatal atribuído à anticoagulação ocorreu em 0,9%, ao passo que complicações hemorrágicas ocorreram em um adicional de 3,3% dos pacientes (1,8-6,3).

Douketis e colaboradores[60] revisaram 25 estudos, totalizando 1.302 pacientes com TEP e 4.221 com TVP. Em pacientes com TVP, a taxa de TEP fatal durante o tratamento anticoagulante convencional foi de 0,4% (0,2-0,6). Após o período de tratamento, a mortalidade foi de 0,3 por

▶▶ **TABELA 2.7**

Taxas de mortalidade associadas à TEV aguda no estudo Worcester

Descrição	% mortalidade
TEV 1º episódio pacientes hospitalizados	12
TVP 1º episódio pacientes hospitalizados	5
TEP 1º episódio pacientes hospitalizados	23
Acompanhamento 1 ano	19
Acompanhamento 2 anos	25
Acompanhamento 3 anos	30

Fonte: Adaptada de Anderson e colaboradores.[9]

100 pacientes-ano (0,1-0,8). A taxa de caso-fatalidade por TVP ou TEP recorrente durante o período de anticoagulação foi de 8,8% (5,0-14,1) e, após o tratamento, de 5,1% (1,4-12,5). A mortalidade, em pacientes com TEP, durante a anticoagulação foi de 1,5% (0,9-2,2) e, após, foi de 0 (zero) por 265 pacientes-ano (0-3,6). A taxa de caso-fatalidade de TVP ou TEP em pacientes com TEP foi de 26,4% (16,7-38,1).Os autores concluíram que em pacientes com TEV sintomática, tratados com anticoagulantes por 3 meses, é rara a ocorrência de TEP fatal durante e após o tratamento, e que pacientes apresentando TEP são mais suscetíveis ao óbito por recorrência do que pacientes apresentando apenas TVP.

No International Cooperative Pulmonary Embolism Registry – ICOPER[61] (Registro Internacional Cooperativo de Embolia Pulmonar), em 2.454 pacientes com TEP aguda, a mortalidade geral foi de 17,4% em 3 meses de seguimento, com 11,4% nas primeiras 2 semanas e 75% dos óbitos ocorrendo durante a hospitalização inicial. Cerca de 45% dos óbitos foram atribuídos diretamente ao evento tromboembólico.

Para registro de taxas de óbitos por embolia pulmonar nos EUA, Gillum[8] examinou as altas em hospitais gerais (exceto o hospital Veterans Administration Medical Center), na área metropolitana de Minneapolis – St. Paul, de 1979 a 1984 para todas as pessoas, entre indivíduos de 30 a 74 anos. Homens tiveram maior taxa de fatalidades do que mulheres – 13,7 x 12,8%, e negros, maior taxa do que brancos – 16,1 x 12,9%.[8]

Horlander e colaboradores[62] estudaram pelo CID-9 os registros nos certificados de óbitos entre 1979 e 1998 compilados pelo National Center for Health Statistics, EUA. De todos os 42.932.973 óbitos, 572.773 (1,3%) tiveram TEP listada em seus atestados, e, desses, 194.389 (33,9%) tiveram TEP como causa eficiente de óbito. As taxas de óbitos por TEP idade-ajustadas diminuíram de 191 por milhão para 94 por milhão, reduzindo-se 56% para homens e 46% para mulheres. Em afrodescendentes, esse estudo longitudinal revelou que a taxa de mortalidade por TEP, ajustada para a idade, foi cerca de 50% maior do que em brancos e 50% maior do que em outras raças (asiáticos, índios americanos, etc.), em todos os anos observados.

No estudo RIETE, entre março de 2001 e julho de 2006, foram incluídos 15.520 pacientes adultos consecutivos com diagnóstico de TEV; registrou-se trombose venosa profunda sintomática sem TEP sintomática em 58%, TEP sintomática não maciça em 40,4% e TEP maciça em 1,6% (248 pacientes). A taxa cumulativa de mortalidade aos 3 meses de acompanhamento foi de 8,65% e de TEP fatal de 1,68%. Em análise multivariada, pacientes com TEP sintomática não maciça na apresentação mostraram um risco 5,42 vezes maior, comparados com pacientes com TVP sem TEP sintomática (p<0,001). O risco de de TEP fatal foi multiplicado por 17,5 em pacientes com TEP sintomática maciça.[63]

Klok e colaboradores[64] acompanharam 308 pacientes com TEP não provocada e 588 pacientes com TEP provocada, definida como embolia, ocorrendo em ausência e presença de fatores de risco estabelecidos ou doenças predisponentes, além de 334 pacientes-controle, todos seguidos por 3,3 anos em média.O estudo mostrou que pacientes com TEP não provocada tiveram menor risco global de mortalidade do que pacientes com TEP provocada, com RR ajustado de 0,59 (0,43-0,82), mas maior risco de mortalidade não relacionada a câncer, com RR 1,8 (1,3-2,5), tromboembolia venosa recorrente RR 2,1 (1,3-3,1), câncer RR 4,4 (2,0-10), eventos cardiovasculares RR 2,6 (1,5-3,8) e hipertensão pulmonar tromboembólica crônica(1,5% vs 0). O risco de desfechos combinados em complicações clínicas maiores, após a TEP, foi igual em ambos os grupos (HR 0,98; 0,82-1,1). Nos sobreviventes de TEP aguda, houve eventos adversos graves em 30% após o primeiro ano; em cerca de 40% após 2 anos e em cerca de 50% em 4 anos, com 16% no grupo-controle. Dessa forma, pacientes que sobreviveram a um episódio de TEP aguda deveriam receber seguimento clínico, vigilância e tratamento individualizado, independentemente de presença de fatores derisco e doenças predisponentes.

Aujesky e colaboradores[65] estudaram a associação entre admissões em dias úteis e finais de semana com mortalidade em 30 dias e duração da hospitalização em casos de TEP em 186 hospitais gerais, entre janeiro de 2000 e novembro de 2002 na Pennsylvania, EUA. Em 15.531 altas e pacientes com TEP, 21,3% foram admitidos em finais de semana, e tiveram maior mortalidade em 30 dias (11,1 vs 8,8%) que pacientes admitidos em dias úteis. Não houve diferença na duração da estada hospitalar. Pacientes admitidos em finais de semana tiveram maior chance de morrer (OR) 1,17 (IC 1,03-1,34%) do que pacientes admitidos em dias úteis, principalmente por maior taxa de mortalidade entre os pacientes mais graves.

Eventos provocados e não provocados

Os episódios de TEV podem ser secundários a fatores reconhecidos, como associados à origem do desencadeamento de um evento tromboembólico, ou considerados idiopáticos ou espontâneos. A forma de verificar a presença ou ausência de fatores de risco tem sido feita de maneira não regular, o que dificulta a interpretação dos achados.

Anderson e colaboradores,[9] no estudo populacional Worcester, reportaram que 15% de seus pacientes tinham algum tipo de malignidade.

Em Cushman e colaboradores,[23] 47% de 304 pacientes, do estudo longitudinal Investigation of Thromboembolism Etiology – LITE, tinham TV idiopática, ou seja, ausência de câncer, trauma, cirurgia ou imobilização recentes. Câncer esteve associado com 25% dos casos e outros 25% foram de pacientes cirúrgicos.

No estudo em Olmsted,[10,66] 25% dos pacientes foram considerados casos idiopáticos.

White e colaboradores,[25] no estudo populacional na Califórnia, EUA, encontraram as seguintes associações em casos de primeira manifestação de TEV: 23% com cirurgia nos últimos dois meses, 18% com câncer, 15% durante hospitalizações por doenças clínicas (ou doenças médicas, isto é, não cirúrgicas), 2% em traumas graves, e em 41% não foram encontradas associações, tendo sido registradas como idiopáticas.

No estudo ICOPER,[61] cerca de 20% foram casos não relacionados com fatores de risco.

No ciclo gravídico-puerperal

A TEP é uma condição de alto risco relativo e de baixo risco absoluto na gravidez, atualmente, a primeira causa de morte materna nos países ocidentais desenvolvidos. A incidência anual absoluta de TEV, durante a gravidez, reportada entre 9-65 casos em 100.000 gestações, eleva-se para 70-180 por 100.000 durante o puerpério. Em outros termos, TEV tem sido relatada como ocorrendo em 1:1.000 a 1:2.000 gravidezes (0,05-0,1%). Comparadas com a mesma faixa etária, o risco de TEV aumenta de 4 a 10 vezes no ciclo gravídico-puerperal.[67]

A mortalidade por TEP está entre 2 a 4/1.000.000 partos vaginais e 18-36/1.000.000 partos cesáreos. Em estudo de 2.474 mortes maternas entre 1974 e 1978, nos EUA, TEP foi registrada como causa de morte em 11%.[68]

O risco é maior em mulheres com história de TEV, com recorrência referida de 5-15%. Mais recentemente, Brill-Edwards e colaboradores[69] estudaram prospectivamente 125 gestantes com antecedentes de um único episódio de TEV anterior à gravidez, não sendo anticoaguladas durante a gestação, mas por 4 a 6 semanas no puerpério. Houve recorrência de TEV anteparto em 3 pacientes 2,4%(0,2-6,9) em todo o grupo; em 44 mulheres, sem trombofilias, não houve recorrência, tendo os 3 casos ocorrido no grupo de 51 pacientes (5,9%) com trombofilia ou TEV prévia idiopática.

A incidência estimada de TVP – evento precursor da TEP – na gravidez é de cerca de 2-8/1.000 gestações. Comparado com mulheres não grávidas, o risco de TEV aumenta 4 vezes com a gravidez e 20 vezes no período puerperal imediato. De 15 a 25% das pacientes grávidas com TVP desenvolvem TEP, se não houver tratamento, comparados com 5% das pacientes tratadas.[67,68]

Em crianças

A ocorrência de eventos tromboembólicos em crianças é menos comum do que em adultos. A incidência de TEV entre as idades de 1 mês e 18 anos foi de 5,3 por 10.000 admissões; é estimada em 0,7 por 100.000 crianças por ano, em registros canadenses, e em 0,6 por 100.000 por ano, para as idades de 0-14, em registros holandeses. A incidência de admissões em unidades de cuidados intensivos neonatais por tromboses é de 2,4/1.000. No primeiro ano de vida, a TEV ocorre em associação com cateteres endovenosos, envolvendo membros superiores, e como trombose espontânea da veia renal, 2 vezes mais em meninos do que meninas. Outros fatores de risco encontrados são cirurgia e trauma, neoplasias, doenças autoimunes e infecção. Crianças com deficiências de fatores anticoagulantes naturais, como antitrombina, proteína C e proteína S, necessitam de situações adicionais adquiridas para o desenvolvimento de TEV, acentuando seu caráter multifatorial. Tromboses venosas relacionadas a cateteres venosos centrais são cada vez mais registradas nas revisões de óbitos em crianças.[70-74]

▶▶ Resumo

Os dados epidemiológicos não são totalmente confiáveis, apresentando, às vezes, resultados conflitantes. No entanto, permitem algumas constatações claras (EUA):

- TEP é uma condição comum, com média de casos agudos de 1:1.000 pessoas-ano; a incidência geral ajustada para idades é de 114/100.000 para homens e de 105/100.000 para mulheres.
- A incidência de TEP tem se mantido estável nos últimos 25-30 anos.
- Todas as faixas etárias são suscetíveis de eventos tromboembólicos, que aumentam exponencialmente com a idade.
- A TEP é uma condição prevalente em pacientes hospitalizados, incidindo em cerca de 1% de pacientes em hospitais gerais.
- Não há diferença consistente entre os gêneros masculino e feminino.
- Afrodescendentes constituem grupo étnico de maior risco de incidência e gravidade de TEP.
- TEP é potencialmente recorrente, podendo tomar características de doença crônica a partir do evento clínico inicial; cerca de 50% de pacientes sintomáticos sem tratamento têm recorrência em 3 meses; ao redor de 30%, de todos os pacientes, desenvolvem recorrência em 10 anos.
- TEP é potencialmente fatal; a taxa média de caso-fatalidade dentro de duas semanas da identificação dos casos é de cerca de 11%.
- Os óbitos por TEP aguda têm ocorrência precoce, em geral, nas primeiras duas horas e meia.
- TEP pode levar à morte súbita.
- Passado o evento agudo, a mortalidade associada à TEP depende mais da evolução da doença de base, atingindo cerca de 30% em três anos.
- Tratamento e profilaxia têm sido tido associados com melhora dos dados epidemiológicos de TEV.

Referências

1. Morrell MT, Dunnil MS. The post-morten incidence of pulmonary embolism in a hospital population. Br J Surg. 1968;55(5):347-52.
2. Dalen JE, Alpert JS. Natural history of pulmonary embolism. Prog Cardiovasc Dis. 1975;17(4):259-70.
3. Karwinski B, Svendsen E. Comparison of clinical and postmorten diagnosis of pulmonary embolism. J Clin Pathol. 1989;42(2):135-9.
4. Alpert JS, Dalen JE. Epidemiology and natural history of venous thromboembolism. Prog Cardiovasc Dis. 1994;36(6):417-22.
5. Stein PD, Henry JW. Prevalence of acute pulmonary embolism among patients in a general hospital and at autopsy. Chest. 1995;108(4):978-81.
6. Bounameaux H. Overview of venous thromboembolism. In: Colman RW, Marder VJ, Clowes AW, George JN, Goldhaber SZ, editors. Hemostasis and thrombosis: basic principles and clinical practice. 5th ed. Philadelphia: Lippincott Williams & Wilkins; 2006. p. 1219-26.
7. Rosendaal FR. Thrombosis in the young: epidemiology and risk factors. A focus on venous thrombosis. Thromb Haemost. 1997;78(1):1-6.
8. Gillum RF. Pulmonary embolism in the United States, 1970-1985. Am Heart J. 1987;114(5):1262-4.
9. Anderson FA Jr, Wheeler HB, Goldberg RJ, Hosmer DW, Patwardham NA, Jovanovic B, et al. A population-based perspective of the hospital incidence and case-fatality rates of deep vein thrombosis and pulmonary embolism.

The Worcester DVT study. Arch Intern Med. 1991;151(5):933-8.
10. Silverstein MD, Heit JA, Mohr DN, Petterson TM, O'Fallon WM, Melton LJ 3rd. Trends in the incidence of deep vein thrombosis and pulmonary embolism: a 25-year population-based study. Arch Intern Med. 1998;158(6):585-93.
11. Heit JA, Silverstein MD, Mohr DN, Petterson TM, Lohse CM, O'Fallon WM, et al. The epidemiology of venous thromboembolism in the community. Thromb Haemost. 2001;86(1):452-63.
12. Melton LJ 3rd. History of the Rochester Epidemiology Project. Mayo Clin Proc. 1996;71(3):266-74.
13. Heit JA, Petterson TM, Farmer SA, Bailey KR, Melton LJ 3rd. Trends in the incidence of deep vein thrombosis and pulmonary embolism: a 35-year population-based study. Blood 2006;108(11):430a.
14. Heit JA, Cohen AT, Anderson FA Jr. Estimated annual number of incident and recurrent, non-fatal and fatal venous thromboembolism (VTE) events in the USA. Blood. 2005;106(11):267a.
15. Tsai AW, Cushman M, Rosamond WD, Heckert SR, Polak JF, Folsom AR. Cardiovascular risk factors and venous thromboembolism incidence: the longitudinal investigation of thromboembolism etiology. Arch Intern Med. 2002;162(10):1182-9.
16. Cohen AT, Agnelli G, Anderson FA, Arcelus JI, Bergqvist D, Brecht JG, et al. Venous thromboembolism (VTE) in Europe: the number of VTE events and associated morbidity and mortality. Thromb Haemost. 2007;98(4):756-64.
17. Oger E. Incidence of venous thromboembolism: a community-based study in western France. Thromb Haemost. 2000;83(5):657-60.
18. Spencer FA, Gore JM, Lessard D, Emery C, Pacifico L, Reed G, et al. Venous thromboembolism in the elderly: a community-based perspective. Thromb Haemost. 2008;100(5):780-8.
19. Kniffin WD Jr, Baron JA, Barrett J, Birkmeyer JD, Anderson FA Jr. The epidemiology of diagnosed pulmonary embolism and deep venous thrombosis in the elderly. Arch Intern Med. 1994;154(8):861-6.
20. Hansson PO, Welin L, Tibblin G, Eriksson H. Deep vein thrombosis and pulmonary embolism in general population: the study of men born in 1913. Arch Intern Med. 1997;157(15):1665-70.
21. López-Jiménez L, Montero M, González-Fajardo JA, Arcelus JI, Suárez C, Lobo JL, et al. Venous thromboembolism in very elderly patients: findings from a prospective registry (RIETE). Haematologica. 2006;91(8):1046-51.
22. Nordstrom M, Lindblad B. Autopsy-verified venous thromboembolism within a defined urban population: the city of Malmö, Sweden. APMIS. 1998;106(3):378-84.
23. Cushman M, Tsai A, Heckbert SR. Incidence rates, case fatality, and recurrence rates of deep vein thrombosis and pulmonary embolism: the Longitudinal Investigation of Thromboembolism Etiology (LITE). Thromb Haemost. 2001;86 Suppl 1:OC2349.
24. White RH. The epidemiology of venous thromboembolism. Circulation. 2003;107(23 Suppl 1):I4-8.
25. White RH, Zhou H, Romano PS. Incidence of idiopathic deep venous thrombosis and secondary thromboembolism among ethnic groups in California. Ann Intern Med. 1998;128(9): 737-40.
26. Boulay F, Frédéric B, Schoukroun G, Raybaut C, Gendreike Y, Blaive B. Seasonal variation in hospital for deep thrombosis and pulmonary embolism: analysis of discharge data. BMJ. 2001;323(7313):601-2.
27. Bounameaux H, Hicklin I, Desmarais S. Seasonal variation in deep vein thrombosis. BMJ. 1996;312(7026):284-5.
28. Dentali F, Ageno W, Rancan E, Donati AV, Galli L, Squizzato A, et al. Seasonal and monthly variability in the incidence of venous thromboembolism. A systematic review and a meta-analysis of the literature. Thromb Haemost. 2011;106(3):439-47.
29. Frisbie JH, Sharma GVRK. Circadian rhythm of pulmonary embolism in patients with acute spinal cord injury. Am J Cardiol. 1992;70(7):827-8.
30. Colantonio D, Casale R, Abruzzo BP, Lorenzetti G, Pasqualetti P. Fatal pulmonary thromboembolism: a study of 178 cases. Minerva Cardioangiol. 1990;38(1-2):23-6.
31. Stein PD, Huang H, Afzal A, Noor HA. Incidence of acute pulmonary embolism in a general hospital: relations to age, sex, and race. Chest. 1999;116(4):909-13.
32. Scarvelis D, Anderson J, Davis L, Forgie M, Lee J, Petersson L, et tal. Hospital mortality due to pulmonary embolism and an evaluation of the usefulness of preventative interventions. Thromb Res. 2010;125(2):166-70.
33. Park B, Messina L, Dargon P, Huang W, Ciocca R, Anderson FA. Recent trends in clinical outcomes and resources utilization for pulmonary embolism in the United States: findings from nationwide inpatient sample. Chest. 2009;136(4):983-90.
34. Barba R, Zapatero A, Losa JE, Marco J, Plaza S, Canora J, et al. Venous thromboembo-

lism in acutely ill hospitalized medical patients. Thromb Res. 2010;126(4):276-9.
35. Wagenvoort CA. Pathology of pulmonary embolism. Chest. 1995;107(1 Suppl):10S-7S.
36. Egermayer P, Town GI. The clinical significance of pulmonary embolism: uncertainties and implications for treatment: a debate. J Intern Med. 1997;241(1):5-10.
37. Dismuke SE, Wagner EH. Pulmonary embolism as a cause of death: the changing mortality in hospitalized patients. JAMA. 1986;255(15):2039-42.
38. Rubinstein I, Murray D, Hoffstein V. Fatal pulmonary emboli in hospitalized patients: an autopsy study. Arch Intern Med. 1988;148(6):1425-6.
39. Goldman L, Sayson R, Robbins S, Cohn LH, Bettmann M, Weisberg M. The value of the autopsy in three medical eras. N Engl J Med. 1983;308(17):1000-5.
40. Lindblad B, Styemby NJH, Bergqvist D. Incidence of venous thromboembolism verified by necropsy over 30 years. BMJ. 1991;302(6778):709-11.
41. Cohen AT, Edmonson RA, Phillips MJ, Ward VP, Kakkar VV. The changing pattern of venous thromboembolic disease. Haemostasis. 1996;26(2):65-71.
42. Maffei FHA, Faleiros ATS, Venezian CA, Franco MF. Contribuição ao estudo da incidência e anatomia patológica do tromboembolismo pulmonar em autópsias. AMB Rev Assoc Med Bras. 1980;26(1):7-9.
43. Menna-Barreto SS, Cerski MR, Gazzana MB, Stefani SD, Rossi R. Tromboembolia pulmonar em necropsias no Hospital de Clínicas de Porto Alegre, 1985-1995. J Pneumol. 1997;23(3):131-6.
44. Yoo HHB, Paiva SAR, Queluz TT. Contribuição ao estudo da incidência e dos fatores de risco da tromboembolia pulmonar (TEP): estudo retrospectivo em autópsias. J Pneumol. 2000;26 Supl 3:S110.
45. Golin V, Sprovieri SRS, Bedrikow R, Salles MJC. Pulmonary thromboembolism: retrospective study of necropsies performed over 24 years in a university hospital in Brazil. Sao Paulo Med J. 2002;120(4):105-8.
46. Prandoni P, Lensing AW, Cogo A, Cuppini S, Villalta S, Carta M, et al. The long-term clinical course of acute deep thrombosis. Ann Intern Med. 1996;125(1):1-7.
47. Kearon C. Natural history of venous thromboembolism. Circulation. 2003;107(23 Suppl 1):I22-30.
48. Schulman S, Lindmarker P, Holmström M, Lärfars G, Carlsson A, Nicol P, et al. Post-thrombotic syndrome, recurrence, and deaths 10 years after the first episode of venous thromboembolism treated with warfarin for 6 weeks or 6 months. J Thromb Haemost. 2006;4(4):734-42.
49. van Dongen CJ, Vink R, Hutten BA, Büller HR, Prins MH. The incidence of recurrent venous thromboembolism after treatment with vitamin K antagonists in relation to time since first event: a meta-analysis. Arch Intern Med. 2003;163(11):1285-93.
50. Heit JA, Mohr DN, Silverstein MD, Petterson TM, O'Fallon WM, Melton LJ 3rd. Predictors of recurrence after deep vein thrombosis and pulmonary embolism: a population-based cohort study. Arch Intern Med. 2000;160(6):761-8.
51. Murin S, Romano PS, White RH. Comparison of outcomes after hospitalization for deep venous thrombosis or pulmonary embolism. Thromb Haemost. 2002;88(3):407-14.
52. Douketis JD, Gu CS, Schulman S, Ghirarduzzi A, Pengo V, Prandoni P. The risk for fatal pulmonary embolism after discontinuing anticoagulation therapy for venous thromboembolism. Ann Intern Med. 2007;147(11):766-74.
53. Eichinger S, Minar E, Bialonczyk C, Quehenberger P, Schneider B, Weltermann A, et al. D-dimer levels and risk of recurrent venous thromboembolism. JAMA. 2003;290(8):1071-4.
54. Palareti G, Legnani C, Cosmi B, Valdré L, Lunghi B, Bernardi F, et al. Predictive value of D-dimer test for recurrent venous thromboembolism after anticoagulation withdrawal in subjects with a previous idiopathic event and in carriers of congenital thrombophilia. Circulation. 2003;108(3):313-8.
55. Palareti G, Cosmi B, Legnani C, Tosetto A, Brusi C, Iorio A, et al. D-dimer testing to determine the duration of anticoagulation therapy. N Engl J Med. 2006;355(17):1780-9.
56. Verhovsek M, Douketis JD, Yi Q, Shrivastava S, Tait RC, Baglin T, et al. Systematic review: D-dimer to predict recurrent disease after stopping anticoagulant therapy for unprovoked venous thromboembolism. Ann Intern Med. 2008;149(7):481-90.
57. Carson JL, Kelley MA, Duff A, Weg JG, Fulkerson WJ, Palevsky HI, et al. The clinical course of pulmonary embolism. N Engl J Med. 1992;326(19):1240-5.
58. PIOPED Investigators. Values of the ventilation/perfusion scan in acute pulmonary embolism: results of the prospective investigation of pulmonary embolism diagnosis (PIOPED). JAMA. 1990;263(20):2753-9.
59. van Beek EJ, Kuijer PM, Büller HR, Brandjes DP, Bossuyt PM, ten Cate JW. The clinical cour-

59. se of patients with suspected pulmonary embolism. Arch Intern Med. 1997;157(22):2593-8.
60. Douketis JD, Kearon C, Bates S, Duku EK, Ginsberg JS. Risk of fatal pulmonary embolism in patients with treated venous thromboembolism. JAMA. 1998;279(6):458-62.
61. Goldhaber SZ, Visani L, De Rosa M. Acute pulmonary embolism: clinical outcomes in the International Cooperative Pulmonary Embolism Registry (ICOPER). Lancet. 1999;353(9162):1386-9.
62. Horlander KT, Mannino DM, Leeper KV. Pulmonary embolism mortality in the United States, 1979-1998: an analysis using multiple-cause mortality data. Arch Intern Med. 2003;163(14):1711-7.
63. Laporte S, Mismetti P, Décousus H, Uresandi F, Otero R, Lobo JL, et al. Clinical predictors for fatal pulmonary embolism in 15,520 patients with venous thromboembolism: findings from the Registro Informatizado de la Enfermedad Tromboembolica Venosa (RIETE) Registry. Circulation. 2008;117(13):1711-6.
64. Klok FA, Zondag W, van Kralingen KW, van Dijk AP, Tamsma JT, Heyning FH, et al. Patients outcomes after acute pulmonary embolism: a pooled survival analysis of different adverse events. Am J Respir Crit Care Med. 2010;181(5):501-6.
65. Aujesky D, Jiménez D, Mor MK, Geng F, Fine MJ, Ibrahim SA. Weekend versus weekday admissions and mortality after acute pulmonary embolism. Circulation. 2009;119(7):962-8.
66. Heit JA, O'Fallon WM, Petterson TM, Lohse CM, Silverstein MD, Mohr DN, et al. Relative impact of risk factors for deep vein thrombosis and pulmonary embolism: a population-based study. Arch Intern Med. 2002;162(11):1245-8.
67. Toglia MR, Nolan T. Venous thromboembolism during pregnancy: a current review of diagnosis and management. Obstet Gynecol Surv. 1997;52(1):60-72.
68. Danilenko-Dixon DR, Heit JA, Silverstein MD, Yawn BP, Petterson TM, Lohse CM, et al. Risk factors for deep vein thrombosis and pulmonary embolism during pregnancy or postpartum: a population-based case-control study. Am J Obstet Gynecol. 2001;184(2):104-10.
69. Brill-Edwards P, Ginsberg JS, Gent M, Huirsh K, Burrows R, Kearon C, et al. Safety of withholding heparin in pregnant women with a history of venous thromboembolism. N Engl J Med. 2000;343(20):1439-44.
70. Andrew M, David M, Adams M, Ali K, Anderson R, Barnard D, et al. Venous thromboembolic complications (VTE) in children: first analyses of the Canadian Registry of VTE. Blood. 1999;83(5):1251-7.
71. Schmidt B, Andrew M. Neonatal thrombosis: report of a prospective Canadian and international registry. Pediatrics. 1995;96(5 Pt 1):939-43.
72. Dubois J, Rypens F, Garel L, David M, Lacroix J, Gauvin F. Incidence of deep vein thrombosis related to peripherally inserted central catheters in children and adolescents. CMAJ. 2007;177(10):1185-90.
73. Goldenberg NA, Knapp-Clevenger R, Manco-Johnson MJ. Elevated plasma factor VIII and D-dimer levels as predictors of poor outcomes of thrombosis in children. N Engl J Med. 2004;351(11):1081-8.
74. Nowak-Göttl U, Kosch A, Schlegel N. Thromboembolism in newborn, infants and children. Thromb Haemost. 2001;86(1):464-74.

3

TROMBOGÊNESE

Sistema venoso e sangue

Em seu retorno para o coração, vindo dos capilares, o sangue passa pelas vênulas e progressivamente por veias de calibre crescente. A pressão dentro das veias diminui de forma progressiva até atingir o átrio direito, que apresenta a pressão mais baixa do sistema circulatório, próxima a zero. Nas imediações do coração, o número de veias diminui, há o aumento de fibras musculares e de tecido fibroso que fortalece a espessura e a composição da parede do órgão, sendo que a área transversa dos vasos venosos diminui, e a velocidade do fluxo sanguíneo aumenta. As veias sistêmicas contêm cerca de 67% de todo o volume sanguíneo.[1]

Pressões venosas e fluxo venoso

As forças que impulsionam o sangue venoso são constituídas por vários fatores, como impulso cardíaco *vis a tergo*, ciclo respiratório – que diminui durante a inspiração e aumenta durante a expiração, em variação fisiológica de até 20% –, resistência venosa, ciclo do coração direito, pressão na veia cava inferior, anatomia das veias, posição e atividade do indivíduo. Cada vez que uma pessoa move as pernas ou tensiona os músculos, certa quantidade de sangue é impelida em direção ao coração. Esse eficiente sistema, chamado de bomba venosa ou bomba muscular, propicia, em circunstâncias normais, que a pressão venosa nos pés de um adulto que caminha permaneça próxima ou abaixo de 25 mmHg.[1]

A velocidade do fluxo de sangue e a secção transversal da área vascular são imagens especulares, ou seja, quanto maior a área, menor a velocidade; quanto menor a área – como perto do coração – maior a velocidade.

A velocidade do fluxo sanguíneo nas veias sistêmicas varia de acordo com o calibre, a localização, a posição do corpo e a situação de repouso ou de movimento. As pequenas veias têm baixa velocidade de fluxo de retorno, ao passo que as grandes têm alta velocidade relativa de fluxo de sangue. A velocidade média do fluxo de sangue nas veias cavas superior e inferior e nas veias supra-hepáticas corresponderia à velocidade média normal do fluxo venoso sistêmico, que é de 51 cm/s, variando entre 28 e 80 cm/s.

Killewich e colaboradores,[2] examinando os membros inferiores (30) de 15 indivíduos normais, sendo 8 mulheres, por ultrassonografia Doppler, verificaram que a média de velocidade em posição supina de repouso foi de 12,02 ± 0,58 cm/s na veia poplítea e de 27,1 ± 1,64 cm/s na veia femoral (distal à junção com a grande safena).

Knaggs e colaboradores[3] estudaram 10 pacientes mulheres, tendo encontrado, em condições basais e em posição supina, as seguintes médias de velocidades para a veia poplítea esquerda (ultrassonografia Doppler) em cm/s: pico 8,4 ± 2,5 (4,5-12), média 5,5 ± 2,2 (3,1-8,2), mínima 3,6 ± 2,7 (0-8), pulsabilidade (pico/mínima/média) 1,15 ± 1 (0,3-1,6), fluxo em mL/min 114 ± 79 (39-254); o diâmetro em cm da veia poplítea foi de 0,64 ±

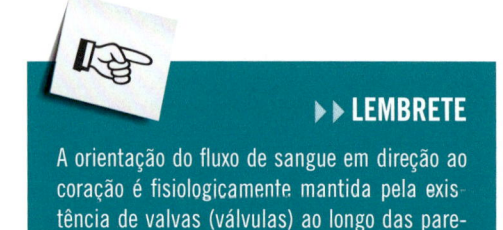

> **▶▶ LEMBRETE**
>
> A orientação do fluxo de sangue em direção ao coração é fisiologicamente mantida pela existência de valvas (válvulas) ao longo das paredes das veias.

0,13 (0,43-0,82). Considerando-se o fluxo venoso dos membros inferiores em repouso e em posição supina, a velocidade do fluxo é reduzida pela metade quando o indivíduo senta-se ou fica em pé; aumenta significativamente quando o indivíduo é colocado em posição de Trendelemburg reversa ou faz vigorosos movimentos de extensão e flexão dos pés,[4] bem como com compressões intermitentes.

Valvas venosas[5-11]

As valvas venosas são dobras da camada íntima, geralmente em pares, em forma semilunar, que fazem saliência na luz do vaso. São compostas por tecido conjuntivo com fibras elásticas e revestidas por endotélio. As valvas são localizadas principalmente nas veias dos membros superiores e inferiores, nos sistemas superficiais e profundos. Em geral, a contração dos músculos esqueléticos comprime as veias, impulsionando o sangue nelas contido, e as valvas direcionam o fluxo sanguíneo no sentido do coração, impedindo que haja refluxo.

As valvas parietais são identificadas ao longo do curso das veias ou perto da junção com veias do mesmo calibre, situando-se geralmente embaixo da embocadura de um ramo aferente. Valvas ostiais, menos frequentes, ocupam o espaço de entrada de uma veia em outra. As valvas parietais, em geral, são de estrutura bicúspide. Grandes junções podem mostrar valvas tricúspides. Em seu sítio, as válvulas são de forma elíptica. As cúspides valvares são dispostas de forma que as valvas fiquem em paralelo com a superfície dos músculos, sendo que a pressão externa tende a comprimir e fechar as valvas. Estruturalmente, as valvas consistem em cúspides (folhetos valvares), crista (*agger*) de fixação na parede da veia, bordo superior (*cornua*), comissura e seios (ou bolsos) valvares.

As cúspides, embora delicadas em sua aparência, consistem em um esqueleto de tecido colágeno resistente coberto por uma camada simples de células endoteliais. Uma porção de fibras colágenas contínua dentro da parede da veia interdigita com fibras da cúspide oposta.

- A configuração dos bordos livres e fixados da cúspide tem a aparência de um chifre (corno/ *cornua*).
- A junção medial da cúspide adjacente cria a comissura.
- O espaço entre as cúspides e a parede da veia constitui uma cavidade, o seio (*sinus*) valvar, também chamado de bolso valvar.
- A parede da veia adjacente aos seios valvares é mais fina do que outras porções da parede da veia.
- O lado luminal da valva é liso.
- Uma fina camada elástica está abaixo do endotélio luminal como uma extensão da lâmina elástica da parede da veia.
- Na superfície interna da cúspide, as células endoteliais formam criptas e fendas, criando uma aparência irregular sob o microscópio.
- Isso pode ser ocasionado pela ausência da fina camada elástica encontrada no endotélio luminal.
- O bordo livre é levemente nodular.

As valvas têm o potencial de sofrer atrofia, por razões ainda não bem-conhecidas, mas que podem estar relacionadas a influências da postura, à ação muscular e a modificações constitucionais, afora processos patológicos. Com o avanço da idade, foi identificada uma tendência para a regressão das valvas. A crescente incidência de tromboembolia venosa, com a idade, pode estar relacionada a modificações na composição das cúspides, tonando-as menos flexíveis e menos eficientes com o tempo.

A **Figura 3.1**, na página 41, mostra o desenvolvimento de uma valva venosa.

Distribuição das valvas

O número e a distribuição precisos das valvas venosas variam conforme os autores. Verifica-se que o número aumenta quanto mais distal for a veia. Desse modo, a presença de valvas é maior nas veias pequenas do que nas maiores; é em maior número nas veias profundas do que nas superficiais e maior nas veias dos membros inferiores do que nos superiores. São veias avalvuladas: a veia cava superior, os troncos braquiocefálicos, as veias pulmonares, a veia porta e a maioria de suas afluentes, veia renal, etc.

As veias providas de valvas encontram-se, de preferência, nas regiões:

- em que a circulação se efetua contrariamente à ação da gravidade – assim, valvas numerosas teriam maior capacidade de amortecer e dis-

tribuir a pressão hidrostática desenvolvida em posição ereta;
- em que as veias são suscetíveis de serem comprimidas pela ação muscular – desse modo, o número de válvulas estaria, então, em razão direta com as pressões que suportam.

Em outras palavras, as valvas estão dispostas em intervalos regulares e constantes, desde sua origem até sua terminação. Em geral, embaixo de cada ramo aferente há pelo menos uma valva. Não existem valvas nas veias comunicantes dos pés, pois há arranjo bidirecional do fluxo, conforme os movimentos.

As veias intramusculares da perna são bem-supridas de valvas bicúspides do tipo parietal. Veias gastrocnêmicas, veias do plexo solear e suas veias eferentes são também supridas com muitas valvas. As veias da panturrilhas têm valvas a cada 2 cm, aproximadamente.

Duas valvas, geralmente encontradas na veia poplítea, ao nível do joelho, são importantes porque a função adequada da bomba muscular da panturrilha depende de sua competência. A veia femoral é a continuação da veia poplítea (esse segmento inicial da veia femoral é chamado, em alguns textos, de veia femoral superficial). Uma valva está presente em 90% das veias femorais, logo distal a sua junção com a veia profunda da coxa, um pouco abaixo da junção com a safena magna. O trajeto da veia femoral, entre a desembocadura da veia profunda da coxa e a desembocadura da veia grande safena, é chamado, em alguns textos, de veia femoral comum. Valvas proximais, nesse segmento da veia femoral, existem em 71% de todos os casos, com uma distância média de 3,8 cm proximal à junção safenofemoral. Valvas distais estão presentes em 87% de todos os casos, com uma distância média de 5 cm. Em mais da metade (54%) dos casos examinados, uma segunda valva distal pode ser encontrada a cerca de 9 cm, um pouco mais próximas no lado direito em mulheres.

As veias safenas (interna ou safena magna e externa ou safena parva) contêm de 8-12 valvas cada uma. Em cerca de 90% dos estudos anatômicos, há uma valva terminal na safena magna, logo antes de sua junção na veia femoral. Uma segunda valva está de 3-5 cm distal à valva proximal; são valvas bicúspide do tipo parietal.

Acima da junção safenofemoral, valvas podem ou não estar presentes nas veias ileofemorais. Embora o número varie segundo os autores, é seguro dizer que há ao menos uma valva acima da junção safenofemoral em 35-80% de todos os membros inferiores. Valvas são raras na veia ilíaca comum.

As veias profundas e superficiais dos membros superiores estão providas de valvas. As colaterais possuem sempre em sua desembocadura, no tronco coletor, uma valva bicúspide ostial. A veia axilar tem uma valva bicúspide, próxima de sua extremidade distal. Valvas também ocorrem perto das terminações das veias cefálicas e escapulares. A veia subclávia tem uma valva bicúspide próxima de 2 cm de sua terminação. As veias subclávias, geralmente, não têm valvas, porém, às vezes, contêm uma valva bicúspide em seu extremo distal. Os troncos venosos superficiais do braço são a veia basílica, que desemboca na veia umeral interna e, às vezes, na veia axilar, e a veia cefálica, que desemboca na veia axilar. A veia braquial comum, de existência inconstante, formada a partir da união da veia braquial medial com a veia braquial lateral, desemboca na veia basílica ou na veia axilar em 18 e 82% dos casos, respectivamente, tendo de zero a 3 valvas no braço direito e de 1-3 valvas no braço esquerdo. As veias braquiais têm um total de 5-15 valvas, em geral bicúspides. No antebraço, as veias superficiais são a radial superficial ou mediana, a cubital superficial e a radial acessória, com numerosas valvas.

Funcionamento das valvas

Em certa época, houve a crença de que o funcionamento das válvulas fosse uma questão apenas mecânica, respondendo passivamente a mudanças da direção do fluxo de sangue. Hoje, no entanto, sabe-se que o processo de fechamento e abertura das valvas representa uma função mais complexa. As valvas podem participar de forma ativa do fluxo de sangue, impondo ritmo, por um pulso periférico valvar sobre a coluna venosa.

O mapeamento ultrassônico Doppler, de tempo real, tem trazido informações relevantes sobre a funcionalidade das valvas venosas. As valvas possuem um ritmo de abertura e fechamento das cúspides, constituindo o ciclo valvar e o consequente ciclo de fluxo venoso. O tempo entre duas oclusões consecutivas é definido como ciclo valvar, e pode ser dividido em 4 fases:

1. *Fase de abertura*: (cerca de 0,27-0,30 s no indivíduo em posição horizontal), quando as cús-

pides se movem de posição cerrada (luminal) em direção à parede do seio valvar (lateral).
2. *Fase de equilíbrio*: (cerca de 0,65-0,70 s, independentemente da posição, movimento ou repouso), quando as cúspides permanecem abertas, suspensas no fluxo da corrente venosa sofrendo oscilações tremulantes.
3. *Fase de oclusão*: (cerca de 0,35-0,45 s em repouso, menos com movimento dos pés), quando as cúspides se movem sincronicamente para o centro da veia, assumindo posição simétrica e distância igual da parede de ambos os lados do seio valvar.
4. *Fase ocluída*: (0,4-0,50 s em posição horizontal) quando as cúspides permanecem cerradas.

A duração do ciclo valvar, em sua totalidade, depende do posicionamento do paciente: na posição ortostática, o tempo é de 2,90-3,20 s, com frequência de 18,80-20,20 ciclos por minuto; na posição horizontal, a duração do ciclo é de 1,70-1,80 s, com 34,20-36,10 ciclos por minuto. A atividade muscular, como a flexão dorsal e plantar dos pés, causa encurtamento da fase de oclusão.

Durante a fase de oclusão, não se detecta fluxo venoso nas valvas. Na reabertura das valvas, o fluxo venoso passa de forma acelerada pelo espaço mais restrito entre as faces luminal das cúspides (princípio de Bernouilli) e ocorre uma separação da corrente de fluxo na ponta das cúspides. Nesse momento, a porção maior é dirigida ao longo do eixo da veia, e uma porção menor, sofrendo inflexão, direciona-se à parede e circulando pelo seio venoso. Esse fluxo, desviado para o seio venoso, forma vórtices antes de reincorporar-se ao fluxo principal. Esses redemoinhos persistem durante as fases de equilíbrio e de oclusão do ciclo valvar. Então, além do ciclo valvar, há um ciclo de fluxo, em que ocorre a paralisação distal da corrente venosa, durante a fase de valvas ocluídas/obliteradas, bem como a reabertura das valvas com a aceleração proximal do fluxo, restabelecido pelo processo de abertura das valvas.

A circulação do sangue, formando vórtices nos seios valvares, e a aceleração do fluxo na porção central entre os folhetos valvares são essenciais para o funcionamento do sistema de valvas. Os vórtices dilatam a parede dos seios e aumentam a pressão interna nos seios e na face mural das cúspides, além disso, impedem a estase de sangue no fundo do saco dos seios valvares. O jato central reduz a pressão luminal e facilita o fluxo de saída das valvas.

No conjunto, atuando integradamente, existe um pulso venoso constituído pelo ciclo valvar e pelo ciclo de fluxo, essenciais para a funcionalidade normal da circulação venosa periférica. Além de impedir o fluxo retrógrado, as valvas atuariam como moduladores do fluxo venoso.

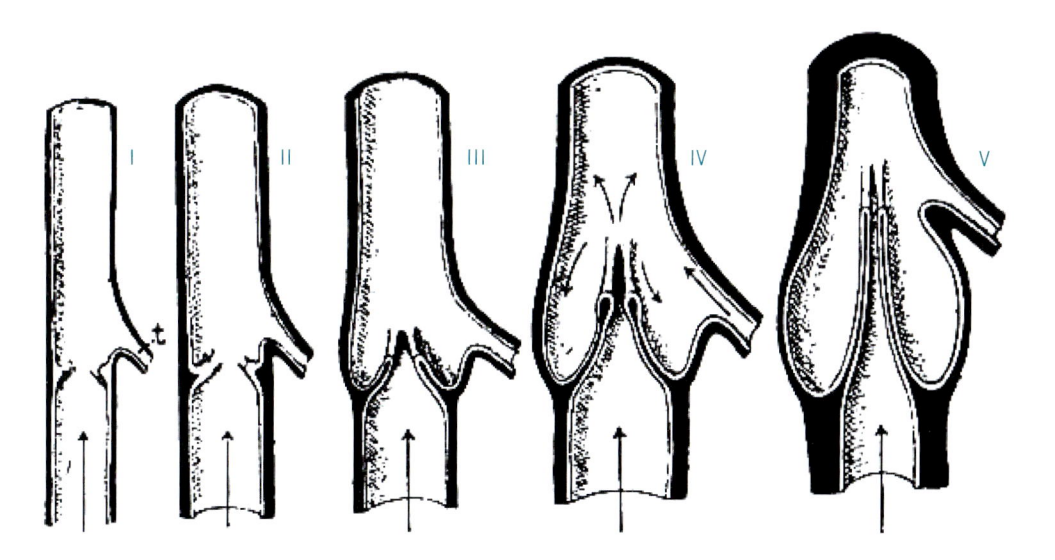

Figura 3.1 Desenvolvimento de uma valva venosa.
Fonte: Franklin.[5]

Hemostasia normal

O sangue consiste em células vermelhas (hemácias), células brancas (leucócitos) e plaquetas suspensas em uma solução líquida complexa (plasma), composta por proteínas, carboidratos, lipídeos, sais e gases. Aproximadamente 55% do sangue é plasma. O volume de sangue circulante corresponde a cerca de 7% do peso corporal. A fluidez do sangue é mantida basicamente pela dinâmica circulatória e pela integridade da camada endotelial de revestimento dos vasos. A superfície lisa do endotélio e diversas proteínas ligadas às células endoteliais impedem a ativação do sistema intrínseco de coagulação. Fatores de coagulação ativados são clareados com rapidez pela dissolução na circulação, fluindo livremente pelo sistema reticuloendotelial, e, também, ativam anticoagulantes naturais como a antitrombina, o sistema proteína C e a proteína S. Igualmente a fibrinólise, pela ação da enzima plasmina, dissolve coágulos de fibrinas que vão se formando.[12]

Hemostasia é o processo que mantém a integridade do sistema circulatório após lesão vascular de ruptura da parede com perda hemática. Três processos atuam prontamente para estancar o fluxo de sangue para fora dos vasos:

1. vasoconstrição;
2. agregação plaquetária;
3. coagulação do sangue pela formação de um coágulo de fibrina.

Um quarto processo, a cicatrização, é o desenvolvimento posterior de tecido fibroso no interior do coágulo para fechar permanentemente a área de lesão da parede vascular.[12]

A vasoconstrição, principalmente arteriolar, é um processo mediato, porém transitório, atribuído a um mecanismo de reflexo neurogênico com participação de secreção local de vasoconstritor derivado do endotélio, a endotelina (ET-1).

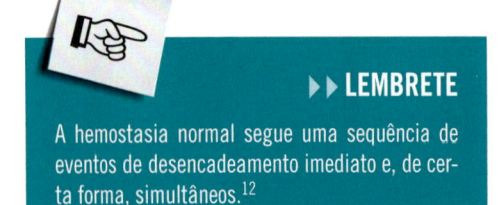

- As plaquetas aderem imediatamente à matriz subendotelial exposta no vaso lesado. Proteínas da membrana das plaquetas (GPIa/IIa e GPIb) ligam-se ao colágeno subendotelial exposto e ao fator de von Willenbrand (vWF), provocando a adesão das plaquetas ao local lesado do vaso sanguíneo. As plaquetas tornam-se ativadas, isto é, sofrem mudanças na forma e liberam grânulos secretórios (grânulos alfa e corpos densos ou grânulos gama), os quais aumentam o recrutamento de plaquetas para formar o tampão hemostático primário. A ativação das plaquetas é auxiliada por receptores de proteases ativados e por agonistas, como a adenosina difosfato (ADP). Quando estimuladas por ADP, esses receptores ativam a proteína ligada a fibrinogênio (GPOIIb/IIIa) e ciclooxigenase-1 (COX-1), promovendo secreção e agregação plaquetária. Tromboxane A_2 (TXA_2) é o maior produto da COX-1 envolvido na ativação plaquetária. A prostaglandina I_2 (PGI_2), sintetizada pelas células endoteliais, age como inibidora da ativação das plaquetas.
- As plaquetas criam o cenário para a ativação local dos fatores plasmáticos da coagulação, gerando um coágulo de fibrina. A ativação local da *cascata de coagulação* é desencadeada pela ação do fator tecidual (FT), completando/finalizando-se na polimerização da fibrina, que procede como um "cimento", ao unir fortemente as plaquetas e outras células sanguíneas em tampão hemostático secundário.
- A *cascata de coagulação* é constituída por uma série de conversões de um substrato de proenzimas inativas (zimógenos) em enzimas ativas (serinas proteases) com o auxílio de um cofator não enzimático, acelerador, culminando na formação de trombina fator IIa (**Tabela 3.1**). A trombina converte o fibrinogênio – proteína solúvel no plasma – em fibrina, que é proteína fibrilar insolúvel. Os componentes da cadeia de coagulação localizam-se no ambiente ativado das plaquetas e células endoteliais, reunidos em um complexo fosfolipídico e mantidos juntos por íons de cálcio (ver Figura 3.1). O coágulo se desenvolve entre 15-20 segundos e 1 ou 2 minutos, conforme a extensão da lesão. Depois de sua formação, o coágulo começa

▶▶ **LEMBRETE**

A hemostasia normal segue uma sequência de eventos de desencadeamento imediato e, de certa forma, simultâneos.[12]

▶▶ **TABELA 3.1**

Fatores de coagulação do sangue

Fator	Sinônimos	Tipos	Vita K	Forma ativa	Meia-vida plasmática	Peso molecular	Fonte de produção
I	Fibrinogênio	Polipeptídeo	Não	Fibrina	3-4 dias	340	Fígado
II	Protrombina	Zimógeno	Sim	Trombina IIa	2-3 dias	69	Fígado
III	Fator tecidual/ tromboplastina	Lipoproteína	Não	–	–	45	Tecidos
IV	Cálcio	Cofator	Não	–	–	–	–
V	-	Cofator	Não	–	24 h	330	–
VII	-	Zimógeno	Sim	–	< 6 h	50	Fígado
VIIIc	Anti-hemofílico	Cofator	Não	–	10 h	360	Endotélio
IX	Christmas	Zimógeno	Sim	IXa	18h	57	Fígado
X	Stuart-Prower	Zimógeno	Sim	Xa	3 dias	67	Fígado
XI	PTA	Zimógeno	Não	XIa	2-4 dias	160	Fígado
XII	Hageman	Zimógeno	Não	XIIa	2 dias	80	Fígado
XIII	Estabilizador da fibrina	Transaminase	Não	XIIIa	4-7 dias	320	Plaquetas

PTA: antecedente da tromboplastina do plasma.
Fonte: Adaptada de Weatherall e Bunch.[19]

a se contrair, expelindo o conteúdo líquido entre 20-60 minutos. A conclusão do processo de coagulação ocorre após a constituição do tampão hemostático secundário, com a remoção das enzimas ativadas de coagulação pela antitrombina e por inativação proteolítica dos cofatores ativados Va e VIIIa pelo sistema de proteínas C e S.[12-14]

São reconhecidas 3 vias de desenvolvimento do processo de coagulação:

1. *Via extrínseca*: fator tecidual e fator VII;
2. *Via intrínseca*: fator IX e fator VIII;
3. *Via comum de convergência*: fatores X V e II.

Com a ruptura de vasos sanguíneos, a coagulação é iniciada simultaneamente por ambas as vias (intrínseca e extrínseca). A via intrínseca (também chamada de via de contato) tem expressão maior nos estudos de coagulação *in vitro*. Já *in vivo* a via extrínseca é considerada como a via principal de gatilho do processo de coagulação, por meio do fator tecidual (originalmente denominada tromboplastina tecidual ou fator III).[12,13]

Realçando as vias de ativação das plaquetas para a formação do coágulo

Etapas da via de exposição do colágeno

- Exposição da matriz subendotelial na interrupção do revestimento de células endoteliais;
- Colágeno em contato com sangue circulante;
- Glicoproteínas VI das plaquetas interagem com colágeno e glicoproteínas 1b-V-IX com fator de von Willebrand, conduzindo à captura/recrutamento de plaquetas;
- Interação mediada por plaquetas por ligação de $\alpha_{IIb}\beta_3$ ao fibrinogênio e fator de von Willebrand;
- Ativação de plaquetas colágeno-mediadas.

Etapas da via do fator tecidual

- FT codificado – expressado formativamente na parede vascular ou FT ativo – expressado dentro da parede vascular, é ativado pela PDI (dissulfato isonerase).
- FT forma um complexo com fator VIIa, conduzindo à geração de trombina.
- Plaquetas são recrutadas na parede vascular.
- Trombina ativa as plaquetas pela separação do receptor protease-ativado (PAR4) na superfície das plaquetas.

Resolução do coágulo

Dois processos contribuem para a resolução do coágulo, para a recanalização dos vasos e para a retomada do fluxo sanguíneo: a fibrinólise e a organização. A resolução do trombo inicia-se precocemente pela fibrinólise e colagenólise, dependentes da invasão de neutrófilos atraídos por citocinas pró-inflamatórias. Dentro do coágulo encontra-se o plasminogênio. Células endoteliais secretam um ativador do plasminogênio tecidual (t-PA) nos sítios lesados. O t-PA liga-se à fibrina e cliva o plasminogênio em plasmina (fibrinolisina), que digere a fibrina. A ação da plasmina geralmente começa a ocorrer 24 horas após o coágulo ter interrompido o sangramento. A resolução tardia, a partir da segunda semana, é dependente do influxo de monócitos que medeiam a decomposição do trombo, via plasmina e matriz metaloproteinase. Esses procedimentos podem cursar com a remodelação final da parede venosa, com mais ou menos intensidade fibrose. Ao final, o coágulo residual é incorporado à parede e a continuidade da camada íntima com cobertura da camada endotelial é restaurada. Esses processos, geralmente, completam-se ao fim de 2 semanas. O grau de restauração da luz é variável.

A plasmina é uma protease considerada inespecífica, pois digere coágulos de fibrina e outras proteínas plasmáticas, incluindo fatores de coagulação. O t-PA é rapidamente inibido e removido do sangue pelos inibidores circulantes, os inibidores do ativador do plaminogênio 1 e 2 (PAI-1 e PAI-2), de forma que o t-PA exerce pouco efeito no plasminogênio circulante. Uma protease, a α_2-antiplasmina (α_2-AP), exerce a ação de inativar toda a plasmina que escapa de sua ligação com a fibrina. Pode-se dizer que o sistema fibrinolítico é regulado de forma que os trombos de fibrina indesejados são removidos, ao passo que a fibrina nas feridas persiste para manter a hemostasia.

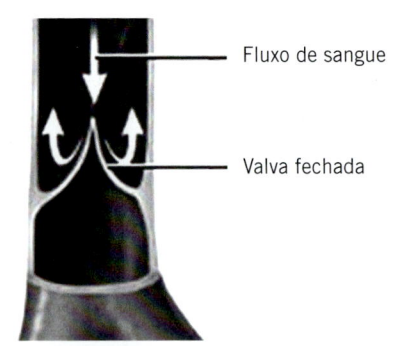

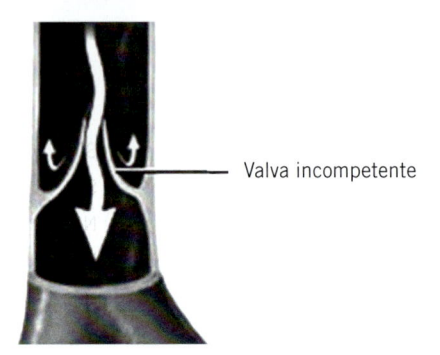

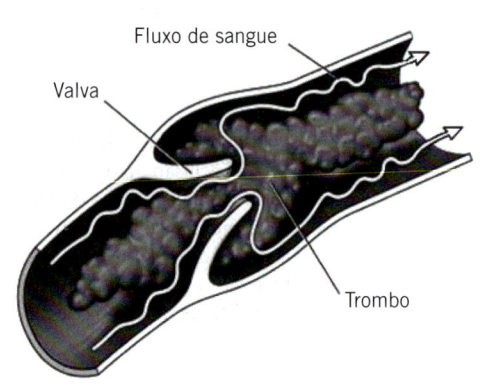

Figura 3.2 Trombose venosa a partir de uma valva venosa.

Trombogênese venosa

Trombose venosa é um processo de coagulação inapropriada, oposto à hemostasia normal, em que há formação de um coágulo de fibrina que se desenvolve sem desencadeamento hemostático, isto é, sem perda hemática ou com oclusão total ou parcial de um vaso. A trombogênese venosa é, então, como uma ativação patológica do processo hemostático, resultando em um trombo de fibrina. Trombos desprendidos e transportados pelo sangue são definidos com êmbolos, sendo conceituados como tromboembolia venosa (**Figura 3.2**).

Avanços no conhecimento da hemostasia e da trombogênese[15-17]

Na era da biologia molecular, o endotélio vascular passou a ter grande importância na regulação da hemostasia e na patogenia da trombose, pela sua habilidade de expressar pró-coagulante e anticoagulantes, vasoconstritores e vasodilatadores, moléculas de adesão e citocinas. O endotélio impede ou desencadeia o processo de trombose intravascular.

A superfície endotelial não trombogênica é mantida por meio de vários mecanismos:

- produção de trombomodulina (TM) e subsequente ativação da proteína C;
- expressão endotelial de sulfato de heparan e sulfato de dermaran, que aceleram a atividade da antitrombina;
- expressão formativa da via de inibição do fator tecidual (TFPI); e
- produção local do ativador do plasminogênio tecidual (t-PA) e do ativador do plasminogênio tipo uroquinase (u-PA).

A síntese de óxido nítrico, a prostaciclina e a interleucina-10 inibem a adesão e a ativação dos leucócitos e produzem a vasodilatação.

Durante estados de distúrbios endoteliais, físicos ou funcionais, se desenvolve o estado de vaso-

---

Alguns elementos do processo trombogênico merecem destaque, como as selectinas, as micropartículas e o fator tecidual (FT) circulante.

P-selectina

É uma glicoproteína regulada para cima, por células endoteliais e plaquetas ativadas, com propriedades pró-coagulantes, que se encontra presente nos grânulos alfa de plaquetas e corpos de Weibel-Palade das células endoteliais. Durante o processo de formação do coágulo/trombo, as plaquetas acumuladas na parede vascular tornam-se ativadas e expressam P-selectinas.

Micropartículas

São fragmentos de membranas celulares (< 1 μm) liberadas de células endoteliais, de plaquetas e de leucócitos que circulam dentro do sistema vascular. Essas micropartículas têm estruturas de vesículas (também chamadas de microvesículas) exibindo proteínas de células sanguíneas, das quais são derivadas (leucócitos, plaquetas, células endoteliais, células musculares lisas, monócitos), ricas em fator tecidual, fosfatidilserina e receptores para P-selectinas (PSGL-1).

Fator tecidual (FT)

Proteína de membrana, inicia a cascata de coagulação, envolvendo-se em eventos de sinalização celular. O FT está/é expresso em muitas células, principalmente na parede vascular (fibroblastos e pericitos da adventícia e células musculares lisas da camada média) e outras células não vasculares, mas separado dos fatores plasmáticos de coagulação pela barreira endotelial. O FT também tem sido encontrado no sangue circulante, podendo participar de processos fisiológicos e patológicos.

O FT é associado com algumas micropartículas no sangue circulante. As plaquetas com P-selectinas têm um receptor PSGL-1 que permite ao coágulo/trombo capturar micropartículas que exibem FT derivado de monócitos. A propagação de fibrina dentro do trombo é dominada por FT carregado pelo sangue, quando a lesão da parede vascular é limitada por ativação das células endoteliais.

constrição, com efeitos pró-trombóticos e pró-inflamatórios. A liberação de fator de ativação plaquetária e endotelina-1 promove vasoconstrição, ao passo que a produção do fator de von Willembrand, do FTt e da inibição do ativador de plaminogênio e, ainda, do fator V estimula o aumento da atividade trombótica. As células endoteliais ativadas e a resposta ao dano endotelial aumentam a expressão superficial de moléculas de adesão, como a P-selectina ou E-selectina, promovendo a adesão da ativação de leucócitos. Esses eventos iniciam e amplificam a inflamação e a trombose, que se acredita serem processos inter-relacionados. Inflamação aguda, infecção, sepse e endotoxina podem induzir a estados de hipercoagulabilidade.

Fases da coagulação do sangue durante hemostasia e trombose[15,17]

Durante a **hemostasia secundária**, a principal fonte do FT é a parede vascular lesada. Na trombogênese, outras fontes de FT podem desencadear o processo de coagulação intravascular, como as células sanguíneas ativadas (monócitos, neutrófilos, plaquetas), as células endoteliais ativadas e o FT associado a micropartículas ou FT levado diretamente pelo sangue. São identificadas fases de iniciação, propagação e finalização da coagulação e trombose venosa.

Na **fase de iniciação**, o complexo FT-fator VIIa serve como um gatilho para disparar a coagulação do sangue por meio da geração de pequenas quantidades de trombina. Nessa via, a PDI é requerida para a geração de trombina. O FT forma um complexo circulante com o fator VIIa. Esse complexo, que joga um papel maior na coagulação, tem 3 substratos de ação: fator VII, fator IX e fator X. O fator IXa liga-se com o fator VIII, complexo que ativa deficientemente o fator X para formar o fator Xa (ação tenase). O fator Xa (gerado pelo FT- fator VIIa ou fator IXa-fator VIII), liga-se ao fator V nas membranas superficiais. Esse complexo (fator Xa-fator V) converte a protrombina em trombina (ação protrombinase). A taxa de geração de trombina com fator V é menos de 1% da taxa de geração de trombina em presença de fator Va trombina-ativado (etapa seguinte).

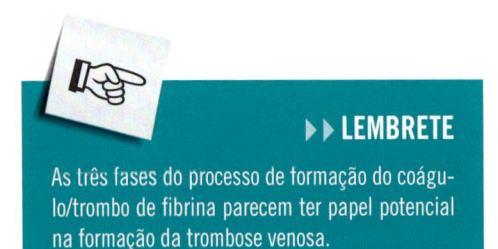

Na **fase de amplificação**, a pequena trombina gerada inicialmente ativa os cofatores VIII (VIIIa) e o fator V (Va), provocando uma explosão na geração de trombina. Nessa etapa, a trombina pode também ativar o fator XI.

A via do FT, responsável pelo processo, é inativada. Os complexos tenase (IXa-VIIa que ativam o fator X) e protrombinase (Xa-Va, que convertem a protrombina em trombina) geram eficientemente grandes quantidades de trombina nessa fase de explosão.

O FT seria o único iniciador de geração de trombina e formação de fibrina *in vivo*. A dissulfato isomerase é o provável conversor do FT inativo nas células da parede vascular ou nas micropartículas em sua forma ativa. A via do FT é regulada para baixo ou inibida pela ação do inibidor do fator tecidual, mas a geração da trombina prossegue sem novo aporte de FT, principalmente pela ação do complexo protrombinase (Xa-V), que pode sustentar a continuada geração de trombina para a formação do coágulo.

A **fase de finalização** ocorre por remoção das enzimas ativadas de coagulação pela antitrombina, por inativação proteolítica dos cofatores ativados Va e VIIIa e pelo sistema proteínas C e S. A trombina cliva e ativa a proteína C (PCA) pela ação catalítica da trombomodulina, que é uma proteína que liga a trombina à membrana das células endoteliais e ao receptor endotelial da proteína C (EPCR). A proteína S acelera o processo de inativação dos cofatores Va e VIIIa e estimula, independentemente da proteína C, a inativação do fator Xa pelo TFPI).

As 3 fases do processo de formação do coágulo/trombo de fibrina parecem ter papel potencial na formação da trombose venosa. Vejamos alguns exemplos de possibilidades[15,17] (**Figura 3.3**):

> ▶▶ **LEMBRETE**
> As três fases do processo de formação do coágulo/trombo de fibrina parecem ter papel potencial na formação da trombose venosa.

1. *Fase de iniciação de trombose venosa*: variações nos níveis plasmáticos de antitrombina aumentam a duração da fase de iniciação. Níveis

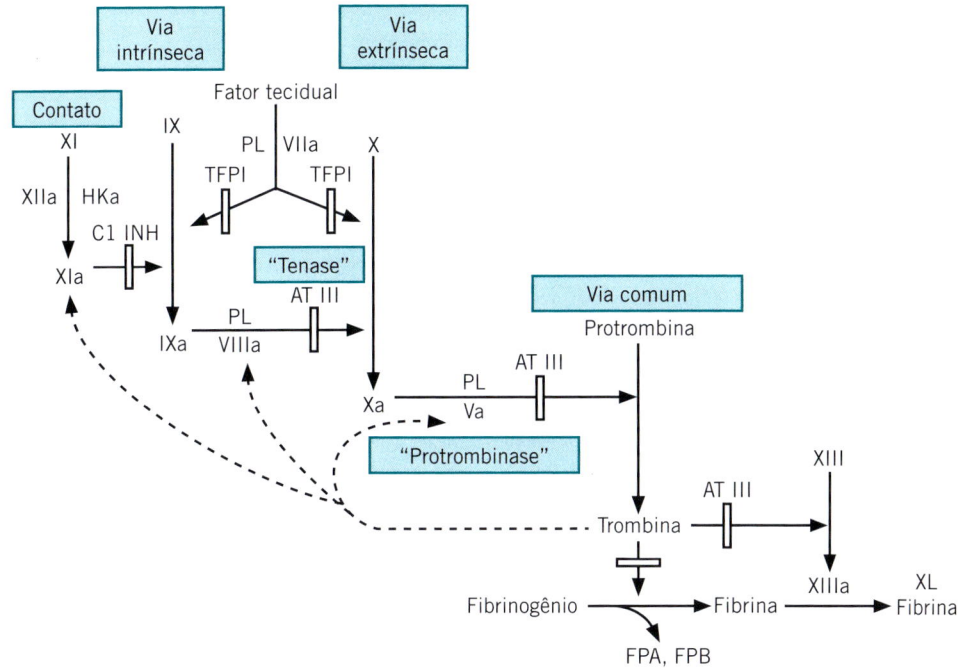

Figura 3.3 A cascata clássica de coagulação, compreendendo as fases de iniciação, propagação e finalização da trombose venosa.

plasmáticos reduzidos de TFPI (<10º do percentil da distribuição em pacientes normais) foram encontrados associados a um aumento de risco (OR) de 1,7 (1,1-2,6%) para TVP primária.

2. *Fase de propagação de trombose venosa*: essa fase é regulada pela concentração de fatores pró-coagulantes, envolvidos na ampliação do processo, e pela concentração de proteínas anticoagulantes, que freiam a instalação e a amplitude da fase de propagação. A concentração plasmática do fator VIII, do fator IX e do fator XI influenciam de maneira dose-dependente o risco de um primeiro episódio de TVP. Mutações genéticas afetam os níveis plasmáticos de fatores e cofatores de coagulação. Os níveis aumentados do fator VII e do fator de von Willebrand, associados aos tipos sanguíneos não O e a mutação da protrombina 20210 G>A, são exemplos significativos da influência das variações genéticas.

3. *Fase de finalização de trombose venosa*: ocorre por deficiência dos anticoagulantes naturais, como o sistema das proteínas C e S (PC, PS) e a resistência à ação da proteína C ativada (PCA), adquirida ou hereditária, como a presença de fator V Leiden, impedindo a regulação para baixo do atividade de protrombinase, mantendo a produção de trombina e contribuindo para o desenvolvimento da trombose.

A continuada formação de fibrina com extensão do coágulo hemostático pode acontecer pela atração de células ou fragmentos celulares, ou pela presença de FT ativado no sangue circulante ou FT ligado a micropartículas. Isso representa um papel importante no desenvolvimento da trombogênese venosa, impedindo a conclusão do processo de coagulação.

Mecanismos patogênicos do desencadeamento da trombose venosa (Rudolf Ludwig Karl Virchow, 1821-1903)[18]

A patogenia da trombose venosa tem repousado, nas últimas décadas, em mecanismos enunciados como a *tríade de Virchow*, patologista alemão que realizou estudos pioneiros e extensos sobre patologia celular e tecidual, particularmente sobre a patogenia de trombose e embolia. Fazem-se necessárias algumas considerações, baseado nas traduções em inglês de seus textos[19] (**Figura 3.4**).

Em 1844, Virchow[20] realizou autopsia em um homem jovem, com morte súbita, encontrando um trombo pulmonar espiralado e um grande trombo na veia femoral direita. Em relação a esse fato, posteriormente, declarou que desse caso lhe adveio a ideia da natureza da embolia pulmonar.

Em 1856, Virchow publicou o tratado *Gesammelte Abhhandlung*,[20] em que apresentou 76 necropsias; em 18 delas, foram detectados trombos venosos e, em 11, havia tromboembolia pulmonar. Em seu conhecido livro de patologia celular, publicado em 1856, o resultado de exames de 94 necropsias e 49 experimentações em animais atribuiu que as consequências clínicas e patológicas da embolia pulmonar seriam decorrentes da "irritação dos vasos sanguíneos, com interferência sobre o fluxo do sangue e de coagulação do sangue ao redor do êmbolo".

Virchow não reuniu esses elementos em uma tríade, mas discutiu cada componente independentemente. Ao falar sobre mecanismos trombogênicos, considerou que alterações inflamatórias e supurativas fossem, ao menos em parte, responsáveis por trombose. Em vários de seus estudos experimentais em cães, houve infecção e supurações associadas à trombose, visto que vasos hepáticos trombosavam em presença de abscesso hepático. Ao observar a inflamação das veias das pernas, verificou que as paredes vasculares poderiam absorver material infectado e purulento e iniciar a coagulação intravascular. Virchow especulou a alteração na coagulabilidade do sangue como decorrência de um "fermento de coagulação", bem como lançou a hipótese de que o sangue, rico em oxigênio, era pró-coagulante. Estudou também as consequências da embolia dividindo-as em 2 tipos: fisiológicas e anatômicas.[21] Distúrbios funcionais incluíam morte súbita, acidente vascular cerebral, angina, asfixia com dispneia e paraplegia aguda. Em distúrbios anatômicos estavam necrose, amolecimento dos tecidos, inflamação, hemorragia, gangrena e abscessos. Trombose venosa foi registrada por Vichow tendo início nos nichos valvares, ao realizar detalhada análise da composição de trombos arteriais e venosos. Não reconheceu a influência das plaquetas na formação dos trombos.

Sumarizando os estados trombóticos, Virchow dividiu-os em 7 grupos:

1. Trombose marântica (dos estados consumptivos ou terminais)
2. Trombos de compressão de artérias ou veias por obstrução compressiva do fluxo
3. Trombose de dilatação, como em aneurismas
4. Trombose traumáticav
5. Trombose do recém-nascido devido à trombose umbilical infectada
6. Trombose puerperal, em trombos uterinos e nas extremidades inferiores (*phlegmasia alba dolens*)
7. Trombose flebítica

A utilização, na prática médica, dos termos trombos, êmbolos e fibrinogênio é atribuída a Virchow.

Cerca de 100 anos após as publicações dos estudos de Virchow, a expressão *tríade de Virchow* passou a ser referida na literatura médica, incluindo os currículos acadêmicos. A pesquisa de *Virchow* deve ser respeitada como uma contribuição relevante ao campo da trombose e da embolia, mas avanços na tecnologia de investigação vascular, na biologia molecular, na genética e em todos os ramos pertinentes ao tema, justificam uma redefinição dos mecanismos de formação da trombose venosa e da tromboembolia pulmonar. Isso, no entanto, não encerra o debate sobre o assunto.

Anormalidades primárias que conduzem à formação de trombose venosa[9,10,15-17,22-28]

Anormalidades do fluxo sanguíneo

As principais alterações do fluxo sanguíneo venoso são a desaceleração e a perda do fluxo laminar normal. O conceito de **estase venosa**, como o primeiro elemento da tríade de Virchow, deve ser interpretado não como estagnação (ausência de movimento) do sangue, mas como desaceleração ou redução do fluxo de retorno venoso (hipofluxo), usualmente baixo em zonas dependentes.

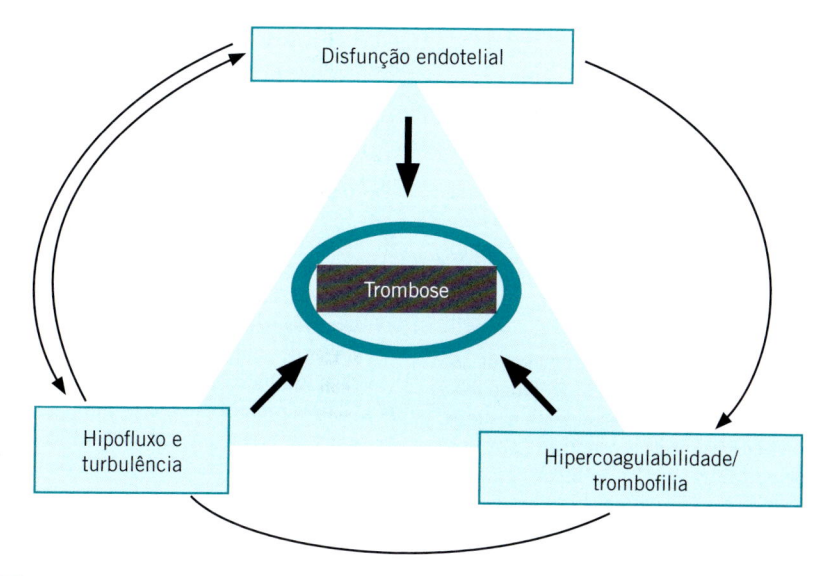

Figura 3.4 Tríade de Virchow na trombose venosa.

A **lentidão do fluxo** pode promover ativação endotelial pró-coagulante mesmo sem lesão prévia da parede vascular, a partir de:

- concentração dos elementos procoagulação;
- rápida dessaturação da hemoglobina dos eritrócitos locais, o que estimula resposta hipóxica das células endoteliais, plaquetas e leucócitos;
- prejuízo da função das valvas venosas, com redução do seu esvaziamento e do pulso venoso e consequente acúmulo de elementos celulares e de fibrina nos seios valvares;
- aumento de adesão das plaquetas pela concentração de fator de von Willebrand;
- a hipóxia estimula a síntese e a liberação FT pelos monócitos e microvesículas;
- aumento da expressão de citocinas, P-selectinas e outros mediadores inflamatórios.

O fluxo laminar normal permite que as plaquetas e outros elementos celulares do sangue, separados da parede por camadas de plasma, fluam centralmente na luz do vaso. A perda do movimento laminar põe as plaquetas em contato com o endotélio vascular, o que pode contribuir para o processo trombótico que pode se desenvolver ao nível das valvas venosas. O conjunto desses elementos patogênicos prejudica não só o fluxo linear do sangue venoso como seu componente pulsátil, essencial para a função valvar. A consequência pode ser o desenvolvimento de trombos de fibrina em zonas de anormalidade do fluxo venoso (em geral chamado de estase, mas essencialmente hipofluxo venoso). Todas as condições que favoreçam a estase venosa são consideradas fatores de risco, entre elas o repouso prolongado no leito, a imobilização dos membros inferiores, a hipertensão venosa e a insuficiência cardíaca. O exemplo mais expressivo é o da trombose venosa profunda em membros inferiores, em pacientes com imobilidade, em que a falta da bomba muscular é o fator relevante da lentidão do fluxo venoso e de seus desdobramentos trombogênicos.

A trombose venosa, formada a partir da redução do fluxo, tem participação preponderante de eritrócitos presos à malha de fibrina, permitindo a denominação trombo vermelho, em contraposição aos trombos brancos com predomínio de plaquetas, como ocorre na rede arterial. Os trombos venosos estendem-se na direção do fluxo de sangue, propagando-se em direção ao coração; a porção difundida é menos firmemente fixada na parede do vaso e tende a se fragmentar e embolizar para coração e circulação arterial pulmonar (tromboembolia pulmonar).

Disfunção endotelial

Para o início da formação trombótica não é necessário haver lesão com exposição do colágeno subendotelial, uma vez que o desenvolvimento de trombose venosa pode ocorrer em ausência de coagulação hemostática. Qualquer alteração que exerça influência sobre o delicado e dinâmico equilíbrio anticoagulação-pró-coagulação das células endoteliais pode ser responsável pela gênese da intravascular trombótica.

Assim, células endoteliais disfuncionais são capazes de produzir mais fatores pró-coagulantes ou sintetizar menos anticoagulantes naturais. A disfunção endotelial pode ser induzida por uma variedade de agressões, incluindo hipertensão venosa, alteração do fluxo sanguíneo, hipoxemia, endotoxinas bacterianas, lesões de radiação, anormalidades metabólicas – como hiperomocisteinemia plasmática e hipercolesterolemia, bem como as toxinas absorvidas pelo tabagismo. Qualquer situação de inflamação local possibilita a ativação aguda do endotélio.

Necropsias e estudos experimentais mostram que os trombos venosos surgem em veias que são ricas em valvas, principalmente as veias dos membros inferiores. Ninhos microscópicos na profundidade dos seios valvares constituídos por plaquetas, leucócitos e fibrina são as manifestações mais precoces, às quais se segue a concentração de eritrócitos presos na malha de fibrina. Assim, a trombose venosa é formada basicamente pelo trombo de eritrócitos-fribrina. Em sua propagação, na direção do fluxo sanguíneo, o trombo é acrescido de uma zona branca, caracterizada por focos de plaquetas com bordas de fibrina. Hipofluxo, hipoxia, inflamação e estresse de cisalhamento são exemplos de mecanismos que lesam a anatomia e a funcionalidade das valvas, com perda do tônus e da pulsabilidade venosa.

Hipótese isquêmico-hipóxica

Uma hipótese muito interessante é a da lesão hipóxica do endotélio venoso. A redução do fluxo venoso "estase" causaria hipoxia, a qual inicia uma via de sinalização endotelial que conduz ao recrutamento de plaquetas e leucócitos e à produção e ativação local de fatores de coagulação. Sob condições de hipofluxo, mantido por determinado tempo, e de desenvolvimento de um estado de hipercoagulabilidade, desenvolve-se a trombose venosa.

A partir da sequência de eventos a seguir, desencadeiam-se os mecanismos de coagulação intravascular e a trombose venosa. Como hipótese, necessita ser confirmada para plena aceitação.

- Ocorre redução ou cessação da bomba muscular dos membros inferiores por qualquer causa.
- O movimento do sangue nas veias profundas torna-se não pulsátil, mesmo que a velocidade linear do sangue na luz das veias não seja alterada significativamente.
- Ocorre prejuízo do intercâmbio de gases entre a luz da veia e os seios valvares, conduzindo à hipóxia e à ativação do endotélio valvar, já identificadas com 2-3 horas de não pulsabilidade.

Hipercoagulabilidade

A literatura médica tem utilizado, recentemente, de forma indistinta, para trombose vascular, arterial e venosa os termos *hipercoagulabilidade* e *trombofilia* e para expressar uma tendência hereditária ou adquirida para trombose vascular, arterial e venosa.

Entende-se por *trombofilia* a deficiência do sistema de anticoagulação, hereditária ou adquirida, determinada laboratorialmente (por técnicas de bioquímica ou genética); por *hipercoagulabilidade*, a ativação do sistema de coagulação sem deposição de fibrina, determinada laboratorialmente por marcadores específicos.

Hipercoagulabilidade sistêmica

Estados de hipercoagulabilidade surgem de um desequilíbrio entre forças pró-coagulantes e anticoagulantes. Esses estados podem ser congênitos (hereditários) ou adquiridos. Neles predominam tendências protrombóticas, tendo como característica marcante a natureza focal das manifestações trombóticas. Uma diátese trombótica difusa poderia ser provocada por um desvio no equilíbrio hemostático sistêmico, no entanto, isso não ocorre. Alterações no mecanismo hemostático dão origem a lesões trombóticas locais em segmentos isolados dos sistemas venoso e arterial. As bases fisiopatológicas desses fenômenos não são totalmente entendidas.

Entretanto, supõe-se, dentro dos mecanismos que baseiam o fenótipo trombótico, resumidos na tríade de Virchow (*redução de fluxo e sangue, lesão da parede vascular e câmbio no equilíbrio sistêmico de fatores pró-coagulantes e anticoagulantes*), que uma tendência pró-coagulante sistêmica poderia ser superposta a defeitos locais na parede vascular e no fluxo sanguíneo regional, resultando em trombose local. A consequência dos estados de hipercoagulabilidade sistêmica repousaria, então, na incapacidade de compensar ou não o câmbio uniforme no equilíbrio hemostático da parede endotelial e do fluxo sanguíneo venoso. Assim, em tese, haveria compatibilidade de uma diatese hipercoagulante sistêmica com uma resultante localizada.

Em uma hipótese baseada em comportamentos diferentes de leitos vasculares específicos, a natureza focal das lesões trombóticas seria melhor entendida no contexto de vias de sinalização. Nesse caso, o endotélio integraria diferentes sinais extracelulares e respostas celulares em diferentes regiões da árvore vascular. A manifestação fenotípica, associada com uma tendência sistêmica pró-coagulante, refletiria o papel decisivo de mecanismos em regiões vasculares particulares.

Pode-se citar como exemplos: estados hipercoaguláveis congênitos (hereditários) e deficiência dos anticoagulantes naturais, como antitrombina, proteína C e proteína S, estão associados ao aumento do risco de trombose venosa profunda (TVP) dos membros inferiores, mas não dos membros superiores, e não conferem predisposição para a trombose arterial. O fator V Leiden está, em geral, associado à ampliação de risco de trombose venosa de membros inferiores e cérebro, mas também proporciona risco de infarto agudo de miocárdio em mulheres jovens tabagistas regulares. A mutação da protrombina G20210A predispõe para trombose em veias dos membros inferiores e cérebro, podendo ser um fator de risco genético para acidente vascular cerebral e cardiopatia isquêmica.

Muitos dos estados adquiridos de hipercoagulabilidade são igualmente associados com tromboses em leitos vasculares específicos. Hemoglobinúria paroxística noturna e doenças mieloproliferativas são caracterizadas por alta incidência de trombose em veias hepáticas portal e mesentérica. Pacientes com síndrome de anticorpos antifosfolípides têm propensão a formar coágulos dentro de vasos venosos e segmentos arteriais particulares, como retina e placenta. Necrose induzida por varfarina é associada com trombose de vênulas pós-capilares e pequenas veias dentro do tecido adiposo subcutâneo. Na púrpura trombocitopênica trombótica e na síndrome hemolítico-urêmica microtrombos são detectadas tromboses em todos os órgãos, exceto no fígado e nos pulmões.

Deve-se considerar que a maioria dos casos de trombose venosa profunda (TVP) ocorre em pacientes cujo sangue coagula normalmente, isto é, não são portadores de estados trombofílicos e não tiveram caracterização laboratorial de hipercoagulabilidade específica. Apenas 30% de pacientes com tromboembolia venosa (TEV) clínica têm diagnóstico de trombofilia, ou seja, 70% não são portadores de trombofilias. Isso significa que trombofilia não é causa direta de TEV, no entanto, é mais prevalente entre pacientes com TEV do que na população em geral, ocorrendo também maior prevalência e taxa de recorrência de TEV em pacientes com trombofilia.

Hipercoagulação local

A coagulação hemostática normal, como visto anteriormente, tem mecanismos de proteção da extensão e limitação da coagulação, sendo eficiente em determinar o local e o término do processo. A trombose venosa é um estado restrito de hipercoagulabilidade, uma regulação para cima do mecanismo de coagulação que prescinde ou excede o gatilho hemorrágico. Assim, pode-se dizer que para haver trombose venosa deve existir hipercoagulação local do sangue, desencadeada por um ou mais dos mecanismos reconhecidos de trombogênese (enlentecimento do fluxo do sangue, lesão da parede vascular com exposição subendotelial ou ativação de células endoteliais e uma alteração pró-coagulante na composição do sangue). Nesse sentido, a lentidão do fluxo de sangue e a anormalidade da parede vascular são processos localizados, podendo ser a hipercoagulabilidade um fenômerno local contingente ou uma situação sistêmica do sangue, ao agir em área protrombótica.

Desse modo, um portador de trombofilia não estaria obrigatoriamente em um estado (ativo) de hipercoagulabilidade, mas teria maior probabilidade de vir a desenvolver uma hipercoagulabilidade sanguínea, o que lhe confere um estado de risco de trombose venosa.

Em outras palavras, pode-se dizer que a trombofilia é um estado facilitador para o aparecimento da doença, ao passo que a hipercoagulabiliade é um processo, e a trombose venosa é uma consequência. O fator de risco é uma condição clínica predisponente ou, como na nomenclatura mais atual, provocadora.

Inflamação e trombose venosa

A inflamação é, atualmente, aceita como um fator que influencia decisivamente todas as etapas do processo trombogênico. Vários indicadores de inflamação têm sido identificados após a lesão endotelial, como ativação de leucócitos, aumento da expressão de moléculas de adesão, síntese de micropartículas que carreiam FT e outras moléculas e proteínas que caracterizam inflamação ativa. Inflamação pode lesar as valvas venosas e interferir na pulsabilidade do sangue e, com isso, no fluxo de sangue. Mediadores inflamatórios podem ativar o endotélio e convertê-lo em superfície pró-coagulante, mesmo sem lesão da parede vascular. Inflamação e infecção aguda, sepse e endotoxina circulantes podem, então, induzir a estados de hipercoagulabilidade. A relação de inflamação com fibrose influencia também o processo de resolução do episódio agudo de trombose venosa. Assim, a inflamação pode agir no fluxo venoso, na parede vascular, e levar a um estado de hipercoagulabilidade.

Referências

1. Berne RM, Levy MN, editors. Physiology. 4th ed. St. Louis: Mosby; 1998.
2. Killewich LA, Sandager GP, Nguyen AH, Lilly MP, Flinn WR. Venous hemodynamics during impulse foot pumping. J Vasc Surg. 1995;22(5):598-605.
3. Knaggs AL, Delis KT, Mason P, Macleod K. Perioperative lower limb venous haemodynamics in patients under general anaesthesia. Br J Anaesth. 2005;94(3):292-5.
4. Wright HP, Osborn SB. Effect of posture on venous velocity, measured with ^{24}NaCl. Br Heart J. 1952;14(3):325-30.
5. Franklin KJ. Valves in vein: an historical survey. Proc R Soc Med. 1927;21(1):1-33.
6. Testut L, Latarjet A. Tratado de anatomia humana. 9. ed. Barcelona: Salvat; 1949.
7. Saphir O, Lev M. The venous valve in the aged. Am Heart J. 1952;44(6):843-50.
8. Tretbar LL. Deep veins. Dermatol Surg. 1995; 21(1):47-51.
9. Lurie F, Kistner RL, Eklof B. The mechanism of venous valve closure in normal physiologic conditions. J Vasc Surg. 2002;35(4):713-7.
10. Lurie F, Kistner RL, Eklof B, Kessler D. Mechanism of venous valve closure and the role of the valve in circulation: a new concept. J Vasc Surg. 2003;38(5):955-61.
11. Mühlberger D, Morandini L, Brenner E. An anatomical study of femoral vein valves near the saphenofemoral junction. J Vasc Surg. 2008;48(4): 994-9.
12. Majerus PW, Tollefsen DM. Blood coagulation and anticoagulant, thrombolytic, and antiplatelet drugs. In: Bruton LL, Lazo JS, Parkers KL, editors. Goodman & Gilman's: the pharmacological basis of therapeutics. 11th ed. New York: McGraw-Hill; 2006. p. 1467-88.
13. Weatherall DJ, Bunch C. The blood and blood-forming organs In: Smith LH, Thiers SO, editors. Pathophysiology: the biological principles of diseases. Philadelphia: WB Saunders; 1985. p. 173-320.
14. Vandenbroucke JP, Rosing J, Bloemenkamp KW, Middeldorp S, Helmerhorst FM, Bouma BN, et al. Oral contraceptives and the risk of venous thrombosis. N Engl J Med. 2001;344(20): 1527-35.
15. Furie B, Furie BC. Mechanisms of thrombus formation. N Engl J Med. 2008;359(9):938-49.
16. Wakefield TW, Myers DD, Henke PK. Mechanisms of venous thrombosis and resolution. Arterioscler Thromb Vasc Biol. 2008;28(3):387-91.
17. Bertina RM. The role of procoagulants and anticoagulants in the development of venous thromboembolism. Thromb Res. 2009;123 Suppl 4:S41-5.
18. Owen CA Jr. A history of blood coagulation. Rochester: Mayo Foundation for Medical Education and Research; 2001.
19. Virchow R. Cellular pathology. 2nd ed. London: Churchill Livingstone; 1866.
20. Virchow R, editor. Gesammelt Abhandlungen zur Wissenschaftlichen Medicin. Frankfurt: Meidinger Sohn; 1856.
21. Virchow R. Die Cellularpathologie in ihrer Begründung auf physiologische und pathologische Gewebelehre. Berlin: A. Hirschwald; 1858.
22. Sevitt S. The structure and growth of valve-pocket thrombi in femoral veins. J Clin Pathol. 1974;27(7):517-28.
22. Mammen EF. Pathogenesis of venous thrombosis. Chest. 1992;102(6 Suppl):640S-644S.
23. Thomas D. Venous thrombogenesis. Br Med Bull. 1994;50(4):803-12.

24. Rosenberg RD, Aired WC. Vascular-bed-specific hemostasis and hypercoagulability. N Engl J Med. 1999;340(20):1555-64.
25. Seligsohn U, Lubetsky A. Genetic susceptibility to venous thrombosis. N Engl J Med. 2001; 344(16):1222-31.
26. Lowe GDO. Virchow's triad revisited: abnormal flow. Pathophysiol Haemost Thromb. 2003; 33(5-6):455-7.
27. Malone PC, Agutter PS. The aetiology of deep venous thrombosis. QJM. 2006;99(9):581-93.
28. Lópes JA, Chen J. Pathophysiology of venous thrombosis. Thromb Ress. 2009;123 Suppl 4: S30-4.

Leituras recomendadas

Joffe HV, Kucher N, Tapson VF, Goldhaber SZ. Upper-extremity vein thrombosis: a prospective registry of 592 patients. Circulation. 2004;110(12):1605-11.

Kearon C. Natural history of venous thromboembolism. Circulation. 2003;107(23 Suppl 1):I22-30.

Muñoz FJ, Mismetti P, Poggio R, Valle R, Barrón M, Guil M, et al. Clinical outcome of patients with upper-extremity deep vein thrombosis: results from the RIETE registry. Chest. 2008;133(1):143-8.

Pengo V, Prandoni P. From acute pulmonary embolism to chronic thromboembolic pulmonary hypertension. Ital Heart J. 2005;6(10):830-3.

Rosendaal FR. Venous thrombosis: a multicausal disease. Lancet. 1999;353(9159):1167-73.

Rubin LJ, Hoeper MM, Klepetco W, Galie N, Lang IM, Simonneau G. Current and future management of chronic thromboembolic pulmonary hypertension: from diagnosis to treatment responses. Proc Am Thorac Soc. 2006;3(7):601-7.

Schafer AI. The hypercoagulability states. Ann Intern Med. 1985;102(6):814-28.

Yoshida RA, Sobreira ML, Giannini M, Moura R, Rollo HM, Yoshida WB, et al. Trombose venosa profunda em membros superiores. Estudo coorte retrospectivo de 52 casos. J Vasc Br. 2005;4(3):275-82..

4
FATORES DE RISCO

Os episódios de TEV podem ser secundários a fatores reconhecidos como associados causalmente ao desencadeamento de um evento tromboembólico ou serem idiopáticos.

Entende-se como risco a probabilidade de ocorrência de um evento adverso. Um fator de risco indica a probabilidade de pessoas expostas a determinadas características virem a desenvolver uma doença. O risco pode ser relativo ou absoluto. Risco relativo é a razão entre a incidência da doença em expostos sobre a incidência em não expostos. Risco absoluto é a possibilidade de ocorrência de uma doença durante período específico em uma população sob estudo. O risco absoluto corresponde à incidência. Os graus de risco têm sido mais frequentemente estimados e quantificados pela razão de risco (HR, de *hazard ratio*) ou pela razão de chance ou de probabilidade (OR, de *odds ratio*).

O conceito de risco é probabilístico e não determinista. A primeira característica do risco é ser incerto. Em trombogênese venosa, fatores de risco relativo alto ou muito alto nem sempre se associam com TEV sintomática diagnosticável.

Fatores de risco, em outras palavras, são condições associadas com maior risco de desenvolver doença. Fatores de risco para tromboembolia venosa correspondem àquelas condições clínicas associadas à etiopatogenia da trombose venosa. Todos os fatores de risco para TEV refletem os processos patogênicos sintetizados na tríade de Virchow.[1]

Na série de 1.231 pacientes consecutivos do estudo de base populacional da comunidade de Worcester, Massachusetts, USA, 96% tiveram pelo menos 1 fator de risco (FR) identificado.[2] No estudo sobre incidência de TVP por pletismografia de impedância, Wheeler e colaboradores[3] foram os primeiros a relatar que a incidência de TVP aumenta com o número de fatores de risco, de 11% com FR não identificado a 100% com 4 ou mais FR (ver **Tabelas 4.1** e **4.2**).

Quando o fator de risco está associado diretamente com o desenvolvimento da doença, ele é considerado o fator causal ou provocador da doença. Estado de hipercoagulabilidade, como visto no Capítulo 3, é qualquer evento que resulte em ambiente de pró-coagulação. Do ponto de vista clínico, um estado de hipercoagulabiliade manifesta-se por risco aumentado de desenvolvimento ou propagação de trombombolia venosa.

Identificação de fatores de risco tem relevância na formulação da suspeita clínica, que desencadeia as primeiras medidas de tratamento e o processo diagnóstico confirmatório.

Os fatores de risco para TEV podem ser constituídos por fatores intrínsecos (próprios do paciente) e adquiridos (acrescentados ao paciente, de natureza ambiental e comportamental).

Estados intrínsecos, relacionados diretamente aos pacientes, podem ser primários ou secundários.

- **Estados intrínsecos primários** geralmente são genéticos, criando condições facilitadoras ou predisponentes de hipercoagulação e trombogênese. Entende-se como trombofilia (trombo + *G. philos* = amigo) distúrbio do sistema hematopoiético em que existe uma tendência à ocorrência de trombose.
- **Estados intrínsecos secundários** de hipercoagulabilidade e trombogênese resultam em efeito indireto sobre os mecanismos hemostáticos (**Tabela 4.3**).

Condições ambientais e comportamentais, (contexto/cenários) associados diretamente ao desencadeamento do episódio clínico de TEV, são chamadas de **fatores provocadores**, e a TEV resultante, de TEV **secundária**. São reconhecidos como fatores provocadores: trauma, cirurgia, câncer ativo, repouso no leito, gravidez, tratamento hormonal, cateteres endovenosos, viagens longas, entre outros.

▶▶ **TABELA 4.1**

Fatores de risco em pacientes com diagnóstico de tromboembolia venosa

Comorbidades ≈ Fatores de risco	% n = 1.231
Idade > 40 anos	88,5
Obesidade	37,8
Antecedentes TEV	26,0
Câncer	22,3
Repouso no leito > 5 dias	12,0
Grande cirurgia	11,2
Insuficiência cardíaca congestiva	8,2
Veias varicosas	5,8
Fraturas quadril ou perna	3,7
Tratamento com estrogênios	2,0
Acidente vascular cerebral	1,8
Trauma	1,1
Gravidez e parto	1,1
Infarto agudo do miocárdio	0,7
≥ 1 risco	96
≥ 2 riscos	76
≥ 3 riscos	39

Fonte: Adaptada de Anderson e colaboradores.[2]

Deve-se reconhecer, entretanto, que em um número significativo de casos não se identifica nenhum fator provocador presente, quando a TEV é chamada de **espontânea ou idiopática**. Isso tem acontecido em séries de casos, em que em 25-50% dos primeiros episódios de TEV não apresentam fator provocador identificado.

Os fatores de risco podem ser classificados como independentes, dependentes, permanentes e temporários.

São fatores de risco independentes: idade avançada; câncer, com ou sem quimioterapia; institucionalização em hospitais ou casas de cuidados (confinamento); cirurgia de grande porte, trauma

▶▶ **TABELA 4.2**

Aumento do risco ≈ número de fatores de risco para TVP

Número de fatores de risco	TVP confirmada %
0	11
1	24
2	36
3	50
≥ 4	100

Fonte: Adaptada de Wheeler e colaboradores.[3]

▶▶ **TABELA 4.3**

Estados de hipercoagulabilidade

Estados intrínsecos primários	Estados intrínsecos secundários
Deficiência de antitrombina	RPCA
Deficiência de proteína C	Síndrome de anticorpos antifosfolípides
Deficiência de proteína S	Câncer ativo
RPCA por fator V Leiden	Síndromes mieloproliferativas
Mutação da protrombina	Hiperglobinúria paroxística noturna
Aumento na concentração do fator VIII	Hiper-homocisteinemia plasmática
Anormalidades da fibrinólise	Gravidez
Desfibrionogemia	Síndrome nefrótica
	Doença inflamatória intestinal
	Sindrome de Behçet
	Estados de hipercoagulabilidade relacionados a tratamentos

RPCA: Resistência à proteína C ativada

múltiplo ou em ossos longos; cateteres em veias centrais ou marca-passo transvenoso; insuficiência cardíaca congestiva; trombose venosa superficial; doenças neurológica paralisante; gravidez e pós-parto e TEV prévia. Esses fatores foram identificados em estudo de caso-controle em 625 pacientes com 1º episódio de TEV diagnosticado durante 15 anos (01/01/1977-31/12/1990) e em 625 pacientes sem TEV no condado Olmsted, Minnesota, EUA (**Tabela 4.4**).[4]

São fatores dependentes aqueles que por si só não causariam trombogênese, mas que podem condicionar outros fatores e criarem estados hipercoagulantes, como tabagismo, doença pulmonar estrutural crônica (principalmente doença pulmonar obstrutiva crônica), obesidade, tratamento hormonal e imobilidade em viagens de longa duração.

▶▶ **ATENÇÃO**

Etiologia corresponde à causa de uma doença.

Alguns fatores de risco podem ser permanentes, como idade, câncer, sequelas imobilizantes, doença clínica crônica e antecedentes de TEV idiopática ou recorrente. Outros fatores são temporários, como cirurgia, trauma, doenças clínicas agudas, gravidez e puerpério e viagens de longa duração.

- Patogenia (patogênese) é a sequência de mecanismos em resposta ao agente etiológico, indo do estímulo inicial à última expressão da doença.
- Etiopatogenia associa causa e mecanismos.
- Fisiopatologia estuda a função do órgão doente, isto é, o efeito da doença sobre a função do órgão ou sistema afetado.
- Patogenia e fisiopatologia às vezes são difíceis de separar e frequentemente se confundem; a expressão fisiopatogenia tem sido empregada como síntese dos mecanismos de doença.

Em TEV os fatores de risco com alta razão de chance podem ser aceitos como fatores causadores etiopatogênicos por condicionarem os elementos dos mecanismos patogênicos que disparam e amplificam o processo trombogênico.

A fisiopatologia dependerá não somente da magnitude do evento tromboembólico em si, como das condições prévias e do potencial de resposta do paciente.

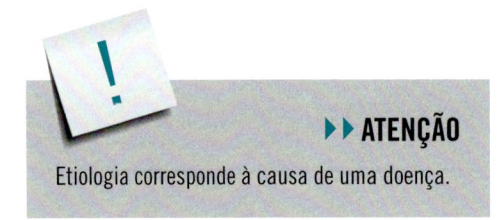

Alguns estudos selecionados como expressivos para fatores de risco de TEV

Bell e colaboradores[5] estudaram as condições associadas à tromboembolia pulmonar maciça e submaciça, diagnosticadas por arteriografia, no estudo nacional cooperativo sobre a eficácia de trombolíticos nos EUA (Urokinase-Streptokinase Pulmonary Embolism Trials). Presença de tromboflebite (39,5%), repouso no leito (32,4%), cirurgia recente (31,2%), obesidade (30%), insuficiência cardíaca congestiva (17,4%) arritmias (16%) e infarto agudo do miocárdio (12%) foram as comorbidades mais prevalentes.

Anderson e colaboradores[2] conduziram um estudo comunitário baseados em códigos de diagnósticos validados de 148.730 altas durante 18 meses – entre 1º de julho de 1988 e 31 de dezembro de 1989 –, em 16 hospitais gerais da região central de Massachusetts, EUA (Worcester DVT Study). Foram identificados 1.231 casos de TEV, correspondendo a 0,8% das altas hospitalares. A identificação de fatores de risco foi baseada em achados de médicos, reportados nos sumários de alta, no exame físico e nas notas de evolução. A Tabela 4.1 mostra as condições associadas em 1.231 pacientes com diagnóstico de TVP e/ou TEP, consideradas fatores de risco. Idade ≥ 40 anos (88,5%), obesidade (37,8%), antecedentes de TEV (26%), câncer (22,3%), repouso no leito igual ou superior a 5 dias (12%) e cirurgia de grande porte (11,2%) foram os achados mais frequentes. Como mencionado anteriormente, 96,3% dos pacientes com TEV tiveram pelos menos 1 fator de risco associado.

Goldhaber e colaboradores[6] estudaram 2.454 pacientes consecutivos com TEP aguda em 52 hospitais de 7 países da América do Norte e Europa, com o objetivo primário de determinar fatores prognósticos e mortalidade em 3 meses. As comorbidades e fatores de risco encontrados como prevalentes foram as seguintes: trombose venosa profunda (49,3%), índice de massa corporal ≥ 29 kg/m^2 (29,2%), cirurgia ≤ 2 meses (28,9%), repouso no leito ≥ 5 dias (28,1%), antecedentes de TEV (24,9%), câncer (22,5%).

Heit e colaboradores[4] conduziram um estudo populacional caso-controle de 625 pacientes com um 1º diagnóstico de TEV durante o período de 15 anos – de 1º de janeiro de 1976 a 31 de dezembro de 1990, em Olmsted. Os 2 grupos foram pareados por idade, gênero, ano calendário e número do prontuário médico. Fatores independentes de risco podem ser vistos na Tabela 4.4. Os principais fatores, em razão de chance (OR) foram os seguintes: cirurgia 21,7 (9,4-49,9); trauma 12,7 (4,1-39,7); con-

▶▶ **TABELA 4.4**

Fatores independentes de risco para TEV

	OR	IC 95%
Cirurgia	21,7	9,4-49,9
Trauma	12,7	4,1-39,7
Hospital, casas geriátricas e de pacientes crônicos	8,0	4,5-14,2
Câncer com QT	6,5	2,1-20,2
sem QT	4,1	1,8-10,6
QT, cateter central ou MP	5,6	1,6-19,6
TV superficial	4,3	1,8-10,6
Paresia neurológica MMII	3,0	1,3-7,4

OR: *Odds ratio* (razões de chance); IC: intervalo de confiança; QT: quimioterapia; MMII: membros inferiores.
Estudo caso-controle em 625 pacientes com TEV + 625 controles Olmsted County – Minnesota – USA 01/01/1979 – 31/12/1990
Fonte: Adaptada de Heit e colaboradores.[4]

finamento em casa geriátrica 8,0 (4,5-14,2); câncer com quimioterapia 6,5 (2,1-20,2) e sem quimioterapia 4,1 (1,9-8,5), cateter venoso central ou marca-passo 5,6 (1,6-19,6); trombose venosa superficial 4,3 (1,8-10,6); e doença neurológia com paresia de extremidades 3,0 (1,3-7,4).

Samama[7] desenvolveu um estudo epidemiológico de fatores de risco para TVP em 1.272 pacientes ambulatoriais (The Sirius Study). Uma população de 636 pacientes com TVP confirmada objetivamente foi pareada com 636 indivíduos de população-controle. Nos pacientes sem associação com cirurgia ou imobilização dos membros nas 3 semanas precedentes à inclusão no estudo, considerados pacientes médicos (em oposição aos cirúrgicos) – 494 pacientes vs 494 controles – foram considerados como fatores intrínsecos de risco para TVP história de TEV, insuficiência venosa, insuficiência cardíaca crônica, obesidade, imobilização posicional e história de 3 ou mais gravidezes; foram considerados fatores disparadores (*triggering*), gravidez, esforço violento, trauma muscular, deterioração das condições gerais, imobilização, viagem de longa distância e doenças infecciosas, os quais foram significativamente mais frequentes nos pacientes do que em indivíduos-controle (OR > 1; p<0,05). Na população em geral, fatores adicionais de risco foram câncer, grupo sanguíneo tipo A, imobilização gessada das extremidades e cirurgia. Em ambas as populações o número de FR por paciente foi maior nos pacientes do que nos indivíduos-controle.

Goldhaber e colaboradores[8] estudaram 5.451 pacientes com TVP diagnosticada por ultrasonografia em um estudo multicêntrico, em 183 lugares nos EUA, em registro prospectivo entre outubro de 2001 e março de 2002 (DVT FREE Study). Foram incluídos 2.892 mulheres e 2.559 homens, dos quais 2.725 eram pacientes externos e 2.726 pacientes internados, sem critérios de exclusão. Tromboembolia pulmonar concomitante foi identificada em 793 (14,5%) pacientes. As cinco comorbidades mais frequentes foram: hipertensão (50%), cirurgia ≤ 3 meses (38%), imobilidade ≤ 30 (34%), câncer (32%) e obesidade (27%). Os diagnósticos de admissão mais comuns nos pacientes que subsequentemente desenvolveram TVP foram: infecção (16%), doença cardiovascular (12%), doenças neurológicas (10%) e câncer (9%).

Assim, o estudo DVT FREE confirmou que os fatores de risco mais comuns para TVP foram antecedentes de TVP, cirurgia, câncer e imobilidade por qualquer causa.

Barba e colaboradores[9] analisaram cerca de 1 milhão e meio de pacientes admitidos em enfermarias de clínica médica na Espanha, entre janeiro de 2005 e dezembro de 2007, para determinar a incidência de TEV. Foram identificados 12.458 novos diagnósticos de TEV entre 1.344.959 pacientes (0,93%) que permaneceram hospitalizados por mais de 48 horas. Os fatores de risco identificados foram os seguintes: câncer OR 2,29 (2,19-2,49); hemiplegia OR 1,49 (1,31-1,69); gênero feminino OR 1,31 (1,267-1,35); doença infecciosa aguda OR 1,26; (1,17-1,38); doença respiratória aguda OR 1,23 (1,17-1,28); demência OR 1,22 (1,14-1,3).

Scannapieco e colaboradores[10] estudaram 3.039 pacientes consecutivos, não selecionados, hospitalizados em instituições de reabilitação após doença cirúrgica ou de clínica médica. A duração mediana da internação foi de 26 dias. Desse total, 72 pacientes (2,4%) apresentaram TEV, sendo de 13 dias a média entre a admissão e a manifestação de TEV. Conforme análise multivariada, TEV prévia (HR 5,67; 3,30-9,77) e câncer (HR 2,26; 1,36-3,75) foram associados significativamente com TEV. A mortalidade intra-hospitalar foi de 15,1%. Idade superior a 75 anos, gênero masculino, incapacidade física, câncer e ausência de tromboprofilaxia foram associados significativamente com aumento do risco de morte. Profilaxia intra-hospitalar foi administrada em 75% de pacientes. Os autores concluíram que pacientes admitidos em instituições de reabilitação permanecem com risco aumentado de TEV, com reflexos na avaliação dos pacientes e nos esquemas de profilaxia.

Fatores individuais de risco maiores

Cirurgia de grande porte

Cirurgia abdominal ou torácica que necessitam de anestesia geral e duram mais de 30 minutos são consideradas cirurgias de grande porte, com risco aumentado de TEV. Também cirurgias urológicas, cirurgias de câncer ginecológico e as revascularizações miocárdicas são de alto risco relativo de trombose venosa. Sempre que houver contraindicação de anticoagulação profilática o risco aumenta, o que acontece com neurocirurgia, principalmente intracraniana. Os procedimentos cirúrgicos

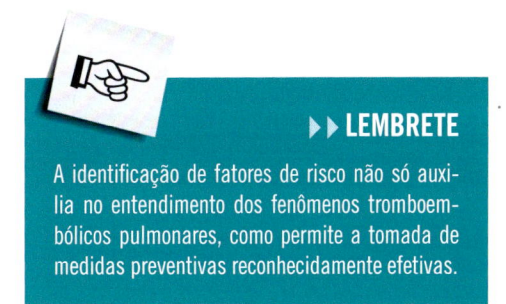

> **LEMBRETE**
>
> A identificação de fatores de risco não só auxilia no entendimento dos fenômenos tromboembólicos pulmonares, como permite a tomada de medidas preventivas reconhecidamente efetivas.

endoscópicos parecem ser de risco relativo menor, mas não são isentos de problemas, merecendo tratamento individualizado quanto à profilaxia de TEV. A trombogênese relacionada à cirurgia pode ter início nas fases pré-operatória, transoperatória ou pós-operatória, precoce ou tardia, oferecendo problemas de aplicação de profilaxia medicamentosa.

Cirurgias ortopédicas

Prótese de quadril ou de joelho é uma cirurgia do mais alto risco para TEV. Sem profilaxia, até 50% dos pacientes apresentam TEV, a maioria assintomática. TVP distal proximal pode ocorrer entre as duas pernas, mas a maioria das TVPs proximais ocorre na perna operada. Cirurgia artroscópica de joelho tem risco bem menor.

Fraturas

Fraturas traumáticas de quadril, pélvis e fêmur são todas de risco alto para TEV. Imobilização por gesso de fraturas da tíbia tem sido igualmente relacionada com risco elevado de trombose venosa sem profilaxia, sintomática em cerca de 1/3 dos casos.

Grande trauma

Há definido risco de TVP em pacientes com trauma múltiplo e extenso, não apenas em trauma de pélvis e ossos longos (> 50%) como também em fraturas da face, tórax e abdome (~40%). Assim, não há pacientes de baixo risco para TEV em trauma múltiplo.[11]

De acordo com Geerts e colaboradores,[12] as taxas de TVP em pacientes submetidos à cirurgia geral sem tromboprofilaxia variavam entre 15-30%, com taxas de TEP fatal entre 0,2-0,9%. Estudos atuais não podem ser conduzidos sem tromboprofilaxia. Melhores cuidados perioperatórios, movimentação mais precoce e uso de anestesia regional têm sido contrabalançados por procedimentos mais extensos em indivíduos mais idosos e doentes, quimioterapia neoadjuvante e menor tempo de hospitalização com menor duração da tromboprofilaxia, o que pode manter ou aumentar o risco de trombose venosa. O tipo de cirurgia é o maior determinante do risco de TVP, seguido pelos fatores associados de risco como câncer, obesidade, antecedentes de TVP, extensão da imobilidade, idade avançada, tipo de anestesia (sem profilaxia, anestesia condutiva é de menor risco do que anestesia geral), duração do procedimento cirúrgico e infecção pós-operatória (**Tabelas 4.5** e **4.6**).

Câncer

O efeito isolado do câncer é difícil de identificar em razão da associação do câncer com outros fatores de risco, incluindo cirurgia. Os cânceres mais comuns associados com TEV são os de mama, colo e pulmão, refletindo a prevalência do câncer na população geral. Quando ajustados para a prevalência, os cânceres mais fortemente associados com complicações trombóticas são os de pâncreas, ovários e cérebro. Administração de quimioterapia aumenta o risco em 2-3 vezes, o mesmo ocorrendo com cirurgia do câncer. Trombose venosa idiopática pode ser a 1ª manifestação de uma malignidade oculta, estando indicado um rastreamento básico de câncer oculto; investigação extensa não está justificada por falta de impacto na sobrevida. Câncer metastático está associado a definido risco de recorrência de TEV.[13]

Infarto agudo do miocárdio (IAM)

O risco de TEV em pacientes hospitalizados com IAM é comparável ao de pacientes de cirurgia geral de risco moderado, ao redor de 20%. Vários fatores estão associados e contribuindo para a patogenia da trombogênese venosa em pacientes com IAM, incluindo idade, repouso no leito e insuficiência cardíaca congestiva, o que torna discutível o IAM como fator independente de risco para TEV.[1]

▶▶ **TABELA 4.5**

Risco aproximado de TVP em pacientes hospitalizados, sem tromboprofilaxia e com diagnóstico objetivo

Grupo de pacientes	Prevalência de TVP sem tromboprofilaxia %
• Pacientes clínicos	10-20
• Cirurgia geral	15-40
• Cirurgia ginecológica grande	15-40
• Cirurgia urológica grande	15-40
• Neurocirurgia	15-40
• Acidente vascular cerebral	20-50
• Artroplastia quadril ou joelho	40-60
• Cirurgia de fratura de quadril	40-60
• Trauma extenso/politrauma	40-80
• Lesão da medula espinal	60-80
• Paciente em cuidados críticos	10-80

Fonte: Adaptada de Geerts e colaboradores.[12]

▶▶ **TABELA 4.6**

Níveis de risco de TEV

Níveis de risco	Procedimentos	Taxas de risco de TVP sem tromboprofilaxia %
Risco baixo	Pequena cirurgia em paciente ambulatorial Pacientes clínicos* com mobilidade total	< 10
Risco moderado	Maioria das cirurgias gerais, ginecológicas abertas e urológicas Pacientes clínicos em repouso no leito ou Risco moderado de TEV + risco alto de sangramento	10-40
Risco alto	Artroplastia do quadril ou joelho, cirurgia de fratura e quadril Trauma extenso, lesão da medula espinal Risco alto de TEV + risco alto de sangramento	40-80

* Pacientes clínicos (*medical patients*) = pacientes com doenças não cirúrgicas.
Fonte: Adaptada de Geerts e colaboradores.[12]

Insuficiência cardíaca congestiva

Pacientes com insuficiência cardíaca congestiva (ICC) ou insuficiência respiratória estão reconhecidamente em risco de apresentarem complicação tromboembólica venosa. No ensaio Medenox[12] para profilaxia da TEV em pacientes hospitalizados por doenças clínicas, 15% de pacientes com ICC classes III e IV tratados com placebo apresentaram TEV. No estudo PRINCE[15] para prevenção de tromboembolismo em doenças cardiopulmonares, 16% de pacientes com insuficiência cardíaca classes III ou IV tratados com dose baixa de heparina subcutânea "minidoses" desenvolveram TEV. Profilaxia com doses fixas de heparina de baixo peso molecular (HBPM) reduziu significativamente a incidência de TEV nos grupos de pacientes tratados.

Outras doenças de clínica médica têm sido associadas à TEV, como pneumopatias crônicas, síndromes mieloproliferativas, hiperglobinúria paroxística noturna, síndrome nefrótica, doença inflamatória intestinal, síndrome de Behçet e estados de hipercoagulabilidade relacionados a quimioterapia e hormonoterapias.[1] Como exemplo de uma entidade clínica, recentemente reportada, a TEV era considerada incomum em pacientes com nefropatia terminal em programas de hemodiálise, mas em 1996, nos EUA, descreveu-se que a incidência geral de TEP era de 149,90/100.000 pacientes dialisados, comparados com 24,62/100.000 pessoas idade-ajustadas OR de 2,34.[16]

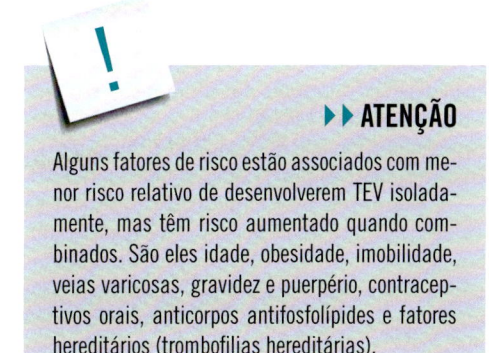

> ▶▶ **ATENÇÃO**
>
> Alguns fatores de risco estão associados com menor risco relativo de desenvolverem TEV isoladamente, mas têm risco aumentado quando combinados. São eles idade, obesidade, imobilidade, veias varicosas, gravidez e puerpério, contraceptivos orais, anticorpos antifosfolípides e fatores hereditários (trombofilias hereditárias).

Fatores individuais de risco moderados ou fracos

Antecedente de TEV

Pacientes com história confirmada de TEV são fortes candidatos a novo episódio (recorrência) se forem submetidos a condições de risco alto. No estudo Worcester, de 1.231 pacientes consecutivos com TEV, 19% tiveram ≥ 1 episódio prévio de TEV sintomática. Em estudo caso-controle, Samama e colaboradores[17] demonstraram que pacientes com antecedentes de TEV tinham probabilidade 8 vezes maior de desenvolverem novo episódio durante período de risco alto, do que pacientes-controle.

Idade

TEV é rara em crianças. Pacientes jovens com episódios tromboembólicos são portadores de estados trombofílicos fortes. Pacientes acima de 40 anos de idade tem risco significativamente aumentado de TEV, com a incidência de TEV dobrando por década de vida, conforme ficou bem-definido desde o estudo Worcester.[2]

Obesidade

Obesidade, apesar de citada com frequência como fator de risco, não tem tido confirmação como fator independente de trombogênese venosa em estudos controlados, incluindo obesidade mórbida.[1,18] Grupos de pacientes com índice de massa corporal elevado têm risco aumentado de TEV, mas por associação de fatores de risco que costumam acompanhar o crescente excesso de peso. No estudo de investigação longitudinal para etiologia de TEV, Tsai e colaboradores[19] seguiram prospectivamente 19.293 homens e mulheres sem antecedentes de trombose venosa entre 1987 e 1998; os pacientes foram agrupados conforme o índice de massa corporal < 25, 25-29, 30-34, 35-39, ≥ de 40, com HR para TEV de 1,0; 1,5; 2,2; 1,5; e 2,7, respectivamente (P<0,001 para a tendência). Igualmente relevante foi o estudo dinamarquês que acompanhou prospectivamente, durante 10 anos, 27.178 homens e 29.876 mulheres de 50-64 anos de idade. Houve 641 episódios de TEV registrados em prontuários clínicos. Encontrou-se associação positiva entre perímetros dos quadris e TEV em mulheres, ao passo que o perímetro da cintura teve associação positiva com TEV em homens.[20]

Imobilidade

Essa é uma condição em que a experiência prática teve confirmação nos estudos mais elaborados. Períodos de repouso no leito acima de 48-72 horas têm sido relacionados a taxas crescentes de TVP. Em estudos de necropsias, pacientes com períodos de menos de 7 dias de repouso no leito antes do óbito apresentaram 15% de TEV e incidência de até 80%

em períodos maiores.[21] Estudo com fibrinogênio radiativo para rastreamento de TVP em pacientes com acidente vascular encefálico (AVE) encontrou TVP sintomática em 60% de membros paralisados, comparados com 7% em membros não paralisados.[22]

Períodos prolongados de imobilidade em viagens de longo curso, principalmente aéreas, têm sido associados com TEV em vários estudos, alguns serão descritos a seguir.

Scurr e colaboradores,[23] em um ensaio clínico com 231 indivíduos (89 homens e 142 mulheres), acima de 50 anos de idade e sem antecedentes de TEV, estudaram a proteção conferida pelo uso de meias elásticas de compressão graduada (MECG) em indivíduos durante viagens aéreas com mais de 8 horas de duração (mediana de 24 h), divididos em 2 grupos, com e sem uso de MECG nos membros inferiores. Exames de ultrassonografia duplex não encontraram evidência de TVP nos indivíduos do grupo tratado, ao passo que 10% (IC 4,8-16,0%) de indivíduos não tratados desenvolveram TVP sintomática.

Chandra e colaboradores[24] realizaram uma meta-análise para estimar o risco de TEV em viajantes de longa distância. Em extensa revisão, identificaram 14 estudos que satisfizeram os critérios de qualidade estabelecidos, incluindo 4.055 casos de TEV. Comparados com não viajantes, o risco relativo geral para TEV em viajantes foi de 2,0 (1,5-2,7 p=0,08); comparando com controles não referenciados por suspeita de TEV, o RR foi de 2,8 (2,2-3,7). Um padrão do tipo dose-resposta foi identificado com risco 18% maior para TEV por cada 2 horas de aumento na duração da viagem por qualquer modo (p=0,010) e um aumento 26% maior de risco por cada 2 horas de viagem aérea (p=0,005).

Tsoran e colaboradores[25] examinaram os registros de 26.172 pacientes incluídos no registro RIETE, verificando que 2% dos pacientes desenvolveram TEV associada com viagem recente. Os viajantes eram 10 anos mais jovens (20 vs 16%; OR 1,4 [1,1-1,7]) e tinham maior índice de massa corporal (MBI 28,7 ± 5,1 vs 27,7 ± 5,2) que os outros pacientes do registro (p=0,04). Dos viajantes recentes, 205 tinham tido TEV prévia, comparados com 16% entre os outros pacientes (OR 1,4 1,1-1,7). Viajantes recentes usaram hormônios com mais frequência (8,7 vs 3,7%; OR 2,5 1,8-3,3) e tiveram mais testes para trombofilia positivos (16 vs 8,7%; OR 2 1,6-2,6).

A imobilidade é um dos fatores provocadores considerados em viagens aéreas prolongadas, mas compressão da circulação venosa por posições viciosas (trauma local), desidratação, redução da pressão atmosférica com queda da pressão parcial e oxigênio inalado e consequente queda da saturação arterial de oxigênio, associados a outros fatores predisponentes previamente existentes, podem ser determinantes dos casos identificados de TEV relacionados a viagens aéreas. Os relatos de casos graves de TEP e de morte súbita são muito raros.

Sedentarismo e atividade física

A associação entre sedentarismo, atividade física e embolia pulmonar não está definida. Exercícios fortes de curta duração podem aumentar o risco de trombose venosa por aumento de inflamação e lesão de vasos de extremidades, ao passo que o exercício regular pode diminuir o risco de trombose venosa entre 30-50%, provavelmente pelo favorecimento ao fluxo de sangue. O exercício deve ser valorizado em conjunto ao estilo de vida do indivíduo. Em indivíduos ≥ 65 anos de idade, exercício forçado foi associado com maior risco de trombose venosa (HR 1,75; 1,08-2,83).[26-29]

Um importante estudo sobre o estado de saúde de enfermeiros nos EUA (Nurses´Health Study) avaliou 69.950 enfermeiras com questionários bienais, entre 1990-2008.[30] O desfecho primário foi a ocorrência de TEP idiopática confirmada por registros médicos. A exposição primária foi atividade física, medida por horas sentadas durante o dia (< 10 horas semanais, 10-40 horas e ≥ 41 horas). A exposição secundária foi atividade física, medida em equivalentes metabólicos ao dia. Nesse período, foram registrados 268 casos incidentes de TEP idiopática. O risco de TEP foi mais do que o dobro em mulheres que passaram mais tempo sentadas (HR 2,34; 1,30-4,20). Não houve associação entre atividade física e TEP (p=0,53).

Pequenos traumas

Estudo populacional (Multiple Environmental and Genetic Assessment of risk factors for venous thrombosis – MEGA),[28] incluindo 2.471 pacientes e 3.534 controles, demonstrou que pequenas lesões, como entorses, rupturas musculares na panturrilha e outras localizadas predominantemente nas pernas e geralmente relacionadas à prática esportiva, foram relatadas nos 3 meses que antecederam episódios de tromboembolia venosa, com OR ajustada para sexo e idade de 3,1 (2,5-3,8). Nos portadores de fator V Leiden, verificou-se aumento de 50 x no risco de trombose venosa, em comparação com não portadores.[28]

Veias varicosas

O risco associado de veias varicosas com TEV diminui com a idade, conforme o estudo populacional de Heit e colaboradores:[18] para 45 anos OR de 4,2 (1,6-11,3); para 60 anos 1,9; (1,0-3,6) e para 75 anos 0,9 (0,6-1,4%). Outros estudos não têm obtido informações que elevem as veias varicosas além de risco leve para TEV.[1] Trombose venosa superficial (TVS), que ocorre com relativa frequência, é associada com menor intensidade à tromboembolia pulmonar sintomática do que à TVP.[18,31,32]

Gravidez e puerpério

O risco absoluto de TEV clinicamente importante durante o ciclo gravídico-puerperal é baixo. Dentro dessa incidência baixa, TEV é uma das principais causas de morbimortalidade durante a gestação, sendo 5 vezes mais frequente em mulheres grávidas. TEV é a principal causa de óbito materno após o parto, com cerca de 1 episódio sintomático de TEP por 1.000 nascimentos e 1 caso fatal por 100.000 nascimentos, números que podem estar subestimados. O risco maior tem sido identificado no período pós-parto. A incidência de TVP foi encontrada similar para mulheres grávidas e não grávidas da mesma faixa de idade, mas a incidência foi 20 vezes maior durante o período pós-parto, comparada com coorte de mulheres não grávidas da mesma idade.[1] O risco de TEV no período gravídico-puerperal aumenta pelo tabagismo, antecedentes de TEV e condições trombofílicas hereditárias[33] (ver Capítulo 3).

Contraceptivos orais

Desde o lançamento dos contraceptivos hormonais orais, houve informes sobre incidência de TEV em mulheres jovens fazendo uso desses medicamentos à base de estrogênio. Estudos casos-controle encontraram incidência de TEV em mulheres jovens, entre 1-3 casos por 10.000 por ano.[34,35] Contraceptivos orais de doses baixas de terceira geração (aqueles contendo a chamada terceira geração de progestinas: etinilestradiol < 50 µg associado com desogestrel ou gestodeno ou norgestimato) aumentam este risco em 4 vezes, e os de dose baixa de segunda geração (etinilestradiol < 50 µg associado com levonorgestrel) aumentam o risco de TEV em 3 vezes.[35] Em um estudo de coorte na Dinamarca, com 10,4 milhões de mulheres-ano, incluindo 3,3 milhões de mulheres-ano que tomavam contraceptivos orais, Liddegard e colaboradores[36] encontraram 4.213 episódios de tromboembolia venosa. O risco absoluto de TEV para cada 10.000 mulheres-ano foi de 6,29 para mulheres que usavam contraceptivos orais *vs* 3,01 para as que não usavam essa medicação. O risco diminuía com a continuidade do uso e com doses mais baixas de estrogênios. Os contraceptivos orais com conteúdo de desogestrel, gestodeno ou drospirenona foram relacionados com risco 1,5 a 2 vezes superior ao observado com levonosgestrel. Os contraceptivos que continham apenas progestágenos e os dispositivos intrauterinos liberadores de hormônios não se associaram ao aumento do risco de trombose.[37]

Os mecanismos de trombose venosa induzidos pelo uso dos contraceptivos orais envolvem aumento dos níveis de fatores VII, VIII e X, fibrinogênio, fragmentos 1+2 da protrombina e redução nos níveis do fator V. Dado significativo é o desenvolvimento de resistência à PCA, mesmo em pacientes não portadoras de mutação do fator V (mecanisno desconhecido). Há, igualmente, efeitos sobre ação fibrinolítica pelo aumento dos níveis do inibidor da fibrinólise ativável pela trombina (TAFI). Ou seja, o uso de contraceptivos orais têm um efeito líquido pró-coagulante, seja pelo aumento dos fatores de coagulação, seja pelos seus efeitos antifibrinolíticos. Essa ação pró-coagulante é exacerbada pela associação de contraceptivos com defeitos trombofílicos, como uso de contaceptivos orais por pacientes portadoras de mutação do fator V ou mutação da protrombina, e pelo uso de contraceptivos de terceira geração.[38]

Terapia de reposição hormonal

A dose de estrogênio em terapia de reposição hormonal (TRH), em geral, é 20-25% da dose dos contraceptivos atuais. Não obstante, mulheres fazendo uso regular de TRH têm aumento de risco para TEV de 2-4 vezes, comparadas com mulheres que não estão tomando TRH.[39] Uma razão de risco (HR) de 2,1 para TEP foi estimada em mulheres pós-menopáusicas saudáveis tomando TRH com associação de estrogênio e progesterona. Além disso, mulheres com antecedentes de TEV que usavam a medicação apresentaram maior risco de recorrência.[40]

Anticorpos antifosfolípides

Estima-se que a prevalência de anticorpos anticardiolipina (AAC) e anticoagulante lúpico (AL) na população geral seja de 1-5%.[41] Indivíduos idosos e pacientes com câncer, aterosclerose grave e infecções têm taxas maiores.[42] Taxas de TEV de 6-8% têm sido encontradas em portadores de anticoagulante lúpico sem fatores provocadores.[43] Em um estudo caso-controle envolvendo médicos participantes do Physicians Health Study,[44] indivíduos com títulos de anticorpo anticardiolipina acima do percentil 95% tiveram 5,3 vezes mais risco de desenvolverem TVP ou TEP em um período de 5 anos. A Tabela 4.7 apresenta os critérios clínicos de suspeição de síndrome antifosfólipide (SAF) (Tempo de tromboplastina parcial ativada [TTPa] para anticoagulante lúpico [plasma, P]): negativo; anticorpo anticardiolipina IgG ou IgM [S]: 0,15 U).

Fatores de risco hereditários para TEV

Fatores genéticos hereditários envolvidos na coagulação e na fibrinólise têm sido descobertos e associados com risco de TEV. O termo trombofilia define situações associadas com risco aumentado de TEV caracterizado por hipercoagulabilidade. As anormalidades de coagulação abaixo descritas definem trombofilia hereditária. Até agora, as trombofilias hereditárias reconhecidas explicam menos da metade dos casos de TEV. Indivíduos com trombofilias, particularmente as mais comuns, frequentemente permanecem assintomáticos, o que sugere que fatores de risco para trombofilias hereditárias requerem interações com outros fatores de risco para produzir trombose venosa. Existem situações de trombofilia/hipercoagulação adquirida, como câncer ativo, quimioterapia, cirurgia, etc., com risco aumentado e TEV. Vários artigos têm abordado detalhadamente o tema e servirão de base ao que será comentado neste livro (Tabelas 4.8 e 4.9).[1,45-49]

Deficiência de antitrombina (AT) (anteriormente antitrombina III)

Essa deficiência foi descrita em 1965. Um grande número de mutações associadas com deficiência de AT têm sido descritas; são associadas com trombofilia as deficiêncis do tipo I (baixos níveis plasmáticos) e do

▶▶ **TABELA 4.7**

Critérios clínicos de suspeita de síndrome antifosfólipide

Trombose vascular	Um ou mais episódios de trombose arterial, venosa ou de pequenos vasos, ocorrendo dentro de qualquer tecido ou órgão
Complicações de gravidez	≥ 1 mortes inexplicáveis de fetos morfologicamente normais durante ou após a 10ª semana de gestação
	≥ 1 nascimentos prematuros de neonatos morfologicamente normais até a 34ª semana de gestação
	≥ 3 abortos espontâneos inexplicáveis até a 10ª semana de gestação

▶▶ **TABELA 4.8**

Estados trombofílicos

Trombofilias	Ano de reconhecimento	% encontrada em casos de TEV	% encontrada em casos-controle	Risco relativo
Deficiência de antitrombina	1965	1	0,02	50
Deficiência de proteína C	1981	3	0,2-0,3	10-15
Deficiência de proteína S	1984	1-2	–	–
Fator V Leiden	1993	20	3-5	4-7
Fator VIII > 1.500 UI/L	1995	25	11	2,7
Mutação da protrombina (FII) G20210A	1996	6	2	3
Hiper-homocisteinemia	1996	10	5	2

Fonte: Adaptada de Martinelli[46] e Rosendaal.[48]

▶▶ **TABELA 4.9**

Frequência de trombofilias hereditárias entre indivíduos sadios, pacientes não selecionados com TEV e pacientes selecionados com TEV. Número de indivíduos, pacientes examinados e percentual de trombofilias encontradas

Trombofilias hereditárias	Indivíduos sadios	Pacientes TEV não selecionados	Pacientes TEV selecionados*
Deficiência de proteína C	15.070 – 0,2 a 0,4 %	2.008 – 3,7%	767 – 4,8%
Deficiência de proteína S	–	2.008 – 2,3%	649 – 4,3%
Deficiência de antitrombina tipo I	9.669 – 0,02 %	2.008 – 1,9%	649 – 4,3%
Fator V Leiden, brancos africanos e asiáticos	16.150 – 4,8% 2.192 – 0,05%	1.142 – 18,8 %	162 – 40%
Mutação protrombina gene G20210A – brancos, africanos e asiáticos	11.932 – 2,7 % 1.811 – 0,06%	2.884 – 7,1%	551 – 16%

* Pacientes com TEV selecionados: ≤ 50 anos, história familiar de TEV, história de recorrências de TEV, ausência de fatores de risco exceto gravidez e uso de contraceptivos orais
Fonte: Revisão de Seligsohn e Luibtsky.[49]

tipo II (defeito funcional). Pessoas afetadas têm cerca da metade dos níveis normais de AT. Na população em geral, a taxa de deficiência de AT é de 0,02-0,17%; em pacientes não selecionados com TEV a frequência da deficiência de AT é de 1,1%, e de 2,4% (0,5-4,9) em pacientes com TEV selecionados por idade de 45 anos e/ou trombose venosa recorrente. A trombose pode ocorrer em jovens adolescentes e a metade dos pacientes sofre um 1º evento trombótico antes dos 25 anos de idade. (Em estudo reunindo pacientes com deficiência de AT, 85% tiveram pelo menos um evento tromboembólico antes dos 50 anos de idade, sendo essa deficiência de maior risco quando comparada com deficiências de outros anticoagulantes naturais).[50] *(AT [Plasma] imunológica 22-39 mg/dL – funcional 80-130%).*

Deficiência de proteína C e de proteína S

A deficiência de proteína C (PC) foi descrita em 1981, e a deficiência de proteína S em 1984. Essas proteínas são anticoagulantes naturais e são liberadas e ativadas pela produção de trombina: a PC estimulada – pela trombomodulina – inativa os fatores V e VIII por clivagem proteolítica seletiva, ao passo que a PS acelera a ação da PC e estimula a inativação do fator Xa pelo inibidor da via do fator tecidual (TPFI). Assim, as deficiências dessas proteínas diminui a ação anticoagulante endógena. A prevalência de deficiência heterozigótica dessas proteínas é baixa na população em geral – PC 0,14-0,5 –, mas estão presentes em 3% dos pacientes com TEV não selecionados e entre 5-10% entre pacientes selecionados por idade ou recorrência de TEV. Defeitos no sistema desses anticoagulantes naturais aumentam em muito o risco de trombose; até 50% dos indivíduos heterozigóticos para as deficiências do sistema PC – PS sofrem um evento trombótico até os 50 anos de idade. (Proteína C, antígeno total ou funcional [P] 70-140%; Proteína S, antígeno livre ou total ou funcional [P] 70-140%.)

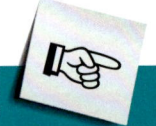

> ▶▶ **LEMBRETE**
>
> A deficiência dos anticoagulantes naturais antitrombina, proteína C e proteína S, está associada ao aumento do risco de trombose venosa profunda dos membros inferiores, mais que dos membros superiores.

Resistência à proteína C ativada (RPCA) e fator V Leiden

Entre 20-60% dos pacientes com TEV recorrente apresentam RPCA em exames de laboratório. A RPCA é predominantemente de caráter genético, decorrente de mutação no gene do fator V, identificado na Leiden University, Holanda, e a partir daí conhecido como fator V Leiden (FVL).[51,52] Essa é a mais prevalente condição trombofílica hereditária entre população branca de ascendência europeia. Aproximadamente 4-6% da população geral é heterozigótica para essa mutação (autossômica dominante). A RPCA não é considerada um fator de risco forte para TEV, mas está associada a um aumento de risco para trombose venosa de 3-7 vezes.[53] A mutação FVL em si está associada ao aumento de outros fatores de risco de trombose. Em um estudo de 140 mulheres pós-menopáusicas recebendo TRH, em pacientes com idade igual ou superior a 70 anos com ao menos um episódio de TEV, 11% apresentavam a mutação FVL. Até 60% das mulheres que apresentaram TEV durante uso de contraceptivo oral são portadoras de FVL.[54] Associação de FVL com outras condições trombofílicas hereditárias, como mutação da protrombina (FII^{G20210A}), aumentam o risco de eventos trombóticos. A **Tabela 4.10** mostra a relação de FVL

▶▶ **TABELA 4.10**

Risco relativo de TVP: Fator V Leiden e contraceptivos orais

Variáveis	Risco relativo
Não portadores, em uso CO*	4
Não portadores, em uso CO 3ª G**	7 – 8
Heterozigotos FVL	7
Heterozigotos FVL em uso CO	30 – 50
Homozigotos FVL	80

* CO: contraceptivos orais de 1ª geração: etinilestradiol ≥ 50 µg; ou 2ª geração: etinilestradiol 30-35 µg + levonorgestrel;
** 3ª geração: etinilestradiol 30-35 µg + desogestrel ou gestodeno ou norgestimato)
Fonte: Adaptada de Weiss.[37]

e contraceptivos orais. O FVL está mais associado com aumento de risco de trombose venosa de membros inferiores e menos com TEP. *(RPCA por fator V Leiden [P]: razão > 2,1.)*

Mutação da protrombina (Fator II ^{G20210A})

A mutação da protrombina, descrita por Poort e colaboradores em 1996,[55] é mais prevalente em indivíduos brancos de ascendência europeia, indo de 1,7-3,0%. Em um grupo de pacientes com história pessoal ou familiar de TEV, a taxa de mutação da protrombina foi de 18%, comparada com 6,2% de pacientes não selecionados com TEV e 1% em controles sadios. O risco relativo para trombose associada a essa mutação foi de 2,8 (1,4-5,6).[55,56] A mutação da protrombina G20210A parece predispor à trombose em veias dos membros inferiores ou quando complicada por TEP, mas não por TEP isolada.[57] *(Mutação do gene da protrombina G20210A: ausente.)*

Associação de FVL e mutação da protrombina

Em um estudo retrospectivo de uma coorte de 624 pacientes com primeiro episódio de TEV, foram identificados 17 pacientes heterozigotos para ambas as mutações FLV e mutação da protrombina (FII^{G2010A}). Esses pacientes tiveram maior risco relativo de recorrência que pacientes portadores apenas do FVL: OR 2,6 (1,3-5,12, p=0,002); quando analisados para recorrência espontânea, os portadores de ambas as mutações apresentaram OR 3,7 (1,7-7,7; p<0,001). Pacientes com apenas a mutação FVL tiveram risco de recorrência igual aos pacientes sem nenhuma das mutações: 1,1 (0,7-1,6; p=0,76).[58]

Fator VIII e outros fatores de coagulação

O Leiden Thrombophilia Study[52,59] verificou que 25% dos pacientes com um primeiro episódio de TEV tinham níveis de FVIII > 150% do normal, comparados com apenas 11% em indivíduos-controle sadios. Níveis plasmáticos > 150 UI/dL estavam associados a quase 5 vezes o risco de um evento inicial de TEV. Pacientes com níveis elevados de FVIII com antecedente de TEV têm risco significativamente elevado de recorrência. Kyrle e colaboradores[60], em acompanhamento de 30 meses de 360 pacientes com um primeiro episódio de TEV e descontinuação do tratamento anticoagulante, registraram que a recorrência de trombose desenvolveu-se em 38 (10,6%) pacientes que apresentaram média de níveis plasmáticos de FVIII de 182 ± 66 vs 157 ± 54 UI/dL. O risco relativo de recorrência foi de 1,08 (IC 1,04-1,12%, p<0,001) por aumentos de 10 UI/dL nos níveis plasmáticos de FVIII. Entre pacientes com FVIII acima do percentil 90º dos valores da população em estudo, a probabilidade de recorrência foi de 37 vs 5% para os de níveis mais baixos (p<0,001). Os dados recolhidos permitem considerar que concentrações elevadas do fator VIII são comuns e se constituem em um aumento claro para trombose venosa, similar ao risco conferido a outras condições trombofílicas até então reconhecidas. *(FVIII atividade 50-200%, níveis plasmáticos 0,1 µg/mL.)*

Níveis elevados de fatores IX[61] e XI[62] têm sido também vinculados com aumento do risco trombótico. Pacientes com níveis de fatores IX e XI acima do percentil 90º, no Leiden Thrombophilia Study, tiveram o risco para TEV aumentado em 2,5 e 2,2 vezes comparado com indivíduos de valores menores, excluindo-se outras alterações trombofílicas conhecidas. Estudos ulteriores são necessários para uma melhor definição do impacto das alterações desses fatores de coagulação na patogênese e no manejo da trombose venosa. *(Fator IX atividade 60-140%, níveis plasmáticos 5 µg/mL; fator XI atividade 60-140%, níveis plasmáticos 5 µg/mL.)*

Grupo sanguíneo

Grupo sanguíneo ABO tem sido reconhecido como fator de risco para TEV. Indivíduos com grupo não O têm 2 vezes mais risco de TVP comparados a outros grupos ABO. Sabe-se que níveis de fator VIII excedendo 150 UI/dL estão associados com risco 6 vezes aumentado para TEV e que indivíduos com níveis de fator de von Willebrand (vWF) acima de 150 UI/dL têm um risco 3 vezes maior comparados com níveis menores que 100 UI/dL. Como grupo sanguíneo e vWF são fortes determinantes das concentrações de fator VIII, o risco atribuível ao grupo sanguíneo (e ao vWF) pode ser unicamente devido a seu efeito sobre a elevação de níveis de FVIII. Em outras palavras, grupo não O só seria fator de risco de TEV se ocorrer aumento de FVIII e será irrelevante se as concentrações do FVIII e vWF forem normais.[48,59] Recente revisão do papel dos grupos sanguíneos ABO como fator de risco potencial na TEV aguda em pacientes com trauma confirmou que os efeitos do grupo ABO são genótipo-dependentes – na maioria da população, o alelo A1 e o alelo B aumentam o risco, ao passo que alelos A2, O1, O2 diminuem o risco de TEV. A influência dos grupos ABO na determinação dos níveis plasmáticos do vWF e FVIII explicaria, pelo menos parcialmente, os efeitos dos grupos ABO sobre a suscetibilidade à TEV.[62]

Hiper-homocisteinemia

Estudos epidemiológicos têm mostrado que níveis com elevação leve à moderada de homocisteinemia são fatores de risco independentes para 1º episódio e recorrências de TEV.[60] De 269 pacientes com 1º episódio de TVP incluído no Leiden Thrombophilia Study, 10% tiveram níveis plasmáticos de homocisteína acima do percentil 95º (mulheres 8,8 μmol/L, homens 11,6 μmol/L) com OR ajustado para TEV de 2,5 comparados com voluntários sadios pareados.[63] Uma meta-análise entre 1984 e junho de 1997 com os descritores "homocisteína" ou "hiper-homocisteinemia" e "*venous thrombosis*" resultou em 10 estudos casos-controle, estimando-se OR de 2,5 (CI 1,8-3,5%) para níveis plasmáticos de homocisteína acima do percentil 95º *vs* controles.[64]

Uma variante homozigótica C677T do gene da enzima metilenotetra-hidrofolato redutase (MTHFR) conduz a uma variante termolábil dessa enzima e aumenta levemente os níveis de homocisteína de 5-15% em populações de brancos e na Ásia oriental. Sua relação com TEV é controversa.[49,65] Formas adquiridas de hiper-homocisteinemia são vistas em deficiências de vitamina B_{12} e de folatos.

Resistência à proteína C ativada sem fator V Leiden

A RPCA não causada pelo FVL pode ser genética ou adquirida. Algumas outras mutações podem estar implicadas na resistência do fator V à ação da proteína C.[66] Entre as causas adquiridas de RPCA, estão bem-estabelecidas gravidez e uso de contraceptivos orais. Um estudo populacional em mais que 15.109 indivíduos mostrou RPCA em 2.134 indivíduos (14%); portadores do FVL tiveram um risco relativo de 3,3 (IC 1,7-6,1%) para TEV antes dos 65 anos de idade, ao passo que indivíduos com RPCA e sem FVL apresentaram um risco de 1,7 (1,0-2,7).[68] O Leiden Thrombophilia Study[69]

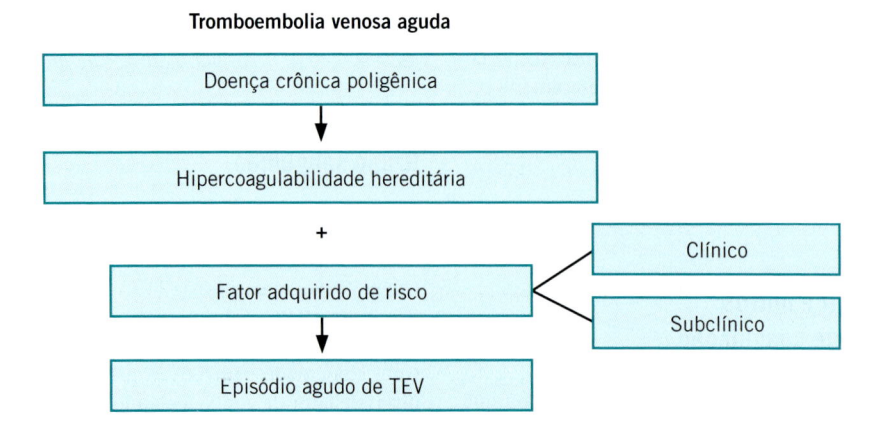

Figura 4.1 Mecanismos integrados para TEV aguda.
Fonte: Adaptada de Rosendaal.[67]

havia mostrado uma relação dose-resposta entre RPCA e TEV, em que a prevalência de RPCA em pacientes com trombose era de 36%, sendo 24% após a exclusão de portadores de FVL. Assim, FVL e RPCA são fatores de risco para TEV importantes e independentes.

A **Tabela 4.11** mostra os critérios de probabilidades de presença de estado trombofílico.

A **Tabela 4.12** mostra a indicação para os testes dos estados trombofílicos.

Interações

As trombofilias explicam cerca de até 50% dos casos de TEV, mas indivíduos com caracterização laboratorial de algum estado trombofílico, como FVL ou mutação da protrombina, podem permanecer assintomáticos toda a vida. Isso permite considerar que trombofilias hereditárias requerem interações com outros fatores de trombogênese venosa para produzirem TEV, que seriam os fatores de risco ou trombofilias adquiridas, o que remete ao conceito de interação. A interação consiste em um efeito de modificação ou sinergismo, quando a presença de 2 ou mais fatores de risco excede a soma dos efeitos separados de cada um dos fatores.

Nos fatores de risco para TEV há interações gene-gene e gene-ambiente.

1. No tipo gene-gene, são encontrados defeitos duplos no mesmo gene; os mais frequentes são os portadores homozigóticos do fator V Leiden e dos defeitos genéticos combinados dos anticoagulantes naturais proteínas C, S e AT, entre si e com FVL. Também as mutações FVL e protrombina G20210A podem ocorrer de forma relativamente frequente.
2. As interações gene-ambiente têm maior prevalência e, consequentemente, maior relevância. Fatores de risco com alta prevalência são os fatores adquiridos em cirurgia, imobiliza-

▶▶ **TABELA 4.11**

Critérios de probabilidades de presença de estado trombofílico

1. Probabilidade alta de trombofilias em paciente com TEV com um dos seguintes critérios
• TEV não provocada
• Idade ≤ 45 anos
• Eventos recorrentes
• História familiar de trombose venosa
• Trombose em sítios incomuns: veias cerebrais ou viscerais
• Recém-nascidos mortos
• ≥ 3 abortos espontâneos inexplicáveis
2. Probabilidade de trombofilia em paciente com um dos seguintes critérios
• Primeiro evento não provocado
• Evento provocado por gravidez ou puerpério ou uso de contraceptivos orais, ou terapia de reposição hormonal
• Trombose venosa proximal, tromboembolia pulmonar ou ambos provocados por cirurgia, trauma ou imobilização
• Idade > 45 anos
3. Trombofilia improvável
• Trombose venosa distal provocada por cirurgia, trauma ou imobilização

▶▶ **TABELA 4.12**

Indicação para os testes dos estados trombofílicos

1. Prioridade alta, por trombofilia altamente provável

- Resistência à proteína C ativada aumentada
- Fator V Leiden heterozigótico ou homozigótico
- Protrombina G20210A heterozigótica ou homozigótica
- Níveis plasmáticos aumentados de homocisteína
- Níveis aumentados de fator VIII
- Presença de anticoagulante lúpico

2. Prioridade intermediária por trombofilia provável

- Atividade da proteína C
- Níveis de antígeno livre da proteína S
- Atividade da protrombina
- Níveis de anticorpos para cardiolipina

3. Prioridade baixa por trombofilia improvável

Desfibrinogenemia
- Níveis de fibrinogênio
- Atividade do fator IX
- Atividade do fator XI
- Homozigosidade para mutação C677T do gene da metileno tetra-hidrofolato redutase (MTHFR)

◀◀

ção, câncer, gravidez e puerpério, utilização de contraceptivos hormonais orais e terapia de reposição hormonal, anticorpos antifosfolípides e os riscos endógenos determinados pelo FVL, protrombina G20210A, hiper-homocisteinemia e altos níveis de fator VIII.

Assim, dentro do conceito de fator de risco, que é uma condição que aumenta o risco em uma certa proporção ou, em outras palavras, que aumenta a probabilidade de indivíduos expostos àquele fator comparado com não expostos, os estados trombofílicos constituem um estado potencial de risco, forte ou fraco, com implicações no entendimento da trombogênese e repercussões no tratamento e no acompanhamento.

A **Tabela 4.13** mostra uma relação de fatores de risco de acordo com sua razão de chance (OR), indicando risco relativo.

Risco cardiovascular

Ageno e colaboradores[70] conduziram uma meta-análise para avaliar a associação entre fatores cardiovasculares de risco e TEV. Foram incluídos 21 estudos de coorte e caso-controle, com um total de 63.552 pacientes. Comparados com indivíduos-controle, o risco (OR, com intervalos de confiança de 95%) para TEV foi o seguinte: de 2,23 (1,68-3,24) para obesidade, 1,51 (1,23-1,85) para hipertensão, 1,42 (1,12-1,77) para diabetes, 1,18 (0,95-1,46) para tabagismo e 1,16 (0,67-2,02) para hiperecolesterolemia. Lipoproteínas de alta densidade foram significativamente mais baixas em pacientes com TEV, ao passo que não houve diferença entre lipoproteínas totais e de baixa densidade. Esses dados permitem concluir que fatores de risco cardiovascular estejam associados com TEV.

▶▶ **TABELA 4.13**

Fatores de risco para tromboembolia venosa

Fatores de risco relacionados com	Paciente	Ambiente/contexto
Fatores de risco fortes (OR > 10)		
• Fratura de quadril ou de pernas		x
• Artroplastia de quadril ou de joelho		x
• Cirurgia geral grande		x
• Traumatismo grave		x
• Lesão da medula espinal		x
Fatores de risco moderados (OR 2-9)		
• Cirurgia artrocópica de joelho		x
• Vias venosas centrais		x
• Quimioterapia		x
• Insuficiência cardíaca ou respiratória crônicas	x	
• Terapia de reposição hormonal	x	x
• Câncer	x	
• Uso de contraceptivos orais	x	x
• Acidente vascular cerebral paralisante	x	
• Gravidez: pós-parto		x
• Tromboembolia venosa prévia	x	
• Trombofilia	x	
Fatores predisponentes fracos (OR < 2)		
• Repouso no leito > 72 horas		x
• Imobilidade prolongada (p. ex., viagens)	x	
• Idade avançada	x	
• Cirurgia laparoscópica		x
• Obesidade	x	
• Gravidez: pré-parto	x	
• Veias varicosas	x	

Fonte: Adaptada de Anderson e Spencer[1] e Torbicki.[71]

Dados tomados no Copenhagen City Heart Study,[72] um estudo de coorte prospectivo de risco cardiovascular em pessoas morando na área de Copenhagen, a partir de 1976 até 2007, demonstraram que de 18.954 pacientes, com seguimento médio de 19,5 anos, representando 60.399 pessoas-ano, 969 indivíduos apresentaram pelo menos 1 episódio de TEV, correspondendo a uma taxa bruta de incidência de 2,69 por 100 pessoas-ano. As variáveis com associação significativa com TEV, em um modelo multivariado ajustado para a idade e época do ano, foram as seguintes: índice de massa corporal, razão de risco (HR; intervalo de confiança de 95%) de ≥ 35 *vs* < 20 = 2,10 (1,39-3,16); tabagismo, HR de ≥ 25 g de tabaco por dia para nunca tabagista = 1,52 (1,15-2,01); gênero, HR de homem *vs* mulher de 1,24 (1,08-1,42); renda familiar, HR de média *vs* baixa de 0,82 (0,70-0,95); pressão sanguínea diastólica, HR de >100 *vs* < 80 mmHg 1,34 (1,08-1,66).

Outros fatores de risco cardiovascular incluindo taxas de colesterol, triglicerídeos e lipoproteínas de alta e baixa densidades e diabetes não foram associados significativamente à TEV.

Becattini e colaboradores[73] realizaram uma revisão sistemática e meta-análise para avaliar o risco de eventos cardiovasculares arteriais em pacientes com TEV não provocada, comparando com pacientes com TEV provocada e em indivíduos-controle. Foram incluídos 17 estudos na revisão sistemática: a incidência de eventos cardiovasculares arteriais foi de 0,46 (0,34-0,59) e 0,35 (0,24-0,49) por pacientes-ano, em pacientes com TEV não provocada e provocada, respectivamente. Seis estudos foram incluídos na meta-análise: o risco de eventos cardiovasculares arteriais pareceu ser maior em pacientes com TEV não provocada com taxa de razão de incidência de 1,87 (1,32-2,65), comparado com controles, e 1,86 (1,19-2,89) comparado com pacientes com TEV provocada.

Fatores de recorrência em tromboembolia venosa

Pacientes com um primeiro episódio de TEV têm reconhecido risco de recorrência. Pacientes com episódios idiopáticos têm maior risco que pacientes com eventos associados a fatores provocadores. Pacientes com FR permanente têm maior risco de recorrência quando comparados com pacientes com FRs transitórios. A identificação e valorização de FRs preditores de recorrência são essenciais para a definição da duração de tratamento de caso-índice e profilaxia secundária. Um elevado número de estudos, com variáveis casuísticas, aborda os aspectos de preditores de recorrência e duração do tratamento, como resumido em Zhu e colaboradores.[74]

Como exemplo, Heit e colaboradores[6] seguiram 1.719 pacientes com 1º episódio de TVP ou TEP durante 25 anos (1966-1990) em Olmsted, Minesota, EUA. Do total de pacientes, 404 desenvolveram recorrência de TEV durante 10.198 pacientes-ano de seguimento. Em análise univariada de razões de risco de potencial preditores de primeira recorrência encontraram os seguintes valores acima de 1 (um), com intervalo de confiança de 95%, para casos com diagnóstico definitivo ou provável de TEV: idade, por década de aumento 1,06 (1,04-1,08); sexo masculino 2,07 (1,60-2,67); peso: IMC 24-30 1,24 (0,91-1,69%) – > 30 1,15 (0,80-1,66); evento incidente com TEP vs TVP apenas 1,15 (0,89-1,48); hospitalização 1,46 (1,08-1,98); institucionalização 1,68 (0,94-3%); insuficiência cardíaca congestiva 1,53 (0,99-2,38); outras cardiopatias 1,53 (1,05-2,24); pneumopatia crônica 1,88 (1,27-2,78%); doença inflamatória intestinal 2,57 (1,06-6,25); nefropatia crônica 2,83 (1,05-7,62); doença neurológica com paresias de extremidades 2,02 (1,24-3,27); cateter venoso central ou marca-passo prévios 2,14 (1,2-3,62); câncer com quimioterapia 7,53 (4,92-13,22); câncer sem quimioterapia 3,16 (2,10-4,75); cirurgia geral 1,22 (0,86-1,75%); cirurgia neurológica 2,59 (1,41-4,75%). Como já citado (Capítulo 2), neste estudo a taxa de risco por 1.000 pessoas-dia (± DP), para a primeira recorrência global de TEV, foi mais alta nos primeiros 6 a 12 meses após o evento incidente, indo de 170 ± 30 eventos em 7 dias para 130 ± 20 eventos em 30 dias, 30 ± 5 eventos em 90 dias, 20 ± 4 eventos em 180 dias, 20 ± 2 eventos em 1 ano, 10 ± 1 eventos em 2 anos, 6 ± 1 eventos em 5 anos e 5 ± 1 eventos em 10 anos.

Dímeros D plasmáticos

A ativação da coagulação conduz à geração de trombina. A trombina liga-se ao domínio central do fibrinogênio e libera fibrinopeptídeos A e B, resultando em monômeros da fibrina e formação de polímeros (rede) da fibrina. Essa rede de fibrina é subsequentemente estabilizada pelo fator XIII ativado pelo processo de coagulação. A plasmina endógena induz à lise das ligações cruzadas dessa rede de fibrina, resultando na formação de vários produtos de degradação das ligações cruzadas de fibrina (PDF), incluindo os dímeros D e fragmentos contendo epítopos dímeros D. Os dímeros D plasmáticos consistem em 2 subunidades idênticas derivadas de 2 moléculas de fibrina. Os dímeros D são um dos mais úteis marcadores sanguíneos de fibrinólise intravascular. Como 2-3% do fibrinogênio plasmático é degradado em fibrina, pequenas quantidades de dímeros D são detectáveis no plasma em indivíduos normais, com uma meia-vida de aproximadamente 8 horas. Os níveis de dímeros D estão elevados em TEV aguda; dímeros D correlacionam-se com o pico do processo trombótico e com o volume da área superficial do coágulo. Níveis de dímeros D podem estar aumentados em

Alguns fatores preditivos de recorrência merecem destaque:

A síndrome de anticorpo antifosfolípide (SAF)[75]
A partir da década de 1980, foi identificada como fator preditivo de aumento do risco de recorrência, com razão de risco de 2,3 a 8,5 em diferentes estudos.[74,76,77] Devido a esse aumento significativo de risco, tem sido recomendado a tromboprofilaxia secundária permanente desde o primeiro episódio de TEV em portadores de SAF.

Gênero
Desde o estudo de Kyrle e colaboradores[78] sabe-se que o risco maior de recorrência de TEV pertence ao sexo masculino. Nesse estudo, que acompanhou 826 pacientes por 36 meses após um episódio inicial espontâneo de TEV e retirada da anticoagulação oral, observou-se recorrência em 20% de homens e em 6% de mulheres, com risco relativo de 3,6 (2,3-5,5; p<0,001). Esse risco permaneceu estável após ajustes para idade, duração do tratamentro, presença ou ausência de episódio sintomático de embolia pulmonar, fator V Leiden, protrombina G20210A e níveis elevados de fator VIII ou IX. Aos 5 anos de acompanhamento, a probabilidade de recorrência foi de 30,3 para homens e de 8,5 para mulheres. Todos os estudos posteriores confirmaram a maior prevalência de recorrência em homens. McRae e colaboradores,[79] em meta-análise envolvendo 15 estudos, demonstraram que o sexo masculino estava associado com aumento de 50% no risco de recorrência, comparado com o sexo feminino, independentemente de o evento índice ser provocado ou não provocado.

Localização anatômica
A **localização anatômica** do caso-índice tem sido relacionada ao risco de recorrência. Quanto mais proximal for o limite superior do trombo inicial, mais alto será o risco de recorrência. Assim, trombos ileofemorais têm maior risco que trombos femorais ou poplíteos.

As possíveis diferenças entre TVP e TEP, em termos de recorrência, têm apresentado dados conflitantes. É importante referir a revisão sistemática de Douketis e colaboradores,[80] na qual foi demonstrado que o tipo inicial de TEV (TVP isolada ou TEP sintomática) estava fortemente associado ao mesmo tipo clínico de recorrência, o que foi confirmado por vários outros estudos.

Trombose venosa residual (TVR)
Trombose venosa residual (TVR), com resolução parcial do trombo venoso frente ao tratamento anticoagulante inicial, parece aumentar o risco de recorrência.

Prandoni e colaboradores,[81] em acompanhamento de 313 pacientes consecutivos com TVP proximal, que receberam tratamento anticoagulante convencional, demonstraram que a razão de risco (HR) para recorrência de TEV foi de 2,34 (1,3-4,4%; p=0,004) em pacientes com TVR comparados com pacientes com precoce recanalização venosa. A incidência cumulativa de resultados normais foi de 38,8% em 6 meses, 58,1% em 12 meses, 69,3% em 24 meses e 73,8% em 36 meses. De 58 pacientes com recorrência de TVP, 41% ocorreu enquanto os pacientes tinham TVR.

Young e colaboradores[82] estudaram prospectivamente 316 pacientes após um episódio inicial, com estudo ultrassonográfico quando da complementação do tratamento convencional. Os pacientes foram divididos em dois grupos: com recuperação completa (45%) e com TVR (55%). A incidência cumulativa foi de 10% em 2 anos e 23% em 5 anos. Pacientes com TVR estiveram em maior risco de recorrência, com HR de 2,2 (1,19 a 4,21; p=0, 012), com persistência de risco em análise multivariada para idade, gênero e presença de câncer (2,8; 1,37-5,72; p=0,005). O risco de morte estava aumentado em pacientes com TVR: razão de risco de 3,9 (1,93-7,71; p<0,005). A maioria das mortes ocorreu devido a câncer (68%), ao passo que 18% morreram de causas vasculares. Houve uma tendência e aumento de mortes por causas vasculares em pacientes com TVR, mas sem significância estatística (HR 4,1; 0,87-19,33; p=0,13).

(continua)

> > (continuação)

Siragusa e colaboradores[83] realizaram estudo prospectivo randomizado acompanhando 258 pacientes com um primeiro episódio de TVP proximal sintomática com 3 meses de anticoagulante oral. Pacientes com TVR foram randomizados para parar ou continuar a anticoagulação oral por 9 meses adicionais, ao passo que os que não apresentaram TVR suspenderam a anticoagulação. Entre os pacientes com TVR, recorrência de TEV ocorreu em 27,2% (15,2/100 pessoas-ano) daqueles que descontinuaram a anticoagulação e em 19,3% (10,1/100 pessoas-ano) daqueles que continuaram a anticoagulação, com HR de 1,58 (IC 0,85-2,93%; p=0,145). Apenas 1,3% (0,63/100 pessoas-ano) de pacientes em TVR tiveram pelo menos uma recorrência. HR ajustada para os que tiveram TVR foi 24,9 (3,4-183,6; p=0,002) comparada com aqueles sem TVR.
A análise dos casos permite constatar que as recorrências não são exclusivamente no mesmo sítio, sendo mais frequentes em outras localizações, o que sugere que a trombose venosa residual é mais um marcador de condição protrombótica do que um fator provocador local.

Fatores de risco cardiovasculares
Fatores de risco cardiovasculares para recorrência de TEV não estão bem-definidos. Não obstante, certos fatores de risco como idade, sobrepeso e obesidade, tabagismo, níveis altos de lipoproteínas plasmáticas, níveis baixos de HDL e diabetes melito têm sido associados também com risco de recorrência.[19,70,74]

qualquer condição envolvida na formação e na degradação da fibrina, como infecções, inflamações, câncer, cirurgia, insuficiência cardíaca, insuficiência renal, síndromes coronarianas agudas, acidente vascular encefálico não lacunar, gravidez e crise falciforme.[84,85]

Desde o início da aplicação prática da determinação dos níveis de dímeros D, a partir do fim da década de 1980, viu-se que esses níveis eram altamente sensíveis, mas pouco específicos para a presença de TEV aguda/ativa em pacientes ambulatoriais. A partir da valorização de um ponto de corte (500 µg/L) poder-se-ia descartar a ocorrência de trombose venosa; além disso, em casos confirmados, os dímeros D retornavam aos valores normais dentro de cerca de 3 meses após uma TVP aguda, na maioria dos pacientes. Assim, uma concentração baixa de dímeros D medida em pacientes com suspeita de evento trombótico poderia ser usada para descartar recorrência, com reflexos nos processos de diagnóstico e na duração do tratamento.[84]

Depois de vários estudos terem confirmado a utilidade da determinação dos dímeros D para avaliar a situação dos pacientes sob tratamento estendido e prolongado (tromboprofilaxia secundária), níveis elevados passaram a ser considerados como fatores ou preditores do risco de recorrência. Níveis elevados de dímeros D são mais marcadores do que fatores provocadores ou facilitadores, já que são produtos da ativação do processo de coagulação-fibrinólise e não sua causa. Porém, como nem todos os pacientes com dímeros D elevados após a suspensão do tratamento têm episódios recorrentes de TEV, o conceito de dímeros D como fator de risco de recorrência de TEV talvez possa ser aceito.

Dímeros D têm sido utilizados para descartar TEV aguda em pacientes com probabilidade clínica baixa nos escores pré-teste (o que será visto em capítulos seguintes) e para decisão quanto à descontinuação do tratamento prolongado após evento-índice. Palareti e colaboradores[86] seguiram por 21 meses 396 pacientes após a descontinuação do tratamento com AVK em um primeiro episódio de TEV (média de 67 anos de idade, 1.989 homens). Dímeros D foram medidos no primeiro dia após a suspensão do anticoagulante (T1), 3 a 4 semanas (T2) e 3 meses (T3). Os dímeros D estavam aumentados em 15,5% (T1), 40,4% (T2) e 46,2% (T3) dos pacientes. No seguimento que totalizou 628,4 anos, foram registradas 40 recorrências, 10,1% de pacientes com 6,4% pacientes-ano de seguimento. Os dímeros D estiveram aumentados em pelo menos ≥ uma mensuração em 28 desses casos, tendo permanecido normais em 11 casos (dímeros D não medidos em 1 caso). O valor preditivo negativo de dímeros D foi de 95,6% (IC 91,6-98,1%) em T3. Apenas 5 recorrências ocorreram em 186 pacientes com dímeros D consistentemente normais.

Palareti e colaboradores[87] realizaram mensuração de dímeros D 1 mês após a descontinuação de AVK empregado pelo menos 3 meses em um primeiro evento de TEV não provocada. Pacientes com dímeros D normais não retomaram o tratamento, ao passo que pacientes com dímeros D anormais (elevados) foram randomicamente divididos em um grupo de retomada do tratamento e outro de manutenção da descontinuação do tratamento. O desfecho foi composto por recorrência de TEV ou sangramento maior, em seguimento médio de 1,4 ano. Os dímeros D estiveram anormais em 223 de 608 pacientes (36,7%). Um total de 18 eventos ocorreu entre 120 pacientes que suspenderam a anticoagulação (15%) comparados com 3 eventos entre 103 pacientes que retomaram a anticoagulação (2,9%), com RH ajustado de 4,26 (1,23-14,6%). Houve recorrência de TEV em 24 de 385 pacientes com dímeros D normais (6,2%). Entre os pacientes que suspenderam a anticoagulação, o HR ajustado para recorrência de TEV, entre indivíduos com níveis normais de dímeros D comparados com aqueles com níveis anormais, foi de 2,27 (1,15-4,46).

Verhovsek e colaboradores[88] conduziram uma revisão sistemática sobre o papel dos dímeros D para predição de recorrência após suspensão da anticoagulação por TEV não provocada. Sete estudos, totalizando 1.888 pacientes foram elegíveis. Em 4.500 pessoas-ano de seguimento, as taxas anuais de recorrência de TEV diferiram com significância estatística: 8,9% (5,8-11,9%) em pacientes com resultados positivos de dímeros D e 3,5 (2,7-4,3) em pacientes com resultados negativos de dímeros D.

Ou seja, o papel dos dímeros D na avaliação do risco e recorrência de TEV parece definitivamente estabelecido.

Geração da trombina

Hron e colaboradores[89] investigaram a relação entre recorrência de TEV e a geração de trombina por meio de um ensaio de coagulação disponível comercialmente. O objetivo era definir um único teste laboratorial que pudesse ser um denominador comum na condição trombofílica multifatorial e pudesse ser útil na determinação de recorrência geral de TEV. Estudaram 914 pacientes com primeiro episódio de TEV, que foram seguidos em média 47 meses após a descontinuação de AVK. 194 pacientes foram excluídos (total de 720 seguidos). A medida da geração de trombina foi realizada entre 3 semanas a 94 meses, com média de 13 meses da descontinuação do AVK. Um segundo teste foi realizado em 319 pacientes com intervalo entre 12-30 meses do 1º teste. Pacientes foram vistos a cada 3 meses no primeiro ano e depois a cada 6 meses. TEV recorreu em 110 pacientes (11%). Pacientes sem recorrências tiveram menores taxas de geração de trombina que pacientes recorrentes: 349 ($\pm$ 108,0) vs 419 ($\pm$ 110,5) nM, respectivamente ($p<0,001$). Comparado com pacientes que tiveram geração de trombina maior do que 400 nM, o risco relativo de recorrência foi de 0,42 (0,26-0,67; $p<0,001$) em paciente com valores entre 400 e 300 nM; para pacientes com valores menores, o RR foi 0,37 (0,21-0,66; $p=0,001$). Após 4 anos, a probabilidade de recorrência foi de 6,5% (4,0-8,9%) entre pacientes com geração da trombina menor do que 400 nM comparada com 20,0% (14,9-25,1%) entre pacientes com valores maiores ($p<0,001$). Não houve diferença estatística significativa entre as duas determinações do pico de geração da trombina ($p=0,67$) com coeficiente de correlação entre as duas medidas de 0,46 ($p<0,001$). Pacientes com geração da trombina menor que 400 nM, representando 2/3 dos pacientes, tiveram 60% menos RR de recorrência do que pacientes com valores maiores (RR 0,40; 0,27-0,60; $p<0,001$).

Conclusão

As relações entre os fatores de risco e a ocorrência de episódios agudos ou recorrentes permite considerar que TEV é, com frequência, uma doença multifatorial, com interação entre fatores hereditários e adquiridos. Em algumas situações é doença poligênica (várias mutações associadas). Em várias ocasiões os fatores provocadores e as condições predisponentes são identificados, e TEV não ocorre, ou seja, pacientes com os mesmos fatores de risco apresentam comportamentos diferentes.

A tromboembolia venosa é reconhecida como doença aguda quando relacionada a um evento provocador contemporâneo temporário, como trauma e cirurgia, ou pode ser considerada como doença crônica quando ocorrer em presença de condição de risco permanente ou for espontânea (sem identificação de fator subjacente). Em outras palavras, TEP com fator provocador temporário é doença aguda e com fator permanente ou sem fator provocador reconhecido é considerada como doença crônica. Pode-se concluir, como

Heit e colaboradores,[18] que entre pacientes de TEV existe um subgrupo no qual TEV é uma doença crônica com exacerbações agudas e outro subgrupo no qual o episódio de TEV é autolimitado, precipitado por uma exposição transitória.

Referências

1. Anderson FA Jr, Spencer FA. Risk factors for venous thromboembolism. Circulation. 2003;107(23 Suppl 1):I9-16.
2. Anderson FA Jr, Wheeler HB, Goldberg RJ, Hosmer DW, Patwardhan NA, Jovanovic B, et al. A population-based perspective of the hospital incidence and case-fatality rates of deep vein thrombosis and pulmonary embolism. The Worcester DVT study. Arch Intern Med. 1991;151(5):933-8.
3. Wheeler HB, Anderson FA Jr, Cardullo PA, Patwardhan NA, Jian-Ming L, Cutler BS. Suspected deep vein thrombosis. Management by impedance plethysmography. Arch Surg. 1982;117(9):1206-9.
4. Heit JA, Mohr DN, Silverstein MD, Petterson TM, O'Fallon WM, Melton LJ 3rd. Predictors of recurrence after deep vein thrombosis and pulmonary embolism: a population-based cohort study. Arch Intern Med. 2000;160(6):761-8.
5. Bell WR, Simon TL, DeMets DL. The clinical features of submassive and massive pulmonary emboli. Am J Med. 1977;62(3):355-60.
6. Goldhaber SZ, Visani L, De Rosa M. Acute pulmonary embolism: clinical outcome in the International Cooperative Pulmonary Embolism Registry (ICOPER). Lancet. 1999;353(9162):1386-9.
7. Samama MM. An epidemiologic study of risk factors for deep vein thrombosis in medical outpatients: the Sirius study. Arch Intern Med. 2000;160(22):3415-20.
8. Goldhaber SZ, Tapson VF. A prospective registry of 5.451 patients with ultrasound-confirmed deep vein thrombosis. Am J Cardiol. 2004;93(2):259-62.
9. Barba R, Zapatero A, Losa JE, Marco J, Plaza S, Canora J, et al. Venous thromboembolism in acutely ill hospitalized medical patients. Thromb Res. 2010;126(4):276-9.
10. Scannapieco G, Ageno W, Airoldi A, Bonizzoni E, Campanini M, Gussoni G, et al. Incidence and predictors of venous thromboembolism in post-acute care patients. A prospective cohort study. Thromb Haemost. 2010;104(4):734-40.
11. Geerts WH, Code KI, Jay RM, Chen E, Szalai JP. A prospective study of venous thromboembolism after major trauma. N Engl J Med. 1994;331(24):1601-6.
12. Geerts WH, Bergqvist D, Pineo GF, Samama CM, Lassen MR, Colwell CW. Prevention of venous thromboembolism: American College of Chest Physicians Evidence-Based Clinical Practice Guidelines (8th edition). Chest. 2008;133(6 Suppl):381S-453S.
13. Lee AY, Levine MN. Venous thromboembolism and cancer: risks and outcomes. Circulation. 2003;107(23 Suppl 1):I17-21.
14. Samama MM, Cohen AT, Darmon JY, Desjardins L, Eldor A, Janbon C, et al. A comparison of enoxaparin with placebo for the prevention of venous thromboembolism in acutely ill medical patients. Prophylaxis in Medical Patients with Enoxaparin Study Group. N Engl J Med. 1999;341(11):793-800.
15. Kleber FX, Flosbach CW, Koppenhagen K. Comparison of the low molecular weight heparin enoxaparin with unfractionated heparin in the prevention of venous thromboembolic events in patients with heart failure NYHA III/IV (PRINCE II study). Circulation. 1999;100 Suppl 1:1-619.
16. Tveit DP, Hypolite IO, Hshieh P, Cruess D, Agodoa LY, Welsh PG, et al. Chronic dialysis have high risk for pulmonary embolism. Am J Kidney Dis. 2002;39(5):1011-7.
17. Samama MM, Simonneau G, Wainstein JP, Devathaire F, Huet Y, Landauer D. Sirius study: epidemiology of risks factors of deep venous thrombosis (DVT) of the lower-limbs, in community practice. Thromb Haemost. 1993;69:763.
18. Heit JA, Silverstein MD, Mohr DN, Petterson TM, O'Fallon WM, Melton LJ 3rd. Risk factors for deep vein thrombosis and pulmonary embolism. Arch Intern Med. 2000;160(6):809-15.
19. Tsai AW, Cushman M, Rosamond WD, Heckbert SR, Polak JF, Folsom AR. Cardiovascular risk factors and venous thromboembolism incidence: the longitudinal investigation of thromboembolism etiology. Arch Intern Med. 2002;162(10):1182-9.
20. Severinsen MT, Kristensen SR, Johnsen SP, Dethlefsen C, Tjønneland A, Overvad K. Anthropometry, body fat, and venous thromboembolism: a Danish follow-up study. Circulation. 2009;120(19):1850-7.
21. Gibbs NM. Venous thrombosis of the lower limbs with particular references to bed-rest. Br J Surg. 1957;45(191):209-36.
22. Warlow C, Ogston D, Douglas AS. Venous thrombosis following strokes. Lancet. 1972;1(7764):1305-6.

23. Scurr JH, Machin SJ, Bailey-King S, Mackie IJ, McDonald S, Smith PD. Frequency and prevention of symptomatic deep-vein thrombosis in long-haul flights: a randomized trial. Lancet. 2001;357(9267):1485-9.
24. Chandra D, Parisini E, Mozzafarian D. Meta-analysis travel and risk for venous thromboembolism. Ann Intern Med. 2009;151(3):180-90.
25. Tsoran I, Saharov G, Brenner B, Barrón M, Valdés V, de la Roca Toda M, et al. Prolonged travel and venous thromboembolism findings from the RIETE registry. Thromb Res. 2010;126(4):287-91.
26. van Stralen KJ, Blom JW, Doggen CJ, Rosendaal FR. Strenuous sport activities involving the upper extremities increase the risk of venous thrombosis of the arm. J Thromb Haemost. 2005;3(9):2110-1.
27. van Stralen KJ, Le Cessie S, Rosendaal FR, Doggen CJ. Regular sports activities decrease the risk of venous thrombosis. J Thromb Haemost. 2007;5(11):2186-92.
28. van Stralen KJ, Rosendaal FR, Doggen CJ. Minor injuries as a risk factor for venous thrombosis. Arch Intern Med. 2008;168(1):21-6.
29. van Stralen KJ, Doggen CJ, Lumley T, Cushman M, Folsom AR, Psaty BM, et al. The relationship between exercise and risk of venous thrombosis in elderly people. J Am Geriatr Soc. 2008;56(3):517-22.
30. Kabrhel C, Varraso R, Goldhaber SZ, Rimm E, Camargo CA Jr. Physical inactivity and idiopathic pulmonary embolism in women: prospective study. BMJ. 2011;343:d3867
31. Milio G, Siragusa S, Minà C, Amato C, Corrado E, Grimaudo S, et al. Superficial venous thrombosis: prevalence of common genetic risk factors and their role on spreading to deep veins. Thromb Res. 2008;123(2):194-9.
32. Decousus H, Quéré I, Presles E, Becker F, Barrellier MT, Chanut M, et al. Superficial venous thrombosis and venous thromboembolism: a large, prospective epidemiologic study. Ann Intern Med. 2010;152(4):218-24.
33. Danilenko-Dixon DR, Heit JA, Silverstein MD, Yawn BP, Petterson TM, Lohse CM, et al. Risk factors for deep vein thrombosis and pulmonary embolism during pregnancy or post partum: a population-based, case-control study. Am J Obstet Gynecol. 2001;184(2):104-10.
34. Venous thromboembolic disease and combined oral contraceptives: results of international multicentre case-control study. World Health Organization Collaborative Study of Cardiovascular Disease and Steroid Hormone Contraception. Lancet. 1995;346(8990):1575-82.
35. Lidegaard Ø, Edström B, Kreiner S. Oral contraceptives and venous thromboembolism: a five-year national case-control study. Contraception. 2002;65(3):187-96.
36. Lidegaard Ø, Løkkegaard E, Svendsen AL, Agger C. Hormonal contraception and risk of venous thromboembolism: national follow-up stydy. BMJ. 2009;339:b2890.
37. Weiss G. Risk of venous thromboembolism with third-generation oral contraceptives: a review. Am J Obstet Gynecol. 1999;180(2 Pt 2):295-301.
38. Vandenbroucke JP, Rosing J, Bloemenkamp KW, Middeldorp S, Helmerhorst FM, Bouma BN, et al. Oral contraceptives and the risk of venous thrombosis. N Engl J Med. 2001;344(20):1527-35.
39. Grodstein F, Stampfer MJ, Goldhaber SZ, Manson JE, Colditz GA, Speizer FE, et al. Prospective study of exogenous hormones and risk of pulmonary embolism in women. Lancet. 1996;348(9033):983-7.
40. Høibraaten E, Qvigstad E, Arnesen H, Larsen S, Wickstrøm E, Sandset PM. Increased risk of recurrent venous thromboembolism during hormone replacement therapy: results of the randomized, double-blind, placebo-controlled estrogen in venous thromboembolism trial (EVTET). Thromb Haemost. 2000;84(6):961-7.
41. Petri M. Epidemiology of the antiphospholipid antibody syndrome. J Autoimmun. 2000;15(2):145-51.
42. Schved JF, Dupuy-Fons C, Biron C, Quére I, Janbon C. A prospective epidemiological study on the occurrence of antiphospholipid antibody: the Montpellier Antiphospholipid (MAP) Study. Haemostasis. 1994;24(3):175-82.
43. Bick RL. Hypercoagulability and thrombosis. Med Clin North Am. 1994;78(3):635-65.
44. Ginsburg KS, Liang MH, Newcomer L, Goldhaber SZ, Schur PH, Hennekens CH, et al. Anticardiolipin antibodies and the risk for ischemic and venous thrombosis. Ann Intern Med. 1992;117(12):997-1002.
45. De Stefano V, Finazzi G, Mannucci PM. Inherited thrombophilia: pathogenesis, clinical syndromes, and management. Blood. 1996;87(9):3531-44.
46. Martinelli I. Risk factors in venous thromboembolism. Thromb Haemost. 2001;86(1):395-403.
47. Rosenberg RD, Aired WC. Vascular-bed-specific hemostasis and hypercoagulability. N Engl J Med. 1999;340(20):1555-64.
48. Rosendaal FR. Risk factors for venous thrombosis: prevalence, risk, and interactions. Semin Hematol. 1997;34(3):171-87.

49. Seligshon U, Luibtsky A. Genetic susceptibility to venous thrombosis. N Engl J Med. 2001; 344(16):1222-31.
50. Thaler E, Lechner K. Antithrombin III deficiency and thromboembolism. Clin Haematol. 1981;10(2):369-90.
51. Bertina RM, Koeleman BP, Koster T, Rosendaal FR, Dirven RJ, de Ronde H, et al. Mutation in blood coagulation factor V associated with resistance to activated protein C. Nature. 1994;369(6475):64-7.
52. Koster T, Rosendaal FR, de Ronde H, Briët E, Vandenbroucke JP, Bertina RM. Venous thrombosis due to poor anticoagulant response to activated protein C: Leiden Thrombophilia Study. Lancet. 1993;342(8886-8887):1503-6.
53. Svensson PJ, Dahlbäck B. Resistance to activated protein C as a basis for venous thrombosis. N Engl J Med. 1994;330(8):517-22.
54. Ridker PM, Glynn RJ, Miletich JP, Goldhaber SZ, Stampfer MJ, Hennekens CH. Age-specific incidence rates of venous thromboembolism among heterozygous carriers of factor V Leiden mutation. Ann Intern Med. 1997;126(7):528-31.
55. Poort SR, Rosendaal FR, Reitsma PH, Bertina RM. A common genetic variation in the 3'-untranslated region of the prothrombin gene is associated with elevated plasma prothrombin levels and an increase in venous thrombosis. Blood. 1996;88(10):3698-703.
56. Margaglione M, Brancaccio V, Giuliani N, D'Andrea G, Cappucci G, Iannaccone L, et al. Increased risk for venous thrombosis in carriers of the prothrombin G-->A20210 gene variant. Ann Intern Med. 1998;129(2):89-93.
57. Margaglione M, Brancaccio V, De Lucia D, Martinelli I, Ciampa A, Grandone E, et al. Inherited thrombophilic risk factors and venous thromboembolism: distinct role in peripheral deep venous thrombosis and pulmonary embolism. Chest. 2000;118(5):1405-11.
58. De Stefano V, Martinelli I, Mannucci PM, Paciaroni K, Chiusolo P, Casorelli I, et al. The risk of recurrent deep venous thrombosis among heterozygous carriers of both factor V Leiden and the G20210Aprothrombin mutation. N Engl J Med. 1999;341(11):801-6.
59. Koster T, Blann AD, Briët E, Vandenbroucke JP, Rosendaal FR. Role of clotting factor VIII in effect of von Willebrand factor on occurrence of deep-vein thrombosis. Lancet. 1995; 345(8943):152-5.
60. Kyrle PA, Minar E, Hirschl M, Bialonczyk C, Stain M, Schneider B, et al. High plasma levels of factor VIII and the risk of recurrent venous thromboembolism. N Engl J Med. 2000;343(7):457-62.
61. van Hylckama Vlieg A, van der Linden IK, Bertina RM, Rosendaal FR. High levels of factor IX increase the risk of venous thrombosis. Blood. 2000;95(12):3678-82.
62. Meijers JC, Tekelenburg WL, Bouma BN, Bertina RM, Rosendaal FR. High levels of coagulation factor XI as a risk factor for venous thrombosis. N Engl J Med. 2000;342(10):696-701.
62. Muellner SK, Haut ER, Streiff MB, Holcomb JB, Cotton BA. ABO blood group as a potential risk factor for venous thromboembolism in acutely injured patients. Thromb Haemost. 2011;105(1):5-13.
63. den Heijer M, Koster T, Blom HJ, Bos GM, Briet E, Reitsma PH, et al. Hyperhomocysteinemia as a risk factor for deep-vein thrombosis. N Engl J Med. 1996;334(12):759-62.
64. den Heijer M, Rosendaal FR, Blom HJ, Gerrits WB, Bos GM. Hyperhomocysteinemia and venous thrombosis: a meta-analysis. Thromb Haemost. 1998;80(6):874-7.
65. Alhenc-Gelas M, Arnaud E, Nicaud V, Aubry ML, Fiessinger JN, Aiach M, et al. Venous thromboembolic disease and the prothrombin, methylene tetrahydrofolate reductase and factor V genes. Thromb Haemost. 1999;81(4):506-10.
66. Williamson D, Brown K, Luddington R, Baglin C, Baglin T. Factor V Cambridge: a new mutation (Arg306-->Thr) associated with resistance to activated protein C. Blood. 1998;91(4):1140-4.
67. Rosendaal FR. Venous thrombosis: a multicausal disease. Lancet. 1999;353(9159):1167-73.
68. Rodeghiero F, Tosetto A. Activated protein C resistance and factor V Leiden mutation are independent risk factors for venous thromboembolism. Ann Intern Med. 1999;130(8):643-50.
69. de Visser MC, Rosendaal FR, Bertina RM. A reduced sensitivity for activated protein C in the absence of factor V Leiden increases the risk of venous thrombosis. Blood. 1999;93(4):1271-6.
70. Ageno W, Becattini C, Brighton T, Selby R, Kamphuisen PW. Cardiovascular risk factors and venous thromboembolism: a meta-analysis. Circulation. 2008;117(1):93-102.
71. Torbicki A. Pulmonary thromboembolic disease. Clinical management of acute and chronic disease. Rev Esp Cardiol. 2010;63(7):832-49.
72. Holst AG, Jensen G, Prescott E. Risk factors for venous thromboembolism: results from the Copenhagen City Heart Study. Circulation. 2010;121(17):1896-903.
73. Becattini C, Vedovati MC, Ageno W, Dentali F, Agnelli G. Incidence of arterial cardiovascular

events after venous thromboembolism: a sistematic review and a meta-analysis. J Thromb Haemost. 2010;8(5):891-7.
74. Zhu T, Martinez I, Emmerich J. Venous thromboembolism. Risk factors for recurrence. Arterioscler Thromb Vasc Biol. 2009;29(3):298-310.
75. Levine JS, Branch DW, Rauch J. The antiphospholipid syndrome. N Engl J Med. 2002;346(10):752-63.
76. Zanon E, Prandoni P, Vianello F, Saggiorato G, Carraro G, Bagatella P, et al. Anti-beta2--glycoprotein I antibodies in patients with acute venous thromboembolism: prevalence and association with recurrent thromboembolism. Thromb Res. 1999;96(4):269-74.
77. de Godoy JM, de Godoy MF, Braile DM. Recurrent thrombosis in patients with deep vein thrombosis and/or venous thromboembolism associated with anticardiolipin antibodies. Angiology. 2006;57(1):79-83.
78. Kyrle PA, Minar E, Bialonczyk C, Hirschl M, Weltermann A, Eichinger S. The risk of recurrent venous thromboembolism in men and women. N Engl J Med. 2004;350(25):2558-63.
79. McRae S, Tran H, Schulman S, Ginsberg J, Kearon C. Effect of patient's sex on risk of recurrent venous thromboembolism: a meta-analysis. Lancet. 2006;368(9533):371-8.
80. Douketis JD, Kearon C, Bates S, Duku EK, Ginsberg JS. Risk of fatal pulmonary embolism in patients with treated venous thromboembolism. JAMA. 1998;279(6):458-62.
81. Prandoni P, Lensing AW, Prins MH, Bernardi E, Marchiori A, Bagatella P, et al. Residual venous thrombosis as a predictive factor of recurrent venous thromboembolism. Ann Intern Med. 2002;137(12):955-60.
82. Young L, Ockelford P, Milne D, Rolfe-Vyson V, Mckelvie S, Harper P. Post-treatment residual thrombus increases the risk of recurrent deep vein thrombosis and mortality. J Thromb Haemost. 2006;4(9):1919-24.
83. Siragusa S, Malato A, Anastasio R, Cigna V, Milio G, Amato C, et al. Residual vein thrombosis to establish duration of anticoagulation after a first episode of deep vein thrombosis: the Duration of Anticoagulation based on Compression UltraSonography (DACUS) study. Blood. 2008;112(3):511-5.
84. Bounameaux H, de Moerloose P, Perrier A, Miron MJ. D-dimer testing in suspected venous thromboembolism: an update. QJM. 1997;90(7):437-42.
85. Kelly J, Rudd A, Lewis RR, Hunt BJ. Plasma D--dimers in the diagnosis of venous thromboembolism. Arch Intern Med. 2002;162(7): 747-56.
86. Palareti G, Legnani C, Cosmi B, Guazzaloca G, Pancani C, Coccheri S. Risk of venous thromboembolism recurrence: high negative predictive value of D-dimer performed after oral anticoagulation is stopped. Thromb Haemost. 2002;87(1):7-12.
87. Palareti G, Cosmi B, Legnani C, Tosetto A, Brusi C, Iorio A, et al. D-dimer testing to determine the duration of anticoagulant therapy. N Engl J Med. 2006;355(17):1780-9.
88. Verhovsek M, Douketis JD, Yi Q, Shrivastava S, Tait RC, Baglin T, et al. Systematic review: D--dimer to predict recurrent disease after stopping anticoagulant therapy for unprovoked venous thromboembolism. Ann Intern Med. 2008;149(7):481-90.
89. Hron G, Kollars M, Binder BR, Eichinger S, Kyrle PA. Identification of patients at low risk for recurrent venous thromboembolism by measuring thrombin generation. JAMA. 2006; 296(4):397-402.

Leituras recomendadas

Bauer KA. The thrombophilias: well-defined risk factors with uncertain therapeutic implications. Ann Intern Med. 2001;135(5):367-73.

Lee AY, Levine MN, Baker RI, Bowden C, Kakkar AK, Prins M, et al. Low-molecular-weight heparin versus a coumadin for the prevention of recurrent venous thromboembolism in patients with cancer. N Engl J Med. 2003;349(2):146-53.

Lowe G, Woodward M, Vessey M, Rumley A, Gough P, Daly E. Thrombotic variables and risk of idiopathic venous thromboembolism in women aged 45-64 years. Relationship to hormone replacement therapy. Thromb Haemost. 2000;83(4):530-5.

White RH. The epidemiology of venous thromboembolism. Circulation. 2003;107(23 Suppl 1):I4-8.

Zanon E, Prandoni P, Vianello F, Saggiorato G, Carraro G, Bagatella P, Girolami A. Anti-beta2-glycoprotein I antibodies in patients with acute venous thromboembolism: prevalence and association with recurrent thromboembolism. Thromb Res. 1999; 96: 269-74.

Zhu T, Martinez I, Emmerich J, Venous thromboembolism. Risk factors for recurrence. Arterioscler Thromb Vasc Biol 2009; 29:298-310.

5

FISIOPATOLOGIA

A circulação pulmonar é um sistema de baixa pressão intravascular e de baixa resistência ao fluxo de sangue. A perfusão pulmonar é movida por uma diferença entre a pressão arterial pulmonar (PAP) e a pressão do átrio esquerdo (PAE). A PAP é cerca de 1/7 da pressão aórtica, ao passo que a resistência vascular pulmonar (RVP) é menos de 10% da resistência vascular sistêmica (RVS). Isso favorece a principal função da circulação pulmonar, que é respiratória, e leva o sangue para a as trocas gasosas alveolocapilares sem riscos de extravasamento de líquido para o interstício e também favorece o desempenho do ventrículo, que propele todo o débito cardíaco para uma única rede vascular com baixo custo energético.[1,2]

O volume de sangue na circulação pulmonar é de de 500 mL, correspondendo a 10% da volemia. O fluxo sanguíneo pulmonar tem um padrão marcadamente pulsátil. A alternância entre a sístole e a diástole ventricular direitas, a proximidade entre a pressão média da artéria pulmonar (PMAP) e a pressão arterial de pulso (PP: pressão de pico sistólico menos pressão diastólica) e a elasticidade dos vasos pulmonares fazem com que as pressões vasculares e a velocidade do fluxo oscilem de forma complexa com o fluxo instantâneo, variando de máximo no meio da sístole a zero ao redor da diástole. Cerca de 30% da energia gerada pelo ventrículo direito (VD) é gasta na aceleração da coluna de sangue na circulação pulmonar; 2/3 da pressão de pulso é dissipada como energia cinética, para vencer as forças inerciais e elásticas na árvore arterial pulmonar. No segmento capilar, a pressão de pulso é de 5-6 mmHg, e o fluxo é pulsátil.[2,3]

A PMAP é determinada pelo débito cardíaco/fluxo sanguíneo pulmonar, pela RVP e pela pressão venocapilar (como expressão da pressão do átrio esquerdo ou da pressão diastólica final do ventrículo esquerdo). A RVP recebe a influência direta do raio do leito vascular pulmonar. A pressão sistólica do ventrículo direito (PSVD) é determinada basicamente por seu estado contrátil do ventrículo direito.[1,2]

A vasculatura arterial pulmonar consiste em grandes artérias elásticas (diâmetro externo > 1.000 μm) e pequenas artérias musculares (100-150 μm). Na periferia do pulmão coexistem artérias musculares, parcialmente musculares e não musculares, arteriolas (< 100 μm) e ampla rede capilar (endotelial) com cerca de 70-100 m². Os ramos maiores da artéria pulmonar seguem o padrão de distribuição da árvore brônquica. Na região pré-acinar o número de artérias pulmonares é muito maior que o número de vias aéreas. São as chamadas artérias supranumerárias, que não acompanham os ramos das vias aéreas. Essas artérias, que se dividem com rapidez para suprir o leito capilar nas paredes alveolares e não tomam curso mais longo para chegar ao centro das unidades respiratórias, oferecem uma circulação colateral, de certa forma análoga à ventilação colateral entre os ácinos.[4,5]

São funções não respiratórias da circulação pulmonar ser ponte entre as cavidades direita e esquerda do coração, reservatório volêmico de sangue, filtro sanguíneo em seu território arteriolocapilar, oferecer regulação térmica, ser emunctório de substâncias voláteis, sediar comandos neurológicos reflexos e desenvolver funções neuroendócrinas.

O pulmão dispõe de uma circulação brônquica de origem sistêmica, que nutre os brônquios desde a carena até os bronquíolos respiratórios, e dá ramos para suprir artérias pulmonares (*vasa vasorum*), pleura e linfonodos mediastinais. As artérias brônquicas, cujo fluxo é cerca de 1% do fluxo arterial pulmonar, originam-se da aorta, mais frequentemente de um tronco intercostobronquial à direita, e separadamente de 1 a 2 artérias brônquicas à esquerda. As veias dos grandes brônquios drenam no sistema da ázigos. As veias dos brônquios intrapulmonares e bronquíolos (70% do fluxo sanguíneo brônquico) unem-se com as veias pulmonares e drenam no átrio esquerdo, constituindo-se no maior componente da mistura venosa direita-esquerda fisiológica. O suprimento arterial brônquico para os bronquíolos forma uma anastomose em nível capilar com a circulação pulmonar. Também há anastomoses arteriais broncopulmonares. Quando houver elevação da pressão do átrio esquerdo, como em insuficiência cardíaca congestiva, o fluxo brônquico é redirecionado do trajeto bronquial e bronquiolar para os grandes vasos brônquicos, aumentando a drenagem no átrio direito. A circulação brônquica tem potencial angiogênico, com a reparação de lesões pulmonares suprida por vasos que brotam da microcirculação brônquica. Outras funções da circulação brônquica são absorção e remoção de substâncias inaladas e de mediadores locais e condicionamento do ar inspirado.[2]

A tromboembolia pulmonar, produzindo obstrução na circulação arterial pulmonar aguda, subaguda ou crônica, parcial ou total, conduz a respostas fisiológicas centradas na circulação pulmonar e reflexos na função pulmonar, na ventilação alveolar, no intercâmbio de gases e em outros aspectos funcionais, incluindo a circulação brônquica.[6,7]

As consequências agudas e evolutivas de um episódio de tromboembolia pulmonar (TEP) aguda dependem da carga embólica – única ou recorrente – de substrato anatômico e funcional pulmonar (ausência ou presença de doença cardíaca e pulmonar importante o suficiente para influir na circulação pulmonar – doença cardiopulmonar/DCP), capacidade de reflexos neuro-humorais, liberação de mediadores farmacológicos vasoativos e duração do episódio tromboembólico. O espectro clínico de possibilidades de um episódio agudo vai de sintomas inespecíficos, desconforto intenso, choque, parada cardiorrespiratória até morte súbita, paralelizando a repercussão hemodinâmica.[6,7]

Modificações fisiopatológicas em um episódio de TEP aguda

A análise do quadro fisiopatológico próprio de uma obstrução aguda da circulação pulmonar pressupõe um episódio embólico com magnitude de gerar respostas funcionais em ausência de DCP. As principais consequências imediatas decorrentes da resposta hemodinâmica e das repercussões na mecânica pulmonar e na ventilação são as seguintes:[6-20]

- Consequências hemodinâmicas
    - Redução da área transversa do leito arterial pulmonar: decorrência direta de obstrução embólica e vasoconstritiva
    - Aumento da resistência vascular pulmonar (RVP): decorrente da redução do leito arterial
    - Aumento da pressão arterial pulmonar: resposta pressórica do ventrículo direito e aumento da RVP
    - Sobrecarga do coração direito – aumento da pós-carga do VD: decorrentes do aumento da RVP e da hipertensão pulmonar (HP)
    - Insuficiência VD: dilatação, aumento da pós-carga, isquemia
    - Prejuízo da função do ventrículo esquerdo: interdependência entre VD e VE

- Consequências pulmonares e ventilatórias
    - Aumento do espaço morto respiratório: ventilação de unidades não perfundidas pela obstrução embólica
    - Pneumoconstrição: redução de volume do sangue, broncoconstrição por hipocapnia ou mediadores, hipoventilação regional, atelectasia
    - Hipoxemia: aumento do espaço morto fisiológico – desvio direita/esquerda, desigualdade ventilação/perfusão – baixa saturação do sangue venoso misto – atelectasia, edema e edema de reperfusão
    - Hipocapnia/alcalose respiratória: hiperventilação reflexa e compensatória do aumento de espaço morto, da hipoxemia e do desequilíbrio V/Q
    - Aumento da resistência aérea: pneumoconstrição e broncoconstrição
    - Redução da complacência pulmonar: redução do surfactante, edema e hemorragia alveolares, atelectasias
    - Perda do surfactante alveolar: redução da perfusão alveolar e de substratos
    - Redução da capacidade de difusão (DLCO): redução de áreas de intercâmbio de gases

A **Figura 5.1** sintetiza essas anormalidades.

A anormalidade hemodinâmica mais frequente com TEP, em pacientes sem DCP prévia, é a hipoxemia arterial sistêmica, que pode ocorrer como única manifestação de TEP quando a obstrução é ≤ 25%. Cerca 10% de casos de TEP não têm hipoxemia. Pode haver alguma correlação entre PaO_2 e extensão da obstrução com a PMAP. Evidências experimentais sugerem que em alguns casos o débito cardíaco pode se elevar em resposta à hipoxemia, mediado por um acentuado aumento na descarga cardíaca simpática ou por venoconstrição.

A segunda mais frequente anormalidade após TEP é hipertensão pulmonar (HP). HP tem sido encontrada em até 70% dos casos relatados em séries com exame hemodinâmico e se correlaciona bem com grau de obstrução. Em ausência de DCP prévia (isto é, com circulação pulmonar normal), HP pode ser esperada após 25-30% de obstrução da vasculatura pulmonar.

Em estudos experimentais, com cateterização e obstrução por balão da artéria pulmonar, HP não ocorre até que 50% das artérias pulmonares sejam obstruídas. Em TEP clínica sem DCP, o mapeamento cinegráfico e a arteriografia têm mostrado que valores de obstrução acima de 25-30% desencadeiam HP, dependendo da hipoxemia e da localização de trombos em vasos pequenos (vasos de resistência). Liberação de mediadores vasoconstritivos podem desempenhar uma função adicional na produção de HP. Pressão do átrio direito (PAD) é com menor frequência elevada e, em geral, requer obstrução embólica de 30-35% e PMAP ≥ 30 mmHg. Redução do débito cardíaco (DC, também expressado como índice cardíaco-IC) é observada com menos frequência, e quando associada com TEP deve corresponder com obstrução mais extensa > 40-50% e com elevação das pressões de enchimento do VD.

Consequências hemodinâmicas

A tromboembolia pulmonar provoca uma série de consequências hemodinâmicas imediatas e inter-relacionadas, proporcionais à magnitude de obstrução do leito arterial pulmonar. O melhor modelo para entendimento do que pode acontecer durante a TEP aguda é a sequência de eventos de uma TEP maciça, pressupondo-se normalidade da cir-

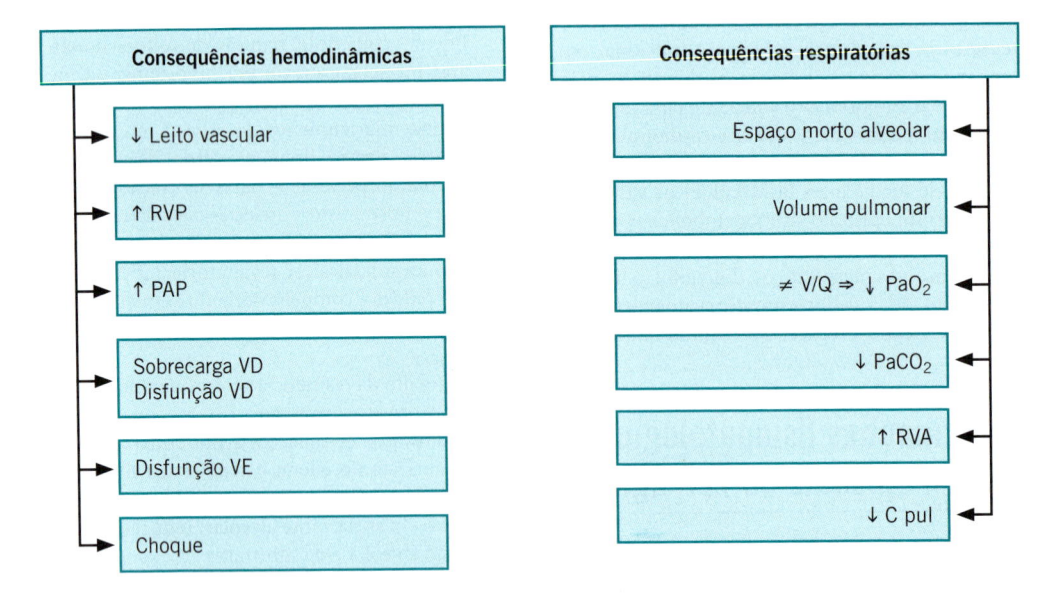

Figura 5.1 Tromboembolia pulmonar aguda: resumo das consequências fisiopatológicas imediatas.
Fonte: Adaptada de Moser[6] e Elliot.[12]

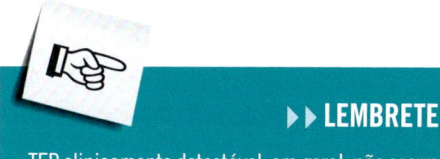

> ▶▶ **LEMBRETE**
>
> TEP clinicamente detectável, em geral, não ocorre sem depressão da PaO2 sistêmica. Uma vez que se demonstre obstrução de 25 a 30% é provável a ocorrência de HP.

culação pulmonar anterior ao evento tromboembólico:

- redução da secção transversal do leito arterial pulmonar, o que resulta em aumento da resistência vascular pulmonar (RVP);
- aumento da pressão do VD e da PAP;
- aumento da pós-carga e do trabalho do ventrículo direito;
- dilatação do VD;
- redução do fluxo de saída do VD;
- redução da pré-carga do ventrículo esquerdo (VE);
- redução do DC, com resultante hipotensão e hipoperfusão sistêmicas.

A sobrecarga pressórica do VD pode levar a sua dilatação aguda, hipocinesia da parede livre, regurgitação tricúspide e finalmente insuficiência ventricular direita. A dilatação do VD causa desvio do septo interventricular para a esquerda (dependência interventricular). A contração ventricular direita continua a despeito de o ventrículo esquerdo iniciar sua relaxação de fim de sístole (dissociação mecânica). O septo interventricular achata-se durante a sístole e então abaula-se em direção ao ventrículo esquerdo, o que caracteriza movimento septal paradoxal, distorcendo a morfologia circular da cavidade ventricular esquerda. Tem-se, então, um prejuízo diastólico ventricular esquerdo, decorrente de deslocamento septal, redução de distensibilidade ventricular e redução do enchimento diastólico do VE. A limitada distensibilidade do pericárdio contribui para disfunção diastólica.

O aumento da pós-carga e do trabalho provocam um incremento no consumo de oxigênio pelo VD, sendo que o fluxo arterial miocárdico não acompanha esse aumento da demanda. A redução da pressão na aorta decorrente do baixo débito sistêmico, o aumento da pressão subendocárdica no VD e a compressão da artéria coronária direita levam à isquemia do VD, com resultante disfunção mecânica e insuficiência, paralelamente ao risco de infarto. Marcadores de lesão isquêmica e de microinfartos no ventrículo direito, como a elevação de troponina, e de sobrecarga ventricular direita, como a elevação de peptídeos natriuréticos do tipo B, são expressões desses eventos fisiopatológicos. (As **Figuras 5.2** e **5.3** resumem as alterações fisiopatológicas circulatórias de um evento tromboembólico maciço.)

Assim, a TEP maciça pode levar ao *cor pulmonale* agudo. O termo *cor pulmonale* agudo foi introduzido por McGinn e White, em 1935,[21] descrevendo 9 casos de TEP maciça nos quais o Dx foi confirmado *post mortem* ou por embolectomia pulmonar; eles constataram choque e dilatação da artéria pulmonar e das cavidades direitas do coração. A expressão *cor pulmonale* agudo foi utilizada para diferenciar do *cor pulmonale* crônico devido ao progressivo aumento de hipertrofia do ventrículo direito em várias doenças pulmonares.

Pressões e obstrução vascular

Pressões arteriais pulmonares normais

Kovacs e colaboradores,[22] em revisão sistemática de estudos hemodinâmicos por cateterização do coração direito em indivíduos sadios, reuniram dados de 1.187 indivíduos em 47 estudos em 13 países. Demonstraram que a média da pressão sistólica da artéria pulmonar (PSAP) era de 20,8 ± 4,4, e a média da PMAP de 14,0 ± 3,3 mmHg. Cálculo dos limites superiores (LS) foi de 29,6 mmHg para PSAP e de 20,6 mmHg para PMAP. Não houve diferença entre gênero e etnias, apenas em idade. Para a PMAP < 30 anos teve-se 12,8 ± 3,1 mmHg (LS 19) e em ≥ 50 anos 14,7 ± 4,0 mmHg (LS em 22,7 mmHg). Durante o exercício leve, a PMAP aumentou significativamente nos indivíduos ≥ 50 anos (29,4 ± 8,4 mmHg com LS atingindo 46,2 mmHg). Em resumo, em indivíduos adultos sadios o limite da PMAP em repouso é de 20 mmHg e o da PSAP é de 30 mmHg; durante o exercício leve podem ser geradas pressões médias maiores, mas inferiores a 50 mmHg.

Em pacientes sem DCP prévia, mesmo em TEP maciça, a PSAP raramente excede os 60 (≤ 70) mmHg

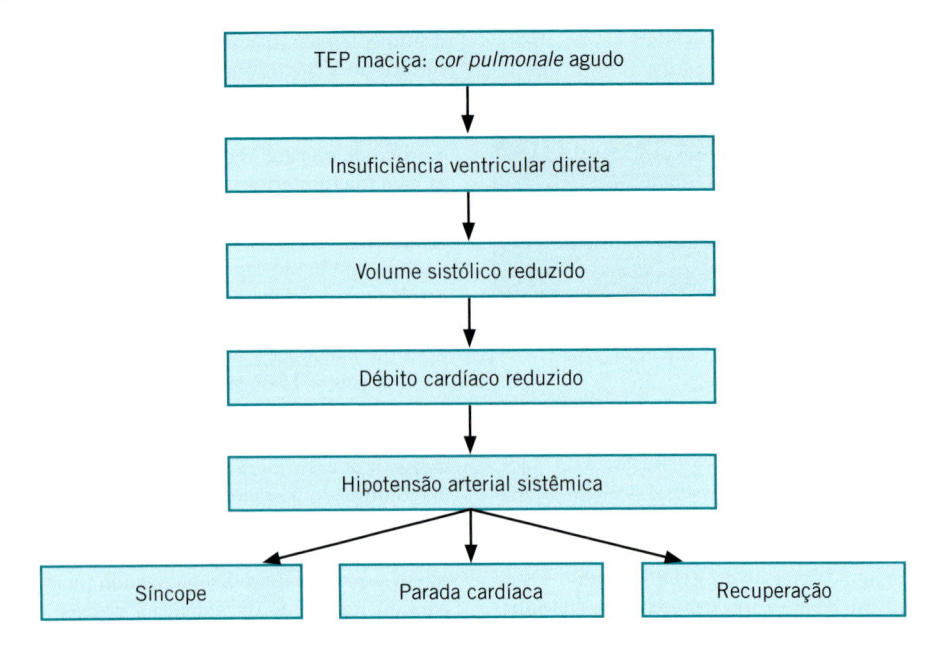

```
TEP maciça: cor pulmonale agudo
          ↓
Insuficiência ventricular direita
          ↓
Volume sistólico reduzido
          ↓
Débito cardíaco reduzido
          ↓
Hipotensão arterial sistêmica
     ↙      ↓      ↘
Síncope  Parada cardíaca  Recuperação
```

Figura 5.2 Cor pulmonale agudo em pacientes sem doença cardiopulmonar prévia.
Fonte: Adaptada de Dalen.[9]

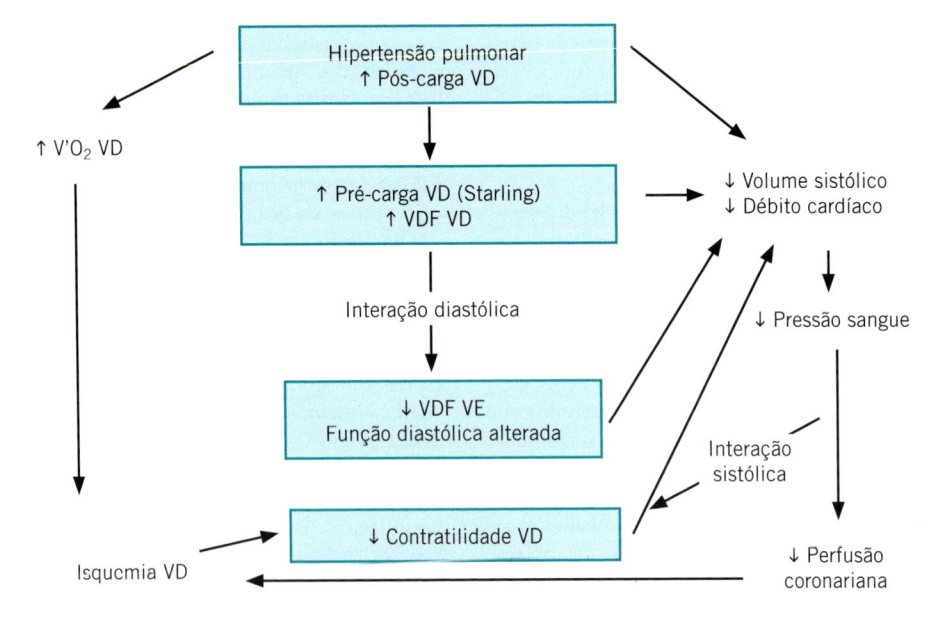

```
                    Hipertensão pulmonar
                    ↑ Pós-carga VD
                         ↓
↑ V'O₂ VD          ↑ Pré-carga VD (Starling)    →   ↓ Volume sistólico
                    ↑ VDF VD                         ↓ Débito cardíaco
                         ↓
                   Interação diastólica                ↓ Pressão sangue
                         ↓
                    ↓ VDF VE
                    Função diastólica alterada
                                              Interação sistólica
                         ↓
                    ↓ Contratilidade VD           ↓ Perfusão coronariana
    Isquemia VD
```

Figura 5.3 Fisiopatologia da insuficiência cardíaca em hipertensão pulmonar grave.
Fonte: Adaptada de Naeije e Dorfmüller.[23]

(cateterismo), que é, então, o limite de pressão que pode ser gerado pelo miocárdio direito normal. Nesse ponto, o VD se dilata, a pressão diastólica final do ventrículo direito (PDFVD) e a PAD aumentam; o volume sistólico do VD e o DC diminuem, e ocorre hipotensão sistêmica.

Em pacientes previamente hígidos, a PAP apenas aumenta de forma significativa com obstruções acima de 50% do leito arterial pulmonar. Quando a obstrução se aproxima de 75% do leito vascular, o VD precisa gerar uma PSAP acima de 60-70 mmHg e uma PMAP superior a 40 mmHg (duas vezes o limite superior do normal) para manter a perfusão pulmonar. Como o VD normal é incapaz de gerar e manter essas pressões em resposta a um evento agudo, o resultado é a sua falência. Assim, quando a PSAP exceder 60-70 mmHg (o valor máximo que pode ser gerado pelo ventrículo direito normal é ≤ 70 mmHg) e a PMAP exceder 40 mmHg, com qualquer nível de obstrução embólica aguda, deve-se suspeitar que exista hipertrofia ventricular direita prévia.

Em paciente com circulação pulmonar normal, a RVP é proporcional à extensão da obstrução embólica. Quando a obstrução vascular pulmonar alcança 40%, a RPV está entre 200-400 dinas.s.cm^{-5}. Quando a obstrução excede 40%, a RVP atinge os níveis mais altos. Uma RVP de 800 dinas aproxima-se do valor mais alto que pode ser visto em TEP aguda e do máximo visto em pacientes com obstrução maciça.

Alguns exemplos

Miller e Sutton[15] estudaram 23 pacientes entre 14 e 64 anos, 21 em doença cardiopulmonar de base com TEP aguda maciça. Embolectomia foi realizada em 12 pacientes e trombólise farmacológica em 11, com sucesso em todos os casos. Os valores obtidos foram os seguintes: a PSAP foi 38,4 ± 6,8 (entre 26-57) mmHg; a PMAP foi 26,6 ± 4,7 (entre 15-35) mmHg; a PAD foi 9,2 ± 4,7 mmHg; a PDFVD 11,5 ± 4,9 mmHg; a PaO$_2$ foi de 86,4 ± 11,2 mmHg. Ou seja, todos os pacientes com TEP aguda maciça tiveram PSAP < 60 mmHg e PMAP < 40 mmHg.

Kasper e colaboradores[24] estudaram 47 pacientes consecutivos com TEP aguda. A PMAP foi considerada anormal ≤ 20 mmHg e correspondente à HP > 20 mmHg. A TEP maciça subaguda, que inclui casos de TEP crônica, apresentou PMAP > 40 mmHg e PSAP > 70 mmHg. Foi considerada HP presente em TEP se VRT > 2,5 m/s (≈ > 25 mmHg), espessura da parede livre do VD > 5 mm e dilatação de VD > 30 mm. Em casos de TEP subaguda maciça, a parede do VD sempre excedeu 5 mm e a VRT foi > 3,7 m/s.

Estudos experimentais têm demonstrado que, em oclusões de 25-30% do leito vascular pulmonar, o aumento da PAP é maior do que se esperaria para a magnitude da obstrução mecânica. Essa desproporção é associada à liberação de mediadores neuro-humorais. A serotonina e o tromboxane A$_2$ (TxA$_2$) são provavelmente os dois vasoconstritores mais importantes nos eventos tromboembólicos agudos. A elevação dos níveis séricos desses vasoconstritores acompanha a queda do número de plaquetas circulantes, sugerindo que sua origem pode ser da agregação plaquetária resultante do fenômeno tromboembólico. O bloqueio experimental do TxA$_2$, por meio da inibição da ciclo-oxigenase por indometacina e ibuprofeno, provoca uma redução da PAP e diminui a hipoxemia associada à embolia pulmonar. A trombina tem sido também identificada como indutora de vasoconstrição, com participação de espécies reativas de oxigênio (estresse oxidativo). Especula-se que pelo menos nos estágios iniciais da TEP, em indivíduos com pulmões previamente hígidos, a vasoconstrição pulmonar pode ser a maior responsável pelo comprometimento hemodinâmico em razão do aumento da RVP, provocada pelo incremento na redução do leito vascular.[25,26]

Em casos de TEP submaciça em pacientes sem doença cardiovascular prévia, pode haver aumento do débito cardíaco. Esse aumento é devido principalmente ao aumento do volume sistólico, consequente ao aumento do tono simpático, da vasoconstrição sistêmica e do aumento do retorno venoso que acompanham a hipoxemia.

Ecocardiografia Doppler

Como triagem não invasiva, o exame ecocardiográfico Doppler (ED) estima a PSAP pela determinação da velocidade de regurgitação tricúspide na sístole ventricular direita (equação simplificada de Bernoulli PVD = 4 VT^2 + PAD); a pressão sistólica do ventrículo direito, que é a estimativa primária, é praticamente igual à pressão sistólica da artéria pulmonar, em ausência de estenose pulmonar. A velocidade de regurgitação tricúspide normal é de 2,0-2,5 m/s, estando presente em mais de 75% dos adultos hígidos.[24,27-32]

A **Tabela 5.1** mostra a estimativa de pressão do átrio direito pelo ecocardiograma Doppler, que participa do cálculo da pressão sistólica do ventrículo direito, geralmente correspondente à pressão sistólica da artéria pulmonar.

McQuillan e colaboradores,[30] em estudo com 3.790 indivíduos normais de 1 a 89 anos (2.432 mulheres), a média da PSAP foi de 28,3 ± 4,9 mmHg (IC 95%, 18,7-37,9%), com o pico de gradiente transtricúspide (GTT) correspondendo à velocidade de regurgitação tricúspide de 2,64 $m.s^{-1}$ [+ PAD = 10 mmHg] e com variação entre 15 e 57 mmHg em repouso. Em 344 indivíduos entre 50 e 59 anos, a PSAP (95%) foi de 21,0 a 40,6 mmHg para homens e de 22,2 a 39,4 para mulheres. Em 199 indivíduos ≥ 60 anos, a PSAP foi de 21,2 a 43,6 para homens e de 20,5 a 42,1 mmHg para mulheres. Uma PSAP > 40 mmHg foi encontrada em 6% de indivíduos sadios > 50 anos e em 5% indivíduos sadios com IMC > 30 kg/m^2. Foram preditores de PSAP > 30 mmHg (limite superior da normalidade) os seguintes fatores: idade > 50 anos OR 2,69 (2,24-3,23); IMC > 30 kg/m^2 OR 1,67 (1,34-2,07); espessura da parede posterior do ventrículo esquerdo > 9 mm OR 1,54 (1,30-1,82); e sexo masculino OR 1,27 (1,09-1,48) (p<0,01 para todos). Assim, usando-se a ED para triagem diagnóstica de HP, o ponto de corte de PSAP é de 40 mmHg, podendo ser um pouco superior em indivíduos obesos e naqueles acima de 50 anos de idade.[31,32]

Em casos de hipertensão arterial pulmonar crônica, PSAP entre 40-50 mmHg, com velocidade de regurgitação da válvula tricúspide entre 3,0-3,5 m/s, (gradiente transtricúspide ≥ 30 mmHg) e um tempo de aceleração do jato sistólico direito entre 80 e 100 m/s (normal ≥ 120 m/s), corresponde à HP leve. Pode-se igualmente estimar a PMAP por ecodopplercardiograma, de uso menos difundido, por menor acurácia.

Ribeiro e colaboradores[31] estudaram 126 pacientes consecutivos com TEP aguda, examinados por ED no momento do diagnóstico e em acompanhamento de 12 meses. PSAP > 30 mmHg foi observada em 96 pacientes (76%). Em 115 pacientes, a média foi mais alta nos que morreram durante a hospitalização do que nos que sobreviveram no mesmo período: 57 ± 17 vs 47 ± 14 mmHg. Em morte cumulativa manteve-se a diferença: 53 ± 16 vs 47 ± 15 mmHg.

Ribeiro e colaboradores[32] estudaram parâmetros hemodinâmicos em 78 pacientes com TEP aguda com registros na admissão e na evolução. Regurgitação tricúspide esteve presente em 70 pacientes. Os pacientes foram divididos em 2 grupos: Grupo I PSAP ≤ 30 mmHg ou não detectada, com 44 pacientes; Grupo II PSAP > 30 mmHg em 34 pacientes. Descobriram que, em termos hemodinâmicos, os pacientes têm uma fase inicial dinâmica, com variação das pressões, e uma fase estável, a partir de 30 dias em 90% dos pacientes. As variáveis associadas com HP persistente e disfunção do VD (por análise de regressão logística múltipla) foram: idade > 70 anos (4,1 1,4-12,9); PSAP > 50 mmHg 3,3 (1,2-9,4) e insuficiência cardíaca congestiva 0,9 (0,2-4,1). Em 73 pacientes, na comparação de 1 mês de seguimento e taxa de mortalidade em 5 anos, a média da PSAP dos pacientes que foram a óbito para os que sobreviveram foi de 40 ± 13 vs 31 ± 1 mmHg (p=0,05). Nesse estudo, o risco de mortalidade foi calculado em 3 vezes mais para pacientes com PSAP 50 mmHg ao diagnóstico.

O estudo de Perrot e colaboradores[33] sobre a persistência de HP após TEP aguda, em 17 pacientes consecutivos sem doença cardiopulmonar significativa ou câncer, após ≥ 12 semanas de anticoagulação, confirmou a relevância de 50 mmHg como ponto e corte de risco. Pacientes foram considerados com HP, se a PSAP era ≥ 35 mmHg, e foram divididos em grupos de 35-40 mmHg, 41-50 mmHg e > 50 mmHg. O estudo demonstrou que pacientes com PSAP > 50 mmHg após o tratamento padronizado inicial têm alto risco de persistência de HP, ao passo que pacientes entre 35-50 mmHg oferecem risco em situação de recorrência de TEP.

Goldhaber[29] revisando o papel da ecocardiografia Doppler, no manejo da TEP considerou que a ED não é recomendada como teste de imagens de rotina na suspeita de TEP, mas é útil na identificação de pacientes com TEP que possam ter pior prognóstico e em forma seriada no seguimento ao tratamento e nas suas eventuais consequências hemodinâmicas.

Achados anormais no ED:

- hipocinesia e dilatação de VD, associadas a desvio septal para a esquerda; à razão das áreas diastólicas finais de VD:VE > 0,6 limite superior ao normal (LSN), associadas a aumento do átrio direito e velocidade da regurgitação tricúspide;

- aplanamento septal e movimentação septal paradoxal: a contração do VD continua após o início do relaxamento do VE no final da sístole, dessa forma o septo interventricular protubera em direção ao VE;
- diminuição da capacidade diastólica do VE, com diferença reduzida na área ventricular durante diástole e sístole, indicando baixa fração de ejeção (com reflexos no débito cardíaco) devido ao deslocamento septal e reduzida distensibilidade do VE durante a diástole;
- visualização direta do trombo apenas se o êmbolo é grande o suficiente e localizado em região central, mais facilmente visto em ED transesofágica (ETE);
- hipertensão pulmonar detectada pela velocidade do fluxo no trato de saída do VD: encurtamento do tempo de aceleração com o pico de velocidade perto do início da ejeção; curva de ejeção bifásica, com redução na velocidade no meio da sístole;
- hipertrofia do VD: aumento leve da espessura da parede ventricular direita, frequentemente com 6 mm, sendo de 4 mm o LSN; visualização da trabeculação dos músculo ventricular direito;
- patência do forame oval, quando a pressão do AD excede a pressão do AE; pode causar piora de hipoxemia ou AVE;
- hipertensão sistólica da artéria pulmonar, pela hipertensão sistólica do VD; estimada pelo pico do gradiente de pressão entre VD e AD (equação modificada de Bernoulli P = $4V^2$ + PAD); estimativas de PMAP e pressão diastólica da artéria pulmonar (PDAP) são menos usadas por serem consideradas ainda menos acuradas.

Disfunção de VD (DVD):

- relação VD:VE > 1 na projeção de 4 vistas;
- diâmetro diastólico final de VD > 30 mm;
- movimento sistólico septal do VD paradoxal.

Análise comparativa com valores hemodinâmicos mostrou que, em pacientes com doença pulmonar avançada e hipertensão pulmonar, pode haver redução na acurácia da estimativa da PSAP por ED. Não tem sido estudado se esse fato ocorre na avaliação da PSAP em pacientes com TEP em DCP.

Como exemplos, Arcasoy e colaboradores,[34] estudando uma coorte de 374 pacientes portadores de doença pulmonar avançada em lista de espera para transplante de pulmão, verificaram que 52% das estimativas de pressão arterial pulmonar sistêmica (PSAP) foram inacuradas (diferenças > 10 mmHg comparadas com medidas hemodinâmicas dentro de 72 horas) e 48% de pacientes foram erroneamente classificadas como tendo HP pela ecocardiografia. Fisher e colaboradores[35] avaliaram a acurácia de ecocardiografia Doppler para estimar a pressão arterial pulmonar e o débito cardíaco, em 65 pacientes com diagnóstico de HP que se submeteram a estudo hemodinâmico invasivo, dentro de 1 hora. O ED foi inacurado (± 10 mmHg) em 48% dos casos. Sobrestimação e subestimação da PSAP ocorreram em frequência similar, com magnitudes de +19 ± 11 mmHg -30 ± 16 mmHg, respectivamente (p=0,03).

As **Tabelas 5.2**, **5.3** e **5.4** sintetizam os pontos de corte das pressões pulmonares em TEP aguda.

▶▶ TABELA 5.1

Estimativa de pressão do átrio direito por ecocardiografia Doppler

Veia cava inferior	Colapso inspiratório	PAD estimada mm Hg
< 1,5 cm	100%	5
1,5-2,5 cm	> 50%	5-10
Normal	< 50%	10-15
> 2,5 cm	< 50%	15-20
> 2,5 cm + veias hepáticas dilatadas	zero	> 20

▶▶ **TABELA 5.2**

Caracterização da gravidade de TEP aguda pela PSAP estimada por ecocardiografia Doppler inicial

PSAP ecocardiograma Doppler ou cateterismo, no diagnóstico	Interpretação dos valores
Normal	≤ 30 mmHg
HP	> 30 mmHg
HP grave	> 40 mmHg
HP risco mortalidade ou cronicidade	> 50 mmHg
HP com doença crônica	> (60) 70 mmHg

▶▶ **TABELA 5.3**

Caracterização de gravidade de TEP aguda pela PMAP por cateterismo cardíaco inicial

PMAP	
Normal	< 20 mmHg
HP	20-30 mmHg
HP grave	> 30 (30-40) mmHg
Limite TEP aguda sem DCP prévia	≤ 40 mmHg
TEP aguda com DCP prévia	> 40 mmHg

▶▶ **TABELA 5.4**

Pressões da artéria pulmonar em episódio de TEP aguda, conforme a normalidade ou anormalidade da circulação pulmonar prévia por ausência ou presença de doença cardiopulmonar

Pressões	TEP aguda sem DCP prévia	TEP aguda com DCP prévia
PMAP	≤ 40 mmHg	> 40 mmHg
PSAP	≤ 70 mmHg	> 70 mmHg

Consequências respiratórias

Várias são as consequências respiratórias da obstrução tromboembólica aguda, conforme a Tabela 5.2.

O aumento do espaço morto respiratório dá-se por redução ou cessação da perfusão em áreas que continuam ventiladas. A obstrução perfusional completa causa um aumento absoluto do espaço morto anatômico (V/Q = ∞), ao passo que obstruções incompletas aumentam o espaço morto fisiológico pela redução da relação V/Q.

O aumento do espaço morto prejudica a eliminação do dióxido de carbono, mas a resultante é exatamente ao contrário, com excesso de eliminação de CO_2 pela hiperventilação compensatória decorrente da ação e quimiorreceptores bulbares. Assim, a maioria dos pacientes com TEP aguda apresenta-se com hipocapnia e alcalose respiratória pelo aumento do volume minuto. Hipercapnia em TEP aguda reflete evento maciço e falência dos mecanismos compensatórios em desenvolver ou manter hiperventilação.

A redução da PO_2 arterial (PaO_2) e o aumento do gradiente alveoloarterial de oxigênio arterial (A-a O_2) são as mais comuns anormalidades do intercâmbio de gases.

Valores gasométricos normais em ar ambiente, nível do mar e em repouso dependem da faixa etária para a PaO_2 e SaO_2, variando de 83-100 mmHg e 95-97,5%, aos 20 anos, para um mínimo de 70 mmHg e 90% aos 70 anos. Os níveis de $PaCO_2$ mantêm-se entre 36-47 mmHg ao longo das mesmas décadas de vida. Algumas fórmulas podem individualizar o valor previsto, por aproximação, como: PaO_2 = 100 − [(anos idade x 0,32)] ± 5 mmHg (p. ex., 70 anos de idade: 77,6 (72,6 – 82,6) mmHg).[36]

O gradiente A-a O_2 normal aumenta com a idade. A maioria dos pacientes nas faixas de maior prevalência da TEP respirando ar ambiente, nível do mar e em repouso tem gradiente ≤ 20 mmHg. Um gradiente normal individualizado pode ser estimado (igual ou menor de) por fórmulas:[18,37]

- A-a O_2 = 2,5 + (anos idade x 0,21); ou
- idade em anos dividido por 4 e acrescido de 4: (idade/4) + 4.

A hipoxemia – PaO_2 abaixo dos valores previstos para a faixa etária – tem sido atribuída aos seguintes mecanismos:

- aumento do espaço morto anatômico;
- desvio (*shunt*) direita – esquerda;
- desigualdade ventilação/perfusão (com aumento do espaço morto fisiológico);
- baixa saturação do sangue venoso misto (SvO_2).

Provavelmente a desigualdade V/Q e a baixa SvO_2 sejam os responsáveis pela maioria dos casos de hipoxemia e hipocapnia observados antes do tratamento.

A redução na relação V/Q (normal entre 0,8 e 1,2) pode se desenvolver como consequência da redistribuição do fluxo de sangue de áreas embolizadas, resultando em áreas com sobreperfusão em regiões pulmonares não afetadas (baixa relação V/Q) levando à contaminação venosa. Outras áreas têm subperfusão (alta relação V/Q), com efeito de espaço morto. Áreas sem perfusão (V/Q = 0) correspondem ao *shunt* absoluto. Atelectasias também contribuem para baixa relação V/Q. Áreas de baixa relação V/Q e de *shunt* absoluto são hipoxemiantes.

Atelectasia se desenvolve inicialmente distal à obstrução embólica e ainda persiste por um tempo após a dissolução do trombo e a reperfusão. A atelectasia pode se originar da redução ou parada da produção de surfactante, de hemorragia alveolar ou de um desvio de ventilação decorrente de broncoconstrição secundária à hipocapnia relacionada à hipoperfusão regional embólica.

Edema pulmonar pós-embólico e fluxo pelo forame oval induzido por elevação da PAD também podem estar envolvidos na hipoxemia.

Redução do débito cardíaco, aumentando o gradiente arteriovenoso de oxigênio, diminui a saturação do sangue venoso misto e amplia a capacidade de contaminação venosa às áreas de baixo V/Q, de *shunt* do forame oval permeável.

Em pacientes com TEP maciça e insuficiência circulatória, tem sido relatado que um efeito do tratamento pode aumentar a redução do DC e contribuir para a hipoxemia.

A **hipocapnia** e a **alcalose respiratória**, produzindo excesso de eliminação de CO_2 pela hiperventilação (aumento do volume minuto) compensatória, decorrem da ação de quimiorreceptores periféricos e bulbares (via neurorreflexos, sensores periféricos pulmonares, hipoxemia, mediadores, mecanismos desconhecidos). A maioria dos pacientes com TEP aguda apresenta-se com hipocapnia e alcalose respiratória. Bem menos frequente, hipercapnia pode estar presente em pacientes sem capacidade de compensar grande *shunts* intrapulmonares e extensos desequilíbrios V/Q, ou sem reserva ventilatória de sustentação da demanda alterada.[38]

A tensão de dióxido de carbono do final da expiração ($P_{ET}CO_2$) por capnometria (capnografia) tem sido utilizada como um representante do espaço morto respiratório para exclusão de TEP aguda. Valores normais de $P_{ET}CO_2$ não diferem de pacientes com suspeita não confirmada de TEP: 36,3 ± 2,8 *vs* 35,5 ± 6,8 mmHg. $P_{ET}CO_2$ ≥ 36 mmHg tem 87,2% de sensibilidade e 53% de especificidade com valor preditivo negativo de 96,6% (92,3-98,5) para TEP aguda.[39] A associação de capnometria com escores clínicos ou medidas de dímeros D, bem como a relação exalada CO_2/O_2, aumentam a capacidade preditiva negativa para exclusão de TEP aguda.[40,41]

A redução do volume pulmonar (pneumoconstrição) é atribuída à redução do volume do sangue, atelectasias, edema, fibrose, broncoconstrição.

A redução da produção da substância tensoativa leva à tendência do colapso alveolar e edema intersticial e alveolar, precipitando o desenvolvimento de atelectasias, pneumoconstrição e redução da complacência pulmonar.

O aumento da resistência das vias aéreas é consequência da redução do volume pulmonar, broncoconstrição por hipocapnia e/ou por liberação de mediadores humorais como a serotonina.

A redução da capacidade de difusão pelo monóxido de carbono (DLCO) está frequentemente presente em pacientes com TEP aguda. Dispersão da relação V/Q, redução do volume sanguíneo capilar, atelectasia e edema podem ser responsáveis pela redução da DLCO, ao passo que hemorragia alveolar aumenta a capacidade de difusão medida pelo CO.[12]

Referências

1. Chemla D, Castelain V, Hervé P, Lecarpentier Y, Brimioulle S. Haemodynamic evaluation of pulmonary hypertension. Eur Respir J. 2002;20(5):1314-31.
2. Hughes JMB, Morrell NW. Pulmonary circulation: from basic mechanisms to clinical practice. London: Imperial College; 2001.
3. Naeije R. Pulmonary vascular function. In: Peacock AJ, Rubin LJ, editors. Pulmonary circulation: disease and their treatment. 2nd ed. London: Arnold; 2004. p. 3-13.
4. Reid LM. The pulmonary circulation: remodeling in growth and disease. The 1978 J. Burns Amberson lecture. Am Rev Respir Dis. 1979;119(4):531-46.
5. Weibel ER, Gomez DM. Architecture of the human lung use of quantitative methods establishes fundamental relations between size and number of lung structures. Science. 1962;137(3530):577-85.
6. Moser KM. Pulmonary embolism. Am Rev Respir Dis. 1977;115(5):829-52.
7. Moser KM. Venous thromboembolism. Am Rev Respir Dis. 1990;141(1):235-49.
8. Chin KM, Kim NH, Rubin LJ. The right ventricle in pulmonary hypertension. Coron Artery Dis. 2005;16(1):13-8.
9. Dalen JE. Pulmonary embolism: what have we learned since Virchow: natural history, pathophysiiology, and diagnosis. Chest. 2002;122(4):1440-56.
10. Dalen JE, Dexter L. Pulmonary embolism. JAMA. 1969;207(8):1505-7.
11. Dalen JE, Haffajee CI, Alpert JS 3rd, Howe JP, Ockene IS, Paraskos JA. Pulmonary embolism, pulmonary hemorrhage and pulmonary infarction. N Engl J Med. 1977;296(25):1431-5.
12. Elliot GC. Pulmonary physiology during pulmonary embolism. Chest. 1992;101(4 Suppl): 63S-71S.
13. Goldhaber SZ, Elliot GC. Acute pulmonary embolism: parte I epidemiology, pathophysiology and diagnosis. Circulation. 2003;108(22):2726-9.
14. McIntyre KM, Sasahara AA. Hemodynamic and ventricular responses to pulmonary embolism. Prog Cardiovasc Dis. 1974;17(3):175-90.
15. Miller GA, Sutton GC. Acute massive pulmonary embolism. Clinical and haemodynamic findings in 23 patients studied by cardiac catheterization and pulmonary arteriography. Br Heart J. 1970;32(4):518-23.
16. Schulman DS, Matthay RA. The right ventricle in pulmonary disease. Cardiol Clin. 1992;10(1):111-35.
17. Stein PD. Pulmonary embolism. 2nd ed. Malden: Blackwell; 2007.
18. Stein PD, Goldhaber SZ, Henry JW. Alveolar-arterial oxygen gradient in the assessment of acute pulmonary embolism. Chest. 1995;107(1):139-43.
19. Sutton GC, Hall RJ, Kerr IH. Clinical course and late prognosis of treated subacute massive, acute minor, and chronic pulmonary thromboembolism. Br Heart J. 1977;39(10):1135-42.
20. Wood KE. Major pulmonary embolism. Review of a pathophysiologic approach to the golden hour of hemodynamically significant pulmonary embolism. Chest. 2002;121(3):877-905.
21. McGinn S, White PD. Acute cor pulmonale resulting from pulmonary embolism: its clinical recognition. JAMA. 1935;104(17):1473-80.
22. Kovacs G, Berghold A, Scheidl S, Olschewski H. Pulmonary arterial pressure during rest and exercise in healthy subjects: a systematic review. Eur Respir J. 2009;34(4):888-94.
23. Naeije R, Dorfmüller P. Pathophysiology of pulmonary arterial hypertension. Eur Respir Mon. 2004;27.191-203.
24. Kasper W, Geibel A, Tiede N, Bassenge D, Kauder E, Konstantinides S, et al. Distinguishing between acute and subacute massive pulmonary

embolism by conventional and Doppler echocardiography. Br Heart J. 1993;70(4):352-6.
25. Smulders YM. Pathophysiology and treatment of haemodynamic instability in acute pulmonary embolism: the pivotal role of pulmonary vasoconstriction. Cardiovasc Res. 2000;48(1):23-33.
26. Maki J, Hirano M, Hoka S, Kanaide H, Hirano K. Involvement of reactive oxygen species in thrombin-induced pulmonary vasoconstriction. Am J Respir Crit Care Med. 2010;182(11):1435-44.
27. Jardin F, Dubourg O, Guéret P, Delorme G, Bourdarias JP. Quantitative two-dimensional echocardiography in massive pulmonary embolism: emphasis on ventricular interdependence and leftward septal displacement. J Am Coll Cardiol. 1987;10(6):1201-6.
28. Borgeson DD, Seward JB, Miller FA Jr, Oh JK, Tajik AJ. Frequency of Doppler measurable pulmonary artery pressures. J Am Soc Echocardiogr. 1996;9(6):832-7.
29. Goldhaber SZ. Echocardiography in the management of pulmonary embolism. Ann Intern Med. 2002;136(9):691-700.
30. McQuillan BM, Picard MH, Leavitt M, Weyman AE. Clinical correlates and reference intervals for pulmonary artery systolic pressure among echocardiographically normal subjects. Circulation. 2001;104(23):2797-802.
31. Ribeiro A, Lindmarker P, Juhlin-Dannfelt A, Johnsson H, Jorfeldt L. Echocardiography doppler in pulmonary embolism: right ventricular dysfunction as a predictor of mortality rate. Am Heart J. 1997;134(3):479-87.
32. Ribeiro A, Lindmarker P, Johnsson H, Juhlin-Dannfelt A, Jorfeldt L. Pulmonary embolism: one-year follow-up with echocardiography doppler and five-year survival analysis. Circulation. 1999;99(10):1325-30.
33. de Perrot M, Fadel E, McRae K, Tan K, Slinger P, Paul N, et al. Evaluation of persistent pulmonary hypertension after acute pulmonary embolism. Chest. 2007;132(3):780-5.
34. Arcasoy SM, Christie JD, Ferrari VA, Sutton MS, Zisman DA, Blumenthal NP, et al. Echocardiographic assessment of pulmonary hypertension in patients with advanced lung disease. Am J Respir Crit Care Med. 2003;167(5):735-40.
35. Fisher MR, Forfia PR, Chamera E, Housten-Harris T, Champion HC, Girgis RE, et al. Accuracy of doppler echocardiography in the hemodynamic assessment of pulmonary hypertension. Am J Respir Crit Care Med. 2009;179(7):615-21.
36. West JB. Respiratory physiology: the essentials. 6th ed. Baltimore: Lippincott Williams & Wilkins; 2000.
37. McFarlane MJ, Imperiale TF. Use of the alveolar-arterial oxygen gradient in the diagnosis of pulmonary embolism. Am J Med. 1994;96(1):57-62.
38. D'Alonzo GE, Bower JS, DeHart P, Dantzker DR. The mechanisms of abnormal gas exchange in acute massive pulmonary embolism. Am Rev Respir Dis. 1983;128(1):170-2.
39. Hemnes AR, Newman AL, Rosenbaum B, Barrett TW, Zhou C, Rice TW, et al. Bedside end-tidal CO_2 tension as a screening tool to exclude pulmonary embolism. Eur Respir J. 2010;35(4):735-41.
40. Kline JA, Hogg M. Measurement of expired carbon dioxide, oxygen and volume in conjunction with pretest probability estimation as a method to diagnose and exclude pulmonary venous thromboembolism. Clin Physiol Funct Imaging. 2006;26(4):212-9.
41. Kline JA, Hogg MM, Courtney DM, Miller CD, Jones AE, Smithline HA, et al. D-dimer and exhaled CO_2/O_2 to detect segmental pulmonary embolism in moderate-risk patients. Am J Respir Crit Care Med. 2010;182(5):669-75.

Leituras Recomendadas

Masuyama T, Kodama K, Kitabatake A, Sato H, Nanto S, Inoue M. Continuous-wave Doppler echocardiographic detection of pulmonary regurgitation and its application to noninvasive estimation of pulmonary artery pressure. Circulation. 1986;74(3):484-92.

McIntyre KM, Sasahara AA. The ratio of pulmonary arterial pressure to pulmonary vascular obstruction: index of preembolic cardiopulmonary status. Chest. 1977;71(6):692-7.

6
PATOLOGIA

Consequências anatomopatológicas

Na tromboembolia pulmonar aguda, a identificação de anormalidades nos estudos radiológicos de tórax é a expressão inicial do desenvolvimento de consequências estruturais. Essas anormalidades desenvolvem-se em geral dentro das 24 horas do evento-índice e são de evolução evanescente ou de lenta involução. São elas as opacidades pulmonares tipo consolidativas, às vezes de base pleural; as atelectasias lineares ou congestivas; as áreas periféricas de oligoemia; a congestão pulmonar; o edema pulmonar; os derrames pleurais unilaterais ou bilaterais; a redução periférica da vasculatura pulmonar; a proeminência da artéria pulmonar; a cardiomegalia e a elevação do diafragma. Hemoptise com consolidação sugere a presença de hemorragia alveolar (ver **Figura 6.1**).

Achados radiográficos em 117 pacientes com TEP sem DCP prévia no PIOPED[1] mostraram as seguintes prevalências de anormalidades: atelectasias ou anormalidades parenquimatosas: 79 (68%); derrame pleural 56 (48%), opacidade de base pleural 41 (35%), elevação unilateral de diafragma 28 (24%), redução de vascularidade 25 (21%), artéria pulmonar central proeminente 17 (15%), cardiomegalia 14 (12%), Sinal de Westermark (área peri-

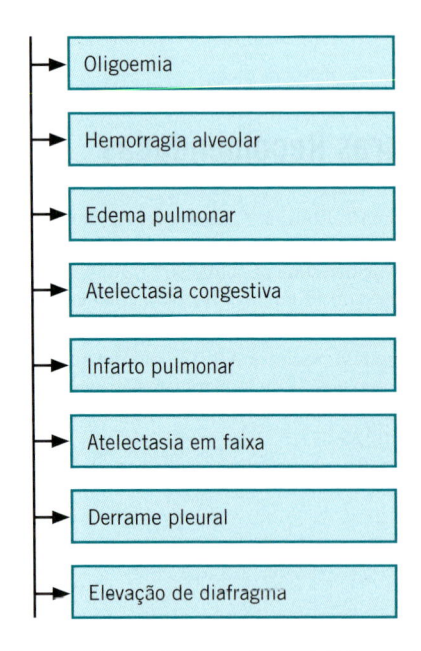

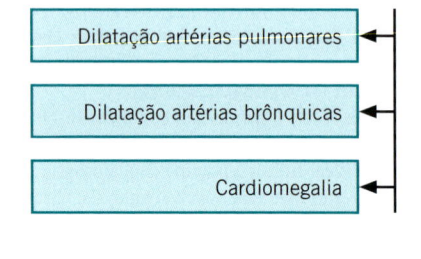

Figura 6.1 Consequências anatomopatológicas de tromboembolia pulmonar aguda.
Fonte: Adaptada de Elliot,[2] Moser[3] e Tsao e colaboradores.[4]

férica de oligoemia com ou em dilatação de artéria pulmonar) 8 (7%), edema pulmonar 5 (4%). Assim, derrame pleural esteve presente em cerca da metade dos casos e foi de pequenas dimensões. Sinal de Westermark corresponde à associação de reduzida vascularidade pulmonar e proeminência de artéria pulmonar central.

No estudo ICOPER[5] foram registrados 2.454 pacientes com diagnóstico de TEP aguda. Radiografia de tórax esteve disponível em 2.322 pacientes (95%). Resultados normais foram encontrados em 563 (24%) pacientes, e 1.759 pacientes (76%) tiveram resultados anormais. As anormalidades encontradas, não exclusivas, foram as seguintes: cardiomegalia 27%, derrame pleural 23%, diafragma elevado 20%, dilatação de artéria pulmonar 19%, atelectasias 18%, infiltrado 17%, congestão pulmonar 14%, oligoemia 8%, infarto pulmonar 5% e hiperinsuflação 5%.

Essas anormalidades têm tradução em achados cirúrgicos e exames de necropsia, caracterizando as consequências anatomopatológicas, também chamadas de consequências tardias em analogia às consequências fisiopatológicas imediatas da TEP aguda.[1,5-9]

A TEP aguda produz redução ou suspensão da perfusão em área perfundida pela artéria ou artérias pulmonares obstruídas. Assim, a oligoemia, de extensão variável, seria a manifestação básica da obstrução embólica, mas a hemorragia alveolar (acompanhada ou não de hemoptise) costuma estar presente em ≥ 65% dos casos. A morte isquêmica, ou infarto pulmonar verdadeiro, é pouco frequente, porque o tecido pulmonar apresenta quatro fontes de oxigênio, com as quais a obstrução do fluxo sanguíneo pulmonar pode ser compensada por outras fontes que mantêm a vitalidade do tecido pulmonar. O que ocorre com frequência é hemorragia intra-alveolar sem necrose de paredes e septos alveolares.

Fontes de oxigênio para o tecido pulmonar:[2]

- circulação pulmonar;
- circulação brônquica;
- ventilação dos espaços aéreos;
- perfusão retrógrada pelas veias pulmonares.

Infarto pulmonar (necrose isquêmica do tecido pulmonar) em TEP aguda tem sido encontrado com frequência entre ≤ 10-30%, dependendo da natureza dos estudos diagnósticos. O diagnóstico definitivo de infarto pulmonar só pode ser feito por exame anatomopatológico. Mesmo no domínio da necropsia, a taxa varia conforme os estudos de macroscopia e microscopia, revisão de exames de rotina ou estudos prospectivos objetivando o diagnóstico. Também a seleção de pacientes desempenha função importante, pois TEP é acompanhada de taxa maior de infarto pulmonar em pacientes com câncer (41%) e doenças cardiovasculares (36%).

O envolvimento das artérias brônquicas na área obstruída da circulação pulmonar é direto e imediato. O fluxo das artérias brônquicas é influenciado por pressão arterial sistêmica, débito cardíaco e sistema nervoso autonômico e é responsivo a muitos agentes farmacológicos vasoativos. O uso de agentes farmacológicos de sustentação cardiopulmonar em TEP aguda pode influenciar na patogenia do infarto.[10]

Virchow foi o primeiro a mostrar que ligação da artéria pulmonar isolada não produz infarto pulmonar em cães normais. Muitos experimentos têm estabelecido que obstrução completa de uma artéria pulmonar pode produzir infarto apenas se for acompanhada por pneumonia, congestão venosa pulmonar, edema generalizado ou redução da ventilação.[11]

Edema pulmonar tem sido relatado mesmo em ausência de hipertensão venocapilar, sem uma explicação clara em cada caso. Aceitam-se as possibilidades de sobreperfusão regional extensa, por desvio de fluxo ou aumento de permeabilidade vascular por ação de mediadores farmacológicos. Os edemas podem ser serosos ou congestivos e hemorrágicos. As atelectasias podem ser igualmente de caráter congestivo, por desaeração e congestão venosa com hemorragia.[2]

Infarto pulmonar

Classicamente, o clínico pensa em TEP com infarto pulmonar se a apresentação for constituída por dor torácica pleurítica e hemoptise, ao passo que o radiologista admite a possibilidade de infarto em TEP com opacidades parenquimatosas, reforçada pela informação de hemoptise associada. Quando a radiografia de tórax evidencia opacidades, a involução rápida das opacificações indica edema e hemorragia com ausência de infarto, ao passo que evolução lenta, com resíduo fibrótico (cicatriz), sugere ter havido áreas de infarto verdadeiro. O infarto pulmonar, a rigor, não tem uma configuração previsível, pela associação usual de hemorragia e edema que interferem no contorno da área necrosada/infartada. A forma cônica, de base pleural e ápice para o hilo, é de pouca sensibilidade e variável especificidade. A frequência de infartos é proporcional ao número de êmbolos por área. O lobo inferior direito é a sede mais comum para alterações parenquimatosas e pleurais. Infarto pulmonar verdadeiro tem sido encontrado entre 10-30% de casos de TEP aguda plenamente documentados, geralmente associados com doenças cardiovasculares e malignidades (**Figura 6.2**).

A tromboembolia pulmonar é a mais prevalente causa de infarto pulmonar, mas não é sua causa exclusiva. Parambil e colaboradores[12] estudaram 43 pacientes com infarto pulmonar identificados em biópsias cirúrgicas pulmonares em um período de 7 anos, de janeiro de 1996 a dezembro de 2002, em um hospital terciário (Mayo Medical Center, Rochester, MN, EUA). A média de idade foi 55 anos (22-85), 26 (60%) eram homens. Do total de pacientes, 28 (65%) apresentaram nódulos ou massas pulmonares solitários ou múltiplos de etiologia indeterminada. A causa subjacente foi identificada em 31 (72%) casos. As duas causas mais comuns de infarto pulmonar foram tromboembolia pulmonar (18 casos, 42%) e infecção pulmonar (5 casos, 12%). Outras causas identificadas, conforme a natureza dos casos, foram dano alveolar difuso, torção pulmonar, câncer de pulmão, amiloidose, emboloterapia e embolismo de cateter. Em 12 casos (28%) a causa subjacente não foi identificada, mas provavelmente tenha sido TEP. Os autores concluíram que, embora TEP seja a causa mais comum de infarto pulmonar identificado por biópsia pulmonar, uma variedade de outras causas é clinicamente encontrada.

Vejamos alguns estudos de alta contribuição ao entendimento do infarto pulmonar em TEP.

MacLeod e Grant[13] examinaram 58 pacientes com diagnóstico documentado de infarto pulmonar tromboembólico, com casos fatais e não fatais, e fizeram várias considerações:

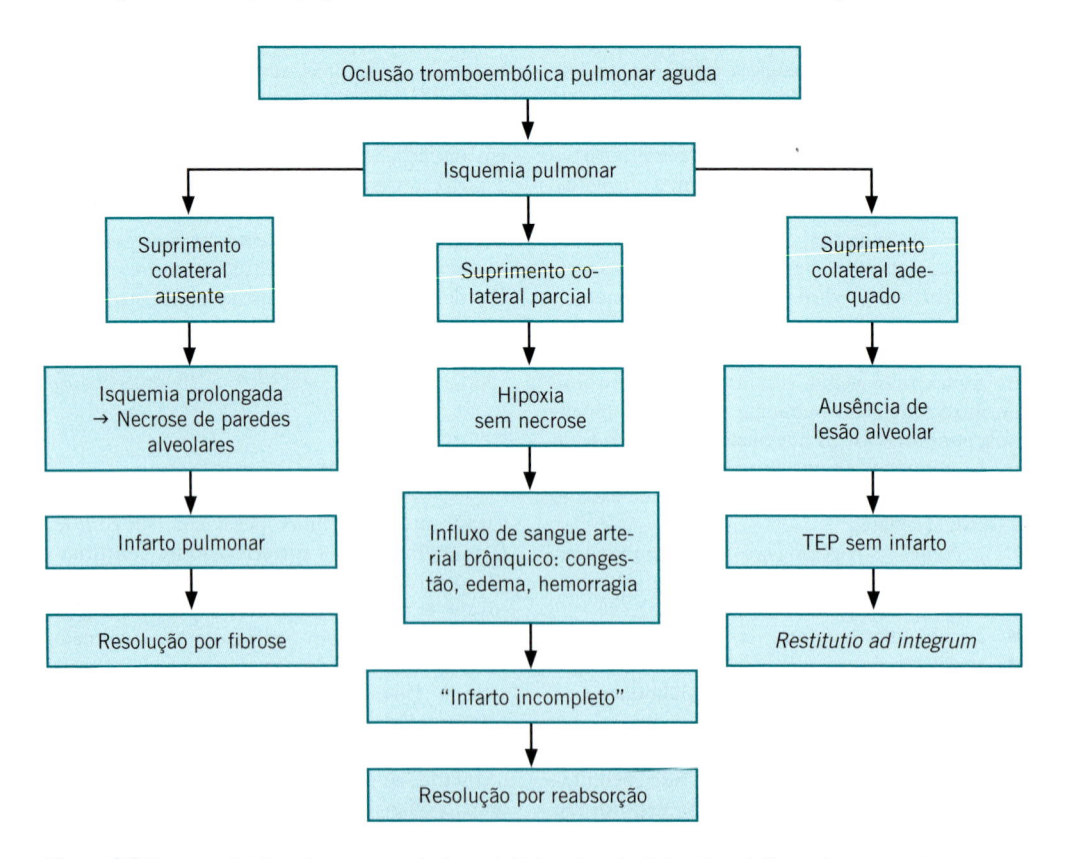

Figura 6.2 Esquema sintetizando as consequências patológicas da oclusão tromboembólica pulmonar aguda.
Fonte: Adaptada de MacLeod e Grant.[13]

- em infarto pulmonar não há nenhuma manifestação simples, clínica ou radiológica que não possa ser atribuída a outro tipo de doença pulmonar;
- em pacientes com suspeita clínica de TEP (fatores de risco e dispneia súbita), o diagnóstico presuntivo de infarto pulmonar costuma ser feito quando se associam dor pleurítica e/ou hemoptise;
- sintomas de infarto pulmonar (dor e hemoptise) são imediatamente precedidos por dispneia aguda, dor torácica central ou colapso circulatório;
- após TEP aguda, pode haver ausência de infarto, infarto incompleto ou infarto completo;
- infarto incompleto é caracterizado por congestão e edema localizados de pulmão e pleura, evoluindo em alguns casos para hemorragia alveolar. Essa é a manifestação de TEP mais frequentemente encontrada em indivíduos sem DCP prévia;
- infarto completo ou hemorrágico é caracterizado por necrose das paredes alveolares com hemorragia e é frequentemente encontrado em presença de congestão pulmonar generalizada;
- a aparência radiográfica foi descrita como opacidades pulmonares, lineares, pleurais e diafragmáticas. Opacidades lineares foram associadas, com frequência, a opacidades pleurais e são mais comuns em pacientes sem cardiopatias. Essas opacidades foram atribuídas a derrame pleural e edema pulmonar subjacentes mais do que a placas de atelectasia;
- a resolução mais rápida das alterações radiográficas em indivíduos previamente sadios sugeriu que a frequência de infarto completo, de resolução bem mais lenta, é maior em pacientes com cardiopatia prévia e com congestão pulmonar generalizada.

Dalen e colaboradores[14] estudaram 124 pacientes com TEP aguda com diagnóstico documentado. Sinais sugestivos de infarto pulmonar (dor pleurítica e infiltrado no radiograma de tórax) estiveram presentes em 71% desses pacientes. Foi selecionado um subgrupo, no qual foram comparados 41 pacientes com TEP comprovada por arteriografia e sinais clínicos de infarto pulmonar evidenciado por infiltrado no radiograma de tórax e dor pleurítica na área do êmbolo, com 24 pacientes com TEP sem infarto. Desses pacientes, 18/41 (44%) tinham cardiopatia associada. Infarto pulmonar foi incomum quando êmbolos obstruíram artérias centrais, mas frequentes quando artérias distais foram ocluídas. O maior fator que distinguiu a ocorrência da ausência de infarto foi a magnitude e, particularmente, o local da obstrução embólica. Foram identificados também dois tipos de resposta, conforme o local da obstrução arterial pulmonar. Quando os ramos principais são ocluídos, o fluxo colateral das artérias brônquicas (experimentalmente, oclusão de um ramo da artéria pulmonar para um lobo leva à dilatação da artéria brônquica apenas para aquele lobo) é distribuído através da inteira rede arterial daquele pulmão; com a absorção, esse influxo progride até a rede arteriolar-capilar-venular, sem alterar a estrutura da microcirculação e sem extravasar sangue. Quando os êmbolos obstruem um segmento pequeno da circulação pulmonar distal, o volume de sangue do influxo arterial brônquico na área embolizada pode ser muito maior que esse pequeno segmento da árvore arterial pulmonar seja capaz de acomodar, extravasando para dentro dos alvéolos e causando hemorragia pulmonar. Assim, a ocorrência de hemorragia pulmonar em resposta à TEP é independente de presença ou ausência de doença cardíaca ou pulmonar, mas depende do tamanho da artéria pulmonar que é obstruída.

O quadro hemorrágico pode evoluir com necrose das paredes alveolares, o que corresponde a infarto pulmonar verdadeiro. Os infartos pulmonares estão associados com oclusão embólica de artérias pulmonares iguais ou menores de 3 mm, ocorrem com mais frequência em lobos inferiores, principalmente no lobo inferior direito, em geral têm base na pleura e todos mostram agudamente hemorragia e necrose.

A dor pleurítica, com ou sem hemoptise, foi considerada devida à hemorragia pulmonar, assim como o infiltrado radiográfico pode ser explicado pela hemorragia e não sendo evidência de infarto. Em outras palavras, por diagnóstico clínico não é possível distinguir imediatamente entre hemorragia e infarto. A evolução é que permitirá um diagnóstico retrospectivo, sendo que hemorragia tende a se resolver em dias ou 1 semana, e infarto pulmonar pode involuir lentamente em semanas ou poucos meses, restando uma atelectasia fibrótica visível em macroscopia (sequela radiográfica).

Os autores reconheceram que a pressão venosa pulmonar tem sido demonstrada como importante na determinação da evolução da TEP experimental e sugeriram que o destino da hemorragia pulmonar secundária à TEP é, provavelmente, influenciado pela pressão venosa pulmonar. Se a embolia pulmonar causa hemorragia pulmonar em um paciente com pressão venosa aumentada secundária à insuficiência ventricular esquerda, a hemorragia é menos provável de ser reabsorvida e é mais provável de progredir para infarto pulmonar.

Tsao e colaboradores[4] analisaram autópsias de 45 indivíduos com êmbolos pulmonares, de um total de 248 autópsias, entre janeiro e agosto de 1980 (Pathology Institute of McGill University, Montreal, Quebec, Canadá). Foram realizados estudos macroscópicos e microscópicos dos pulmões excisados na autópsia. TEP ocorreu em 45 de 221 (20,4%) pacientes cujos pulmões e coração estavam disponíveis para exames detalhados. Desses 45, 14 (31%) tiveram uma ou mais áreas de infarto. Indivíduos com outras causas de envolvimento vascular foram excluídos. A média de idade de pacientes com infarto pulmonar foi 66,6 vs 65,6 anos, para pacientes sem infarto. Câncer esteve presente em 43% de todos os casos examinados. TEP ocorreu em igual frequência em grupos de pacientes com câncer e doenças cardiovasculares, mas infarto pulmonar pareceu ocorrer mais comumente nesses dois grupos (41% em doenças cardiovasculares e 36% em câncer), comparados com o grupo de outras doenças.

Em 45 exames, foram encontrados 83 êmbolos pulmonares separados e 20 infartos. Os êmbolos foram igualmente distribuídos nos lobos superiores e inferiores do pulmão esquerdo. No pulmão direito, a distribuição similar foram observada quando combinados lobos superior e médio; 24% dos êmbolos foram associados a infarto pulmonar. A porcentagem de êmbolos associados a infarto foi similar em todos os lobos, exceto no lobo inferior direito, no qual 38% dos êmbolos foram associados a infarto. Infartos pulmonares estiveram associados com oclusão de artérias pulmonares de 3 mm ou menos de diâmetro, ao passo que, em indivíduos sem infarto, o envolvimento de grandes artérias foi mais comum. Exames de cortes distais do pulmão revelaram um grande número de pequenas artérias ocluídas em ambos os grupos (com e sem infarto), indicando que extensões dos êmbolos em ramos distais pequenos frequentemente não produzem infarto pulmonar. Insuficiência ventricular esquerda esteve presente em 36% dos pacientes nos quais havia tromboembolia com infarto e em 16% daqueles sem infarto (p=0,27). Insuficiência cardíaca congestiva e choque estiveram presentes simultaneamente em 38% do grupo com infarto comparados com 4% no grupo sem infarto (p=0,02).

Todos os infartos pulmonares foram de base pleural, macroscopicamente visível. Em microscopia, todos os infartos mostraram necrose e hemorragia, irregulares em forma e extensão com bordos nem sempre definidos nos septos lobulares. Em infartos pequenos, a necrose poderia ser não uniforme, poupando feixes broncovasculares e algum tecido alveolar parasseptal. O lúmen de vasos sanguíneos em áreas infartadas frequentemente mostrou trombose fibrinosa. Esses trombos foram observados em artérias e capilares. O tecido alveolar subpleural de uma área macroscopicamente infartada foi, com frequência, encontrado congestionado, mas não necrótico.

Heitzman[15] apresentou um conceito lobular do infarto pulmonar que pode auxiliar no entendimento dos fatos. Uma vez que o pulmão é composto por lóbulos pulmonares secundários, infartos são combinações de lóbulos secundários infartados. Pode haver infarto de um lóbulo secundário simples (único) ou de vários lóbulos ou, também, pode haver áreas com lóbulos infartados e poupados.

Considerou-se que a variação da perfusão lobular no tempo pode explicar a irregularidade das alterações hemorrágicas e necróticas vistas. Estudo experimental em coelhos visualizou que alguns lóbulos na superfície examinada do pulmão ficam avermelhados, ao passo que outros, relativamente cianóticos, e assim sucessivamente. Dessa forma, em um evento embólico, pequenos êmbolos podem entrar em áreas lobulares em momentos de perfusão, mas poderiam não penetrar em áreas não perfundidas momentaneamente e manter o tecido viável.

Está bem-estabelecido que hemorragia também acompanha lóbulos pulmonares infartados, havendo quase sempre uma zona hemorrágica ao redor de infartos recentes. Essa hemorragia dentro de lóbulos pulmonares secundários na periferia de lóbulos infartados torna as margens do infarto agudo pouco definidas em radiografias, como já referido. Os infartos podem, então, ser de qualquer forma, com margens pouco definidas, fazendo-os indistinguíveis de pneumonia ou edema. Eles raramente são em forma de cunha ou cone. Quando agudos, são circundados por zona hemorrágica. Lóbulos infartados e viáveis podem estar misturados nas margens de zonas de TEP.

Morfologia de infartos pulmonares

- Grandes êmbolos alojam-se nas artérias pulmonares centrais.
- Êmbolos pequenos atingem vasos mais periféricos, nos quais podem causar hemorragia com ou sem infarto. Hemorragia é evidente 12 horas após a embolização.
- O suprimento arterial brônquico pode sustentar o parênquima pulmonar em pacientes sem doença cardiopulmonar importante. Hemorragias podem ocorrer, mas a arquitetura subjacente do pulmão é preservada, e reabsorção do sangue permite reconstituição da arquitetura preexistente ou com sequela mínima.
- Cerca de ≤ 10-30% dos êmbolos causam infarto pulmonar, o que ocorre quando a circulação já é inadequada, como em pacientes com doença cardíaca ou pulmonar. Em 24 horas a área infartada é delimitada do resto do pulmão por consolidação, hemorragia e atelectasia.
- Cerca de 3/4 de todos os infartos afetam os lobos inferiores, e em mais da metade dos casos ocorrem múltiplas lesões. O lobo inferior direito constitui-se na região mais atingida.
- As áreas infartadas variam em tamanho de lesões, que vão de minimamente visíveis a olho nu até envolvimentos maciços de grandes partes de um lobo inteiro.
- Em geral, os infartos pulmonares se estendem para a periferia do pulmão como uma forma aproximada de cunha, com base pleural e com o ápice apontado em direção ao hilo do pulmão.
- Em muitos casos, um vaso ocluído pode ser identificado perto do ápice do infarto.
- Êmbolos pulmonares podem ser distinguidos de um coágulo *post mortem* pela presença de uma linha de demarcação visível ao microscópio (linhas de Zahn).
- O pulmão geralmente desenvolve infarto vermelho por:
  - ser órgão constituído de tecidos frouxos;
  - ter dupla circulação, o que permite que o sangue flua de uma estrutura paralela não obstruída para a área isquêmico-necrótica;
  - poder sofrer os efeitos de congestão venosa pulmonar;
  - sofrer os efeitos de restabelecimento de fluxo em um local de oclusão arterial prévia e necrose.

Os infartos pulmonares classicamente aparecem como uma área elevada vermelho-azulada em seus estágios precoces. Frequentemente a superfície pleural oposta é coberta por exudato fibrinoso. As células vermelhas começam a lise dentro de 48 horas, e o infarto começa a ficar pálido e finalmente vermelho-castanho (marrom) a medida que é produzida hemossiderina. Com a passagem do tempo, uma substituição fibrosa começa nas margens como zona periférica branco-acinzentada e, finalmente, converte o infarto em uma cicatriz contraída.[4,10,15]

- Histologicamente, a característica diagnóstica de infarto pulmonar agudo é a necrose isquêmica da substância pulmonar dentro de áreas de hemorragia, afetando as paredes alveolares, os bronquíolos e os vasos.
- Se o infarto for causado por um êmbolo infectado, ele é modificado por uma reação inflamatória neutrofílica mais intensa. Essas lesões são referidas como infartos sépticos, e algumas transformam-se em abscessos.
- Trombose venosa é quase invariavelmente oclusiva, com o trombo formando um longo molde do lúmen. Como os trombos se formam em uma circulação venosa enlentecida, eles tendem a conter mais hemácias retidas e relativamente poucas plaquetas e, dessa forma, são conhecidos como trombos vermelhos ou de estase.
- Trombos *post mortem* podem, às vezes, serem confundidos com trombose venosa *ante mortem*. Entretanto, coágulos *post mortem* são gelatinosos, com uma porção dependente vermelho-escura, com hemácias assentadas por gravidade, e uma porção superior amarela, como gordura de galinha. Em geral, eles não são ligados à parede subjacente. Em comparação, trombos vermelhos são mais firmes e localmente ligados e seccionados, revelando linhas

> ▶▶ **ATENÇÃO**
> Em aproximadamente duas semanas após o episódio tromboembólico, começa a reparação da área infartada.[4,10,15]

visíveis em inspeção direta ou por microscopia, conhecidas como linhas de Zahn.[16]

- À medida que o infarto evolui, as margens do infarto tornam-se revascularizadas, aparentemente em resposta ao tecido necrótico. Os vasos brônquicos acompanhando a artéria tromboembolizada estão dilatados e hipertrofiados.
- Os vasos ocluídos são recanalizados por canais endotelializados recentemente formados, que comunicam o lúmen da artéria pulmonar com os *vasa vasorum* hipertrofiados, então, estabelecendo anastomoses broncopulmonares.
- Em adição a essas alterações, suprimento arterial sistêmico para a cicatrização pode ser demonstrado, originado da parede torácica ou do diafragma. Vasos intercostais ou diafragmáticos focalmente dilatados podem ser identificados sobre a área infartada. Esses canais de paredes finas, histologicamente idênticos a capilares, podem ser encontrados invadindo a área de infarto a partir de terminais isquêmicos da artéria pulmonar e da circulação sistêmica, produzindo, dessa forma, anastomoses arteriais pulmonares sistêmicas.
- Ocasionalmente, a hipervascularidade na zona do infarto pode ser vista na forma de uma mancha ou rubor vascular nas arteriografias pulmonares tomadas 2 a 3 semanas após o infarto.
- Todos os infartos são acompanhados por algum grau de atelectasia. A medida que o infarto evolui, a perda de volume continua até que o infarto desenvolva uma forma linear ou de fuso. Finalmente, o infarto torna-se uma cicatriz fibrótica densa.

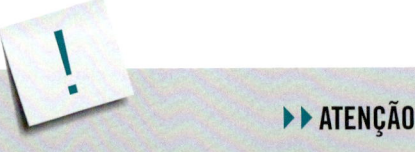

> **▶▶ ATENÇÃO**
>
> **Evolução das alterações parenquimatosas**
>
> Estima-se que, em média, a congestão pulmonar e a hemorragia desenvolvam-se em 24 a 48 horas; que o infarto pulmonar se estabeleça entre 1 a 7 dias; que a resolução da hemorragia se dê entre / a 10 dias e a resolução do infarto se inicie em 2 semanas e que possa levar 3 meses até a sequela fibrótica.

Derrame pleural

Derrame pleural (DP) é comum em TEP aguda, estando presente entre 40-50% dos casos. A patogenia do DP em TEP permaneceu muito tempo desconhecida, mas atualmente os seus mecanismos parecem mais claros:

- A obstrução da vasculatura pulmonar pode conduzir à insuficiência cardíaca direita, aumentando a pressão venocapilar na pleura parietal e a formação de líquido pleural transudativo.
- O aumento da permeabilidade dos capilares pulmonares resulta em crescimento na produção do líquido intersticial que atravessa a pleura visceral e conduz ao acúmulo de líquido pleural de caráter exsudativo.

É provável que isquemia dos capilares da pleura visceral tenha uma relevância maior na produção do DP, pois esses capilares são supridos pela circulação brônquica, que é sistêmica. O principal fator responsável pela alta permeabilidade dos capilares pulmonares é provavelmente a liberação de mediadores inflamatórios de trombos ricos em plaquetas. Isquemia dos capilares distais ao êmbolo pode contribuir para a permeabilidade da pleura na área afetada. Pode haver efeito direto do infarto pulmonar com a serosite fibrinosa na base pleural da área infartada. Dor e infarto pulmonar podem compartilhar mecanismos idênticos.

O DP, em geral, não ultrapassa 1/3 do hemitórax e é frequentemente unilateral e pouco doloroso. Como já comentado, o DP pode ser exsudato ou transudato, ou mesmo hemorrágico (hemotórax), dependendo de seu mecanismo de instalação e eventual complicação. Derrame pleural sem consolidação pode ser secundário a infarto radiograficamente oculto ou insuficiência cardíaca subclínica. Deve-se pensar em TEP, em DP bilateral de instalação súbita e em DP esquerdo sem ICC. DP transudativo pode significar, paradoxalmente, TEP mais grave, pois expressa comprometimento cardíaco.[17,18]

Como exemplo, Bynum e Wilson 3rd[19] analisaram 155 pacientes com embolia pulmonar, com o objetivo de descrever as características radiográficas associadas com DP e anormalidades relacionadas. Aproximadamente metade dos pacientes tinha DP. Pacientes com DP de outras causas, como insuficiência cardíaca, pneumonia ou câncer, foram eliminados. Em 62 pacientes com DP associado à TEP, evidência radiográfica de infarto pulmonar foi acompanhada de DP em metade do casos. Dor torácica ocorreu em praticamente todos os pacientes. DP foram menores que um terço do hemitórax em todos os 62 pacientes e unilaterais em 61; apareceram precocemente após surgirem os sintomas de TEP e tenderam a alcançar seu calibre máximo cedo no curso da doença. Em ausência de complicação, DP tendeu a alcançar seu tamanho máximo prematuramente e nenhum aumento após o 3º dia de seguimento. Infarto pulmonar foi associado a DP maiores que desapareceram devagar, e foram, com frequência, sanguinolentos em aparência na toracocentese. Dor e DP foram sempre ipsilaterais e quase sempre unilaterais, mas algumas vezes se correlacionaram com presença e tempo de ocorrência de infarto pulmonar. DP que tiveram instalação tardia ou aumentaram no curso de TEP foram associados com recorrência de TEP ou superinfecção. Em outras palavras, TEP não complicada é uma causa improvável de DP maciço, bilateral, de início atrasado em relação aos sintomas, e que aumente de tamanho após 72 horas, ou não seja acompanhado de dor torácica.

Dilatação da artéria pulmonar e seus ramos[20] e dilatação de cavidades cardíacas direitas, derrame pericárdio e obstrução trombótica crônica da circulação arterial pulmonar (central, intermediária ou periférica) têm sido encontradas em estudos de necropsias.

A classificação anatômica de TEP tem mostrado trombo na bifurcação do tronco da artéria pulmonar (chamado de "em sela") e trombos em artérias pulmonares principais, lobares, segmentares e subsegmentares. Admite-se tromboembolia pulmonar como ocorrência de vários êmbolos primários ou fracionamento de êmbolo originalmente único. Estudos angiográficos e de necropsias têm mostrado a seguinte ordem de localizações preferenciais: artérias segmentares e subsegmentares, artérias lobares, tronco e artérias pulmonares e somente artérias subsegmentares. A região predominante das embolias pulmonares submaciças é o lobo inferior do pulmão direito.

Evolução da TEP aguda

A tromboembolia venosa pulmonar é um processo dinâmico, com reflexos na fisiopatologia e nas suas consequências estruturais. Dois processos atuam para a resolução do trombo venoso: a fibrinólise e a organização. O sistema fibrinolítico começa a atuar desde o início do processo trombótico. Se a fibrinólise não for suficiente para a resolução do trombo, segue-se o processo de organização e incorporação do trombo à parede venosa, com recomposição da cobertura endotelial. Em média, entre 7 e 10 dias dissolve-se e/ou organiza-se o trombo e restaura-se o fluxo venoso em casos não complicados e sem DCP prévia. Cronificação de anormalidades nas veias periféricas com incompetência valvular venosa e às vezes com síndromes pós-trombóticas são relativamente frequentes, ao passo que estabelecimento de TEP crônica com hipertensão arterial pulmonar crônica é menos frequente. As anormalidades residuais podem ser devidas à evolução do caso-índice ou à recorrência de trombose venosa e tromboembolia pulmonar.

A evolução dos casos de tromboembolia pulmonar reflete as características da circulação pulmonar, um sistema de alto fluxo, com um endotélio fibrinolítico e vasodilatador. Desde a instalação do êmbolo, desencadeiam-se os mecanismos de resolução. Entretanto, diversas séries de casos têm mostrado que a resolução dos êmbolos é subtotal, mesmo nos casos com tratamento adequado. Em média, não há resolução perceptível em 24 horas, cerca de 10% após 24 horas, 40% em 1 semana e 50% em 2 a 4 semanas. A resolução progride lentamente entre 3 e 6 meses, podendo permanecer sequelas em 25-30% de casos. O emprego de fármacos trombolíticos pode acelerar a resolução nas primeiras 24 a 48 horas. Pacientes com doenças cardiovasculares ou pulmonares de base são mais propensos a recuperações incompletas (**Tabela 6.1**).[21-23]

Alguns exemplos documentados

Dalen e colaboradores[21] estudaram 15 pacientes com evidências angiográficas pulmonares de TEP envolvendo os dois pulmões. Encontraram mínimos sinais de resolução em 7 dias; entre 10-21 dias as pressões pulmonares tinham retornado aos valores considerados quase normais. Três tiveram resolução angiográfica plena em até 34 dias. Nos outros, as alterações angiográficas e hemodinâmicas persistiram semanas após o episódio embólico.

A taxa de resolução do estudo UPET,[23] com pacientes tratados inicialmente com heparina, pode ser vista na Tabela 6.1. Nesse estudo, as alterações iniciais mínimas foram de 25% da área pul-

▶▶ **TABELA 6.1**

Resolução dos defeitos perfusionais (média inicial de 25% da circulação pulmonar) em pacientes tratados com heparina e avaliados por cintilografia pulmonar perfusional

Tempo após o evento agudo	Número de pacientes	Resolução % ± DP
24 h	70	7 ± 28
2 dias	65	16 ± 30
3 dias	65	21 ± 30
5 dias	69	32 ± 31
7 dias	67	42 ± 32
14 dias	62	56 ± 30
3 meses	60	75 ± 26
6 meses	55	77 ± 25
12 meses	50	77 ± 23

Fonte: Urokinase pulmonar embolismtrial (UPET Investigators).[23]

monar, avaliadas por cintilografia perfusional e angiografia pulmonar seletiva.

O prognóstico tardio da TEP foi a seguir estudado por Paraskos e colaboradores,[24] em 60 pacientes não selecionados que sobreviveram ao episódio de TEP. De 43 pacientes com seguimento adequado, a resolução foi completa em 65% e parcial em 23%; ausência de qualquer resolução foi vista em 12%, com *cor pulmonale* em apenas 1 paciente. A análise mostrou que o prognóstico, passado o evento agudo, parece depender da presença ou ausência de cardiopatia prévia ao evento.

A resolução das alterações perfusionais após TEP tratada com agentes trombolíticos foi estudada por Wartski e Collingnon[25] em 157 pacientes incluídos no estudo THESEE (que comparou tinzaparina e HNF). Foi calculado um escore de obstrução vascular a partir dos cintilogramas perfusionais, e os pacientes avaliados no início, no dia 8 e em 3 meses. A partir do escore inicial de 49% ± 20% de redução da perfusão, no dia 8 o escore foi 29% ± 18% e aos 3 meses 19% ± 18%. A reperfusão não se correlacionou com a idade dos pacientes, extensão da obstrução inicial e gravidade clínica. Câmbios relativos após 3 meses foram menores em pacientes com doença cardíaca ou pulmonar associada. Defeitos residuais após 3 meses foram observados em 104 (66%) pacientes, incluindo 13 com defeitos perfusionais ≥ 50%.

Nijkeuter e colaboradores[26] realizaram uma meta-análise das resoluções dos trombos em TEP. Identificaram 29 estudos clínicos, mas incluiram apenas quatros deles. A porcentagem de pacientes com trombo pulmonar residual foi de 87% no dia 8 após o diagnóstico, 68% após 6 semanas, 65% após 3 meses, 57% após 6 meses e 52% após 11 meses. Assim, a partir dessas constatações, pode ser considerada a tomada de imagens após a cessação da anticoagulação para estabelecimento de uma nova linha de base da perfusão pulmonar.

A obstrução tromboembólica, ao não sofrer resolução significativa entre 2-4%[27] dos casos e ao incorporar-se à parede arterial pulmonar, pode desencadear um processo complexo de elevação progressiva de resistência vascular pulmonar e hipertensão pulmonar. A patogenia desse processo não está definida por completo, mas como estão afetadas tanto as artérias originalmente obstruídas como artérias inicialmente indenes, admite-se o desenvolvimento associado de uma vasculopatia reacional, de extensão variável. Uma vez constituído, esse conjunto, denominado Hipertensão Arterial Pulmonar Tromboembólica Crônica (HP-TEC), é uma das formas mais frequentes de hipertensão pulmonar. Como expressão da complexidade do tema, cerca de 50% dos casos de HPTEC não têm identificado um evento anterior de TEP aguda, única ou recidivante.

Referências

1. PIOPED Investigators. Values of the ventilation/perfusion scan in acute pulmonary embolism: results of the prospective investigation of pulmonary embolism diagnosis (PIOPED). JAMA. 1990;263(20):2753-9.
2. Elliot GC. Pulmonary physiology during pulmonary embolism. Chest. 1992;101(4 Suppl):163S-71S.
3. Moser KM. Pulmonary embolism. Am Rev Respir Dis. 1977;115(5):829-52.
4. Tsao MS, Schraufnagel D, Wang NS. Pathogenesis of pulmonary infarctation. Am J Med. 1982;72(4):599-606.
5. Goldhaber SZ, Visani L, De Rosa M. Acute pulmonary embolism: clinical outcomes in the International Cooperative Pulmonary Embolism Registry (ICOPER). Lancet. 1999;353(9162):1386-9.
6. Maffei FHA, Faleiros ATS, Venezian CA, Franco MF. Contribuição ao estudo da incidência e anatomia patológica do tromboembolismo pulmonar em autópsias. Rev Assoc Med Bras. 1980;26(1):7-9.
7. Menna-Barreto SS, Cerski MR, Gazzana MB, Stefani SD, Rossi R. Tromboembolia pulmonar em necropsias no Hospital de Clínicas de Porto Alegre, 1985-1995. J Pneumol. 1997;23(3):131-6.
8. Yoo HHB, Paiva SAR, Queluz TT. Contribuição ao estudo da incidência e dos fatores de risco da tromboembolia pulmonar (TEP): estudo retrospectivo em autópsias. J Pneumol. 2000;26 Supl 3:S110.
9. Golin V, Sprovieri SR, Bedrikow R, Salles MJ. Pulmonary thromboembolism: retrospective study of necropsies performed over 24 years in a university hospital in Brazil. Sao Paulo Med J. 2002;120(4):105-8.
10. Husain AN. The lung. In: Kumar V, Abbas AK, Fausto N, Aster JC, editors. Robbins & Cotran pathologic basis of disease. 8th ed. Philadelphia: Saunders; 2010. p. 677- 737.
11. Owen CA Jr. A history of blood coagulation. Rochester: Mayo Foundation for Medical Education and Research; 2001.
12. Parambil JG, Savci CD, Tazelaar HD, Ryu JH. Causes and presenting features of pulmonary infarctions in 43 cases identified by surgical lung biopsy. Chest. 2005;127(4):1178-83.
13. MacLeod JG, Grant IWB. A clinical, radiographic, and pathological study of pulmonary embolism. Thorax. 1954;9(1):71-83.
14. Dalen JE, Haffajee CI, Alpert JS 3rd, Howe JP, Ockene IS, Paraskos JA. Pulmonary embolism, pulmonary hemorrhage and pulmonary infarction. N Engl J Med. 1977;296(25):1431-5.
15. Heitzman ER. The lung: radiologic-pathologic correlations. St. Louis: Mosby; 1973.
16. Smith GT, Dammin GJ, Dexter L. Postmortem arteriographic studies of the human lung in pulmonary embolization. JAMA. 1964;188:143-51.
17. Chibante AMS, Miranda S. Doenças da pleura. São Paulo: Atheneu; 2002.
18. Goldberg SN, Richardson DD, Palmer EL, Scott JA. Pleural effusion and ventilation/perfusion scan interpretation for acute pulmonary embolus. J Nucl Med. 1996;37(8):1310-3.
19. Bynum LJ, Wilson JE 3rd. Radiographic features of pleural effusions in pulmonary embolism. Am Rev Respir Dis. 1978;117(5):829-34.
20. Palla A, Donnamaria V, Petruzzelli S, Rossi G, Riccetti G, Giuntini C. Enlargement of the right descending pulmonary artery in pulmonary embolism. AJR Am J Roentgenol. 1983;141(3):513-7.
21. Dalen JE, Banas JS Jr, Brooks HL, Evans GL, Paraskos JA, Dexter L. Resolution rate of acute pulmonary embolism in man. N Engl J Med. 1969;280(22):1194-9.
22. Kearon C. Natural history of venous thromboembolism. Circulation. 2003;107(23 Suppl 1):I22-30.
23. Urokinase pulmonary embolism trial (UPET Investigators). Phase I results: a cooperative study. JAMA. 1970;214(12):2163-72.
24. Paraskos JA, Adelstein SJ, Smith RE, Rickman FD, Grossman W, Dexter L, et al. Late prognosis of acute pulmonary embolism. N Engl J Med. 1973;289(2):55-8.
25. Wartski M, Collignon MA. Incomplete recovery of lung perfusion after 3 months in patients with acute pulmonary embolism treated with antithrombotic agents. J Nucl Med. 2000;41(6):1043-8.
26. Nijkeuter M, Hovens MM, Davidson BL, Huisman MV. Resolution of thromboemboli in patients with acute pulmonary embolism: a systematic review. Chest. 2006;129(1):192-7.
27. Pengo V, Lensing AW, Prins MH, Marchiori A, Davidson BL, Tiozzo F, et al. Incidence of chronic thromboembolic pulmonary hypertension after pulmonary embolism. N Engl J Med. 2004;350(22):2257-64.

Leituras recomendadas

Elliott CG, Goldhaber SZ, Visani L, DeRosa M. Chest radiographs in acute pulmonary embolism. Results from the International Cooperative Pulmonary Embolism Registry. Chest. 2000;118(1):33-8.

Hinshaw HC, Murray JF. Diseases of the chest. 4th ed. Philadelphia: WB Saunders; 1980.

Stein PD, Terrin ML, Hales CA, Palevsky HI, Saltzman HA, Thompson BT, et al. Clinical, laboratory, roentgenographic, and electrocardiographic findings in patients with acute pulmonary embolism and no pre-existing cardiac or pulmonary disease. Chest. 1991;100(3):598-603.

Westermark N. On the roentgen diagnosis of lung embolization. Acta Radiol. 1938;19:357-72.

7
CLÍNICA

A tromboembolia pulmonar aguda tem um espectro que vai de instalação silenciosa e de achado incidental a um quadro de morte súbita, passando por representações sintomáticas diversas.

A análise das manifestações clínicas da TEP tem um natural viés de seleção, visto que somente os sobreviventes são examinados. A variação entre as taxas de sintomas e sinais físicos e as taxas de apresentações clínicas depende dos critérios de inclusão vinculados aos objetivos dos ensaios, geralmente de diagnóstico instrumental ou tratamento. Assim, a clínica é mais um subproduto dos estudos.

Algumas constatações emergem, dentre as várias séries de casos, que atestam a dificuldade da relação suspeita-diagnóstico:[1-10]

- Quando há suspeita de TEP, com frequência, é outro diagnóstico.
- Do conjunto de pacientes em que há suspeita de TEP, a confirmação ocorre, em média, em cerca de 30% dos casos, sendo que há confirmação de 75% dos casos no subgrupo de alta suspeição.
- Não há sinal patognomônico de TEP, e as manifestações clínicas do grupo de pacientes confirmados são semelhantes às dos pacientes não confirmados.

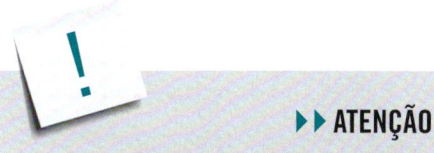

▶▶ ATENÇÃO

A suspeita clínica não deixa de ser essencial, pois dela depende a elaboração diagnóstica e a tomada de decisão.

Alguns estudos colaborativos multicêntricos ofereceram relevantes bases e dados para investigar as manifestações clínicas da TEP, mesmo que não fosse esse o objetivo prioritário das pesquisas.

Sintoma e sinais físicos

O estudo cooperativo realizado para testar a eficácia dos trombolíticos, em vários centros dos EUA, coordenados pelo NIH,[1,2] possibilitou avaliar as manifestações clínicas em um grande número de pacientes com diagnóstico de TEP confirmado por meio do exame angiográfico. Bell e colaboradores[11] apresentaram as informações de 167 pacientes da segunda fase da investigação, e associaram-nos com dados já apresentados de 160 pacientes da primeira fase do estudo, permitindo que fosse conhecida a incidência de sintomas e sinais clínicos de 327 pacientes, com diagnóstico confirmado de TEP, pelo padrão áureo. Um dos critérios de entrada, nos estudos, foi oclusão embólica de, pelos menos, uma artéria segmentar; manifestações de pequenas embolias não foram incluídas. Não obstante, a massa de informações consiste no maior estudo *ante mortem* com diagnóstico por angiografia até então disponível.

Os pacientes foram divididos pelos achados angiográficos e em dois grupos, conforme a extensão dos defeitos de enchimento ou obstrução e presença ou ausência de choque: submaciço, menos que o equivalente de duas artérias lobares; maciço, duas ou mais artérias lobares; presença de choque e ausência de choque. Isso estabeleceu 4 graus de gravidade: IM = maciço sem choque; IIM = maciço em choque; IS = submaciço sem choque; e IIS = submaciço em choque. A evidência angiográfica de TEP foi fundamentada no critério de obstrução parcial ou defeito de enchimento significativo de ao menos uma artéria segmentar.

Em um universo de 3.986 pacientes triados para possível admissão ao estudo, 167 satisfizeram os critérios de inclusão. Quase 2/3 dos indivíduos incluídos no estudo tiveram embolia maciça, sendo que a totalidade dos selecionados apresentava comorbidades clínicas, como insuficiência cardíaca congestiva (17,4%) e outras.

Foram relatados, por mais de 50% dos pacientes, os seguintes sintomas: dor torácica (89%), dispneia (86%), apreensão (59%) e tosse (51%). Menos de 50% reportaram febre (44%), diaforese (28%) e hemoptise (21%). Menos de 25% relataram cãibras nas pernas (21%), palpitações (13%), síncope (13%), náusea (13%), vômitos (7%), calafrios (5%) e dor anginosa 3%. Em 74% dos pacientes, a dor torácica foi do tipo pleurítico. Dispneia, tosse, febre e cãibras nas pernas foram as primeiras anormalidades observadas pelos pacientes, 5 ou mais dias antes do diagnóstico. Dor torácica foi notada em 3 ou 4 dias antes do diagnóstico. Apreensão, diaforese, palpitações, náuseas, vômitos, calafrios e síncope foram frequentemente constatados 24-36 horas antes do diagnóstico. História de TEV prévia foi referida por 26% dos pacientes.

Sinais físicos encontrados em mais da metade dos casos: taquipneia ≥ 16/min (92%), ruídos adventícios (71%), temperatura > 37,8ºC (58%) e aumento do som da segunda bulha em foco pulmonar (53%). Outros achados frequentes: taquicardia > 100/min (45%), ritmo de galope (35,5%), sopro (31%), edema (24%) e cianose (19%), ruídos adventícios auscultatórios: crepitações (64%) ou atrito pleural (20%).

As seguintes associações tiveram significância estatística: apreensão, síncope, aumento da segunda bulha pulmonar, galope, sudorese, sopro, cianose e imobilização com embolia maciça, hemoptise e dor pleurítica com embolia submaciça.

A **Tabela 7.1** apresenta o conjunto das manifestações clínicas incluindo os 160 pacientes da fase I, nos quais o defeito perfusional médio esteve ao redor de 25%, correspondendo aproximadamente à metade de um pulmão.

Nenhum sintoma simples ou combinação de sintomas são diagnósticos de TEP. Hemoptise, que já foi considerada uma marca da TEP, mostrou-se em menos de 30% dos pacientes. A anormalidade clínica mais comum foi a taquipneia, cuja presença foi tão notável que sua ausência poderia descartar o diagnóstico. A incidência de taquicardia, verificada por eletrocardiograma, esteve surpreendentemente baixa, antes considerada presente em praticamente todos os casos de TEP.

Stein e colaboradores[12] examinaram o quadro clínico de 215 pacientes com TEP, em pacientes sem doenças cardíacas ou pulmonares, incluídos nos ensaios UPET e USET. Os sintomas mais frequentes foram dispneia (84%), dor pleurítica (74%), apreensão (63%) e tosse (50%). Hemoptise ocorreu em 28%. Os sinais físicos mais frequentes foram taquipneia ≥ 20/min (85%), taquicardia ≥ 100/min (58%), hiperfonese da segunda bulha em foco pulmonar (57%) e crepitações (56%). Sinais de trombose venosa profunda (TVP) estiveram presentes em 41% dos pacientes e atrito pleural, em 18%. Dispneia, hemoptise ou dor pleurítica ocorreram, separadamente ou em complicação, em 94% dos casos, e os 3 sintomas juntos, em 22%. Dispneia ou taquipneia ocorreram em 96%. Dispneia, taquipneia ou TVP ocorreram em 99% dos pacientes (**Tabela 7.2**).

Assim, mesmo que de forma isolada, os sintomas/sinais sejam inespecíficos, essas manifestações clínicas, observadas como um grupo e/ou em seu conjunto, são bastante sugestivas de TEP aguda. Por outro lado, TEP quase nunca foi identificada em ausência de dispneia, taquipneia ou TVP.

A **Tabela 7.3** mostra sinais e sintomas de pacientes com TEP e colapso circulatório e sem doença cardiopulmonar incluídos nos estudos UPET e USET.[12]

Stein e colaboradores,[13] em 117 pacientes com TEP e sem doença cardíaca ou pulmonar prévias, participantes do estudo PIOPED, encontraram dispneia como o sintoma mais comum, com uma ocorrência de 73%. Dor torácica pleurítica manifestou-se em 66%. Os demais sintomas estiveram abaixo de 40%, com hemoptise incidindo em 13%. A **Tabela 7.4** apresenta os sinais e sintomas desses pacientes, incluindo 248 pacientes com suspeita não confirmada de TEP, para comparação.

Entre 72 pacientes com idade ≥ 70 anos e TEP, a ocorrência foi: dispneia ou taquipneia em 92%; dispneia ou taquipneia ou dor pleurítica em 94% e dispneia ou taquipneia, evidência radiográfica de atelectasia ou anormalidades parenquimatosas em 100%. Ou seja, na fase geriátrica da vida, as manifestações inespecíficas de TEP estão presentes, como em faixas etárias anteriores.[13]

No estudo ICOPER,[14] em 2.110 pacientes com TEP confirmada, os sintomas e sinais físicos mais comuns foram dispneia (82%), taquipneia > 20/min (60%), dor torácica (49%), taquicardia > 100/min ((40%), tosse (20%), síncope (14%), tem-

▶▶ **TABELA 7.1**

Sinais e sintomas nos 327 pacientes incluídos nos estudos UPET e USET

Sintomas e sinais	Total %	TEP submaciça %	TEP maciça %
Sintomas			
Dor torácica	88	82	85
pleurítica	74	85*	64
Dispneia	84	82	85
Apreensão	59	50†	65
Tosse	53	52	53
Hemoptise	30	40*	23
Suores	27	23	29
Síncope	13	4†	20
Sinais físicos:			
Taquipneia (> 16/min)	92	87	95
Crepitações	58	60	57
Hiperfonese P2	53	45‡	58
Taquicardia (> 100/min)	44	38	48
Temperatura > 37,8°C	43	42	43
Arritmia de Galope	34	25‡	39
Diaforese	36	27*	42
Edema	24	25	23
Sopro	23	16‡	25
Cianose	19	9†	25
Flebite	32	26	36

Significância estatística * (p< 0,01) † (p<0,001) ‡ (0,05).
Fonte: Adaptada de Bell e colaboradores.[11]

peratura > 38°C (9%) e hemoptise (7%). Na inclusão, 88,9% dos pacientes eram sintomáticos e hemodinamicamente estáveis, 4,2% eram instáveis hemodinamicamente e 6,9% assintomáticos. Trombose venosa profunda foi a comorbidade mais frequente. Em relação à faixa etária: 63% dos pacientes estavam entre 60 e > 80 anos e 39%, entre 70 e > 80 anos.

O estudo PIOPED III[5] ofereceu outra oportunidade de avaliar sinais e sintomas, em pacientes com confirmação da TEP, por angiotomografia computadorizada do tórax. Stein e colaboradores[4] estudaram as manifestações clínicas em 632 pacientes que participaram do ensaio diagnóstico. Em 192 indivíduos foi confirmada a suspeita de TEP, dos quais 133 não apresentaram doença cardiopulmonar prévia. Neles, as principais manifestações foram dispneia (em repouso ou exercício) em 73%; dor pleurítica em 44%; tosse em 34%; dor na panturrilha ou coxa em 44% e inchação na panturrilha ou coxa em 41%. Taquipneia esteve presente em cerca da metade dos pacientes, ao passo que taquicardia foi observada em torno de 1/4 dos pacientes. Evidência de hipertensão pulmonar foi verificada em 21%. A **Tabela 7.5** apresenta o conjunto dos parâmetros clínicos.

Como foi visto, o sintoma mais frequente em pacientes com TEP é identificado como dispneia, em repouso ou com esforço. Um registro interessante é o tempo de instalação da dispneia: em pacientes sem DCP prévia, a instalação da dispneia foi aguda em segundos ou minutos, representan-

▶▶ **TABELA 7.2**

Sinais e sintomas mais frequentes em 215 pacientes com TEP aguda sem doença cardíaca ou pulmonar prévia incluídos nos estudos UPET e USET

Sintomas e sinais	%
Sintomas:	
Dispneia	84
Dor pleurítica	74
Apreensão	63
Tosse	50
Hemoptise	28
Sinais físicos:	
Taquipneia (> 20/min)	85
Taquicardia (> 100/min)	57
Hiperfonese P2	53
Crepitações	56
Sinais de TVP	41
Atrito pleural	18

Dispneia, hemoptise e dor pleurítica ocorreram separadamente ou em combinação em 94% dos pacientes. Os três juntos ocorreram em 22%.
Fonte: Adaptada de Stein e colaboradores.[12]

▶▶ **TABELA 7.3**

Sinais e sintomas de pacientes com TEP e colapso circulatório e sem doença cardiopulmonar incluídos nos estudos UPET e USET

Sintomas e sinais	Choque % N= 21	Síncope % N= 19
Taquicardia ≥ 100/min	86	58
Taquipneia ≥ 20/min	81	89
Dispneia	71	89
Apreensão	71	74
Hiperfonese P2	62	79
Crepitações	48	47
Temperatura ≥ 37,5°C	43	21
Dor pleurítica	38	63
Tosse	33	42
TVP	19	42
Hemoptise	10	5

Fonte: Adaptada de Stein e colaboradores.[12]

Apresentações clínicas

Vários autores têm reconhecido 3 formas principais de apresentação dos episódios agudos de TEP:

MacLleod e Grant,[17] em estudo, identificaram formas de apresentação dos episódios de TEP, antecedendo infartos e hemorragia pulmonar, bem como de dispneia aguda, dor torácica central e colapso circulatório.

Sasahara e colaboradores,[18] em revisão sobre diagnóstico e tratamento da tromboembolia pulmonar, consideraram possível agrupar as manifestações clínicas de TEP em:

- *cor pulmonale* agudo;
- infarto pulmonar (dispneia, dor pleurítica e hemoptise);
- manifestações de dispneia apenas.

Dalen,[19] reunindo estudos clínicos e de anatomia patológica, reconheceu igualmente 3 formas de apresentação: hemorragia ou infarto pulmonar, embolia pulmonar maciça/*cor pulmonale* agudo e dispneia inexplicada.

Os estudos PIOPED[3] e PIOPED II[4] consideraram que, em pacientes com suspeita clínica de TEP

do 72% dos casos e, em horas, para 11% dos pacientes; os 17% restantes desenvolveram dispneia em dias. Estudos anteriores[15,16] denominaram esses quadros de TEP, de mais de duas semanas da evolução de sintomas, de subagudos.

A análise da combinação de sintomas mostrou que dispneia ou taquipneia se manifestaram em 84% de pacientes sem DCP prévia e em 86% de todos os pacientes. Dispneia, taquipneia ou dor pleurítica ficaram evidentes em 92% dos pacientes. Dispneia, taquipneia, dor pleurítica ou sinais de TVP estiveram presentes, individualmente ou em alguma associação, em 98% dos pacientes.

Em pacientes idosos, ≥ 70 anos de idade, foi encontrada frequência similar na maioria dos sintomas e sinais. Em pacientes sem DCP prévia e em todos os pacientes, a combinação de dispneia ou taquipneia ocorreu menos frequentemente do que em faixas etárias inferiores.

▶▶ **TABELA 7.4**

Sintomas e sinais em 117 pacientes com doença cardíaca ou pulmonar incluídos no estudo PIOPED e 248 pacientes com suspeita não confirmada de TEP

Sintomas	TEP (n=117) (%)	Sem TEP (n=248) (%)
Dispneia	73	72
Dor pleurítica	66	59
Tosse	37	36
Pernas inchadas	28	22
Dor nas pernas	26	24
Hemoptise	13	8
Palpitações	10	11
Sibilância	9	11
Dor anginosa	4	6
Sinais físicos		
Taquipneia ≥ 20/min	70	68
Crepitações	51	40
Taquicardia ≥ 100/min	30	24
4ª bulha (B4)	24	14
Hiperfonese P2	23	13
TVP	11	11
Diaforese	11	8
Temperatura > 38,5°C	7	12
Sibilos	5	8
Sinal de Homans*	4	2
Impulsão do ventrículo direito	4	2
Atrito pleural	3	2
3ª bulha (B3)	3	4
Cianose	1	2

* Dor na panturrilha com dorsiflexão do pé (com joelho flexionado) indicando TVP.
Fonte: Adaptada de Stein e colaboradores.[13]

(quadro clínico, fatores de risco, cenário), seria mais útil conhecer as características de cada síndrome do que as características clínicas de todos os pacientes com TEP. Por essa razão, agruparam os pacientes conforme seus quadros clínicos de apresentação em:

- síndrome de dor pleurítica ou hemoptise (inicialmente chamada de síndrome de infarto pulmonar);
- síndrome de dispneia isolada ou não complicada;
- síndrome de colapso circulatório (**Tabela 7.6**).

Dor torácica pleurítica ou *hemoptise* (além de dispneia variável) associada a defeito perfusional menor que 30% da área pulmonar e periférico:

▶▶ **TABELA 7.5**

Sinais e sintomas presentes em pacientes com TEP confirmada no estudo PIOPED II

Sintomas	TEP sem DCP prévia N=127 %	TEP total N=184 %
Dispneia	73	79
só em exercício	16	16
Dor pleurítica	44	47
Dor torácica não pleurítica	19	17
Tosse	34	43
Sibilância	21	31
Sinais físicos gerais:		
Taquipneia ≥ 20/min	54	57
Taquicardia ≥ 100 /min	24	26
Diaforese	2	4
Cianose	0	1
Temperatura > 38,5º C	1	2
Anormalidades cardíacas:	21	22
Hiperfosese P2	15	15
Impulsão do ventrículo direito	4	5
Distensão jugular	14	13
Anormalidades pulmonares:	29	37
Crepitações	18	21
Sibilos	2	3
Roncos	2	5
Redução dos sons	17	21
Atrito pleural	0	1
Sinais de TVP:		
Panturrilha ou coxa	47	47

Fonte: Adaptada de Stein e colaboradores.[4]

- representa cerca de 65 a 70% dos casos de TEP, mas no PIOPED II[4] foi de 41% em indivíduos sem DCP prévia;
- a dor torácica e a hemoptise expressam hemorragia pulmonar e/ou infarto pulmonar;
- tosse pode estar presente;
- pode haver sinais de localização no exame clínico e no radiograma do tórax;
- há ausência de repercussão hemodinâmica e de marcadores e sobrecarga de VD;
- nem sempre se identificam fatores de risco.

Essa forma de apresentação, que não altera parâmetros fisiopatológicos, também tem sido denominada *TEP não maciça* e, recentemente, classificada como *TEP de baixo risco*, de mortalidade de 30 dias (<1%).

Dispneia isolada ou não complicada associada a um defeito perfusional entre 30-50% da área pulmonar, em pacientes sem DCPO prévia:

- apresentou incidência de 22-36% nos estudos PIOPED[3] e PIOPED II[4] dos casos;

▶▶ **TABELA 7.6**

Síndromes de apresentação de todos os pacientes sem DCP prévia

Síndromes	PIOPED N=117 %	PIOPED II N=133 %
Dor pleurítica ou hemoptise	65	41
Dispneia isolada	22	36
Colapso circulatório	8	8
Assintomáticos	5	–
Outras apresentações*	–	14

* Taquipneia, taquiardia ou hipoxemia com quadro de TVP. ◀◀

- exame clínico sem sinais de localização;
- geralmente com fatores de risco evidentes. Essa forma de apresentação tem sido também denominada *TEP submaciça* e, recentemente, classificada como *TEP de risco intermediário*, de mortalidade de 30 dias (3-15%), se pelo menos um marcador de sobrecarga de VD estiver presente.

Colapso circulatório associado a um defeito perfusional maior do que 50% da área pulmonar por extensão maciça, com obstrução de artéria central em indivíduos sem DCP prévia:

- representa < 10% dos casos de TEP;
- pacientes com embolias maciças que sobreviveram e têm sido investigados e/ou sujeitos a investigação;
- síncope, hipotensão arterial persistente (PAS < 90 mmHg ou queda de 40 mmHg);
- dispneia e, às vezes, cianose central;
- fatores de risco geralmente presentes.

Essa forma de apresentação tem sido também denominada *TEP maciça* e, recentemente, classificada como *TEP de risco alto*, de mortalidade de 30 dias (>15%). Trombos em cavidades cardíacas direitas, principalmente quando móveis (em trânsito), estão associados a alto risco de mortalidade precoce e recorrência.

Assintomáticos

No estudo PIOPED,[3] em 5% dos casos, o diagnóstico foi feito em paciente assintomático com TVP ou em pacientes idosos, cujo diagnóstico foi sugerido por anormalidades radiográficas.

No estudo PIOPED II,[4] 14% de pacientes sem DCP prévia tiveram apresentações diferentes, com taquipneia ou taquicardia PaO_2 < 80 mmHg, ou quadro de TVP.

Nas análises angiotomográficas, feitas no estudo PIOPED II,[4] foi constatado que, em 150 pacientes com imagens passíveis de classificação, 77% dos casos de TEP envolveram artérias centrais; 21%, artérias segmentares e 1%, artérias subsegmentares. Os quadros clínicos e as formas de apresentação encontravam-se mais associadas à TEP nas artérias centrais.

Sintomas e formas de apresentação prevalentes podem estar ausentes em pacientes com TEP em artérias segmentares e mesmo em artérias centrais.

Conclusão

O **conhecimento** das manifestações clínicas, de forma isolada, em conjunto e em padrões de apresentação aumenta os níveis de suspeição e pode reduzir o atraso da orientação diagnóstica, além de levar a medidas terapêuticas, eventualmente necessárias, ante a confirmação objetiva da presença de TEP. Assim, o alto grau de suspeição é essencial.

Pacientes com TEP têm 2 níveis de sintomas e sinais: taquipneia, dispneia e dor torácica, que

▶▶

Diagnóstico diferencial de TEP pela apresentação clínica

Doenças pulmonares e pleurais: pneumonia, crise asmática, exacerbação DPOC pneumotórax, câncer de pulmão, síndrome do desconforto respiratório agudo (SDRA), hipertensão arterial pulmonar

Doenças cardiovasculares: infarto agudo de miocárdio, angina de peito, edema agudo de pulmão, derrame pericárdico com tamponamento cardíaco, dissecção aórtica

Doenças da parede torácica: fraturas costais, condrites, mialgias, nevralgias

◀◀

ocorrem, em média, em mais da metade dos casos, e aqueles que, embora com menor frequência, reforçam a suspeita clínica, como taquicardia, tosse, sensação subjetiva de apreensão (algo anormal e grave está acontecendo, às vezes sensação de morte iminente), hemoptise, ruídos adventícios (crepitações, atrito pleural, sibilos, ausência local de ruídos adventícios) e sinais de hipertensão pulmonar (hiperfonese da segunda bulha em foco pulmonar/P2, desdobramento da segunda bulha/B2, ritmo de galope à direita, impulsão para esternal esquerda/ventrículo direito, distensão jugular). Evidências de TVP (dor na perna, inchação/edema, calor, rubor, sinal de Homans) são fortes indicativos da natureza das manifestações torácicas. Essas manifestações são sugestivas de TEP, algumas são muito sensíveis (taquipneia, dispneia), mas não específicas, mesmo em presença de fatores de risco prevalentes, como repouso no leito, pós-operatório e câncer. Ademais, alguns dos fatores de risco apresentam clínica similar. Desse modo, do *pool* de pacientes em que há suspeita de TVP pelos dados colhidos na anamnese, na maioria, não se confirma o diagnóstico. No entanto, a segurança na identificação das manifestações clínicas qualifica a suspeita e habilita o médico a desenvolver o processo de exclusão ou confirmação do diagnóstico de forma não especulativa, porém criteriosa. Enfim, libera o médico de ser refém das imagens, por mais essenciais que sejam.

Os escores clínicos constituem um capítulo em separado.

Referências

1. Urokinase pulmonary embolism trial (UPET Investigators). Phase 1 results: a cooperative study. JAMA. 1970;214(12):2163-72.
2. Urokinase-streptokinase embolism trial (USET). Phase 2 results: a cooperative study. JAMA. 1974;229(12):1606-13.
3. PIOPED Investigators. Values of the ventilation/perfusion scan in acute pulmonary embolism: results of the prospective investigation of pulmonary embolism diagnosis (PIOPED). JAMA. 1990;263(20):2753-9.
4. Stein PD, Beemath A, Matta F, Weg JG, Yusen RD, Hales CA, et al. Clinical characteristics of patients with acute pulmonary embolism: data from PIOPED II. Am J Med. 2007;120(10):871-9.
5. Stein PD, Chenevert TL, Fowler SE, Goodman LR, Gottschalk A, Hales CA, et al. Gadolinium-enhanced magnetic resonance angiography for pulmonary embolism: a multicenter prospective study (PIOPED III). Ann Intern Med. 2010;152(7):434-43.
6. Miniati M, Pistolesi M, Marini C, Di Ricco G, Formichi B, Prediletto R, et al. Value of perfusion lung scan in the diagnosis of pulmonary embolism: results of the Prospective Investigative Study of Acute Pulmonary Embolism Diagnosis (PISA-PED). Am J Respir Crit Care Med. 1996;154(5):1387-93.
7. Wells PS, Ginsberg JS, Anderson DR, Kearon C, Gent M, Turpie AG, et al. Use of a clinical model for safe management of patients with suspected pulmonary embolism. Ann Intern Med. 1998;129(12):997-1005.
8. Wicki J, Perneger TV, Junod AF, Bounameaux H, Perrier A. Assessing clinical probability of pulmonary embolism in the emergency ward: a simple score. Arch Intern Med. 2001;161(1):92-7.
9. Le Gal G, Righini M, Roy PM, Sanchez O, Aujesky D, Bounameaux H, et al. Prediction of pulmonary embolism in the emergency department: the revised Geneva score. Ann Intern Med. 2006;144(3):165-71.
10. Miniati M, Bottai M, Monti S, Salvadori M, Serasini L, Passera M. Simple and accurate prediction of the clinical probability of pulmonary embolism. Am J Respir Crit Care Med. 2008;178(3):290-4.
11. Bell WR, Simon TL, DeMets DL. The clinical features of submassive and massive pulmonary emboli. Am J Med. 1977;62(3):355-60.
12. Stein PD, Willis PW 3rd, DeMets DL. History and physical examination in acute pulmonary embolism in patients without preexisting cardiac or pulmonary disease. Am J Cardiol. 1981;47(2):218-23.
13. Stein PD, Gottschalk A, Saltzman HA, Terrin ML. Diagnosis of acute pulmonary embolism in the elderly. J Am Coll Cardiol. 1991;18(6):1452-7.
14. Goldhaber SZ, Visani L, De Rosa M. Acute pulmonary embolism: clinical outcome in the International Cooperative Pulmonary Embolism Registry (ICOPER). Lancet. 1999;353(9162):1386-9.
15. Sutton GC, Hall RJ, Kerr IH. Clinical course and late prognosis of treated subacute massive, acute minor, and chronic pulmonary thromboembolism. Br Heart J. 1977;39(10):1135-42.
16. Ellis DA, Neville E, Hall RJ. Subacute massive pulmonary embolism treated with plasminogen and streptokinase. Thorax. 1983;38(12):903-7.
17. MacLeod JG, Grant IWB. A clinical, radiographic, and pathological study of pulmonary embolism. Thorax. 1954;9(1):71-83.

18. Sasahara AA, Sharma GV, Barsamian EM, Schoolman M, Cella G. Pulmonary thromboembolism: diagnosis and treatment. JAMA. 1983;249(21):2945-50.
19. Dalen JE. Pulmonary embolism: what have we learned since Virchow? Natural history, pathophysiology, and diagnosis. Chest. 2002;122(4):1440-56.

Leituras recomendadas

Morgenthaler TI, Ryu JH. Clinical characteristics of fatal pulmonary embolism in a referral hospital. Mayo Clin Proc. 1995;70(5):417-24.

Moser KM. Pulmonary embolism. Am Rev Respir Dis. 1977;115(5):829-52.

Moser KM. Venous thromboembolism. Am Rev Respir Dis. 1990;141(1):235-49.

Stein PD, Fowler SE, Goodman LR, Gottschalk A, Hales CA, Hull RD, et al. Multidetector computed tomography for acute pulmonary embolism. N Engl J Med. 2006;354(22):2317-27.

Stein PD, Henry JW. Clinical characteristics of patients with acute pulmonary embolism stratified according to their presenting syndromes. Chest. 1997; 112(4):974-9.

The urokinase pulmonary embolism trial. A national cooperative study. Circulation. 1973;47(2 Suppl): II1-108.

8 Diagnóstico

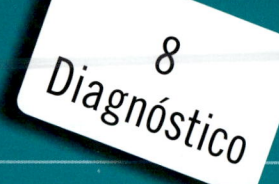

▶▶ 8.1

SUSPEITA CLÍNICA: ESCORES CLÍNICOS – PROBABILIDADES PRÉ-TESTES

Qualificando e quantificando a suspeita clínica

A suspeita clínica de tromboembolia pulmonar aguda (TEP) é motivada pela presença de sintomas e sinais compatíveis, como também de manifestações clínicas em cenários de risco. As mais prevalentes manifestações/expressões clínicas que levantam a suspeição de TEP são o aparecimento agudo ou subagudo de dispneia e/ou início de dor torácica pleurítica e, menos frequente, colapso circulatório.

Os fatores de risco para essa doença são relacionados à trombogênese venosa, sintetizados na tríade de Virchow. São considerados cenários de risco os ambientes em que as taxas de TEP se encontram mais prevalentes, como salas de emergência de pacientes agudos, salas de recuperação pós-cirúrgicas, unidades de tratamento intensivo, emergências de trauma, unidades de parto e pós-parto, áreas de quimioterapia, residências de idosos, hospitais de reabilitação, enfim, espaços em que se concentram pacientes em situação de risco trombogênico.

Em relação ao número total de casos com suspeita de TEP, menos de 35% dos pacientes comprovam essa suposição. Em condições reconhecidas como de alta probabilidade, essa taxa de confirmação é ≥ 75% dos casos investigados.

Os pacientes com suspeita têm sintomas e sinais similares, tanto no grupo que foi confirmado como no grupo excluído e, em cerca de 25-50% dos casos, não foram identificados fatores de risco. A comprovação diagnóstica de TEP pode necessitar de hospitalização, exames de imagens com uso de contraste ou exames invasivos e, por isso, torna-se sempre dispendiosa, justificando o início empírico de anticoagulantes. Na maioria dos casos, a suspeita não se confirma. O quadro clínico apresentado pode ser sugestivo, mas é inespecífico, não permitindo o diagnóstico final.

Desse modo, foi projetado um modelo clínico que pudesse aproximar a suspeita clínica do diagnóstico objetivo, a partir da fase de estudos mais sistemáticos da TEV, devido à possibilidade de diagnóstico *ante mortem* e à existência de tratamento.

Hildner e colaboradores[1] avaliaram a exatidão do diagnóstico clínico de embolia pulmonar em 78 pacientes. O diagnóstico clínico foi derivado da história, sintomas e sinais, achado de eletrocardiograma, radiograma de tórax e enzimas, sendo o cintilograma radioisotópico perfusional comparado com o resultado do angiograma pulmonar. Êmbolos pulmonares foram demonstrados em 41% dos pacientes. Nenhum dos dados clínicos foi capaz de distinguir pacientes com tromboembolia pulmonar. O cintilograma identificou defeitos perfusionais, mas não sua natureza.

Sasahara e colaboradores[2] publicaram uma revisão de diagnóstico e tratamento da tromboembolia pulmonar destacando as síndromes clínicas de apresentação e a prevalência de sintomas e sinais de TEP aguda e os meios de diagnóstico até a angiografia pulmonar seletiva. Consideraram que a clínica fornece apenas um diagnóstico preliminar, com sinais e sintomas sobrepondo-se extensivamente a outras doenças cardiopulmonares e que os médicos devem observar as apresentações clínicas de *cor pulmonale* agudo, infarto pulmonar e dispneia, sem esperar as apresentações clássicas de hemoptise, dor pleurítica e flebite para desenvolver a avaliação diagnóstica objetiva.

Celi e colaboradores[3] elaboraram um questionário padronizado, com 94 variáveis, entre contínuas e categóricas. Esse questionário, constituído por 71 questões da história e exames físicos, 9 da radiografia de tórax, 10 do eletrocardiograma e 4 da gasometria arterial, foi aplicado em 100 pacientes com suspeita de TEP. Devido à experiência dos autores, os resultados foram tratados de forma estatística, com os parâmetros mais significativos escolhidos para análise discriminatória sequencial entre variáveis, com coeficiente de correlação de > 0,7. Na classificação de cada paciente foi observado: com TEP (grupo A) ou sem TEP (grupo B), em bases dos coeficientes derivados. Os resultados de 16 variáveis foram associados significativamente com o diagnóstico cintilográfico de TEP, tanto no grupo inicial como em um grupo adicional de validação. Os resultados sugeriram aos autores que dados clínicos por meio de um questionário padronizado podem ser usados para predizer os resultados da cintilografia pulmonar perfusional em pacientes com suspeita de TEP, melhorando a exatidão da avaliação pré-teste de tais pacientes, o que pode influenciar no tratamento inicial e na complementação do diagnóstico.

O estudo PIOPED[4] também utilizou uma avaliação de probabilidades clínicas. Com base na história, exame físico, gasometria arterial, radiografia de tórax e eletrocardiograma – sem algoritmo diagnóstico padronizado – foram estabelecidos 3 níveis percentuais de probabilidades de TEP, conforme convicção do examinador: probabilidade alta correspondia de 80-100% (10% dos pacientes), probabilidade baixa, de 0-19% (26%) e probabilidade intermediária (de "não comprometimento"), de 20-79% (64%). Probabilidade alta esteve correta em 68% dos casos, probabilidade baixa foi correta em 91%. Comparadas com as probabilidades cintilográficas perfusionais e ventilatórias (V/Q), objetivo principal do estudo PIOPED, altas probabilidades clínicas e cintilográficas associadas foram positivas para TEP em 96% dos casos, e baixas probabilidades de ambas foram positivas para TEP em 4% (**Tabela 8.1.1**), correspondendo a resultados de estudos angiográficos.

Perrier e colaboradores[5] avaliaram uma análise de decisão não invasiva no diagnóstico de TEP, empregando probabilidade clínica, níveis de dímeros-D, ultrassonografia de membros inferiores e cintilograma (V/Q) de pulmão. Angiografia pulmonar foi realizada em casos não diagnosticados de forma não invasiva. A probabilidade clínica foi estimada pelo médico responsável, após preenchimento de um *checklist* padronizado, incluindo fatores de risco, sintomas e sinais mais frequentes, achados de gasometria arterial e radiografia de tórax. A probabilidade clínica foi classificada entre 0-100% (0-20%, 21-40%, 41-60%, 61-79%, 80-100%), sem explicitações no texto. Houve progressivo aumento de TEP positiva, conforme o aumento das classes de probabilidades clínicas. De modo geral, a estratégia de decisão resultou em diagnóstico definitivo não invasivo de TEP em 62% de pacientes com um cintilograma V/Q não diagnóstico.

Miniati e colaboradores[6] desenvolveram um estudo prospectivo para avaliar o papel da cintilografia perfusional no diagnóstico da TEP, Prospective Investigative Study of Acute Pulmonary Embolism Diagnosis (PISA-PED). Examinaram 890 pacientes consecutivos com suspeita de TEP. Angiografia pulmonar foi realizada em 413 (62%) de 670 pacientes com cintilogramas anormais. Antes dos exames de imagens, cada paciente recebeu uma probabilidade clínica de TEP em:

- 90%, ou muito provável;
- 50%, ou possível;
- 10%, ou improvável.

Esses dados foram baseados nos resultados do exame clínico, da radiografia de tórax, da gasometria arterial e da eletrocardiografia, como também foram considerados estudos anteriores, principalmente o de Celi e colaboradores.[3]

Os autores encontraram prevalência geral de TEP em 39%. Um cintilograma positivo associado a uma probabilidade muito alta ou possível na apresentação teve valores preditivos positivos de 99 e 92%, respectivamente. Um cintilograma negativo, pareado com apresentação clínica improvável, teve valor preditivo negativo de 97%. Apresentação clínica, combinada com avaliação cintilográfica perfusional, estabeleceu ou excluiu TEP, na maioria dos pacientes com cintilograma anormal. Nesse estudo, a avaliação clínica teve aplicação pós-teste para validar o resultado da cintilografia perfusional.

Wells e colaboradores[7] desenvolveram um modelo clínico (pré-teste diagnóstico objetivo) para estratificação de pacientes sintomáticos ambulatoriais com suspeita de trombose venosa profunda (TVP) em grupos de probabilidade alta, moderada e baixa. O objetivo foi de simplificar o processo diagnóstico de TVP, combinando probabilidade clínica com ultrassonografia venosa (US) em pacientes com suspeita de TVP. Os itens incluídos no modelo clínico foram reunidos às informações obtidas pela revisão da literatura e pela experiência coletiva do grupo de autores. Os itens foram tabulados pelo médico examinador e um escore de

▶▶ **TABELA 8.1.1**

Probabilidade de TEP associando resultados do estudo cintilográfico V/Q e avaliação clínica no PIOPED

Cintilografias V/Q Probabilidades %	Probabilidades clínicas %			
	Alta 80-100	Intermediária 20-79	Baixa 0-19	Total %
Alta	96	88	56	87
Intermediária	66	28	16	30
Baixa	40	16	4	14
Normal	0	6	2	4
Total	68	30	9	28

Fonte: PIOPED Investigators.[4]

probabilidade foi elaborado, categorizando/hierarquizando os pacientes em grupos de probabilidade alta, moderada e baixa (**Tabela 8.1.2**). De 529 pacientes avaliados por venografia, a prevalência de TVP foi de 85% no grupo de probabilidade alta, 33% no grupo de probabilidade moderada, e 5% no grupo de probabilidade baixa. Houve diferenças importantes com US entre grupos de possibilidade alta e de possibilidade baixa para valores preditivos positivos: 100 (94-100) vs 63% (35-85), respectivamente.

Wells e colaboradores,[8] em estudo usando US para investigar TVP, descobriram que 3, 17 e 75% dos pacientes com probabilidades pré-teste baixa, moderada e alta, respectivamente, tinham TVP. Apenas 3 (0,6%), de 501 pacientes com diagnóstico negativo para TVP, tiveram eventos trombóticos nos 3 meses seguintes de observação.

▶▶ **TABELA 8.1.2**

Modelo clínico para predição de probabilidade pré-teste para trombose venosa profunda

Características clínicas	Pontuação
Câncer ativo (tratamento corrente ou prévios 6 meses ou paliativo	1
Paralisia, paresia ou imobilização recente das pernas	1
Repouso no leito > 3 dias ou cirurgia dentro de 4 semanas	1
Dor localizada na distribuição de veia profunda	1
Inchação da perna inteira	1
Inchação da panturrilha > 3 cm quando comparada com perna assintomática (medida 10 cm abaixo da tuberosidade da tíbia)	1
Edema depressível (maior na perna sintomática)	1
Veias superficiais colaterais	1
Diagnóstico alternativo tão ou mais provável do que TVP	-2
Escore ≥ 3 = probabilidade alta 1-2 = probabilidade moderada < 0 = probabilidade baixa	

* Em pacientes com sintomas nas duas pernas, a mais sintomática é usada para a pontuação.
Fonte: Adaptada de Wells e colaboradores.[8]

Os escores clínicos (regras de predição clínica, ou escores pré-testes) para diagnóstico de tromboembolia pulmonar

Wells e colaboradores[9] organizaram um modelo clínico para a abordagem diagnóstica de TEP em 1.239 pacientes internados ou de ambulatórios. Estabeleceram uma pontuação para cada uma das seguintes manifestações respiratórias: dispneia recente ou piora de dispneia crônica, dor torácica pleurítica, dor torácica não retroesternal e não pleurítica, saturação arterial abaixo de 92% em ar ambiente e corrigível com inalação de oxigênio < 40%, hemoptise e atrito pleural. Foram identificados como fatores de risco: cirurgia geral ≤ 12 semanas; imobilização, repouso completo no leito ≥ 3 dias, em ≤ 4 semanas prévias; antecedentes familiares de TEV em ≥ 2 membros da família com eventos objetivamente confirmados, ou um familiar de 1º grau com diagnóstico de trombofilia hereditária; câncer (tratamento corrente, ≤ 6 meses, ou em estágios paliativos); período de pós-parto e paralisia de membros inferiores.

Os autores consideraram como típico para TEP: ≥ 2 pontos respiratórios e frequência cardíaca > 90/min, sintomas nas pernas, febre baixa e radiograma de tórax compatível. Foram registrados como atípicos os sintomas respiratórios ou cardiovasculares que não satisfaziam os critérios de casos típicos. Como situações graves foram assinaladas: síncope, pressão arterial sistêmica < 90 mmHg com frequência cardíaca > 100/min, pacientes recebendo ventilação mecânica ou necessidade de oxigenoterapia > 40% e com recente instalação de insuficiência cardíaca direita. Probabilidade alta para TEP correspondia a quadro típico, diagnóstico alternativo menos provável e presença de fatores de risco, bem como quadro grave de apresentação e diagnóstico alternativo menos provável. Probabilidade baixa correspondia a quadro típico, diagnóstico alternativo mais provável e ausência de fatores de risco conhecidos. Outras associações foram de probabilidade baixa ou moderada.

A confirmação diagnóstica foi feita por US seriada, venografia ou angiografia, dependendo das probabilidades pré-testes e da cintilografia pulmonar. Diagnóstico de TEP foi confirmado em 78,4% dos 102 pacientes de probabilidade alta, em 3,5% dos 734 pacientes de probabilidade baixa e em 27,8% dos 403 pacientes com probabilidade moderada.

O sucesso desses ensaios de qualificação clínica da abordagem diagnóstica da tromboembolia venosa permitiu o desenvolvimento de sistemas de escores.

Os sistemas de escores clínicos

Os sistemas de escores ou contagens seguem, em geral, um mesmo modelo, que associa dados clínicos e etapas de análises estatísticas de significâncias dos parâmetros selecionados.[10-12]

1ª etapa Constituição de um conjunto de variáveis (parâmetros) associadas à tromboembolia venosa e, principalmente, à tromboembolia pulmonar. Os médicos responsáveis preenchiam um questionário ou *check-list*, que fosse o mais completo possível, consistindo de sintomas e sinais e achados laboratoriais mais prevalentes de TEP aguda, registrados na literatura e na experiência dos pesquisadores.

2ª etapa Análise de regressão univariada, a fim de identificar variáveis que poderiam ser incluídas na análise multivariada (regressão logística sequencial/multivariada). Variáveis com p<0,5 eram consideradas significativas para inclusão na análise multivariada.

3ª etapa Variáveis na análise multivariada com valor de p<0,05 eram consideradas significativas.

> ▶▶ **LEMBRETE**
>
> Alguns dos sintomas e sinais mais comuns em TEP aguda, como dispneia, dor torácica e taquipneia, foram significativas na análise univariada, mas não alcançaram significância na análise multivariada. Ademais, dispneia e dor torácica foram parâmetros de inclusão nos estudos e não constaram das variáveis clínicas em alguns dos escores constituídos.

4ª etapa	Para cada variável significativa foi obtido um coeficiente de regressão.
5ª etapa	Poderiam ser designados pontos para a regra de predição clínica, dobrando o valor do coeficiente de regressão obtido na análise multivariada, arredondado para o valor 0,05 mais próximo.
6ª etapa	Foram criados pontos de corte para classificar grupos de pacientes em probabilidades alta, moderada e baixa no estudo de derivação.
7ª etapa	Realização de estudos de validação.

O escore canadense: "escore de Wells"

Wells e colaboradores[10] incluíram cerca de 1.200 pacientes internados do estudo original,[9] utilizando 80% dos pacientes para a derivação do escore e 20% para validação. Sete variáveis foram relacionadas significativamente com TEP, com pontuação designada para a regra de predição final. Foram criados pontos de corte para classificação de probabilidades em 2 sistemas de pontuação. No primeiro escore, os pacientes foram agrupados como no estudo original anterior:[9] probabilidade alta, moderada e baixa. O segundo sistema criou 2 categorias – TEP provável e improvável –, com o intuito de facilitar a aplicação do modelo (**Tabela 8.1.3**)

Esse sistema teve o objetivo principal de padronização para fins de aplicação prática, embora consistisse em um item – a interpretação subjetiva do médico – de pontuação alta, de difícil padronização e de probabilidade de diagnóstico alternativo ou não. No estudo de apresentação do escore, a utilidade do modelo foi testada, e a apresentação dos resultados encontra-se na **Tabela 8.1.4**. Os resultados da associação do escore clínico com a determinação dos níveis de dímeros D pelo SimpleRED, encontram-se na **Tabela 8.1.5**. Assim, uma regra de predição simples associada a dímeros D negativos pode excluir com segurança TEP em grande proporção de pacientes com suspeita de TEP ou reforçar a suspeita para a continuidade da investigação ou início de tratamento. O escore permite o estabelecimento de probabilidades pós-teste frente a exames de imagens não definitivos.

▶▶ **TABELA 8.1.3**

Pontuação e categorias de probabilidades do escore de Wells

Parâmetros	Pontuação
Sintomas e sinais clínicos de TVP (mínimo de inchação da perna e dor com palpação de veias profundas)	3
Diagnóstico alternativo menos provável	3
Frequência cardíaca > 100/min	1,5
Imobilização ou cirurgia nas últimas 4 semanas	1,5
TVP/TEP prévias	1,5
Hemoptise	1,0
Câncer (em tratamento, tratado nos últimos 6 meses ou paliativos)	1,0

Pontuação 3 níveis	Probabilidades TEP
< 2,0	Baixa
2,0 – 6,0	Moderada
> 6,0	Alta

Pontuação de 2 níveis	
≤ 0,4	Improvável
> 4,0	Provável

Fonte: Adaptada de Wells e colaboradores.[13]

▶▶ **TABELA 8.1.4**

Escores de Wells: classificação e confirmação de TEP

Escores	%TEP confirmada Derivação – Validação (Intervalo de confiança 95%)
< 2,0 Probabilidade baixa	3,6 – 2,0 (2,0-5,9) – (0,2-7,1)
2,0-6,0 Probabilidade moderada	20,5 – 18,8 (17,0-24,1) – (12,4-26,6)
> 6,0 Probabilidade alta	66,7 – 50,0 (54,3-77,6) – (27,2-72,8)

▶▶ **TABELA 8.1.5**

Taxas de TEP em grupos de pacientes com escores baixos e dímeros D negativos

Escores e dímeros D negativos	%TEP confirmada Derivação – Validação (Intervalo de confiança 95%)
< 2,0 Probabilidade baixa	1,5 – 2,7
29% dos pacientes	(0,4-3,7) – (0,3-9,0)
< 4,0 improvável	2,2 – 1,7
46% de todos os pacientes com suspeita de TEP	(1,0-4,0) – (0,2-6,0)

Algumas limitações do modelo proposto:

- Apresenta possibilidade de resultados menos expressivos em estudos de validação do que nos estudos de derivação.
- A formulação de diagnósticos alternativos depende muito de critério e populações nas quais o modelo é aplicado.
- O modelo não se constitui em rastreamento de TEP, partindo da suspeita estabelecida.
- A relação com outros testes, como dímeros D, ainda necessita mais validações.
- Os resultados de alta probabilidade pré-teste sugerem passagem direta para testes objetivos.

Na sequência, Wells e colaboradores[13] determinaram a segurança do uso do escore combinado, com um ensaio de dímeros D, no manejo de pacientes que se apresentaram nos serviços de emergência com suspeita de TEP. Estudaram 930 pacientes consecutivos, nos quais a probabilidade pré-teste de TEP foi baixa, moderada ou alta em 527, 339 e 64 pacientes, com confirmação de TEP em 1,3, 16,2 e 37,5%, respectivamente. A suspeita de alta probabilidade teve menor relação com TEP do que nos estudos de derivação e validação. Porém, de 849 pacientes, nos quais um diagnóstico de TEP foi inicialmente excluído, apenas 0,6% (0,2-1,4) desenvolveram TEV. De 729 pacientes, nos quais o diagnóstico de TEV não foi feito inicialmente, 0,1% (0-7) desenvolveu evento tromboembólico durante o seguimento de 3 meses.

O escore de Wells passou a ter extensa aplicação como instrumento classificatório de probabilidades em muitos estudos diagnósticos de imagens.

Gibson e colaboradores[14] propuseram uma simplificação no escore de Wells, atribuindo um ponto para cada variável. Recalcularam o escore, nessa simplificação, em 3.306 pacientes consecutivos, com suspeita clínica de TEP, comparando com o escore inicial e os resultados finais em taxa de TEP durante o seguimento. A proporção de pacientes com TEP nas categorias de probabilidades foi comparável nas duas pontuações. A incidência de TEP em 3 meses no grupo de ≤ 4 e dímeros D normais foi de 0,5%, com a regra original e simplificada.

Douma e colaboradores[15] realizaram uma validação do escore simplificado de Wells para excluir suspeita de TEP. Desse modo, foi calculada, retrospectivamente, a prevalência de TEP na probabilidade improvável, (≤ 4) do escore original, e (≤ 1) na regra simplificada (**Tabela 8.1.6**), em 922 pacientes consecutivos, com suspeita clínica de TEP, de uma coorte multicêntrica. Foram comparadas com a incidência de TEV em 3 meses de seguimento em pacientes com diagnóstico improvável e dímeros D normais, sendo que foram utilizados os 2 escores e a proporção de pacientes com essa combinação para definição da utilidade clínica. A proporção de pacientes categorizados como de TEP improvável, na regra de Wells, foi similar na contagem original (78%) e na simplificada (70%). A prevalência de TEP foi 13% (11-16) e 12% (9,7-15) para as contagens original e simplificada, na categoria improvável, respectivamente. Nenhum paciente com TEP improvável e dímeros D normais desenvolve TEV nos 3 meses de seguimento. A proporção de pacientes que poderiam prescindir de testes ulteriores, com base na improbabilidade de TEP, foi de 28% (25-31), na contagem original, e 26% (24-29) na simplificada. Os autores concluíram que o escore simplificado de Wells pareceu ser seguro e clinicamente útil, além de ser fácil a sua aplicação, mas sugeriram validação prospectiva.

O escore de Genebra

O escore de Genebra[11] foi desenvolvido com objetivos de plena padronização, sem depender de dados subjetivos, como um dos itens do escore canadense de Wells, apresentando maior facilidade de aplicação do que um escore italiano.[16]

Foi analisada uma base de dados de 1.090 pacientes consecutivos com suspeita de TEP, em um serviço de emergência, tendo sido incluído ou descartado o diagnóstico por meio de um algoritmo diagnóstico padronizado. As técnicas de regressão logística foram usadas para predizer os parâmetros clínicos associados com TEP. Um total de 296 pacientes (27%) constituía casos de TEP. A estimativa ótima, de probabilidade clínica de TEP, foi fundamentada em 8 variáveis: cirurgia recente, evento tromboembólico prévio, idade avançada, hipocapnia, hipoxemia, taquicardia, atelectasias em placas ou elevação de um hemidiafragma na radiografia de tórax. Um escore de probabilidades foi calculado adicionando-se pontos consignados para cada variável (**Tabela 8.1.7**).

Um ponto de corte de 4 identificou melhor os pacientes com probabilidade baixa de TEP. Cerca de 49% tiveram probabilidade baixa, com 10,3% de TEP confirmada. Em pacientes com probabilidade intermediária, a taxa de TEP foi de 38%, o que ocorreu em 81% de pacientes com probabilidade alta.

▶▶ **TABELA 8.1.6**

Escore de Wells

Parâmetros	Pontuação original	Pontuação simplificada
Sintomas e sinais clínicos de TVP (mínimo de inchação da perna e dor com palpação de veias profundas)	3	1
Diagnóstico alternativo menos provável	3	1
Frequência cardíaca > 100/min	1,5	1
Imobilização ou cirurgia nas últimas 4 semanas	1,5	1
TVP/TEP prévias	1,5	1
Hemoptise	1,0	1
Câncer (em tratamento, tratado nos últimos 6 meses ou paliativos)	1,0	1
Corte para TEP improvável	≤ 4	≤ 1

▶▶ **TABELA 8.1.7**

Probabilidade clínica – escore de Genebra

Idade, anos		
60-79		1
≥ 80		2
Frequênia cardíaca > 100 /min		1
Cirurgia recente 3		
TVP ou TEP prévias, diagnóstico objetivo 2		
PaCO₂	< 36 mmHg	2
	36 - 38,9	1
PaO₂ mmHg	< 48,7	4
	48,7 - 59,9	3
	60,0 - 71,2	2
	71,3 - 82,4	1
Atelectasia 1		
Elevação de hemidiafragma		1

Probabilidades	Contagens
Baixa	≤ 4
Intermediária	5-8
Alta	≥ 9

◀◀

Os autores chamaram a atenção para os seguintes pontos:

- A base de dados foi de pacientes externos procurando serviço de emergência, o que talvez não possa ser aplicado para pacientes hospitalizados por outras doenças.
- O escore não pode ser aplicado a cerca de 10% dos pacientes por problemas no item gasometria arterial ou radiografia de tórax.
- Alta suspeição de TEP ou sinais indiretos fortemente sugestivos podem servir de viés no emprego do escore.
- O escore não foi suficientemente acurado para diagnosticar ou incluir o diagnóstico de TEP, mesmo em um subgrupo de pacientes.
- Faltam validações externas.

Em 2006, foi publicada uma revisão do escore de Genebra.[17] Nessa revisão, foram retiradas 4 variáveis, correspondentes à gasometria arterial e à radiografia de tórax, tendo sido acrescentadas outras 4 variáveis clínicas: câncer ativo, dor em uma das pernas, hemoptise e dor à palpação da perna e edema unilateral. Todas as variáveis foram associadas significativamente com TEP, em análises univariadas, empregando um modelo de regressão logística multivariada, como no escore original. Foram atribuídos pontos para o escore, conforme coeficiente de regressão, com 1 ponto correspondendo ao valor mais perto do menor coeficiente de regressão (0,3) e servindo como o menor denominador comum para a atribuição de valores de pontos para os itens do escore. O escore e as probabilidades clínicas estão na **Tabela 8.1.8**.

Houve modificação de 50% dos parâmetros, constituindo-se em nova regra de predição, que, talvez, permitisse a denominação Genebra-2 e não Genebra Revisado. Esse novo escore, inteiramente fundamentado em variáveis clínicas (como o de Wells) no entanto, diferindo principalmente por ser independente de julgamento implícito do

▶▶ **TABELA 8.1.8**

Escore de Genebra revisado

Variáveis	Pontuação
Idade > 65 anos	1
TVP ou TEP prévias	3
Cirurgia (anestesia geral) ou fraturas de membros inferiores ≤ 1 mês	2
Condição maligna ativa (sólida ou hematológica, ativa ou curada < 1 ano)	2
Dor em membro inferior unilateral	3
Hemoptise	2
Frequência cardíaca	
75 - 94/min	3
≥ 95/min	2
Dor à palpação venosa profunda de membro inferior e edema unilateral	4

Probabilidade de TEP	Pontuação
Baixa	0-3
Intermediária	4-10
Alta	≥ 11

◀◀

médico atendente, representa crítica constante do grupo de Genebra ao escore de Wells. A prevalência de TEP no estudo de validação foi de 8% no grupo de probabilidade baixa (30%), 28% no de probabilidade intermediária (62%) e 74% no grupo de probabilidade alta (8%). Os autores consideraram que seu escore apresenta relevância clínica, é fácil de computar e sustenta resultados nos conjuntos de derivação e validação, mas deve ser testado por um estudo formal abordando as consequências práticas de seu emprego (o que se aplica a todos os escores).

Klock e colaboradores[18] questionaram o escore de Genebra revisado, avaliando se uma pontuação simplificada, com atribuição de 1 ponto para cada variável, mantém sua exatidão diagnóstica e utilidade clínica. Para testar possível equivalência, compararam o desempenho dos escores revisado e simplificado. O escore simplificado e suas probabilidades de TEP estão apresentados na **Tabela 8.1.9**. Os dados de 1.049 pacientes, obtidos de dois estudos prospectivos que incluíram pacientes com suspeita de TEP, foram usados para validar o escore de Genebra revisado e simplificado.[19,20] A prevalência de TEP, na população estudada, foi de 23%. No escore com contagem simplificada, a prevalência de pacientes com probabilidade baixa foi de 36%, intermediária de 60% e de probabilidade alta, 4%. A exatidão diagnóstica nos dois escores (revisado vs simplificado) não diferiu; as áreas sob a curva para o escore revisado foi 0,75 (0,71-0,78) vs 0,74 (0,70-0,77) para o escore simplificado. Durante seguimento de 3 meses, nenhum paciente com a combinação de probabilidade baixa ou intermediária ou TEP improvável com o escore simplificado e dímeros D normais foi diagnosticado com TEV. Os autores concluíram que a simplificação do escore de Genebra revisado não conduziu à redução da sua acurácia e utilidade clínica, devendo ser confirmado em estudos prospectivos.

O modelo PISA

Miniati e colaboradores[16] utilizaram a casuística do estudo PISA-PED para definir, de modo mais claro, a **acurácia** da avaliação clínica no diagnóstico de TEP. Os autores desenvolveram um algoritmo que incluiu a identificação de 3 sintomas:

1. instalação súbita de dispneia;
2. dor torácica ou desmaio/síncope (*fainting*);

▶▶ **TABELA 8.1.9**

Escore de Genebra revisado e simplificado

Variáveis	Pontuação
Idade > 65 anos	1
TVP ou TEP prévias	1
Cirurgia (anestesia geral) ou fraturas de membros inferiores ≤ mês	1
Condição maligna ativa (sólida ou hematológica, ativa ou curada < 1 ano)	1
Dor em membro inferior unilateral	1
Hemoptise	1
Frequência cardíaca	
75 - 94/min	1
≥ 95/min	1
Dor à palpação venosa profunda de membro inferior e edema unilateral	1
Probabilidade de TEP	**Pontuação**
Baixa	0-1
Intermediária	2-4
Alta	≥ 5
TEP improvável	< 3
TEP provável	≥ 3

◀◀

3. suas associações com uma ou **mais** de uma das seguintes anormalidades: sinais ECG de sobrecarga de ventrículo direito, sinais radiográficos de oligoemia, amputação de artéria hilar e consolidações pulmonares compatíveis com infarto.

Os 3 sintomas (isolados ou em combinação) foram associados a, pelo menos, uma anormalidade do ECG ou do radiograma de tórax em 81% de 202 pacientes com TEP confirmada. Em 298 pacientes, apenas 22% não apresentavam quadro de TEP. Utilizando como base os resultados obtidos no estudo de derivação (500 pacientes) e de validação (250 pacientes), a probabilidade clínica de TEP foi descrita como de probabilidade alta (90%), probabilidade intermediária (50%) e probabilidade baixa (10%). Esta probabilidade clínica foi usada como probabilidade pré-teste para calcular a probabilidade posterior de TEP, isto é, condicionada pelo cintilograma de perfusão. A probabilidade posterior (pós-teste) de TEP foi calculada de acordo com o teorema de Bayes. Desse modo, os autores deixam o entendimento desta argumentação a critério dos leitores. A conclusão final é de que combinando algoritmo clínico com interpretação independente dos cintilogramas perfusionais restringe-se a necessidade de angiografia para uma minoria de pacientes.

Miniati e colaboradores (2008) reapresentaram o modelo preditivo pré-teste Pisa a partir de uma base de dados de 1.100 pacientes, referidos ao Institute of Clinical Physiology (Pisa, Itália), de 1991 a 1999, com suspeita de TEP (81% hospitalizados). Os resultados foram validados em amostra independente de 454 pacientes (71% hospitalizados), entre janeiro de 2003 e dezembro de 2005. O modelo compreendeu 16 variáveis, das quais 10 (idade avançada, sexo masculino, imobilização prolongada, história de TVP, instalação súbita de dispneia, dor torácica, síncope, hemoptise, inchação unilateral de perna, sinais eletrocardiográficos de *cor pulmonale* agudo) são positivamente associadas à TEP e 6 (doença cardiovascular ou pulmonar, ortopneia, febre alta, e sibilos ou crepitações na ausculta do tórax) são negativamente associadas com TEP. As probabilidades de TEP foram estimadas pela soma dos coeficientes de regressão. A prevalência e TEP no grupo de validação foi de 2%, quando a probabilidade clínica de predição era leve (0-20, 34% dos pacientes); 28%, quando era moderada (11-50, 26% dos pacientes); 67%, quando substancial (51-80; 16% dos pacientes); e 94%, quando alta (81-100; 24% dos pacientes). A área sob a curva ROC foi 0,9 no grupo de derivação e de 0,88 no grupo de validação. Não houve diferença significativa entre pacientes hospitalizados e ambulatoriais quanto à prevalência de TEP nas quatro categorias, no entanto é conveniente lembrar que a maior parte de pacientes encontrava-se hospitalizada, quando da entrada no estudo. A **Tabela 8.1.10** mostra as variáveis com seus coeficientes de regressão, a partir dos quais foi calculada a probabilidade clínica.

Comparação de escores

Chagnon e colaboradores (2002) compararam os escores de Wells e Genebra e escore de Genebra superado por julgamento clínico implícito, em 277 pacientes consecutivos que receberam atendimento em serviço de emergência.

Entretanto, esse procedimento causa estranheza, uma vez que esses autores pertencem ao mesmo grupo que justificou o escore de Genebra original, porque o escore de Wells não seria padronizável em virtude de um item de avaliação subjetiva. Houve similaridade entre a proporção de pacientes nas categorias de probabilidade e frequência de TEP. A análise das áreas sob a curva (AUC, *area under curve*) não mostrou diferença entre os dois escores, mas o escore de Genebra ultrapassado pela avaliação implícita teve uma acurácia um pouco maior.

Miniatti e colaboradores (2005) compararam os escores de Wells, Genebra original e o modelo Pisa, em 215 pacientes consecutivos com suspeita de TEP. Todos os pacientes tiveram diagnóstico angiográfico. A prevalência de TEP foi de 43,3%, acima da média, nesses estudos. A proporção de pacientes categorizados como probabilidade baixa, intermediária ou alta foi de 12%, 60% e 28% no modelo Genebra, 30%, 55% e 15% no modelo Wells e 37%, 37% e 26% no modelo Pisa. A frequência de TEP nas categorias de probabilidade baixa, intermediária e alta foram respectivamente 50%, 39% e 49% no modelo Genebra, 12%, 54% e 64% no modelo Wells e 5%, 42% e 98% no modelo Pisa. Houve diferença estatística significativa entre alguns resultados. No presente estudo, o modelo Genebra não apresentou valor preditivo, provavelmente porque sua base de dados se originou de pacientes procurando serviços de emergência, com baixa prevalência de fatores de risco. O modelo Wells, comum a pacientes internados e de emergência, teve desempenho melhor na população estudada. O modelo Pisa provou ser mais exato que os outros dois modelos e também apresentou forte relação entre a probabilidade clínica e a extensão da embolização avaliada pela cintilografia perfusional, (PISA-PED).

As comparações entre os escores continuam. Penaloza e colaboradores (2011) compararam os escores de Wells e Genebra revisado e simplificado. Dados de 339 pacientes com suspeita clínica de TEP foram avaliados prospectivamente pelo escore de Wells e retrospectivamente pelo modelo Genebra. A prevalência geral de TEP foi 19%. Prevalência de TEP em grupos de probabilidades baixa, moderada e alta nos escores de Wells e Genebra foram as seguintes: 2% (1-6) e 4% (2-10), 28% (23-35) e 25% (20-32), 93% (70-99) e 56% (27-81), res-

▶▶ **TABELA 8.1.10**

Estimativa para coeficientes de regressão, razões de chance e intervalo de confiança de 95% dos preditores de embolia pulmonar escore PISA

Preditor	Coeficiente	Razões de chance	95% IC
Idade, anos			
57-67	0,80	2,23	1,37-3.63
68-74	0,87	2,38	1,44-4,01
≥ 75	1,14	3,11	1,82-5,32
Sexo masculino	0,60	1,82	1,27-2,61
Fatores de risco			
Imobilização	0,42	1,53	1,08-2,15
TVP alguma vez	0,64	1,90	1,23-2,95
Doenças preexistentes			
Cardiovascular	-0,51	0,60	0,41-0,88
Pulmonar	-0,89	0,41	0,24-0,72
Sintomas			
Dispneia início súbito	2,00	7,38	5,18-10,51
Ortopeia	-1,51	0,22	0,05-0,93
Dor torácica	1,01	2,74	1,93-3,88
Desmaio/síncope	0,66	1,93	1,25-2,98
Hemoptise	0,93	2,52	1,19-5,35
Sinais físicos			
Inchação de perna (unilateral)	0,80	2,23	1,35-3,70
Febre > 38°C	-1,47	0,23	0,13-0,40
Sibilos	-1,20	0,30	0,14-0,66
Crepitações	-0,61	0,54	0,35-0,83
Eletrocardiograma			
Cor pulmonale agudo*	1,96	7,11	4,66-10,87
Constante	-3,43		

* Uma ou mais das seguintes anormalidades: S1Q3T3, S1S2S3, ondas T negativas em derivações precordiais, bloqueio de ramo direito transitório, pseudoinfarto. Cálculo de probabilidade clínica de TEP: (1) some todos os coeficientes que se aplicam a um determinado paciente e a constante; (2) a probabilidade é igual a [1 + exp(-soma)]-1 Um programa de cálculo pode ser acessado em http://www.ifc.cnr.it/pisamodel.[24]

pectivamente. O escore de Wells teve desempenho melhor do que o de Genebra, simplificado em pacientes com suspeição alta de TEP (p< 0,05). A área sob a curva foi de 0,85 (0,81-0,89) e 0,76 (0,71-0,80), respectivamente, com diferenças estatística significativas (p=0,005).

Douma e colaboradores[25] compararam 4 escores clínicos ("regras de decisão"): Wells original, Genebra revisado, Wells simplificado e Genebra revisado simplificado. Aplicaram os escores em 807 pacientes consecutivos com suspeita de TEP, em 7 hospitais. Os resultados foram comparados com a prevalência de TEP identificada por angiotomografia computadorizada ou tromboembolia venosa em seguimento de 3 meses. A prevalência de TEP foi de 23%. A proporção de pacientes categorizados como TEP improvável foi de 62% para Wells simplificado e 72% para Wells original. Combinados com dímeros D normais, os escores excluíram TEP em 22-24% dos pacientes. A taxa total de falência da combinação dímeros D + escores clínicos foi similar (1 falência, 0,5 a 0,6% [2,9-3,1]). Embora 30% dos pacientes tivessem resultados diferentes, TEP não foi detectada em qualquer paciente com regras discordantes e dímeros D normais. Assim, os 4 escores aplicados mostraram desempenho similar para exclusão de TEP em combinação com dímeros D normais.

Critérios de exclusão: o estudo PERC

Kline e colaboradores[26] propuseram um critério clínico de exclusão de TEP, com objetivo de prescindir de testes adicionais, como dosagem de dímeros D. Chamaram a atenção para o fato de que mais de 110 milhões de pacientes, por ano, procuram os serviços de emergência nos EUA, e aproximadamente 10 milhões se queixam de dispneia, dor torácica ou ambos, desencadeando procura de tromboembolia pulmonar. Testes de dímeros D, com frequência, resultam em falso-positivos, demandando investigação de imagens. Os critérios propostos para excluir TEP (Pulmonary Embolism Research Consortium – PERC ou *pulmonary embolism ruled out criteria*) reúnem dados clínicos para justificar a não solicitação de dímeros D. O PERC foi derivado de análise de regressão logística, com eliminação de 21 variáveis coletadas em 3.148 pacientes avaliados em serviços de emergência.

Variáveis incluídas:

- idade < 50 anos;
- pulso < 100/min;
- SaO_2 > 94%;
- inchação de perna não unilateral;
- ausência de hemoptise;
- ausência de cirurgia ou trauma recente (≤ 4 semanas);
- ausência de antecedentes de TVP ou TEP;
- ausência do uso de hormônios.

A regra foi testada prospectivamente em um grupo de 1.427 pacientes de risco baixo e em um grupo de risco muito baixo de 382 pacientes com queixa principal de dispneia. A prevalência de TEP foi de 8% (7-9) e 2% (1-4), respectivamente. A aplicação da regra nos grupos de baixo e muito baixo risco resultou em sensibilidade de 96 e 100% e especificidades de 27 e 15%, respectivamente.

Esse grupo de autores publicou[27] um estudo incluindo 8.138 pacientes de 13 serviços de emergência investigados para TEP. Baixa suspeição de TEP junto com PERC negativo foi reportada em 1.666 (20%) dos pacientes. Entre os pacientes com PERC negativo, 15 tiveram TEV e 1 morreu, resultando em falso-negativo de 16/1.666-1,0% (0,6-1,6%). Como teste diagnóstico, baixa suspeição de TEP, isto é, PERC (-), teve uma sensibilidade de 97,4% (95,8-98,5) e uma especificidade de 21,9% (21,0-22,9). Os autores concluíram que a combinação de estimativa baixa de TEP e PERC (-) reduziu a probabilidade de TEP para < 2% em cerca de 20% de pacientes externos.

Essa regra de negatividade para TEP ainda não encontrou eco de aprovação na literatura e nas diretrizes internacionais. Hugli e colaboradores,[28] do grupo do escore de Genebra publicaram um artigo em que reportam que PERC(-) não exclui com segurança TEP. O PERC foi aplicado retrospectivamente para pacientes consecutivos que se apresentaram com suspeita clínica de TEP em 6 serviços de emergência e que foram incluídos em um ensaio randomizado de diagnóstico de TEP. Pacientes com PERC (-), isto é, que satisfizeram todos os 8 parâmetros, foram considerados de risco muito baixo para TEP. Entre 1.675 pacientes a prevalência de TEP foi de 21,3%. No total, 13,2% de pacientes foram PERC(-). A prevalência de TEP foi de 5,4% (3,1-9,3) entre o total de pacientes com PERC(-) e de 6,4% (3,7-10,8) entre os pacientes com PERC(-) associados à baixa probabilidade pré-teste (escore de Genebra). A regra PERC teve uma taxa de probabilidade negativa de 0,70 (0,67-0,73) para predição geral de TEP e de 0,63 (0,38-1,06) em pacientes de baixo risco. Esses resultados sugeriram que a regra PERC só ou combinada com escore de probabilidade baixa não pode identificar pacientes de risco muito baixo, nos quais TEP possa ser descartada sem testes adicionais, ao menos em populações com prevalência relativamente alta de TEP.

Conclusão

Os escores clínicos, concebidos inicialmente em uma época em que o diagnóstico de TEP era baseado no estudo cintilográfico – estudo de probabilidades – que, se inconclusivo, levaria à angiografia pulmonar invasiva, tinham por objetivo evitar angiografias no maior número possível de pacientes, quando caracterizados como de probabilidade baixa.

Com o advento da angiotomografia, os escores perderam parte de sua importância prática/operacional. Mesmo assim, a associação de probabilidade baixa com dímeros D negativos evitava a exposição dos pacientes aos inconvenientes dos exames de imagens contrastados e de custos mais elevados. Ademais, casos de probabilidade alta justificavam o início do tratamento, ainda em fase de investigação, contribuindo para o prognóstico.

Na atualidade, período em que os recursos diagnósticos estão potencializados, os escores de orientação inicial pré-testes podem ser utilizados como auxílio pós-teste, mesmo quando exames de maior acurácia diagnóstica apresentarem uma faixa de indefinição, como na angiotomografia computadorizada helicoidal.[29]

Em qualquer circunstância, a força de um dos escores depende da população de derivação, incluindo tipo de paciente e presença de fatores de risco, com consequente prevalência de TEP na população que ofereceu elementos para os questionários (*check-lists*) clínicos.

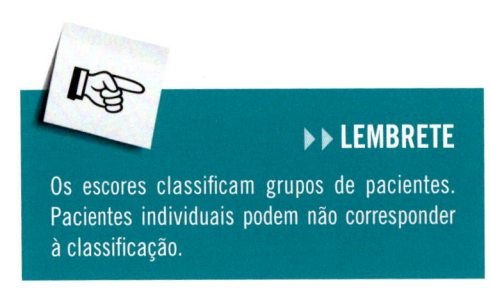

> ▶▶ **LEMBRETE**
>
> Os escores classificam grupos de pacientes. Pacientes individuais podem não corresponder à classificação.

As limitações dos escores são várias. Os escores não são ferramentas de rastreamento de TEP, mas de qualificação da suspeita, isto é, partem de suspeita estabelecida. Os escores têm funcionado melhor em grupos de derivação e de validação interna, mais do que nas validações externas. A necessidade de exames de apoio, como os dímeros D, transfere a eles a necessidade de sensibilidade, mesmo que quanto maior for a probabilidade clínica, menor a utilidade dos dímeros D.

A pontuação alternativa pode mudar a probabilidade final em escores que dependem de diagnóstico alternativo, como o de Wells, por exemplo. Observando-se a pontuação original, verifica-se que apenas a opinião subjetiva de ausência de diagnóstico alternativo (3 pontos) colocava o paciente em probabilidade intermediária ou moderada de TEP, o que fazia desaparecer os 2 níveis de probabilidade, já que somente 3 pontos para o subjetivismo do médico fica abaixo de 4 (TEP improvável). Ademais, no escore simplificado, a pontuação das 7 variáveis foi igualada em 1 ponto cada.

> ▶▶
>
> Pode-se considerar que a possibilidade de o médico pontuar seu julgamento implícito é uma força do escore, não uma deficiência, uma vez que compromete o médico quanto ao resultado e suas consequências. Veja-se que o escore é o único momento em que o médico pode opinar na abordagem diagnóstica de TEP, tudo o mais vem de fora.
>
> ◀◀

Os autores do escore de Genebra criticaram reiteradamente o escore de Wells por ser apenas clínico e não padronizável em virtude de um item subjetivo. No entanto, na sequência, na segunda versão da pesquisa, retiraram os itens não clínicos no escore de Genebra e, em sua comparação direta com Wells, aportaram uma terceira regra, com julgamento clínico, que foi acrescido a sua pontuação, concluindo que nela havia uma melhor área sob a curva.

O escore de Pisa, com maior número de variáveis e, possivelmente, com um pouco mais de acurácia do que os anteriores, necessita de calculadora para a soma dos coeficientes e de aplicação de fórmula, disponibilizada também em programa na internet, para dar a classificação de probabilidade. Foi considerado prático pelos seus autores italianos, mas tem sido menor referido na literatura.

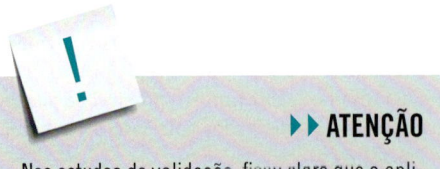

> ▶▶ **ATENÇÃO**
>
> Nos estudos de validação, ficou claro que a aplicação dos escores pré-testes economiza recursos e limita riscos para os pacientes de TEP.

Referências

1. Hildner FJ, Ormond RS. Accuracy of the clinical diagnosis of pulmonary embolism. JAMA. 1967;202(7):567-70.
2. Sasahara AA, Sharma GV, Barsamian EM, Schoolman M, Cella G. Pulmonary thrombo-

embolism: diagnosis and treatment. JAMA. 1983;249(21):2945-50.
3. Celi A, Palla A, Petruzzelli S, Carrozzi L, Jacobson A, Cella G, et al. Prospective study of a standardized questionnaire to improve clinical estimate of pulmonary embolism. Chest. 1989;95(2):332-7.
4. PIOPED Investigators. Values of the ventilation/perfusion scan in acute pulmonary embolism: results of the prospective investigation of pulmonary embolism diagnosis (PIOPED). JAMA. 1990;263(20):2753-9.
5. Perrier A, Bounameaux H, Morabia A, de Moerloose P, Slosman D, Didier D, et al. Diagnosis of pulmonary embolism by a decision analysis-based strategy including clinical probability, D-dimer levels, and ultrasonography: a management study. Arch Intern Med. 1996;156(5):531-6.
6. Miniati M, Pistolesi M, Marini C, Di Ricco G, Formichi B, Prediletto R, et al. Value of perfusion lung scan in the diagnosis of pulmonary embolism: results of the Prospective Investigative Study of Acute Pulmonary Embolism Diagnosis (PISA-PED). Am J Respir Crit Care Med. 1996;154(5):1387-93.
7. Wells PS, Hirsh J, Anderson DR, Lensing AW, Foster G, Kearon C, et al. Accuracy of clinical assessment of deep-vein thrombosis. Lancet. 1995;345(8961):1326-30.
8. Wells PS, Anderson DR, Bormanis J, Guy F, Mitchell M, Gray L, et al. Value of assessment of pretest probability of deep-vein thrombosis in clinical management. Lancet. 1997;350(9094):1795-8.
9. Wells PS, Ginsberg JS, Anderson DR, Kearon C, Gent M, Turpie AG, et al. Use of a clinical model for safe management of patients with suspected pulmonary embolism. Ann Intern Med. 1998;129(12):997-1005.
10. Wells PS, Anderson DR, Rodger M, Ginsberg JS, Kearon C, Gent M, et al. Derivation of a simple clinical model to categorize patients probability of pulmonary embolism: increasing the models utility with the SimpliRED D-dimer. Thromb Haemost. 2000;83(3):416-20.
11. Wicki J, Perneger TV, Junod AF, Bounameaux H, Perrier A. Assessing clinical probability of pulmonary embolism in the emergency ward: a simple score. Arch Intern Med. 2001;161(1):92-7.
12. Miniati M, Bottai M, Monti S, Salvadori M, Serasini L, Passera M. Simple and accurate prediction of the clinical probability of pulmonary embolism. Am J Respir Crit Care Med. 2008;178(3):290-4.
13. Wells PS, Anderson DR, Rodger M, Stiell I, Dreyer JF, Barnes D, et al. Excluding pulmonary embolism at the bedside without diagnostic imaging: management of patients with suspected pulmonary embolism presenting to the emergency department by using a simple clinical model and d-dimer. Ann Intern Med. 2001;135(2):98-107.
14. Gibson NS, Sohne M, Kruip MJ, Tick LW, Gerdes VE, Bossuyt PM, et al. Further validation and simplification of the Wells clinical decision rule in pulmonary embolism. Thromb Haemost. 2008;99(1):229-34.
15. Douma RA, Gibson NS, Gerdes VE, Büller HR, Wells PS, Perrier A, et al. Validity and clinical utility of the simplified Wells rule for assessing clinical probability for the exclusion of pulmonary embolism. Thromb Haemost. 2009;101(1):197-200.
16. Miniati M, Prediletto R, Formichi B, Marini C, Di Ricco G, Tonelli L, et al. Accuracy of clinical assessment in the diagnosis of pulmonary embolism. Am J Respir Crit Care Med. 1999;159(3):864-71.
17. Le Gal G, Righini M, Roy PM, Sanchez O, Aujesky D, Bounameaux H, et al. Prediction of pulmonary embolism in the emergency department: the revised Geneva score. Ann Intern Med. 2006;144(3):165-71.
18. Klok FA, Mos IC, Nijkeuter M, Righini M, Perrier A, Le Gal G, et al. Simplification of the revised Geneva score for assessing clinical probability of pulmonary embolism. Arch Intern Med. 2008;168(19):2131-6.
19. Perrier A, Roy PM, Sanchez O, Le Gal G, Meyer G, Gourdier AL, et al. Multidetector-row computed tomography in suspected pulmonary embolism. N Engl J Med. 2005;352(17):1760-8.
20. van Belle A, Büller HR, Huisman MV, Huisman PM, Kaasjager K, Kamphuisen PW, et al. Effectiveness of managing suspected pulmonary embolism using an algorithm combining clinical probability, D-dimer testing and computed tomography. JAMA. 2006;295(2):172-9.
21. Chagnon I, Bounameaux H, Aujesky D, Roy PM, Gourdier AL, Cornuz J, et al. Comparison of two clinical prediction rules and implicit assessment among patients with suspected pulmonary embolism. Am J Med. 2002;113(4):269-75.
22. Miniati M, Bottai M, Monti S. Comparison of 3 clinical models for predicting the probability of pulmonary embolism. Medicine (Baltimore). 2005;84(2):107-14.
23. Penaloza A, Melot C, Motte S. Comparison of the Wells score with the simplified revised Geneva

score for assessing pretest probability of pulmonary embolism. Thromb Res. 2011;127(2):81-4.
24. Institute of Clinical Physiology. Clinical model for predicting of pulmonary embolism [Internet]. Pisa: ICF; c2010 [capturado em 30 abr. 2012]. Disponível em: http://www.ifc.cnr.it/pisamodel/.
25. Douma RA, Mos IC, Erkens PM, Nizet TA, Durian MF, Hovens MM, et al. Performance of 4 clinical decision rules in the diagnostic management of acute pulmonary embolism: a prospective cohort study. Ann Intern Med. 2011;154(11):709-18.
26. Kline JA, Mitchell AM, Kabrhel C, Richman PB, Courtney DM. Clinical criteria to prevent unnecessary diagnostic testing in emergency department patients with suspected pulmonary embolism. J Thromb Haemost. 2004;2(8):1247-55.
27. Kline JA, Courtney DM, Kabrhel C, Moore CL, Smithline HA, Plewa MC, et al. Prospective multicenter evaluation of the pulmonary embolism rule-out criteria. J Thromb Haemost. 2008;6(5):772-80.
28. Hugli O, Righini M, Le Gal G, Roy PM, Sanchez O, Verschuren F, et al. The pulmonary embolism rule-out criteria (PERC) rule does not safely exclude pulmonary embolism. J Thromb Haemost. 2011;9(2):300-4.
29. Stein PD, Fowler SE, Goodman LR, Gottschalk A, Hales CA, Hull RD, et al. Multidetector computed tomography for acute pulmonary embolism. N Engl J Med. 2006;354(22):2317-27.

8 Diagnóstico

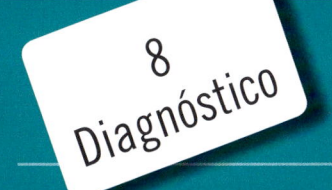

8.2

EXAMES DE CONTRIBUIÇÃO AO DIAGNÓSTICO

Em pacientes sintomáticos respiratórios, alguns exames de rotina assistencial, como radiografia simples de tórax, gasometria arterial em ar ambiente e eletrocardiografia, não permitem o diagnóstico objetivo final de TEP, mas são úteis na formulação da suspeita e podem ter valor prognóstico frente à confirmação de TEP. Ademais, permitem diagnósticos alternativos (diagnósticos diferenciais) úteis na abordagem de pacientes com quadro compatível, mas não patognomônico de TEP. A dosagem de dímeros D indica processo de trombose venosa-fibrinólise, por contribuir para a exclusão do diagnóstico, tendo função importante na avaliação inicial. Os biomarcadores cardíacos têm mais função prognóstica do que diagnóstica. A ecocardiografia Doppler pode ser eventualmente diagnóstica, mas, com mais frequência, tem papel de avaliação funcional e prognóstico.

Radiografia simples do tórax

A radiografia simples do tórax pode identificar condições que expliquem o quadro clínico agudo,

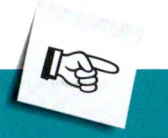

mas nenhum achado radiológico de tórax permite a confirmação de TEP. Ao contrário, a normalidade desse exame, ou quase normalidade (micronódulos apicais, por exemplo), em paciente com dispneia aguda e fatores de risco para TVP, pode reforçar a suspeita clínica de tromboembolia pulmonar.

Em casos confirmados de TEP sintomática, o radiograma de tórax é frequentemente anormal, mas sem força diagnóstica.

Alguns achados radiográficos podem estar presentes no tórax, como: artéria pulmonar central proeminente (sinal de Fleischner);[1] dilatação da artéria interlobar direita (sinal de Palla);[2] áreas oligoêmicas periféricas acompanhadas ou não por dilatação arterial pulmonar (sinal de Westermark);[3] uma ou mais consolidações periféricas (base pleural); geralmente forma de cunha e próximo ao diafragma, conhecidas como *Hampton´s hump* (corcova), em homenagem ao radiologista que a identificou;[4] áreas de atelectasias; elevação de um hemidiafragma; e, frequentemente, derrame pleural unilateral ou bilateral, em geral moderado em extensão, cardiomegalia, hipertensão venosa e edema pulmonar.

No estudo UPET,[5] os achados radiográficos em 169 pacientes com TEP aguda, submaciça a maciça, e sem doença cardíaca e pulmonar prévias foram os seguintes: elevação de hemidiafragma 46%, consolidação 39%, radiograma normal 34%, derrame pleural 30%, atelectasia 28%, redução de vascularidade pulmonar 22%, proeminência de artéria central pulmonar 21%, padrão hipertensão venosa pulmonar 4%, padrão hipertensão arterial pulmonar 2%.

No estudo PIOPED, em 117 pacientes com TEP, de leve à maciça, e sem doença cardíaca e pulmonar prévias, os achados foram os seguintes: ate-

> ▶▶ **LEMBRETE**
>
> A função da radiografia simples de tórax deve estar nas rotinas de avaliação de pacientes com suspeita de TEP, reafirmando que nenhum achado radiográfico de tórax permite a confirmação desse diagnóstico.

lectasias ou consolidações 68%, derrame pleural 48%, opacidade de base pleural 35%, elevação de hemidiafragma 24%, redução da vascularidade pulmonar 21%, radiograma normal 16%, proeminência de artéria pulmonar central 15%, cardiomegalia 12%, sinal de Westermark (proeminência de artéria pulmonar central e redução da vascularização pulmonar) 7% e edema pulmonar 4%. Entre pacientes com derrame pleural, 86% tiveram apenas obliteração do ângulo costofrênico; nenhum apresentou derrame maior do que 1/3 do hemitórax.[6]

Elliot e colaboradores[7] estudaram uma grande população de pacientes com diagnóstico de TEP, com objetivos de melhor caracterizar a interpretação dos radiogramas de tórax e estimar a sensibilidade e a especificidade das anormalidades para hipocinesia do ventrículo direito diagnosticadas por ecocardiografia.

Foi realizado um estudo prospectivo em 52 hospitais nos EUA e na Europa, envolvendo um total de 2.454 pacientes consecutivos (ICOPER).[8]

Nessa pesquisa, todos os 2.454 pacientes foram registrados com diagnóstico de TEP aguda. Radiografia de tórax esteve disponível para 2.322 pacientes (95%), sendo que 563 (24%) tiveram resultados normais e 1.759 pacientes (76%) tiveram resultados anormais. Os achados encontrados foram: cardiomegalia 27%; normal 24%; derrame pleural 23%; diafragma elevado 20%; dilatação de artéria pulmonar 19%; atelectasias 18%; infiltrado 17%; congestão pulmonar 14%; oligoemia 8%; infarto pulmonar 5%; e hiperinsuflação 5%. O resultado das radiografias de tórax foi anormal em 509 pacientes, em um total de 655 pacientes (78%) que haviam sido submetidos à cirurgia de grande porte no período de 2 meses da confirmação do diagnóstico de TEP. Radiografia de tórax normal geralmente acompanhou TEP após procedimentos genitourinários (37%), cirurgia ortopédica (29%) ou cirurgia ginecológica (28%), ao passo que radiogramas de tórax estiveram normais em TEP seguindo-se à cirurgia de tórax em apenas 4%. Cardiomegalia ao radiograma de tórax teve sensibilidadede de 0,48 e especificidade de 0,63 para hipocinesia de ventrículo direito por ecocardiografia Doppler (ED), sendo que dilatação de artéria pulmonar ao radiograma de tórax teve sensibilidade de 0,38 e especificidade de 0,76 para hipocinesia ventricular direita por ED. Os autores concluíram que cardiomegalia é a anormalidade mais comum associada à TEP, encontrada no radiograma de tórax, mas que nem dilatação da artéria pulmonar e nem cardiomegalia parecem sensíveis ou específicas para os achados no ED de hipocinesia de parede de ventrículo esquerdo, considerado um importante preditor de mortalidade associada à TEP.

Opacificações parenquimatosas

Infiltrações pulmonares são bem mais presentes em estudos *post mortem* do que a identificação de infartos pulmonares. O substrato anatomopatológico de infiltrações ou consolidações pulmonares, como já foi abordado, corresponde, de forma mais frequente, a atelectasias, edemas e hemorragia pulmonares (atelectasias congestivas ou hemorrágicas). Essas opacificações costumam evoluir favoravelmente, com restituição plena do parênquima pulmonar em poucos dias ou até 2 semanas, ao passo que infartos pulmonares levam mais tempo e deixam cicatriz fibrosa. Opacificações em forma de pirâmide, com base pleural e ápice dirigido para a pleura, geralmente localizadas em ângulo costofrênico – são formas pouco frequentes de infarto pulmonar (ver Capítulo 6).

Derrame pleural

Derrame pleural é relativamente comum em TEP aguda, estando presente entre 40-50% dos casos sintomáticos. Admite-se que os seguintes mecanismos possam levar ao acúmulo de líquidos no espaço pleural:

- insuficiência cardíaca direita, com aumento de pressões capilares na pleura parietal;
- aumento de permeabilidade dos capilares pulmonares, decorrente da ação de mediadores inflamatórios ou secundários à isquemia, com aumento do líquido intersticial e da permeabilidade na pleura visceral;
- efeito direto de infarto pulmonar, com serosite fibrinosa na base pleural da área infartada.

O derrame pleural geralmente não ultrapassa 1/3 do hemitórax, sendo frequentemente unilateral e pouco doloroso. Pode ser exsudato ou transudato ou mesmo hemotórax, dependendo de seu mecanismo de instalação e eventual complicação (ver Capítulo 6).

Alguns artigos expressivos da relação derrame pleural e TEP são vistos a seguir.

Bynum e Wilson 3rd[9] analisaram 155 pacientes com embolia pulmonar, com o objetivo de descrever as características radiográficas associadas a derrame pleural e anormalidades relacionadas. Aproximadamente metade dos pacientes apresentava DP. Pacientes com DP proveniente de outras causas, como insuficiência cardíaca, pneumonia ou câncer, não foram incluídos no estudo. Em 62 pacientes com DP, associados à TEP, com evidência radiográfica de infarto pulmonar, metade dos casos teve acompanhamento de DP. Dor torácica ocorreu em praticamente todos os pacientes. DP foi menor de 1/3 do hemitórax em todos os 62 pacientes, tendo sido unilaterais em 61, aparecendo logo após se tornarem evidentes os sintomas de TEP, e cedo tenderam a alcançar seu calibre máximo no curso da doença. Em ausência de complicação, DP ficou propenso a alcançar seu tamanho máximo precocemente, e não houve nenhum aumento do derrame após o 3º dia de seguimento. Infarto pulmonar foi associado a maiores DPs que desapareceram mais lentamente, sendo mais sanguinolentos, em aparência, na toracocentese. Dor e DP foram sempre ipsilaterais e quase sempre unilaterais, mas nem sempre estiveram correlacionados com presença e tempo de ocorrência de infarto pulmonar. DP instalado tardiamente, ou que aumentou no curso de TEP, foi associado a recorrência de TEP ou superinfecção. Em outras palavras, TEP sem complicação é uma causa improvável de DP, seja maciço, bilateral, de início atrasado em relação aos sintomas e aumente de tamanho após 72 horas ou não seja acompanhado de dor torácica.

Goldberg e colaboradores[10] estudaram retrospectivamente 163 pacientes consecutivos que se submeteram a cintilografias V/Q e angiografia para diagnóstico de TEP, com evidência radiográfica de DP. Dos 163 pacientes, 57 (35%) tiveram TEP confirmada por angiografia; 77 (47%) tiveram ao menos um grande DP (acima da cúpula diafragmática); 86 (53%) tiveram um DP pequeno (ângulo costofrênico ou ≤ 1 cm abaixo da cúpula diafragmática); 33 (43%) com DP grande e 24 (28%) com DP pequeno tiveram êmbolos à angiografia. Os DPs associados à TEP foram unilaterais em 65% e bilaterais em 35% dos casos. Em 119 pacientes com radiograma normal de tórax, 36 (30%) tiveram TEP. Desse modo, nesse estudo, TEP foi associada a DP de diferentes extensões. DPs grandes foram associados à incidência maior de TEP do que DPs pequenos ou pulmões limpos (p<0,05).

Gasometria arterial

Redução da PO_2 arterial (PaO_2) e aumento do gradiente alveoloarterial de oxigênio arterial (A-a O_2) são as mais comuns anormalidades do intercâmbio de gases respiratórios, seguidas de redução da $PaCO_2$. Entretanto, a *gasometria arterial* tem se mostrado sem valor para o diagnóstico de TEP, tanto pela inespecíficidade como pela inconsistência.

Nem o valor absoluto da PaO_2 e nem a determinação do gradiente alveoloarterial de oxigênio [P(A-a)O_2] afastam ou reforçam a suspeita clínica. Entretanto, uma PaO_2 baixa (inferior a 80 mmHg) e um [P(A-a)O_2] (> 20 mmHg) são alterações frequentemente encontradas em pacientes com TEP aguda com repercussão hemodinâmica. A $PaCO_2$ costuma estar reduzida pela taquipneia e hiperventilação alveolar compensatórias. Pneumopatas crônicos com exacerbação de sintomas compatíveis com TEP podem ter dificuldade de compensação ventilatória e apresentarem hipercapnia.

Como já desenvolvido no capítulo de fisiopatologia, as taxas de PaO_2, P(A-a)O_2 e SaO_2 variam com a idade, com redução da PaO_2 e aumento do P(A-a)O_2, com maiores variações nas faixas de prevalência acentuada de TEP. Grande parte dos pacientes nas faixas de maior prevalência da TEP (respirando ar ambiente, em repouso e ao nível do mar) tem gradiente ≤ 20 mmHg. Um gradiente normal individualizado pode ser estimado (igual ou menor de) por fórmula como as utilizadas por McFarlane e Imperiale[11] e Stein e colaboradores:[12]

- A-a O_2 = 2,5 + (anos idade x 0,21)
- idade em anos dividido por 4 e acrescido de 4: (idade/4)+4

A hipoxemia – PaO_2 abaixo dos valores previstos para a faixa etária – tem sido atribuída aos seguintes mecanismos em TEP:

- aumento do espaço morto anatômico;
- desvio (*shunt*) direita – esquerda;
- desigualdade ventilação/perfusão (com aumento do espaço morto fisiológico);
- baixa saturação do sangue venoso misto (SvO_2).

Provavelmente a desigualdade V/Q e a baixa SvO_2 sejam os responsáveis pela maioria dos casos de hipoxemia e hipocapnia observados antes do tratamento. A redução na relação V/Q (normal entre 0,8-1,2) pode se desenvolver como consequência da redistribuição do fluxo de sangue de áreas embolizadas, resultando em áreas com hiperperfusão em regiões pulmonares não afetadas (baixa relação V/Q), levando à contaminação venosa. Outras áreas têm hipoperfusão (alta relação V/Q), com efeito de espaço morto. Áreas sem perfusão (V/Q=0) correspondem ao *shunt* absoluto. Atelectasias também contribuem para baixa relação V/Q. Áreas de baixa relação V/Q e de *shunt* absoluto são hipoxemiantes.[13,14]

Edema pulmonar pós-embólico e fluxo pelo forame oval, induzido por elevação da PAD, também podem ser responsáveis pela hipoxemia. Redução do débito cardíaco aumentando o gradiente arteriovenoso de oxigênio diminui a saturação do sangue venoso misto e amplia a capacidade de contaminação venosa nas áreas de baixo V/Q, de *shunt* do forame oval permeável. Tem sido relatado que, em pacientes com TEP maciça e insuficiência circulatória, o efeito do tratamento pode aumentar a redução do DC e contribuir para a hipoxemia.[13,14]

Vários estudos têm demonstrado o comportamento dos gases arteriais em TEP. Szues e colaboradores[15] estudaram 36 de 50 pacientes com TEP confirmada, identificando em todos os 36 pacientes níveis de PaO_2 < 80 mmHg, 82% com níveis < 40 mmHg e 92% pH >7,40, sugerindo aos autores que uma PaO_2 normal excluiria TEP, o que não se confirmou em outros estudos.

Em uma série 132 pacientes com TEP confirmada, 17 pacientes (13%) apresentaram-se com síncope secundária à TEP maciça, 75% tiveram hipotensão e 24%, parada cardíaca. Desses 17, 14 (83%) tiveram PaO_2 < 60 mmHg, ao passo que dos 115 pacientes sem síncope, 31% tiveram PaO_2 < 60 mmHg.[16]

Stein e colaboradores[17] ao analisarem a casuística do estudo PIOPED,[6] realizaram gasometria arterial em ar ambiente em 88 pacientes de 117 com TEP, sem doença cardíaca ou pulmonar prévias, e em 202 de 248 pacientes sem TEP. Entre os pacientes com TEP, a PaO_2 média foi de 70 ± 16 mmHg e entre os pacientes sem TEP foi de 72 ± 18 mmHg (diferença não significativa). Entre os pacientes com TEP, a PaO_2 foi ≥ 80 mmHg em 26%, 70-79 mmHg em 22%, 60-69 mmHg em 27% e ≤ 59 mmHg em 25%. A distribuição dos níveis de PaO_2 foi comparável entre os 202 pacientes com suspeita, mas sem TEP.

Examinando de outra forma no estudo PIOPED, de 280 pacientes com TEP e sem doença cardíaca ou pulmonar prévias, 25% tiveram uma PaO_2 > 80 mmHg, e 15% dos pacientes com TEP com doença cardíaca ou pulmonar prévia tinham PaO_2 > 80 mmHg. O cálculo do $P(A-a)O_2$ foi normal em 11-14% dos 280 pacientes com TEP confirmada. Nesse estudo, houve uma correlação linear entre $P(A-a)O_2$ com a gravidade de apresentação da TEP. No estudo PIOPED II,[18] entre 74 pacientes com TEP o $P(A-a)O_2$ foi ≤ 20 mmHg em 32%. Entre os pacientes com $P(A-a)O_2$ normal para a idade, 20% com TEP tiveram um gradiente normal *vs* 25% entre pacientes sem TEP.

Estendendo a gasometria para a $PaCO_2$, entre 330 pacientes sem doença cardíaca ou pulmonar prévia, no estudo PIOPED[19] 130 pacientes tiveram TEP. Entre 438 pacientes com doença cardíaca ou pulmonar prévia, 147 tiveram TEP. Os valores gasométricos foram assim considerados: PAO_2 baixa: < 80 mmHg, $PaCO_2$ baixa < 35 mmHg e $P(A-a)O_2$ > 20 mmHg. Com várias combinações desses parâmetros, isto é PaO_2: ≥ 80 mmHg, $PaCO_2$ ≥ 35 mmHg e $P(A-a)O_2$ ≤ 20 mmHg, TEP não pôde ser excluída em mais de 30% dos pacientes sem doença cardíaca ou pulmonar prévias e em mais de 14% de pacientes com doença cardíaca ou pulmonar prévias. Gasometria arterial, então, é insuficiente como fator de exclusão de TEP. Observando os dados de outra forma, em pacientes com pulmões previamente normais, considerando-se o conjunto com potencial de valor preditivo negativo PAO_2: ≥ 80 mmHg, $PaCO_2$ ≥ 35 mmHg e $P(A-a)O_2$ ≤ 20 mmHg, 62% não tinham TEP; em pacientes com doença cardíaca ou pulmonar prévias, 86% dos pacientes com esse conjunto não tinham TEP. Em pacientes com TEP e pulmões previamente normais, 88% tinham $PaCO_2$ < 35 mmHg e $P(A-a)O_2$ > 20 mmHg; em 97% de pacientes com TEP e doença cardíaca ou pulmonar prévia, havia igualmente $PaCO_2$ baixa e gradiente A-a O_2 elevado.[20]

Lobo e colaboradores,[21] estudando 4.145 pacientes do registro RIETE, encontraram em 3.391 pacientes sem doença cardíaca ou pulmonar prévia a seguinte distribuição, com os valores de PaO_2 < 60 mmHg e $PaCO_2$ > 49 mmHg conforme os quadros de apresentação:

- dor torácica ou hemoptise (50%): 35 e 2%;
- dispneia isolada (32%) 45 e 2,7%;

- colapso circulatório (18%) 52 e 3,8%.

Hipoxemia tem sido considerada fator prognóstico de risco. Como exemplo, Bova e colaboradores[22] estudaram 201 pacientes consecutivos com TEP, avaliando hipoxemia e outros 5 marcadores prognósticos de risco para eventos adversos durante internação e mortalidade em 3 meses. Escore clínico, troponina I e hipoxemia foram preditores intra-hospitalares de mortalidade por qualquer causa (p=0,02, 0,01 e < 0,01, respectivamente). Escore clínico (HR 4,7; 1,9-12,0), dímeros D (HR 4,8; 1,4-16,3), hipoxemia (HR 5,7; 2,1-15,1) e troponina I (7,5; 2,5-22,7) foram preditores de mortalidade por qualquer causa em 3 meses, em análise univariada. Em análise multivariada, escore clínico e troponina I permaneceram preditores independentes.

Assim, em pacientes sob suspeita de TEP, parâmetros de gasometria arterial com PaO_2 normal não descartam e nem permitem o diagnóstico. A importância dos valores fica no plano do reforço da suspeita ou, eventualmente, da gravidade do quadro uma vez confirmado. A PaO_2 é mais anormal em pacientes com TEP maciça e mais normal em pacientes com TEP submaciça. Entretanto, uma PaO_2 normal em paciente com hipotensão ou sinais de *cor pulmonale* agudo tornaria menos provável o diagnóstico, sem excluir que o quadro clínico fosse devido à TEP. Em pacientes com TEP documentada, a PaO_2 serve como um marcador de gravidade hemodinâmica do quadro.

Eletrocardiograma

O eletrocardiograma (ECG) mostra alterações geralmente inespecíficas e transitórias, mas é importante na avaliação de TEP pelo valor no diagnóstico diferencial. As alterações passíveis de serem encontradas reforçam a suspeita e/ou sugerem a repercussão da embolia.

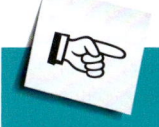

Stein e colaboradores[23] analisaram exames ECG em 90 pacientes com TEP documentada, derivados do estudo UPET.[24] Em TEP maciça, o ECG foi normal em 6% dos pacientes (3/50). Em TEP submaciça, 23% (9/40) tiveram ECG normal. Uma ou mais das manifestações relacionadas à TEP, com expressão de sobrecarga do coração direito, como $S_1Q_3T_3$, bloqueio de ramo direito, onda P *pulmonale* e desvio do eixo elétrico para direita, ocorreram em 26% dos pacientes. As anormalidades mais comuns foram onda T inespecífica, em 42% de pacientes, e anormalidades inespecíficas (elevação ou depressão) do segmento ST, que ocorreram em 41% de pacientes. Desvio do eixo para a esquerda ocorreu em 7% de pacientes, tendo sido tão frequente como desvio do eixo para direita. Baixa voltagem do complexo QRS ocorreu em 6% de pacientes. Não ocorreram fibrilação atrial ou flutter atrial, que apareceram, de forma mais típica, em pacientes com evento tromboembólico e doença cardíaca preexistente. Todas as anormalidades do ECG desapareceram em vários pacientes em até 2 semanas. Inversão da onda T foi a anormalidade com maior persistência.

Foram observados defeitos maiores no cintilograma perfusional e no angiograma de tórax em pacientes com várias anormalidades no ECG do que em pacientes com ECG normal. A pressão média da artéria pulmonar e/ou a pressão diastólica final de ventrículo direito foi significativamente mais alta em pacientes com anormalidades variadas no ECG, embora a PaO_2, em geral, não tenha diferido de pacientes com ECG normal.

Geibel e colaboradores[25] estudaram 508 pacientes com TEP de risco alto, de um estudo pros-

> ▶▶ **LEMBRETE**
>
> O ECG pode apresentar-se normal, frequentemente, com taquicardia sinusal, apresentar distúrbios de ritmo, aumento da onda P, anormalidades do QRS e anormalidades no segmento ST e na onda T.

> ▶▶ **LEMBRETE**
>
> Além de frequente taquicardia sinusal inexplicada, as anormalidades do ECG são mais encontradas em embolias maiores, com repercussão hemodinâmica (tendo valor prognóstico), como o padrão de sobrecarga direita S1Q3T3, a inversão da onda T nas derivações anteriores (V1-V4), o bloqueio de ramo direito recente, a elevação da onda P (P *pulmonale*), o desvio do eixo elétrico para a direita e a fibrilação atrial de início súbito.

pectivo anterior, e avaliaram o impacto de alterações do ECG sobre mortalidade em 30 dias. Foram significativamente mais frequentes em pacientes com evolução fatal as seguintes anormalidades do ECG: arritmias atriais, bloqueio completo de ramo direito, voltagem baixa nas derivações periféricas, presença de ondas Q ("pseudoinfarto") em derivações III e aVF e câmbios do segmento ST (elevação ou depressão) nas derivações precordiais esquerdas. No geral, 29% dos pacientes que apresentaram pelo menos uma destas anormalidade na admissão não sobreviveram à alta hospitalar, em oposição a 11% dos que não apresentaram alterações no ECG. Análise multivariada revelou que presença de apenas uma das alterações do ECG acima foi, ao lado de instabilidade hemodinâmica, síncope e pneumopatia crônica preexistente, fator independente significativo de prognóstico negativo.

Dímeros D

Dímeros D consistem em 2 subunidades idênticas, derivadas da lise de ligações cruzadas entre 2 moléculas de fibrina; são gerados quando o sistema fibrinolítico endógeno degrada a rede de fibrina estabilizada no trombo organizado. Correspondem à ativação simultânea de coagulação e fibrinólise.

A plasmina induz à lise na rede de fibrina, resultando na formação de vários produtos de degradação (produtos de degradação da fibrina – PDF), incluindo os dímeros D e fragmentos contendo os epítopos (determinantes antigênicos) de dímeros D. Assim, os dímeros D são derivados específicos das ligações cruzadas de fibrina, diferindo dos PDFs de fibrinogenólise.

Pequenas porções de fibrinogênio plasmático (2-3%) são continuamente desdobradas em fibrina, e pequenas quantidades de dímeros D são detectadas no plasma. A meia-vida de dímeros D liberados no plasma é de aproximadamente 8 horas, com remoção do plasma via excreção urinária e ação do sistema retículo endotelial. Níveis de dímeros D estão aumentados quando se intensifica a degradação de fibrina pela plasmina, constituindo-se em marcadores da ativação do processo coagulação-fibrinólise. Assim, a elevação dos níveis plasmáticos de dímeros D expressa a possibilidade de processos de trombose venosa em ação, como também de outras condições que cursam com o aumento de trombina e fibrina, como câncer ativo, infecção, trauma e estados inflamatórios. Os dímeros D têm alta sensibilidade para trombose venosa, mas especificidade intermediária, pela possibilidade de outras causas.

Após um episódio de TEV aguda, os níveis de dímeros D estão aumentados em cerca de 8 vezes, comparados com controles, e com níveis caindo para cerca de ¼ do valor inicial entre 1-2 semanas. Os níveis de dímeros D são mais elevados em TVP proximais do que em distais e com pico correspondente à extensão da trombose. Dímeros D correlacionam-se com o volume e a área de superfície do trombo, o que sustenta o conceito de que a geração e a liberação de dímeros D ocorrem primariamente na superfície do trombo. Após o evento trombótico, os níveis de dímeros D normalizam dentro de 15-20 dias, e se mostram mais úteis para o diagnóstico dentro de 10 dias da instalação dos sintomas. A iniciação da anticoagulação com heparina causa uma queda aguda dos níveis de dímeros D, mas os valores continuam acima do normal (controles), assim, a investigação pode ser feita nos primeiros dias após o início do tratamento anticoagulante.[26]

Os dímeros D podem ser medidos por diversas técnicas, conforme destaque a seguir.

Os métodos de Elisa (*Enzyme-linked immunosorbent assay*) quantitativo rápido (VIDAS), ensaio de aglutinação do látex quantitativo Tina-Quant/Liatest e o ensaio de aglutinação no sangue total (SimpleRed) são atualmente os mais empregados devido à disponibilidade, à operacionalidade e à exatidão. Elisa semiquantitativo rápido, Elisa qualitativo rápido e o ensaio de aglutinação do látex semiquantitativo não têm sido utilizados na rotina.

Desde o início do emprego das determinações clínicas dos dímeros D foi percebido que a sensibilidade era alta, mas a especificidade baixa para TEV, porque várias doenças que se constituem em fatores de risco para TEP (estados pós-operatório, câncer, infecção ativa, inflamação crônica) também aumentam por si as taxas de dímeros D. Desse modo, resultados positivos não contribuiriam para a confirmação diagnóstica de TEP aguda (resultados falso-positivos), e resultados negativos com poder de exclusão são pouco frequentes.[27]

Como exemplo, Raimondi e colaboradores[28] estudaram a concentração de dímeros D por Elisa (corte em 500 µg/L) em série de 255 pacientes consecutivos, admitidos para internação com várias condições clínicas. A proporção de pacientes com dímeros D abaixo do ponto de corte foi de 6% (1/18) em pacientes com TEV e de 22% (52/237)

Elisa convencional
É o teste clássico, em microplacas, referencial para determinação quantitativa das concentrações de dímeros D.
- Não é mais utilizado para pacientes individuais pela menor disponibilidade e por não ser de utilidade em tempo real.
- Resultados em 8 horas.
- Sensibilidade alta, especificidade baixa.

Elisa quantitativo rápido
- Utiliza anticorpo fluorescente para dímeros D.
- Um imunoanalisador automático dá resultado numérico em cerca de 35 minutos.
- VIDAS dímeros D® Sensibilidade alta similar ao Elisa clássico, especificidade baixa.
- Nível de corte 500 ng/mL (500 µg/L).

Elisa semiquantitativo rápido
- Utiliza anticorpo para dímeros D marcado com agente colorido.
- A concentração plasmática de dímeros D é quantificada pelo grau de intensidade de cor produzida, resultado em menos de 10 minutos.

Elisa qualitativo rápido
- Envolve a presença de dímeros D detectados por anticorpo monoclonal acoplado com fosfatase alcalina.
- A atividade é revelada pela adição de um substrato que causa mudança de cor.
- A intensidade da cor é lida visualmente por comparação com um controle negativo e positivo, resultado em 10 minutos.

Ensaio de aglutinação do látex semiquantitativo
- Confia no uso de anticorpos monoclonais para dímeros D revestidos por partículas de látex.
- Aglutinação macroscópica é vista com níveis elevados de dímeros D presentes no plasma; resultado em 3-4 minutos.
- Primeira geração dos ensaios com látex.
- Sensibilidade e especificidades intermediárias.

Ensaio de aglutinação do látex quantitativo
- Utilizam anticorpos monoclonais para dímeros D, revestidos por micropartículas (microesferas) de látex. Ao se colocarem micropartículas sobre as quais se fixaram por covalência anticorpos monoclonais específicos de dímeros D do plasma a testar, a reação antígeno-anticorpo provoca uma aglutinação dessas micropartículas, formando agregados maiores. Esse fenômeno induz a um aumento da turvação da mistura reacional e a uma elevação da absorvência do meio, medida por fotometria.
- O teste inicial, MDA®, foi muito bem recebido e, na prática, oferece resultados em cerca de 30 minutos (resultados em µg/mL FEU). Posteriormente, a quantificação da concentração de dímeros D passou a ser feita com um analisador que detecta aglutinação e precipitação por imunoturbidimetria (aparelhos da linha STA®), em ≤ 20 minutos.
- Ambos constituem a 2ª geração dos ensaios de látex.
- Sensibilidade alta, (comparável com Elisa clássico) especificidade intermediária.
- TinaQuan®t, Liatest® nível de corte 500 µg/mL FEU.

(continua)

Nota: As taxas de dímeros D são expressas em FEU: unidades equivalentes de fibrinogênio inicial. A quantidade de dímeros D obtida a partir de um coágulo lisado representa cerca de 50% da taxa de fibrinogênio inicialmente presente. Assim, o limiar de decisão de 0,50 µg/mL FEU corresponde a 0,25 µg/mL de dímeros D.

> > (continuação)

Ensaio de aglutinação no sangue total

- O mais estudado ensaio de sangue total utiliza uma gota de sangue total capilar ou venoso fresco misturada com um conjugado de anticorpo monoclonal para dímeros D. Esse último é ligado a anticorpo monoclonal para eritrócitos humanos.
- A aglutinação visível de eritrócitos ocorre na presença de níveis elevados de dímeros D; resultado em 2 minutos.
- A experiência do interpretador é importante, porque é difícil discriminar entre resultados fraco-positivos e normais.
- SimpliRed®. Qualitativo ou semiquantitativo.
- Sensibilidade entre alta e moderada, especificidade baixa.
- Elisa: teste imunoenzimático que permite a detecção de anticorpos específicos no plasma sanguíneo.

em hospitalizados sem TEV. O número de pacientes e níveis de dímeros D (mediana e valores inferiores e superiores) em pacientes cujas idades variaram entre 57 e 76 anos foram os seguintes: 34 com infecção pulmonar: 1.060 (188-81.350); 35 com outras infecções: 1.686 (301-21.000); 27 com neoplasias: 1.696 (88-17.725); 35 com doença coronariana/cerebrovascular: 630 (144-3.252); 31 com insuficiência cardíaca: 1.508 (330-3.878); 13 com doença reumatológica: 326 (118-1.052); 18 com tromboembolia venosa: 1.002 (404-7.475); 62 com diagnósticos variados/miscelânea: 1.220 (136-1.640). As taxas elevadas de dímeros D em pacientes hospitalizados levantaram desde o início a questão da utilidade do teste para abordagem da TEV em pacientes internados com doenças concomitantes.

Vê-se, desse modo, que várias condições clínicas que constituem fatores de risco para TEP (estado pós-operatório, câncer, infecção ativa, cateteres centrais) também aumentam as taxas de dímeros D. Assim, resultados positivos não contribuem para a confirmação diagnóstica de TEP aguda (resultados falso-positivos). O aumento do valor de corte amplia a especificidade para TEP, mas diminui muita sua sensibilidade, conforme Perrier e colaboradores.[29]

O estudo realizado por Perrier e colaboradores[29] em 671 pacientes consecutivos em serviço de emergência, com prevalência de TEP em 29%, com medida dos níveis plasmáticos de dímeros D por Elisa clássico e com ponto de corte em 500 µg/L, verificou que a sensibilidade diagnóstica para TEP foi de 99,5%, com especificidade geral de 41%. Dentre 198 pacientes com dímeros D abaixo do ponto de corte, 196 estiveram livres de TEP, 1 apresentou TEP e em 1 paciente foi perdido o seguimento. Assim, o valor preditivo negativo (VPN) foi de 99% (96,4-99,9%). Com *cutoff* 2.000 µg/L, a sensibilidade esteve um pouco abaixo e a especificidade um pouco acima de 80%. Ao ser usado um ponto de corte em 4.000 µg/L, a especificidade geral da concentração de dímeros D para TEP foi de 93,1%.

Stein e colaboradores[30] realizaram uma meta-análise sumarizando dados de 78 estudos prospectivos. Comparando os resultados de ensaios com dímeros D com achados objetivos em pacientes com suspeita de TVP e/ou TEP, verificaram que o ensaio Elisa clássico e Elisa rápido (VIDAS) clássico tiveram a melhor sensibilidade (cerca de 95%) e razão de probabilidade negativa de cerca de 0,1 para exclusão de TEV. Nenhum dos ensaios teve valores de probabilidade positiva que levassem a uma adequada certeza do diagnóstico. Assim, resultados negativos de Elisa para dímeros D são evidências fortes contra ocorrência de TEV.

Dentro da linha dos pontos de corte, Linkins e colaboradores[31] consideraram o uso de pontos de corte: relativamente alto para os dímeros D em pacientes com probabilidade clínica baixa; para pacientes com alta probabilidade clínica, 1 ponto de corte baixo seria preferível a 1 ponto de corte único. Os dados de 571 pacientes foram utilizados para identificar o mais alto ponto de corte, com um valor preditivo negativo de 98%, para um subgrupo de pacientes com probabilidades clínicas alta e baixa. Os pontos de corte para dímeros D (MDA), para aqueles com probabilidade clínica moderada, permaneceu inalterado em 0,5 µg/mL FEU. A exatidão dos pontos de corte dos dímeros D para TEV, em que foram utilizados 3 pontos de corte *vs* 1 ponto de corte, foi então determinada. Pontos de corte em 0,2 e 2,1 µg/mL foram selecionados para grupos de probabilidades alta e baixa, respectivamente. Sensibilidade e VPN foram inalterados (95 e 98%, respectivamente), mas a especificidade aumentou de 44,7% para 60,4% (p<0,01). Isso resultou na exclusão de 2 internados ou ambulatoriais dentro das regras, classificando probabilidades pelo escore de Wells. A determinação de dímeros D foi realizada pelo método quantitativo do látex em imunoturbidimetria com Liatest/STA®. Um teste dímeros D normal (< 500 µg/L ou 0,5 mg/L) descartava TEP. O diagnóstico de TEP foi confirmado objetivamente por cintilografias diagnósticas, angiotomografia computadorizada ou arteriografia pulmonar ou, ainda, por TVP proximal. A prevalência de TEP aumentou gradualmente com os níveis de dímeros D, sendo de 10,6% no grupo de dímeros D entre 0,5-1 mg/L, 19,3% no grupo de 1-2 mg/L e de 45,7% no grupo de dímeros D > 2 mg/L, diferindo daquela observada pela classificação clínica. Um dímero D quantitativo > 2 mg/L foi preditivo de ocorrência de TEP, independentemente do escore clínico (OR 6,9; 3,7-12,8). Os autores sugerem que seja acrescentado o valor do dímero D quantitativo à probabilidade clínica, para aumentar a suspeita pré-teste a ser confirmada em outros estudos.

Bosson e colaboradores[32] verificaram se valores quantitativamente altos de dímeros D poderiam ser empregados para a seleção de pacientes em uma estratégia de diagnóstico de TEP. Foram investigados 1.528 pacientes com suspeita de TEP, internados ou ambulatoriais, dentro das regras, classificando probabilidades pelo escore de Wells. A determinação de dímeros D foi realizada pelo método quantitativo do látex em imunoturbidimetria com Liatest/STA®. Um teste dímeros D normal (< 500 µg/L ou 0,5 mg/L) descartava TEP. O diagnóstico de TEP foi confirmado por cintilografias diagnósticas, angiotomografia computadorizada ou arteriografia pulmonar ou, ainda, por TVP proximal. A prevalência de TEP aumentou gradualmente com os níveis de dímeros D, sendo de 10,6% no grupo de dímeros D de 0,5-1 mg/L, 19,3% no grupo de 1-2 mg/L e de 45,7% no grupo de dímeros D > 2 mg/L, diferindo daquela observada pela classificação clínica. Um dímero D quantitativo > 2 mg/L foi preditivo de ocorrência de TEP independentemente do escore clínico (OR 6,9; 3,7-12,8). Os autores sugerem que se acrescente o valor do dímero D quantitativo à probabilidade clínica para aumentar a suspeita pré-teste, a ser confirmado em outros estudos.

Fator que também merece consideração é o da negatividade abaixo do ponto de corte dos dímeros D em embolias pulmonares de localização apenas periférica.[33] Em um estudo prospectivo, 314 pacientes consecutivos (internados e ambulatoriais) foram investigados em relação à exatidão diagnóstica da concentração de dímeros D plasmáticos (método imunoturbidimétrico quantitativo) e à localização pulmonar do êmbolo, com diagnóstico final por angiografia quando necessário. Foi observada forte correlação entre as concentrações plasmáticas de dímeros D e a localização dos êmbolos (p<0,001). A sensibilidade para TEP segmentar ou central foi de 93% (90-95%) e para TEP subsegmentar foi de 5% (44-56%). Nenhum dos 19 pacientes com dímeros D negativos e TEP confirmados tiveram concomitante TVP, avaliados bilateralmente por ultrassonografia de compressão. Assim a acurácia dos dímeros D, em suspeita de TEP, depende da localização dos êmbolos. A medida quantitativa dos dímeros D pode perder a metade da TEP subsegmentar e até 10% de êmbolos centrais.

Determinação dos dímeros D durante a gravidez

Gravidez é um estado de hipercoagulabilidade. Na gravidez normal há aumento da geração de trombina e redução da atividade fibrinolítica, o que pode contribuir para o aumento do risco relativo de eventos de trombose venosa. A redução da fibrinólise tem sido relacionada ao progressivo aumento dos níveis dos inibidores do ativador de plasminogênio (PAI-1 e PAI-2) na gravidez. Os níveis de dímeros D aumentam gradualmente ao longo de todo o período da gravidez e no parto, o que de certa forma é paradoxal à redução da fibrinólise, mas são indicativos de um aumento gradual da deposição de fibrina, consecutivo ao aumento da geração da trombina e a uma sustentada geração e atividade da plasmina.

Chabloz e colaboradores[34] estudaram a evolução dos níveis plasmáticos dos dímeros D ao longo de 6 períodos de gestações, em 144 mulheres com gravidez não complicada, usando o ensaio VIDAS (plano de corte 500 ng/mL). Houve aumento progressivo dos dímeros D acima do ponto de corte entre os seguintes períodos semanais: 10-14 (n=27), 15-19 (n=123), 20-24 (n=41), 25-29 (n=96), 29-34 (n=98), 35-parto (n=4). Agrupados em trimestres de gravidez, os 5º e 90º percentil dos dímeros D foram 139-602 para o primeiro trimestre (cerca de 50% com dímeros D abaixo do ponto de corte até a 20ª semana), 291-1.231 para o segundo trimestre e 489-2.217 para o último trimestre. No parto, o valor mediano para os dímeros D foi de 1.581, e a distribuição esteve entre 678 e 5.123 ng/mL. Esses dados corresponderam a outros da literatura, havendo nítida variação individual dos valores de dímeros D conforme os diferentes tipos de ensaios.

Epiney e colaboradores,[35] estudaram a evolução dos níveis plasmáticos dos dímeros D (ensaio VIDAS) a partir do parto, em 150 gestações não complicadas. Ao fim da gravidez, os níveis plasmáticos de dímeros D apresentaram média de 1.405 (632-410) ng/mL. Houve uma elevação acentuada de dímeros D no parto, principalmente quando instrumental. Todas as medidas de dímeros D estiveram acima de 500 ng/mL durante parto e nos dias 1 a 3 do pós-parto, mesmo que tenha havido uma queda abrupta entre os dias 1 a 3, seguido de um ligeiro aumento no dia 10. Nos dias 30 e 45, respectivamente, 79 e 93% das mulheres que tiveram partos vaginais e 70 e 83% no grupo de cesarianas tinham níveis abaixo de 500 ng/mL. Sangramentos, alimentação ao seio e profilaxia com heparina não modificaram os níveis de dímeros D significativamente.

Assim, mesmo que dímeros D aumentados possam ser próprios do estado gravídico-puerperal, o valor normal de dímeros D continua tendo na gravidez o mesmo valor de exclusão, como ocorre em outros pacientes com suspeita de TEP.

A posição dos dímeros D no diagnóstico de TEP

A dosagem de dímeros D tem se mostrado bem mais útil no processo diagnóstico em pacientes ambulatoriais (menor risco de elevação do dímero D por outras causas), principalmente quando é negativa, pois reduz a possibilidade da ocorrência de trombose venosa.

Com baixa suspeita clínica (escores pré-teste) e dímeros D normais, por método de alta sensibilidade (como Elisa ou imunoturbidimetria), a probabilidade de confirmação de TEV é muito baixa, assim, é aceito não prosseguir no processo diagnóstico e no tratamento eventualmente iniciado. Pacientes com baixa probabilidade clínica, mas dosagem de dímeros D elevada, devem prosseguir na investigação. Diante de uma suspeita clínica de alta probabilidade, essa dosagem não deve ser realizada, pois, como já foi visto, tem havido resultados normais (abaixo do plano de corte) em até 10% dos casos confirmados de TEP, em artérias centrais e, em até 50%, em episódios envolvendo artérias não centrais (resultados falso-negativos). Assim, em casos de suspeita pré-teste, moderada ou alta, procede-se ao diagnóstico proposto independentemente dos níveis de dímeros D.

A elevação dos níveis plasmáticos dos dímeros D, 30 dias após a suspensão de anticoagulação estendida ou prolongada, tem sido associada ao aumento da recorrência de TEV na sequência do seguimento, sugerindo então a continuação da anticoagulação e ou vigilância específica de recorrência tardia de TEV.[36-38]

A tensão do dióxido de carbono de final de expiração ($P_{ET}CO_2$) por capnometria (capnografia) tem sido utilizada como um representante do espaço morto respiratório, para exclusão de TEP aguda. Valores normais de $P_{ET}CO_2$ não diferem dos valores de pacientes com suspeita não confirmada de TEP: 36,3 ± 2,8 vs 35,5 ± 6,8 mmHg. $P_{ET}CO_2 \geq$ 36 mmHg tem 87,2% de sensibilidade e 53% de especificidade com valor preditivo negativo de 96,6% (92,3-98,5) para TEP aguda.[39] A associação de capnometria com escores clínicos ou medidas de dímeros D bem como a relação exalada CO_2/O_2 aumentam a capacidade preditiva negativa para exclusão de TEP aguda.[40,41]

Determinação de gases expirados

A determinação do espaço morto alveolar tem sido utilizada como um método para fortalecer ou levantar a suspeita de TEP, principalmente em cenários de tratamento intensivo. A pressão parcial alveolar do dióxido de carbono ($PACO_2$) está reduzida em áreas pulmonares ventiladas e não perfundidas, como ocorre em TEP, contribuindo para a redução da $PACO_2$ expirada. Determinações simultâneas da $PACO_2$ por capinometria e da $PaCO_2$ por gasometria arterial permitem o cálculo da fração de espaço morto alveolar (VD/VT): [($PaCO_2 - CO_2$ exalado medido no final do volume de ar corrente)/$PaCO_2$)]. Uma vez que a fração de espaço morto alveolar está aumentada em casos de TEP, sua mensuração seria um instrumento para o diagnóstico em situações de difícil obtenção de exames de objetivos, como em pacientes intubados e em ventilação mecânica, e também em pacientes em salas de emergência, que necessitem de reforço da suspeita clínica para fins de conduta.

Kline e colaboradores[42] observaram 380 pacientes hemodinamicamente estáveis em serviços de emergência, com suspeita de TEP. A sensibilidade e especificidade de relação VD/VT anormal foram 67 e 76%, respectivamente. A associação com determinação de dímeros D mostrou sensibilidade diagnóstica de 98,4% (91,6-100) e especificidade de 51,6% (46,1-57,1%). Probabilidade posterior de TEP com ambos os testes normais foi de 0,75 (0-3,4).

Rodger e colaboradores[43] estudaram 246 pacientes internados e ambulatoriais com suspeita de TEP, constatando confirmação diagnóstica em 20% dos pacientes e indeterminação diagnóstica em 19%. Fração de espaço morto alveolar (FEMA) < 0,15 excluiu TEP com sensibilidade de 79,5% (63,5-90,7), valor preditivo negativo (VPN) de 90,7% (82,5-95,9) e especificidade de 70,3%. A combinação de dímeros D negativos e FEMA < 0,15 excluiu TEP com sensibilidade de 97,8% (88,5-99,9), com VPN de 98% (89,4-99,9%) e especificidade de 38%.

Hemnes e colaboradores,[39] verificaram o CO_2 de final de expiração ($PetCO_2$) à beira do leito como um substituto para a ventilação do espaço morto. A $PetCO_2$ foi medida dentro de 24 horas da angiotomografia helicoidal de tórax para diagnóstico de TEP em 298 pacientes suspeitos. TEP foi diagnosticada em 39 pacientes (13%). A média da $PetCO_2$ em voluntários normais não diferiu da $PetCO_2$ em suspeitos sem TEP (36,3 ± 2,8 *versus* 35,5 ± 68 mmHg). Em pacientes com TEP, a $PetCO_2$ foi 30,5 ± 5,5 (p<0,001) *vs* pacientes sem TEP. Uma $PetCO_2$ ≥ 36 mmHg teve sensibilidade de 87,2% e especificidade de 53%, com VPN de 96,6% (92,3-98,5%), o qual aumentou para 97,6% (93,2-99) quando combinada com escore de Wells < 4. Assim, uma $PetCO_2$ ≥ 36 mmHg poderia excluir TEP com segurança.

Kline e colaboradores[41] estudaram a razão CO_2/O_2 exalada no final da expiração ($etCO_2/O_2$) para detectar TEP segmentar em pacientes com risco moderado com dímeros D positivos. TEP ≥ segmentar obstrui artérias que aumentam o volume de espaço morto alveolar dos pulmões em extensão que pode ser medida. Os autores consideraram que a razão $etCO_2/O_2$ tem vantagens sobre a determinação isolada de $etCO_2$.[40] Após 7 respirações, um valor de $etCO_2/O_2$ < 0,20 seria positivo e > 0,45 seria negativo para TEP. Foram incluídos 495 pacientes, 60 (12%) com obstrução vascular ≥ segmentar e 29 (6%) com TEP subsegmentar. Do tota de pacientes, 367 (74%) tiveram dímeros D positivos, incluindo todos os pacientes com TEP ≥ segmentar, o que deu uma probabilidade posterior de 16%. A combinação de dímeros D(+) e $etCO_2/O_2$ (+) aumentou a probabilidade posterior de TEP segmentar ou maior para 28%. A combinação de dímeros D(+) e $etCO_2/O_2$ (-) foi observada em 40 pacientes (8%; 6-11%), sendo que nenhum teve TEP ≥ segmentar na angiotomografia computadorizada de tórax de 64 detectores. Ou seja, em pacientes com risco moderado, um teste de dímeros D (+) e $etCO_2/O_2$ < 0,28 aumentou significativamente a probabilidade de TEP ≥ segmentar, e $etCO_2/O_2$ > 0,45 é preditor de ausência de TEP ≥ segmentar.

Verifica-se, portanto, que esse é um método prático, rápido e não invasivo para rastrear TEP, com sensibilidade suficiente para excluir TEP. A capnometria volumétrica (por respiração única) também já foi testada prospectivamente na abordagem da TEP em pacientes atendidos em ambulatório, em emergência ou em enfermaria.

Em relação aos testes de eliminação dos gases expirados e também aos estudos cintilográficos de ventilação e perfusão, Giuntini[44] argumentou que as técnicas de eliminação de múltiplos testes inertes[45] mostraram que o desenvolvimento de unidades alveolares com alta relação V/Q é acompanhado por substancial redistribuição da ventilação a distância dessas unidades. Ausência de perfusão pode ser acompanhada por ventilação reduzida ou ausente, decorrentes de broncoconstrição mediada por hipocapnia local, atelectasias, obstrução bronquiolar ou infarto pulmonar.[13] Estudos experimentais mostram que em TEP o espaço morto aumenta menos do que a quantidade de pulmão não perfundido. Porém, não se pode desconsiderar que a perfusão colateral das artérias brônquicas continua a oferecer CO_2 para as áreas embolizadas, pelo menos em pulmões previamente normais. Isso explicaria a variedade de respostas e a baixa sensibilidade isolada dos testes baseados na desuniformidade ventilação-perfusão para diagnóstico de TEP.

Ecocardiografia

Ecocardiografia Doppler (ED) tem uma posição singular no diagnóstico de TEP, pois não exclui essa condição e pode confirmar diretamente poucos casos, sendo eficiente para caracterizar repercussões funcionais sobre o coração direito, o que não ocorre nas apresentações mais prevalentes de

TEP. Sua importância tem crescido naturalmente, e hoje faz parte dos algoritmos de diagnóstico, estratificação de risco e prognóstico dos centros que dispõem desse recurso.

Ecocardiografia transtorácica (ETT) tem sido empregada para avaliação de repercussões hemodinâmicas da obstrução tromboembólica da circulação arterial pulmonar, causadas pelo aumento agudo da resistência arterial pulmonar e hipertensão pulmonar (ver capítulo de Fisiopatologia), ao passo que a ecocardiografia transesofágica (ETE) tem sido utilizada primariamente para a localização de embolia intracavitária no coração direito ("êmbolos em trânsito") ou em artérias pulmonares centrais (ver **Figuras 8.2.1** e **8.2.2**). A ED serve também para o diagnóstico diferencial com outras condições cardiovasculares, como infarto agudo do miocárdio ou tamponamento pericárdico, os quais podem mimetizar TEP. Eventualmente, rastreamento por ED em pacientes sintomáticos identificam sinais de disfunção aguda do ventrículo direito (VD), sugerindo, de forma indireta, TEP.[46,47]

Os padrões de alteração em ED, em situação de hipertensão pulmonar, que podem acompanhar TEP de moderada à grave, também caracterizada como *cor pulmonale* agudo, têm sido investigados por muitos autores.

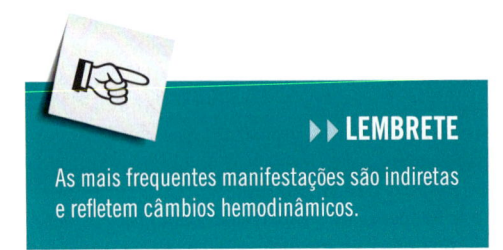

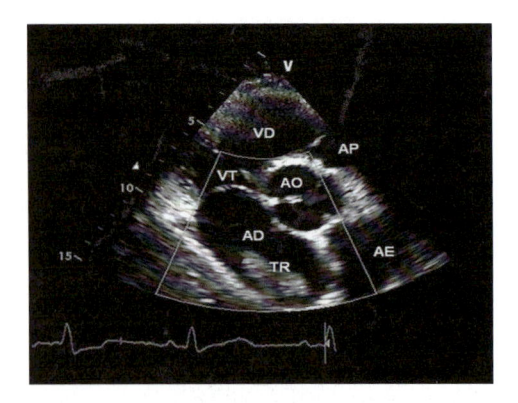

Figura 8.2.1 Homem de 80 anos de idade, cirurgia de câncer renal há 1 ano, com dispneia progressiva. Ecocardiografia Doppler detecta hipertensão arterial pulmonar de até 90mmHg e trombo de 4-5 cm em átrio direito, sem trombos eem veias cavas. Óbito por recorrência embólica em uma semana.
Fonte: Imagem cedida pelo Dr. Antonio Fernando Furlan Pinotti.

▶▶ **LEMBRETE**
As mais frequentes manifestações são indiretas e refletem câmbios hemodinâmicos.

Conforme Goldhaber,[46] entre pacientes que se submetem a uma ED por suspeita de cardiopatia esquerda, ventrículo esquerdo (VE) normal e VD dilatado e hipocinético sugerem o diagnóstico de TEP. Kasper e colaboradores[48] estudaram prospectivamente uma série consecutiva de 47 pacientes com TEP confirmada, com objetivo de distinguir entre eventos agudos e eventos ocorridos em pacientes com antecedente na circulação pulmonar. Chamaram de TEP menor aqueles com pressão arterial pulmonar normal (23%), TEP aguda maciça os com PMAP > 20 mmHg) (49%) e TEP maciça subaguda aqueles com PMAP > 40 ou PSAP > 70 mmHg (28%). Dilatação do VD (92%) e assinergia da parede livre de VD (81%) foram vistos apenas em pacientes com TEP maciça aguda e subaguda (n = 36). Em pacientes com HP, 64% tiveram regurgitação tricúspide. A velocidade do jato regurgitante tricúspide (VRT) foi correlacionada com a PSAP (r = 0,88) e SEE = 11,6 mmHg) e foi significativamente menor em pacientes com TEP maciça aguda (3 ± 0,4 m/s), quando comparada com TEP maciça subaguda (4,2 ± 0,6 m/s; p<0,0010). O uso de índices pré-definidos como espessura da parede de VD ≥ 6 mmHg, VRT > 3,7 mmHg, e a ocorrência de ambos, um VD dilatado com movimentação normal do septo interventricular, ou colapso inspiratório da veia cava inferior identificaram corretamente 11 de 13 (85%) pacientes com TEP maciça subaguda. Movimento paradoxal do septo interventricular foi menos comum em pacientes com TEP maciça subaguda (54%) que naqueles com TEP maciça aguda (74%). Pacientes com HP crônica e avançada (PMAP > 40 e PSAP > 70 mmHg) têm envolvimento do coração esquerdo, o que pode compensar alterações apenas vistas em HP aguda elevada, como em episódios isolados ou primários de TEP. Esse estudo prestou relevantes informações quanto à contribuição da ED na hemodinâmica não invasiva da TEP.

A **Figura 8.2.3** mostra dados de hipertensão pulmonar crônica.

Nazeyrollas e colaboradores[49] avaliaram por ETT 132 pacientes ambulatoriais com suspeita de TEP e sem história de cardiopatia ou pneumopa-

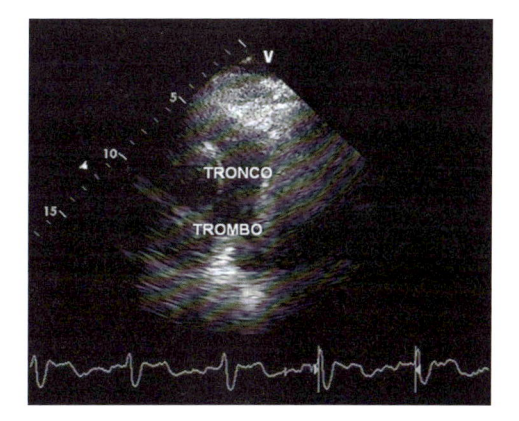

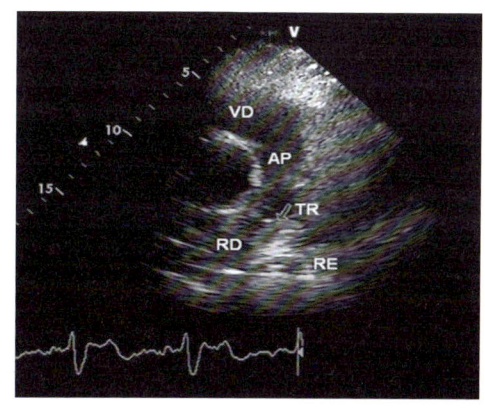

Figura 8.2.2 Homem 70 anos de idade. Realizou cirurgia de câncer de próstata há uma semana. Já em casa apresentou dispneia súbita. O ecocardiograma transtorácico apresentou trombo cavalgando a bifurcação (em sela) da artéria pulmonar. Sem hipertensão pulmonar significativa. Foi anticoagulado com boa evolução clínica e normalização da ecocardiografia.
Fonte: Imagem cedida pelo Dr. Antonio Fernando Furlan Pinotti.

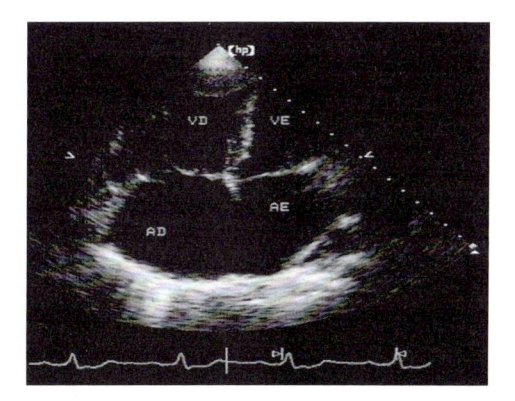

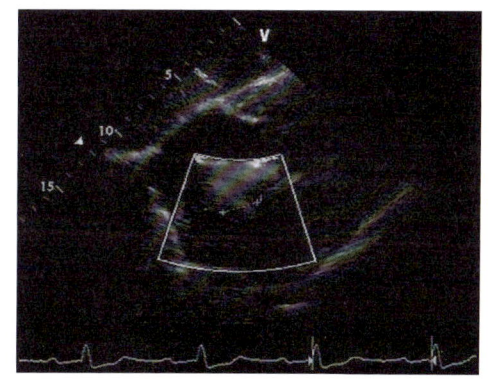

Figura 8.2.3 Mulher de 54 anos de idade com suspeita de TEP por exacerbação de dispnéia crônica. Diâmetro diastólico de VD 5,5 cm , velocidade de regurgitação tricúspide 4,5 m/s, gradiente transtricúspide 82 mmHg , PSAP 87-92 mmHg Diagnóstico final de HP por defeito do septo atrial (*ostio secundum*) 2,8 cm. Qp/Qs 6,76.

tia. A prevalência total de TEP foi de 25%. Diferenças significativas foram encontradas no diâmetro de VD, VE, VD:VR, velocidade do pico de regurgitação tricúspide (VRT) e movimentação anormal do septo interventricular. Análise multivariada de dados ecocardiográficos incluiu VRT > 2,5 m/s e VD:VR > 0,5 em uma regressão logística (sensibilidade 93% e especificidade de 81%). A combinação da ED com sinais clínicos de TVP e dados de ECG (S_1 profunda e Q_3) elevou a sensibilidade para 96% e a especificidade para 83%. Os autores consideraram que em ED de emergência, ou em combinação com avaliação clínica e ECG, prediz satisfatoriamente TEP.

McConnell e colaboradores[50] identificaram um padrão de hipocinesia da parede do VD preservando a mobilidade normal do ápice em TEP, diferentemente da hipocinesia de toda a parede que se observa em hipertensão arterial pulmonar primária. Em uma coorte de validação de 85 pacientes hospitalizados, com disfunção de VD por qualquer causa, esse achado ("sinal de McConnell") teve sensibilidade de 77% e especificidade de 94% para o diagnóstico de TEP, com valor preditivo positivo de 71% e valor preditivo negativo de 96%.

Jardin e colaboradores[51] revisaram o modo de detectar a hipertensão arterial pulmonar por meio da análise do fluxo e dos gradientes de pressão nas cavidades do coração direito, a da dilatação do ventrículo direito e das relações entre os diâmetros dos ventrículos direito e esquerdo (VD:VE), do aplanamento e do movimento paradoxal do septo interventricular, do prejuízo diastólico do VE e da hipertrofia do VD. Como destaque, aparece a relação VD:VE, na vista de 4 câmaras, que é considerada normal < 0,6; entre 0,6 e 1 indica dilatação leve de VD; e > 1 a 2 indica dilatação grave de VD. Hipertrofia do VD pode ser considerada se a espessura da parede de VD for > 6 mm. Em quadros de *cor pulmonale* crônico essa espessura pode alcançar ou ultrapassar 10 mm.

Pruszcyk e colaboradores[52] compararam o valor da ETE e da tomografia de tórax helicoidal (TCH) na visualização direta de trombos na artéria pulmonar de pacientes com suspeita de TEP e sinais ecocardiográficos de sobrecarga de VD (embolia pulmonar grave). Em 49 pacientes com suspeita clínica de TEP, 26 dos quais com embolia pulmonar crônica e sobrecarga inexplicada de VD em ETT, foi realizada ETE. As artérias pulmonares (principal e lobares [centrais]) foram investigadas com ETE e TCH, ao passo que artérias segmentares e subsegmentares (distais) foram examinadas apenas por TCH. Em 40 pacientes com TEP confirmadas por cintilografias de alta probabilidade ou angiografia, êmbolos em artérias centrais foram encontrados em 32 (80%) dos pacientes por ETE e em 36 (90%) por TCH. A especificidade foi de 100%. Em artérias distais, a sensibilidade para TCH aumentou para 97,5%, mas 3 pacientes com HP primária foram malclassificados como portadores de TEP. A maioria dos pacientes apresentou TEP bilateral conforme os achados da TCH. Em casos de embolia pulmonar hemodinamicamente significativa, com alta prevalência de êmbolos centrais, TCH e ETE permitiram sua confirmação na maioria dos casos.

Vieillard-Baron e colaboradores[53] estudaram prospectivamente o valor da ETE para diagnóstico de TEP maciça complicada por sobrecarga aguda do VD (*cor pulmonale* agudo) em 44 pacientes consecutivos internados em serviço de tratamento intensivo. Em pacientes com suspeita de TEP aguda, e que apresentaram evidência de *cor pulmonale* por ETT, foi realizada ETE. A ETT confirmou sua alta sensibilidade e especificidade para a presença de sobrecargas de VD em diagnóstico de TEP. Nos 19 pacientes que se submeteram à ETE, a sensibilidade e a especificidade na detecção de TEP proximal foi de 84% para ambas. A principal limitação referiu-se ao exame da artéria pulmonar esquerda, na qual apenas 1 trombo foi visto pela ETE, ao passo que 6 estiveram presentes pela TCH. Trombos em artérias lobares não foram visualizados pela ETE. Foi verificado que a sensibilidade da ETE para a detecção de TEP com *cor pulmonale* agudo foi de apenas 58%.

A interposição do brônquio principal esquerdo interfere com o jato ultrassônico na porção média da artéria principal esquerda, tornando muito difícil a detecção de trombo nessa artéria.

No estudo ICOPER,[8] entre 2.101 pacientes confirmados com TEP, 1.135 submeteram-se à ED, dos quais 450 (40%) apresentaram hipocinesia de VD e 45 (4%), trombos intracavitários, sendo 32 no átrio direito. A hipocinesia de VD conferiu um aumento de mortalidade de quase 2 vezes.

A acurácia diagnóstica da ecocardiografia em pacientes com suspeita de TEP foi abordada em várias séries de casos.

Perrier e colaboradores[54] investigaram o valor diagnóstico de ED em 50 pacientes com suspeita de TEP, na maioria originados em serviços de emergência. A prevalência de TEP foi confirmada em 36% (18/50). Dilatação de VD associado com VRT é de ≥ 2,7 m/s, correspondendo à pressão sistólica pulmonar de ≥ 39 mmHg e encontrando-se em 67% (12/18) de casos com TEP e em 6,3% (2/32) sem TEP. Essas anormalidades na ED estiveram ausentes, entretanto, em 28% (5/18) pacientes com diagnóstico de TEP. A combinação desses dois parâmetros do ED resultou em sensibilidade de 67% e especificidade de 94%, com VPP de 86% e VPN de 83%. Sua associação com probabilidade clínica alta para TEP permite uma probabilidade pós-teste > 90%. Por outro lado, a ausência desses critérios no exame ED não exclui TEP, exceto em presença de probabilidade clínica baixa pré-teste.

Miniati e colaboradores[55] mostraram que, em pacientes consecutivos não selecionados com suspeita de TEP, achados ecocardiográficos de disfunção de VD têm valor preditivo positivo de cerca de 100% para TEP, quando associados com probabilidade clínica pré-teste alta ou intermediária. Ao contrário, um ecocardiograma negativo com baixa probabilidade clínica pré-teste resultou em um valor preditivo negativo de 98%. Quando o resultado ecocardiográfico e a probabilidade clínica foram discordantes, a probabilidade pós-teste não foi suficientemente alta nem baixa para confirmar ou excluir TEP com certeza. Nos pacientes estudados, a prevalência de TEP foi de 51%. Parece, portanto, que um estudo ecocardiográfico negativo não descarta TEP, principalmente quando a doença tem suspeita forte em bases clínicas.

Grifoni e colaboradores[56] estudaram 117 pacientes consecutivos com suspeita de TEP, que foram avaliados por escore clínico, ED e ultrassonografia duplex (USD) para a obtenção de um diagnóstico preliminar de TEP. A prevalência final de TEP foi de 54%. Diagnóstico preliminar mostrou uma sensibilidade de 89% e especificidade de 74%, com acurácia de 82%. Em pacientes com TEP maciça, a sensibilidade foi de 97% e o VPN de 98%. Isoladamente a ecocardiografia foi pouco sensível (51%), mas bastante específica (87%). Os autores consideraram que a integração de probabilidade clínica, ED e USD constitui-se em abordagem prática para pacientes com suspeita de TEP, com consequências favoráveis para os pacientes.

Grifoni e colaboradores[57] observaram a prevalência e o desfecho clínico de pacientes normotensos com disfunção de VD em pacientes com TEP. O estudo incluiu uma coorte de 209 pacientes consecutivos com TEP documentada. Disfunção aguda de VD foi diagnosticada pela presença de 1 ou mais dos seguintes parâmetros: dilatação sem hipertrofia de VD, movimento paradoxal do septo interventricular e evidência de HP pela estimativa Doppler. Quatro grupos foram identificados: 28 pacientes apresentaram choque ou parada cardíaca (13%), 19 pacientes hipotensivos sem choque (9%), 65 pacientes normotensos com evidências de disfunção de VD (31%) e 97 pacientes normotensos sem evidências de disfunção de VD (47%). Entre pacientes normotensos com disfunção de VD, 6 (10%) desenvolveram choque relacionados à TEP após admissão; 3 morreram e 3 foram tratados com sucesso com trombolíticos. Nenhum dos 97 pacientes normotensos sem disfunção de VD desenvolveu choque ou morreu como resultado de VD. Esses resultados permitem reconhecer que uma significativa proporção de pacientes (31%) normotensos apresentou disfunção de VD, com risco de choque e óbito, e que pacientes normotensos e sem disfunção de VD têm um prognóstico benigno de curto prazo.

Kjaergaard e colaboradores[58] verificaram se as informações oferecidas pela ETT poderiam ser utilizadas como recurso adicional para o diagnóstico de TEP. Investigaram 300 pacientes consecutivos com suspeita de TEP com ETT e cintilogramas V/Q. Entre medidas da anatomia do VD, estimativas de pressões do VD e estimativas da função do VD com informação diagnóstica significativa, o tempo de aceleração do trato de saída de VD < 89 ms, a relação VD:VE > 0,78, fração de encurtamento do trato de saída de VD < 35% e sinais de sobrecarga do VD no ECG, tiveram informação diagnóstica adicional independente (área sob a curva/AUC = 0,81). Se dímeros D maiores do que 4,1 mmol/L fossem incluídos, a AUC aumentava para 0,88. Os valores preditivos positivos e negativos, se qualquer 2 de 3 fatores estivessem presentes, foram de 88 e 70%, respectivamente. Os autores concluíram que ETT deveria ser considerada como parte integral do diagnóstico inicial de pacientes com suspeita de TEP, principalmente em situações de disponibilidade limitada de recursos de imagens de diagnóstico definitivo.

A **Tabela 8.2.1** reúne alguns parâmetros hemodinâmicos pulmonares, a maioria dos quais passível de ser obtida por ecocardiograma Doppler transtorácico.

Em resumo, a ecocardiografia tornou-se um teste de primeira linha em suspeita de TEP de risco alto (maciça). Em pacientes com choque, ecocardiograma transtorácico é extremamente efetivo no diagnóstico diferencial com tamponamento e choque cardiogênico. Identificação de parâmetros de sobrecarga do coração direito, como dilatação e hipocinesia de VD, permite uma avaliação hemodinâmica não invasiva com repercussões prognósticas e de tratamento. Ecocardiografia transesofágica pode proporcionar diagnóstico objetivo de TEP central.

Exames laboratoriais (patologia clínica)

Dados laboratoriais inespecíficos podem ser encontrados, como leucocitose (geralmente menor que 15.000 células/mm^3), dosagem de plaquetas, elevação sérica de lactato desidrogenase, bilirrubinas, creatinofosfoquinase total e fração-MB.

Indicadores do processo trombótico podem ser mensurados, como geração da trombina, complexo trombina-antitrombina, fibrinopeptídeo A e dímeros D, além de indicadores do nível de anticoagulação, como o tempo de tromboplastina parcial ativado para a heparina não fracionada e o tempo

▶▶ **TABELA 8.2.1**

Pârametros hemodinâmicos pulmonares avaliados por ecocardiografia Doppler e aplicados à tromboembolia pulmonar aguda e crônica

Parâmetros	Normalidade	Anormalidade	Anormalidade grave
Espessura da parede do VD (em cm)	< 0,6	> 6	> 1,0
VD diâmetro (em cm)	0,9-2,6		> 4,5
VD:VE	< 0,6	≥ 0,6	> 1,0
VRT (m/s)	< (2,5) 2,7	≥ 2,8	>70
GTT (mmHg)	< (25) 30	30-45	> 55
PSVD (mmHg)	18-35	35-50	
≡ PSAP			
PMAP (mmHg)	12-25	25-40	>25
PDAP (mmHg)	4-12		<60
PAE (mmHg)	<12 (15)	12-18	
Tac (ms)	≥ 120	80-100	
RVP (dinas)			15-20 dilatada (> 2,5) e sem colapso
			> 20 se veias hepáticas dilatadas
DC L/m			
PAD	0-5	5-10	
VCI	1,5-2,5	1,5-2,5	
Calibre cm e colapso inspiratório		colapsa ≥ 50%	sem colapso

Diâmetro de VE e VE pelo modo M.
Relação VD/VE pelo eixo longitudinal, vista de 4 câmaras.
Tac: tempo para pico de aceleração do fluxo pelo trato de saída do ventrículo direito, em milissegundos (ms).

de protrombina pela razão internacional normalizada (RNI) para antagonistas da vitamina K.

Biomarcadores que refletem sobrecarga cardíaca direita e sofrimento miocárdico, com valor prognóstico como determinação de peptídeos natriuréticos do tipo B (BNP) e de troponinas I e T, encontram-se elevadas em eventos tromboembólicos maciços ou submaciços.

▶▶ **ATENÇÃO**

Exames que identificam estados trombofílicos também fazem parte da avaliação laboratorial e são eventualmente necessários (ver fatores de risco).

Referências

1. Fleischner FG. Pulmonary embolism. Clin Radiol. 1962;13:169-82
2. Palla A, Donnamaria V, Petruzzelli S, Rossi G, Riccetti G, Giuntini C. Enlargement of the right descending pulmonary artery in pulmonary embolism. AJR Am J Roentgenol. 1983;141(3): 513-7.

3. Westermark N. On the roentgen diagnosis of lung embolization. Acta Radiol 1938;19:357-72.
4. Hampton AO, Castleman B. Correlation of postmortem chest tele-roentgenograms with autopsy findings: with special reference to pulmonary embolism and infarction. Am J Roentenol. 1940;43:305-26.
5. Bell WR, Simon TL, DeMets DL. The clinical features of submassive and massive pulmonary emboli. Am J Med. 1977;62(3):355-60.
6. PIOPED Investigators. Values of the ventilation/perfusion scan in acute pulmonary embolism: results of the prospective investigation of pulmonary embolism diagnosis (PIOPED). JAMA. 1990;263(20):2753-9.
7. Elliott CG, Goldhaber SZ, Visani L, DeRosa M. Chest radiographs in acute pulmonary embolism. Results from the International Cooperative Pulmonary Embolism Registry. Chest. 2000;118(1):33-8.
8. Goldhaber SZ, Visani L, De Rosa M. Acute pulmonary embolism: clinical outcomes in the International Cooperative Pulmonary Embolism Registry (ICOPER). Lancet. 1999;353(9162):1386-9.
9. Bynum LJ, Wilson JE 3rd. Radiographic features of pleural effusions in pulmonary embolism. Am Rev Respir Dis. 1978;117(5):829-34.
10. Goldberg SN, Richardson DD, Palmer EL, Scott JA. Pleural effusion and ventilation/perfusion scan interpretation for acute pulmonary embolus. J Nucl Med. 1996;37(8):1310-3.
11. McFarlane MJ, Imperiale TF. Use of the alveolar-arterial oxygen gradient in the diagnosis of pulmonary embolism. Am J Med. 1994;96(1):57-62.
12. Stein PD, Goldhaber SZ, Henry JW. Alveolar-arterial oxygen gradient in the assessment of acute pulmonary embolism. Chest. 1995;107(1):139-43.
13. Elliot GC. Pulmonary physiology during pulmonary embolism. Chest. 1992;101(4 Suppl):63S-71S.
14. Goldhaber SZ, Elliot GC. Acute pulmonary embolism: parte I epidemiology, pathophysiology and diagnosis. Circulation. 2003;108(22):2726-9.
15. Szues MM, Brooks HL, Grossman W, Bana JS Jr, Meister SG, Dexter L, et al. Diagnostic sensitivity of laboratory findings in acute pulmonary embolism. Ann Intern Med. 1971;74:161-6.
16. Thames MD, Alpert JS, Dalen JE. Syncope in patients with pulmonary embolism. JAMA. 1977;238(23):2509-11.
17. Stein PD, Terrin ML, Hales CA, Palevsky HI, Saltzman HA, Thompson BT, et al. Clinical, laboratory, roentgenographic, and electrocardiographic findings in patients with acute pulmonary embolism and no pre-existing cardiac or pulmonary disease. Chest. 1991;100(3):598-603.
18. Stein PD, Fowler SE, Goodman LR, Gottschalk A, Hales CA, Hull RD, et al. Multidetector computed tomography for acute pulmonary embolism. N Engl J Med. 2006;354(22):2317-27.
19. Stein PD, Goldhaber SZ, Henry JW, Miller AC. Arterial blood gas analysis in the assessment of suspected acute pulmonary embolism. Chest. 1996;109(1):78-81.
20. Stein PD. Pulmonary embolism. 2nd ed. Malden: Blackwell; 2007.
21. Lobo JL, Zorrilla V, Aizpuru F, Uresandi F, Garcia-Bragado F, Conget F, et al. Clinical syndromes and clinical outcome in patients with pulmonary embolism: findings from the RIETE registry. Chest. 2006;130(6):1817-22.
22. Bova C, Pesavento R, Marchiori A, Palla A, Enea I, Pengo V, et al. Risk stratification and outcomes in hemodynamically stable patients with acute pulmonary embolism: a prospective, multicentre, cohort study with three months of follow-up. J Thromb Haemost. 2009;7(6):938-44.
23. Stein PD, Dalen JE, McIntyre KM, Sasahara AA, Wenger NK, Willis PW 3rd. The electrocardiogram in acute pulmonary embolism. Prog Cardiovasc Dis. 1975;17(4):247-57.
24. Urokinase pulmonary embolism trial (UPET). Phase I results: a cooperative study. JAMA. 1970;214(12):2163-72.
25. Geibel A, Zehender M, Kasper W, Olschewski M, Klima C, Konstantinides SV. Prognostic value of the ECG on admission in patients with acute major pulmonary embolism. Eur Respir J. 2005;25(5):843-8.
26. Kelly J, Rudd A, Lewis RR, Hunt BJ. Plasma D-dimers in the diagnosis of venous thromboembolism. Arch Intern Med. 2002;162(7):747-56.
27. Bounameaux H, Cirafici P, de Moerloose P, Schneider PA, Slosman D, Reber G, et al. Measurement of D-dimer in plasma as diagnostic aid in suspected pulmonary embolism. Lancet. 1991;337(8735):196-200.
28. Raimondi P, Bongard O, de Moerloose P, Reber G, Waldvogel F, Bounameaux H. D-dimer plasma concentration in various clinical conditions: implication for the use of this test in the diagnostic approach of venous thromboembolism. Thromb Res. 1993;69(1):125-30
29. Perrier A, Desmarais S, Goehring C, de Moerloose P, Morabia A, Unger PF, et al. D-dimer testing for suspected pulmonary embolism in outpatients. Am J Respir Crit Care Med. 1997;156(2 Pt 1):492-6.

30. Stein PD, Hull RD, Patel KC, Olson RE, Ghali WA, Brant R, et al. D-dimer for the exclusion of acute venous thrombosis and pulmonary embolism: a systematic review. Ann Intern Med. 2004;140(8):589-602.
31. Linkins LA, Bates SM, Ginsberg JS, Kearon C. Use of different D-dimer levels to exclude venous thromboembolism depending on clinical pretest probability. J Thromb Haemost. 2004; 2(8):1256-60.
32. Bosson JL, Barro C, Satger B, Carpentier PH, Polack B, Pernod G. Quantitative high D-dimer value is predictive of pulmonary embolism occurrence independently of clinical score in a well-defined low risk factor population. J Thromb Haemost. 2005;3(1):93-9.
33. De Monyé W, Sanson BJ, Mac Gillavry MR, Pattynama PM, Büller HR, van den Berg-Huysmans AA, et al. Embolus location affects the sensitivity of a rapid quantitative D-dimer assay in the diagnosis of pulmonary embolism. Am J Respir Crit Care Med. 2002;165(3):345-8.
34. Chabloz P, Reber G, Boehlen F, Hohlfeld P, de Moerloose P. TAFI antigen and D-dimer levels during normal pregnancy and at delivery. Br J Haematol. 2001;115(1):150-2.
35. Epiney M, Boehlen F, Boulvain M, Reber G, Antonelli E, Morales M, et al. D-dimer levels during delivery and the postpartum. J Thromb Haemost. 2005;3(2):268-71.
36. Eichinger S, Minar E, Bialonczyk C, Quehenberger P, Schneider B, Weltermann A et al. D-dimer levels and risk of recurrent venous thromboembolism. JAMA. 2003;290(8):1071-4.
37. Palareti G, Cosmi B, Legnani C, Tosetto A, Brusi C, Iorio A, et al. D-dimer testing to determine the duration of anticoagulation therapy. N Engl J Med. 2006;355(17):1780-9.
38. Verhovsek M, Douketis JD, Yi Q, Shrivastava S, Tait RC, Baglin T, et al. Sistematic review: D-dimer to predict recurrent disease after stopping anticoagulant therapy for unprovoked venous thromboembolism. Ann Intern Med. 2008;149(7):481-90.
39. Hemnes AR, Newman AL, Rosenbaum B, Barrett TW, Zhou C, Rice TW, et al. Bedside end-tidal CO2 tension as a screening tool to exclude pulmonary embolism. Eur Respir J. 2010;35(4):735-41.
40. Kline JA, Hogg M. Measurement of expired carbon dioxide, oxygen and volume in conjunction with pretest probability estimation as a method to diagnose and exclude pulmonary venous thromboembolism. Clin Physiol Funct Imaging. 2006;26(4):212-9.
41. Kline JA, Hogg MM, Courtney DM, Miller CD, Jones AE, Smithline HA, et al. D-dimer and exhaled CO2/O2 to detect segmental pulmonary embolism in moderate-risk patients. Am J Respir Crit Care Med. 2010;182(5):669-75.
42. Kline JA, Israel EG, Michelson EA, O'Neil BJ, Plewa MC, Portelli DC. Diagnostic accuracy of a bedside D-dimer assay and alveolar dead-space measurement for rapid exclusion of pulmonary embolism: a multicenter study. JAMA. 2001;285(6):761-8.
43. Rodger MA, Jones G, Rasuli P, Raymond F, Djunaedi H, Bredeson CN, et al. Steady-state end-tidal alveolar dead space fraction and D-dimer: bedside tests to exclude pulmonary embolism. Chest. 2001;120(1):115-9.
44. Giuntini C. Ventilation/perfusion scan and dead space in pulmonary embolism: are they useful for the diagnosis? Q J Nucl Med. 2001;45(4):281-6.
45. Wagner PD, Saltzman HA, West JB. Measuremenmt of continuous distribution of ventilation-perfusion rates: theory. J Appl Physiol. 1974;36(5):588-99.
46. Goldhaber SZ. Echocardiography in the management of pulmonary embolism. Ann Intern Med. 2002;136(9):691-700.
47. Lang RM, Bierig M, Devereux RB, Flachskampf FA, Foster E, Pellikka PA, et al. Recommendations for chamber quantification: a report from the American Society of Echocardiography's Guidelines and Standards Committee and the Chamber Quantification Writing Group, developed in conjunction with the European Association of Echocardiography, a branch of the European Society of Cardiology. J Am Soc Echocardiogr. 2005;18(12):1440-63.
48. Kasper W, Geibel A, Tiede N, Bassenge D, Kauder E, Konstantinides S, et al. Distinguishing between acute and subacute massive pulmonary embolism by conventional and Doppler echocardiography. Br Heart J. 1993;70(4):352-6.
49. Nazeyrollas P, Metz D, Jolly D, Maillier B, Jennesseaux C, Maes D, et al. Use of transthoracic Doppler echocardiography combined with clinical and electrocardiographic data to predict acute pulmonary embolism. Eur Heart J. 1996;17(5):779-86.
50. McConnell MV, Solomon SD, Rayan ME, Come PC, Goldhaber SZ, Lee RT. Regional right ventricular dysfunction detected by echocardiography in acute pulmonary embolism. Am J Cardiol. 1996;78(4):469-73.
51. Jardin F, Dubourg O, Bourdarias JP. Echocardiographic pattern of acute cor pulmonale. Chest. 1997;111(1):209-17.

52. Pruszczyk P, Torbicki A, Pacho R, Chlebus M, Kuch-Wocial A, Pruszynski B, et al. Noninvasive diagnosis of suspected severe pulmonary embolism: transesophageal echocardiography vs spiral CT. Chest. 1997;112(3):722-8.
53. Vieillard-Baron A, Qanadli SD, Antakly Y, Fourme T, Loubières Y, Jardin F, et al. Transesophageal echocardiography for the diagnosis of pulmonary embolism with acute cor pulmonale: a comparison with radiological procedures. Intensive Care Med. 1998;24(5):429-33.
54. Perrier A, Tamm C, Unger PF, Lerch R, Sztajzel J. Diagnostic accuracy of Doppler-echocardiography in unselected patients with suspected pulmonary embolism. Int J Cardiol. 1998;65(1):101-9.
55. Miniati M, Monti S, Pratali L, Di Ricco G, Marini C, Formichi B, et al. Value of transthoracic echocardiography in the diagnosis of pulmonary embolism: results of a prospective study in unselected patients. Am J Med. 2001;110(7):528-35.
56. Grifoni S, Olivotto I, Cecchini P, Pierali F, Camaiti A, Santoro G, et al. Utility of an integrated clinical, echocardiographic, and venous ultrasonographic approach for triage of patients with suspected pulmonary embolism. Am J Cardiol. 1998;82(10):1230-5.
57. Grifoni S, Olivotto I, Cecchini P, Pierali F, Camaiti A, Santoro G, et al. Short-term clinical outcome of patients with acute pulmonary embolism, normal blood pressure, and echocardiographic right ventricular dysfunction. Circulation. 2000;101(24):2817-22.
58. Kjaergaard J, Schaadt BK, Lund JO, Hassager C. Quantitative measures of right ventricular dysfunction by echocardiography in the diagnosis of acute nonmassive pulmonary embolism. J Am Soc Echocardiogr. 2006;(10):1264-71.

Leituras recomendadas

Borgeson DD, Seward JB, Miller FA Jr, Oh JK, Tajik AJ. Frequency of Doppler measurable pulmonary artery pressures. J Am Soc Echocardiogr. 1996;9(6):832-7.

Come PC. Echocardiographic evaluation of pulmonary embolism and its response to therapeutic interventions. Chest. 1992;101(4 Suppl):151S-162S.

Dalen JE. Pulmonary embolism: what have we learned since Virchow? Natural history, pathophysiology, and diagnosis. Chest. 2002;122(4):1440-56.

D'Alonzo GE, Bower JS, DeHart P, Dantzker DR. The mechanisms of abnormal gas exchange in acute massive pulmonary embolism. Am Rev Respir Dis. 1983;128(1):170-2.

de Perrot M, Fadel E, McRae K, Tan K, Slinger P, Paul N, et al. Evaluation of persistent pulmonary hypertension after acute pulmonary embolism. Chest. 2007;132(3):780-5.

Di Nisio M, Squizzato A, Rutjes AW, Büller HR, Zwinderman AH, Bossuyt PM. Diagnostic accuracy of D-dimer test for exclusion of venous thromboembolism: a systematic review. J Thromb Haemost. 2007;5(2):296-304.

Jardin F, Dubourg O, Guéret P, Delorme G, Bourdarias JP. Quantitative two-dimensional echocardiography in massive pulmonary embolism: emphasis on ventricular interdependence and leftward septal displacement. J Am Coll Cardiol. 1987;10(6):1201-6.

Kline JA, Zeitouni R, Marchick MR, Hernandez-Nino J, Rose GA. Comparison of 8 biomarkers for prediction of right ventricular hypokinesis 6 months after submassive pulmonary embolism. Am Heart J. 2008;156(2):308-14.

Konstantinides S, Geibel A, Olschewski M, Kasper W, Hruska N, Jäckle S, et al. Importance of cardiac troponins I and T in risk stratification of patients with acute pulmonary embolism. Circulation. 2002;106(10):1263-8.

Leclercq MG, Lutisan JG, van Marwijk Kooy M, Kuipers BF, Oostdijk AH, van der Leur JJ, et al. Ruling out clinically suspected pulmonary embolism by assessment of clinical probability and D-dimer levels: a management study. Thromb Haemost. 2003;89(1):97-103.

MacLeod JG, Grant IWB. A clinical, radiographic, and pathological study of pulmonary embolism. Thorax. 1954;9(1):71-83.

McQuillan BM, Picard MH, Leavitt M, Weyman AE. Clinical correlates and reference intervals for pulmonary artery systolic pressure among echocardiographically normal subjects. Circulation. 2001;104(23):2797-802.

Oger E, Leroyer C, Bressollette L, Nonent M, Le Moigne E, Bizais Y, et al. Evaluation of a new, rapid and quantitative D-dimer test in patients with suspect of pulmonary embolism. Am J Respir Crit Care Med. 1998;158(1):65-70.

Quinn DA, Fogel RB, Smith CD, Laposata M, Taylor Thompson B, Johnson SM, et al. D-dimers in the diagnosis of pulmonary embolism. Am J Respir Crit Care Med. 1999;159(5 Pt 1):1445-9.

Quiroz R, Kucher N, Schoepf UJ, Kipfmueller F, Solomon SD, Costello P, et al. Right ventricular enlargement on chest computed tomography: prognostic role in acute pulmonary embolism. Circulation. 2004;109(20):2401-4.

Ribeiro A, Lindmarker P, Johnsson H, Juhlin-Dannfelt A, Jorfeldt L. Pulmonary embolism: one-year follow-up with echocardiography doppler and five-year survival analysis. Circulation. 1999;99(10):1325-30.

Ribeiro A, Lindmarker P, Juhlin-Dannfelt A, Johnsson H, Jorfeldt L. Echocardiography doppler in pulmonary embolism: right ventricular dysfunction as a predictor of mortality rate. Am Heart J. 1997;134(3):479-87.

Verschuren F, Liistro G, Coffeng R, Thys F, Roeseler J, Zech F, et al. Volumetric capnography as a screening test for pulmonary embolism in the emergency department. Chest. 2004;125(3):841-50.

Wolfe MW, Lee RT, Feldstein ML, Parker JA, Come PC, Goldhaber SZ. Prognostic significance of right ventricular hypokinesis and perfusion lung scan defects in pulmonary embolism. Am Heart J. 1994;127(5):1371-5.

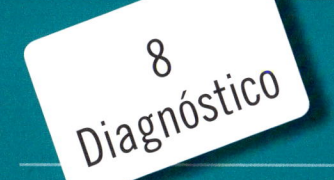

8.3 DIAGNÓSTICOS POR IMAGENS

8.3.1 ▶ Cintilografia pulmonar

Blumgarth e Weiss[1] foram os primeiros a usar técnicas radiosotópicas para o estudo da circulação pulmonar. Por meio da injeção intravenosa de solução de sais de rádio, eles monitoraram o tempo de chegada do radioisótopo na fossa antecubital oposta em um grupo de indivíduos normais e em cardiopatas, dispondo de uma câmara improvisada de detecção de radiação.

Dollery e West[2] e West e Dollery[3] usaram gases radiativos de alta difusibilidade e solubilidade, produzidos por ciclotron, como o oxigênio-15 ($^{15}O_2$), o monóxido de carbono ($C^{15}O$) e o dióxido de carbono ($C^{15}O_2$) radiativos, em estudos da distribuição da circulação pulmonar.

Ball e colaboradores[4] modificaram o emprego do já conhecido xenônio-133 (^{133}Xe), um gás radiativo de maior meia-vida (5,3 dias), que até então era empregado em estudos ventilatórios para a avaliação da distribuição da circulação pulmonar. O ^{133}Xe, injetado em solução, é levado pela corrente circulatória para os pulmões, onde, devido a sua baixa solubilidade, a grande maioria de sua massa é difundida para dentro do gás alveolar. Dentro do gás alveolar, a distribuição da atividade radiativa pode ser medida, sendo a distribuição regional proporcional ao fluxo sanguíneo para aquela região do pulmão.[3,5] Os gases respiratórios radiativos têm meia-vida muito curta e são produzidos, igualmente ao ^{133}Xe e o ^{81m}Kr (criptônio, gás radiativo de meia-vida muito mais curta que os radioxenônios), em ciclotrons, e estão disponíveis apenas em laboratórios de física nuclear e em alguns centros de excelência em pesquisa.

Determinação do fluxo sanguíneo pulmonar com partículas

Taplin e colaboradores[6] e Wagner e colaboradores[7] desenvolveram técnicas de perfusão pulmonar com partículas constituídas por macroagregados de albumina (MAA) marcados com traçadores radioisotópicos. A técnica radioisotópica para o diagnóstico de anormalidades perfusionais do pulmão foi decisivamente difundida com a introdução dessas partículas. O Tecnécio 99 metaestável (^{99m}Tc) tornou-se o radioisótopo mais utilizado para marcar os MAAs, constituindo-se, então, o ^{99m}Tc-MAA, o radiofármaco mais usado.[7-9]

As partículas de MAA são de diâmetro maior do que os capilares pulmonares e do que muitas arteríolas pré-capilares. Quando injetadas em veias periféricas sistêmicas, elas se detêm no compartimento arteriolocapilar pulmonar, que é o primeiro leito vascular que atravessam. Sua detecção nas diferentes regiões do pulmão está relacionada com o fluxo sanguíneo regional.[7,10] As câmaras de cintilação gama, ou gama câmaras, fazem o registro bidimensional (planar) das imagens.

Como funcionam os MAA (^{99m}Tc-MAA)

O método de obtenção de cintilografias pulmonares perfusionais consiste na injeção intravenosa periférica de radiofármacos constituídos por partículas de diâmetro superior aos dos vasos alveolares, que são transitoriamente ocluídos. As preparações (*kits*) atuais dos MAAs contam com 90% de partículas entre 10-90 μm com média entre 20-40 μm, nenhuma partícula excedendo 150 μm. A dose usual de ^{99m}Tc-MAA, para pacientes adultos, é de 1-4 mCi (40 a 150 MBq), com total de 200.000 a 700.000 contagens de dose de 400 a 600 partículas, dependendo da preparação. A relação média de oclusão que se estabelece após uma dose-padrão é de 1:1.000-1.500 arteríolas e de 1 entre centenas de milhares de segmentos capilares. Nas doses atualmente recomendadas para procedimentos diagnósticos, cerca de 0,1-0,3% dos capilares pul-

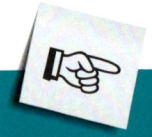

> **LEMBRETE**

A artéria pulmonar divide-se de 22 a 24x antes de alcançar as arteríolas terminais.

- A ramificação arterial está intimamente associada aos brônquios até atingir os bronquíolos respiratórios; nesse nível, surgem ramos para os ductos alveolares, os quais se dividem em arteríolas menores que terminam em capilares ao redor de sacos alveolares e dos alvéolos.
- Existem, também, ramos supranumerários na periferia; esses vasos são funcionalmente fechados e não são vistos em angiografias, mas eventualmente podem prover extensos e numerosos canais coletores entre vasos vizinhos.
- As arteríolas que acompanham os brônquios terminais têm diâmetro aproximado de 100 micrômetros (μm), ao passo que os menores vasos pré-capilares têm um diâmetro médio de 35 μm.
- Cada alvéolo é envolvido por uma rede de capilares cujo diâmetro varia de 1-15 μm, com média de 5-7 μm. Estima-se que existam, em ambos os pulmões, cerca de 250-300 milhões de arteríolas com diâmetro de 15-30 μm e entre 250-280 bilhões de capilares com diâmetro de 1-15 μm.
- Cada alvéolo é envolvido por uma rede entrelaçada de aproximadamente 1.000 capilares.[11-13]

monares são temporariamente ocluídos. Essa oclusão não tem repercussão hemodinâmica (nem para pacientes instáveis), mas representa a perfusão regional.[10,14]

Os eritrócitos humanos, com diâmetro de cerca de 7 μm, passam por capilares da mesma largura, que os deformam um pouco. Partículas com mais de 15 μm não podem passar através dos capilares. Como os MAAs têm de 1 a 6 vezes o calibre dos eritrócitos, após a injeção intravenosa eles são retidos na microcirculação pulmonar com uma eficiência igual ou superior a 90%. A densidade das partículas dos MAAs é igual a dos eritrócitos. Na presunção de que ocorra completa mistura no ventrículo direito, a quantidade do radiofármaco retido em qualquer região do pulmão seria proporcional ao fluxo sanguíneo no momento da injeção.[10,14]

Portanto, as partículas de MAA são distribuídas de forma aleatória em relação à magnitude da circulação e da rede vascular pulmonar, e a radiatividade regional total é diretamente proporcional ao fluxo sanguíneo para aquela região. As partículas de MAA sofrem erosão e fragmentação lentas até atingirem o diâmetro suficiente para atravessarem a rede arteriolocapilar e reentrar na circulação, sendo removidas sem recirculação significativa pela fagocitose no fígado e no baço. A meia-vida biológica dos MAAs é de 2-9 horas, sendo o tempo médio de remoção dos pulmões de 1,5-3 horas. Assim, o ^{99m}Tc-MAA tem um meia-vida física de 6 h e uma meia-vida biológica de até 9 h. A injeção intravenosa do radiofármaco deve ser administrada em posição supina, e o paciente deve ser instruído a tossir e tomar algumas inspirações profundas prévias.

Para uma cintilografia pulmonar perfusional com ^{99m}Tc-MAA, em doses de 1-4 mCi (40-150 MBq), a radiação sobre o pulmão é de 0,248-0,992 rad ou de 2,68 a 10,05 mGy, o que é maior do que a radiação conferida pelo estudo padronizado do tórax, mas menor do que alguns outros procedimentos radiológicos, incluindo a tomografia computadorizada de tórax.

Os estudos ventilatórios (de apoio ao estudo perfusional) para uso clínico são realizados com gases radiativos como ^{133}Xe e ^{81m}Kr ou com radiae-

>>
- Ci = Curie; unidade de radiatividade, definida como a quantidade de qualquer radioisótopo no qual o número de desintegrações por segundo é 3,7 x 1010
- Bq = Bequerel; unidade de radiatividade pelo sistema internacional de unidades (SI). 1 Bq é definido como 1 desintegração por segundo
- 1 Ci = 3,7 x 1010 Bq
- Rad = unidade de dose absorvida
- 1 rad = 100 erg/g (erg: unidade de absorção de energia pelos tecidos)
- Gy = Gray; unidade de dose absorvida pelo SI
- 1 Gy = 100 rads
- Sievert (Sv) = dose equivalente de radiação (H) para dano aos tecidos

rossol de ^{99m}Tc-DTPA (DTPA, ácido dietilenotriamina pentacético) ou com aerossol de ^{99m}Tc-Technegas (ver adiante). O mais utilizado é o radioaerossol de ^{99m}Tc-DTPA, com dose administrada de 1-3 mCi, quando 30 mCi (111 MBq) é posto no nebulizador.

O mapeamento pulmonar perfusional no diagnóstico de embolia pulmonar

Após os trabalhos pioneiros do início da década de 1960,[6,7,10,15,16] o mapeamento cintilográfico pulmonar perfusional com partículas radiosotópicas ocupou um espaço natural como meio de diagnóstico não invasivo de TEP. Observou-se, desde o começo, que outras doenças pulmonares também diminuíam o fluxo sanguíneo regional.

Alguns estudos procuraram definir a sensibilidade e a especificidade de um mapeamento pulmonar perfusional para TEP.[17,18] A conclusão alcançada era a de que um cintilograma normal essencialmente exclui a presença de embolia pulmonar aguda, mas um exame anormal não era específico para (trombo) embolia pulmonar.

A introdução de estudos ventilatórios, inicialmente com gases radiativos,[19] e a seguir com radioaerossol[20] permitiu o estudo regional da ventilação, que, associado ao estudo perfusional, aumentou muito a especificidade da técnica radioisotópica para o diagnóstico de TEP.

Dentro do princípio do estudo da função regional do pulmão, em pacientes com suspeita de TEP, o mapeamento perfusional e ventilatório que apresentasse defeito (ausência ou redução) de distribuição segmentar da perfusão e que mantivesse a ventilação da mesma área podia ser considerado compatível com alta probabilidade de embolia pulmonar.

Com base nas evidências de que todas as pneumopatias agudas ou crônicas apresentavam alterações perfusionais, foram estabelecidos critérios de qualidade e de disciplina de interpretação, que aumentavam a exatidão do diagnóstico cintilográfico de TEP. Entre esses critérios estão o padrão de defeito perfusional (extensão e distribuição segmentares), a evolução imediata (recuperação e novos defeitos), a comparação com a radiografia de tórax contemporânea (radiografia normal e mapeamento com defeito perfusional) e a relação ventilação-perfusão (V/Q) 3. Alguns padrões de interpretação foram propostos, entre eles o de McNeil,[21,22] o de Biello[23] e o de Hull,[24] apoiados principalmente na relação V/Q.

Os níveis de probabilidade para o diagnóstico de embolia pulmonar pelo mapeamento V/Q de Biello e colaboradores[23] serviram de base para os critérios de interpretação do estudo multicêntrico prospectivo para o diagnóstico de tromboembolia pulmonar (PIOPED: Prospective Investigation of Pulmonary Embolism Diagnosis), realizado entre janeiro de 1985 e setembro de 1986 em 6 centros clínicos nos EUA.[25] Os critérios de interpretação são apresentados nas **Tabelas 8.3.1.1** e **8.3.1.2**. Exemplos de cintilogramas planares perfusionais e ventilatórios normais são apresentados nas **Figuras 8.3.1.1** e **8.3.1.2**.

▶▶ **TABELA 8.3.1.1**

Extensão dos defeitos perfusionais no PIOPED

Defeitos cintilográficos perfusionais	Extensão
Defeitos segmentares pequenos	Menores que 25% do tamanho do segmento broncopulmonar
Defeitos segmentares moderados	25-75% de um segmentos
Defeitos segmentares grandes	> 75% de um segmento
Nos estudos de ventilação-perfusão (V/Q), a extensão, ou magnitude, de um defeito perfusional foi determinada por meio da área da região de perfusão reduzida vista na cintilografia perfusional	
Não era mandatório que a perfusão estivesse totalmente ausente em uma região de defeito perfusional	
Classificação de um defeito V/Q como não pareado (*mismatched*) requeria que tanto o radiograma de tórax como a cintilografia de ventilação fossem normais na região do defeito perfusional	

Fonte: Adaptada de Gottschalk e colaboradores.[26,27]

▶▶ **TABELA 8.3.1.2**

Critérios diagnósticos revisados no PIOPED

Categorias dos cintilogramas	Definição
Probabilidade alta ≥ 80%	Ao menos dois segmentos grandes não pareados, ou o equivalente aritmético de defeitos moderados ou grande e moderados*.
Probabilidade intermediária 20 – 79%	Um defeito moderado a dois defeitos perfusionais grandes não pareados ou o equivalente aritmético em defeitos moderados ou grandes e moderado;* um defeito V/Q pareado com radiograma de tórax normal;† defeito perfusional difícil de categorizar como baixo ou alto, ou não descrito como alto ou baixo.
Probabilidade intermediária ≤ 19%	Defeitos perfusionais não segmentares (como cardiomegalia, aorta dilatada, hilos dilatados, diafragma elevado); qualquer defeito perfusional com um defeito substancialmente maior no radiograma de tórax; defeito perfusional pareado por anormalidade ventilatória,† desde que radiograma de tórax normal e algumas áreas de perfusão normal nos pulmões; qualquer número de pequenos defeitos perfusionais com radiograma normal de tórax.
Normal	Ausência de defeitos perfusionais, a perfusão delimita exatamente a forma dos pulmões vistos no radiograma de tórax (podem ser vistas as impressões dos hilos e arco aórtico, e o radiograma de tórax e/ou o cintilograma de ventilação pode ser anormal).

* Dois defeitos perfusionais grandes não pareados são limítrofes para probabilidade alta.
† Defeitos pareados muito extensos podem ser categorizados como indicativo de probabilidade baixa. Defeitos V/P pareados simples são limítrofes para probabilidade baixa e poderiam ser categorizados como intermediários em muitas circunstâncias.
Fonte: Adaptada de Sostman e colaboradores.[28]

O estudo PIOPED comparou 251 pacientes com diagnóstico angiográfico de TEP com o padrão do mapeamento V/Q, a partir de um conjunto de 755 pacientes com angiografia e cintilografias completas. A prevalência de TEP foi de 33%.

Os resultados mais significativos foram os seguintes:[25,28]

- Do total de pacientes, 98% apresentaram algum nível de probabilidade V/Q, confirmando a já reconhecida alta sensibilidade do estudo perfusional.
- O estudo V/Q foi diagnosticado em 27% dos casos, isto é, em 13% foi de alta probabilidade e em 14% foi normal.
- Em 73% dos casos, foi inconclusivo, isto é, de baixa ou moderada probabilidades.
- A sensibilidade do estudo V/Q de alta probabilidade foi de 41%.
- A especificidade de um estudo V/Q de alta probabilidade foi de 97%.
- O valor preditivo de um estudo V/Q de alta probabilidade foi de 91% para pacientes sem história de TEP e de 74% para pacientes com antecedentes de TEP, sugerindo a interferência de sequelas.
- A combinação do nível de suspeita clínica com a probabilidade V/Q aumentou muito a exatidão do diagnóstico de TEP.
- Em pacientes com altas suspeita clínica e probabilidade V/Q, o diagnóstico angiográfico de TEP foi de 96%, ao passo que em pacientes com baixas suspeita clínica e probabilidade V/Q o diagnóstico angiográfico de TEP ocorreu em 4% de casos, dentro da margem de erro da própria angiografia pulmonar.
- No total do estudo para o diagnóstico de TEP aguda, o método V/Q acusou sensibilidade de 98% e especificidade de 10%.

A conclusão final do estudo foi a de que avaliação clínica combinada com o mapeamento V/Q estabelece o diagnóstico ou a exclusão de TEP apenas em uma minoria de pacientes, aqueles com achados concordantes (**Tabela 8.3.1.3**).

O estudo PISA-PED[29] avaliou o mapeamento perfusional isolado, prescindindo do estu-

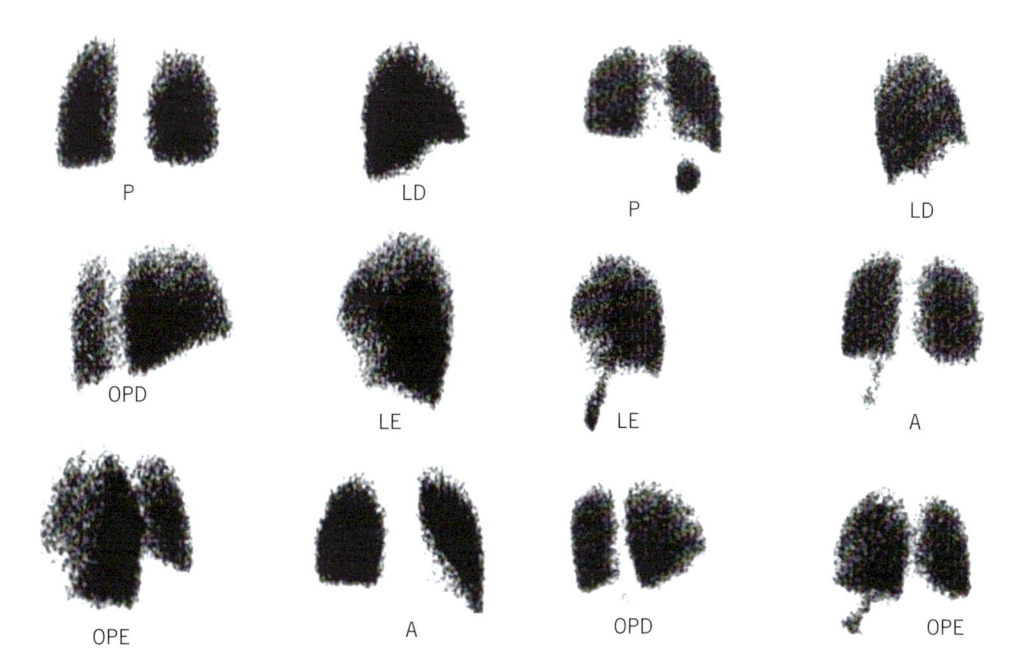

Figura 8.3.1.1 Cintilografia planar: Cintilografia pulmonar perfusional ^{99m}Tc- MAA . Projeções posterior (P), anterior (A), oblíqua posterior direita (OPD), oblíqua posterior esquerda (OPE), lateral direita (D) e lateral esquerda (LE). Exame normal.
Fonte: Serviço de Medicina Nuclear do Hospital de Clínicas de Porto Alegre.

Figura 8.3.1.2 Cintilografia planar. Cintilografia ventilatória por radiaerossol ^{99m}Tc- DTPA. Projeções posterior (P), anterior (A), oblíqua posterior direita (OPD), oblíqua posterior esquerda (OPE), lateral direita (D) e lateral esquerda (LE). Exame normal.
Fonte: Serviço de Medicina Nuclear do Hospital de Clínicas de Porto Alegre.

do ventilatório, em pacientes com suspeita de TEP. Desse total de pacientes, 413 com mapeamento perfusional anormal e sem contraindicações submeteram-se à angiografia pulmonar. A prevalência de TEP foi de 39%. Defeitos perfusionais compatíveis com TEP foram simples ou múltiplos em forma de cunha (**Tabela 8.3.1.4**).

▶▶ **TABELA 8.3.1.3**

Probabilidade de TEP associando resultados do estudo cintilográfico V/Q e avaliação clínica no PIOPED

Cintilogramas V/Q Probabilidades %	Probabilidades clínicas %			
	Alta 80-100	Intermediária 20-79	Baixa 0-19	Total %
Alta	96	88	56	87
Intermediária	66	28	16	30
Baixa	40	16	4	14
Normal	0	6	2	4
Total	68	30	9	28

Fonte: PIOPED Investigators.[25]

Os resultados finais foram os seguintes:

- Mapeamento compatível com TEP e clínica muito provável apresentaram valor preditivo positivo de 99%.
- Mapeamento compatível e clínica possível apresentaram valor preditivo positivo de 92%.
- Mapeamento não compatível e improbabilidade clínica apresentaram valor preditivo negativo de 97%.

Isso levou às seguintes conclusões:

- É possível o diagnóstico exato ou de exclusão de embolia pulmonar apenas com mapeamento perfusional.
- A combinação do mapeamento perfusional com avaliação clínica ajuda a restringir a necessidade de angiografia a uma minoria de pacientes com suspeita de TEP.

O resultado da investigação PISA-PED[29] apoiou a redução da importância do estudo ventilatório, considerado por muitos dispensável como procedimento de rotina, substituído pela relação perfusão/raio X de tórax (Rx/Q). Defeito perfusional e radiograma de tórax normal na mesma área seria de alta probabilidade, ao passo que concomitância de defeito perfusional e opacificação no radiograma de tórax não seria diagnóstico para TEP.

No estudo PIOPED,[25] para a cintilografia ventilatória foi usado o ^{133}Xe, o que limitou as projeções para 1 ou 2, em razão do comportamento biológico do gás, o que pode ter colaborado para a alta taxa de resultados inconclusivos.

Hull e colaboradores[24] haviam testado a relação V/Q em 305 pacientes consecutivos com suspeita de TEP. Descobriram que defeitos perfusionais não pareados (*mismatch*) com anormalidade ventilatória (i. e., defeito perfusional e ventilação normal na mesma área) segmentares ou maiores tinham probabilidade alta (86%) de TEP. Entretanto, opuseram-se à categorização de probabilidade baixa para excluir embolia, já que a frequência de TEP nesses pacientes é de 25-40%.

O resultado do estudo PIOPED causou impacto suficiente para que se procurassem maneiras de diagnosticar de forma mais exata os mais de 70% de pacientes cujo estudo V/Q é inconclusivo. Várias interpretações foram fornecidas ao banco de dados do PIOPED. Probabilidade baixa foi, na prática, utilizada como probabilidade nula de TEP, o que não correspondia aos achados originais. As categorias de probabilidades baixa e intermediária foram reunidas em uma categoria "não diagnóstica",[30] sem se desconsiderar que 22% dos pacientes dessa nova categoria tivessem TEP na confirmação diagnóstica. Foi empregado o conceito de equivalente segmentar, com 2 defeitos segmentares moderados correspondendo a um defeito segmentar grande,[31] e o conceito de defeito vascular[32] como um defeito perfusional segmentar grande ou moderado.

Várias estratégias passaram a ser utilizadas, como a valorização de escores clínicos, a determinação dos dímeros D, a integração de escores clínicos com a determinação dos dímeros D, o diagnós-

▶▶ TABELA 8.3.1.4

Probabilidade clínica pré-teste no estudo PISA-PED

Probabilidade de TEP	Critérios
Alta – 90%	Presença de pelo menos 1 dos sintomas: dispneia súbita, dor torácica, desmaio/síncope não explicados por outro diagnóstico, associados com ao menos 1 dos achados radiográficos (amputação de artéria hilar, oligoemia, consolidação de base pleural)
Intermediária – 50%	Presença de pelo menos 1 dos sintomas clínicos acima, não associados a qualquer dos achados radiográficos citados, ou associado com sinais eletrocardiográficos de sobrecarga de ventrículo direito
Baixa – 10%	Ausência dos sintomas antes mencionados ou identificação de diagnóstico alternativo que possa responder por suas presenças

tico de TEP integrado com diagnóstico de trombose venosa profunda e os algoritmos abrangentes.[33-35]

Em termos de diagnóstico por imagens, a posição do mapeamento de perfusão pulmonar como o principal recurso diagnóstico não invasivo passou a ser contestada desde o advento da angiotomografia computadorizada helicoidal de tórax (ATCH).[36] Sucessivos artigos originais e revisões têm demonstrado o indiscutível valor da ATCH, inclusive como um recurso diagnóstico primário na suspeita de TEP.[37] Gottschalk[38] propôs a interação entre o cintilograma V/Q e a ATCH, sugerindo que esta última deveria ser feita em pacientes com cintilograma V/Q inconclusivo ou com radiograma de tórax muito alterado.

Avanços no estudos V/Q

O primeiro avanço foi em nível de radiofármacos, na metade da década de 1980, com o agente *Technegas*. O *technegas* é uma partícula ultrafina de carbono originada de fuligem produzida pela queima de ^{99m}Tc-pertecnetato em fornos especializados, criando pequenas partículas radiomarcadas e desenvolvidas para serem usadas nos estudos ventilatórios. Esse radiofármaco penetra nos pulmões como um gás e permanece como um aerossol, permitindo um exame ventilatório mais completo.

O grande avanço na geração de imagens veio pela tomografia computadorizada por emissão de fóton único (SPECT; *single-photon emission computed tomography*). Com a SPECT, além das imagens planas (bidimensionais) produzidas pelas gama-câmeras convencionais, foi possível obter imagens tomográficas (tridimensionais) com apresentações nos eixos coronal, sagital e axial, possibilitando a visualização mais clara de todos os segmentos pulmonares. Esse avanço paralelizou a angiotomografia computadorizada de tórax para o diagnóstico de TEP no campo da medicina nuclear. As **Figuras 8.3.1.3** e **8.3.1.4** são exemplos de estudos SPECT em TEP.

Alguns estudos têm obtido resultados muito expressivos quanto à função da SPECT.

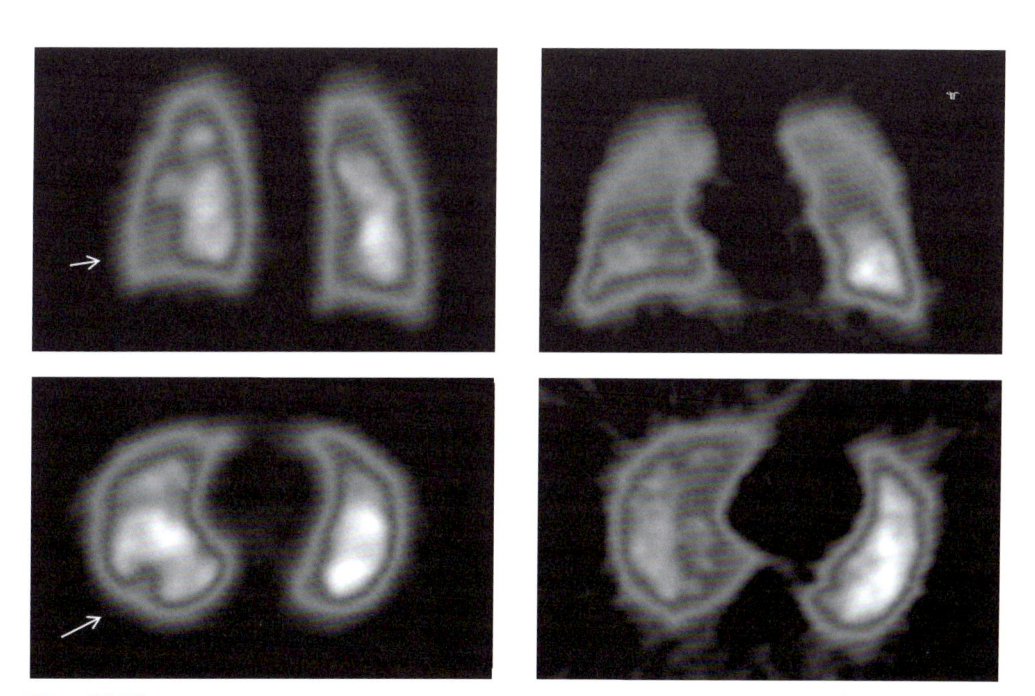

Figura 8.3.1.3 Homem de 46 anos com dispneia e dor aguda em hemitórax direito. O SPECT perfusional com ^{99m}Tc-MAA demonstra defeito/ausência de perfusão em área correspondente ao segmento basal lateral do LID. Cortes em planos coronal e axial. À esquerda, estudo perfusional, e, à direita, estudo ventilatório (^{99m}Tc-DTPA). Radiograma de tórax e cintilograma ventilatório normais.
Fonte: Imagem cedida por Dr. Paulo Ricardo Masiero, Serviço de Medicina Nuclear do Hospital de Clínicas de Porto Alegre.

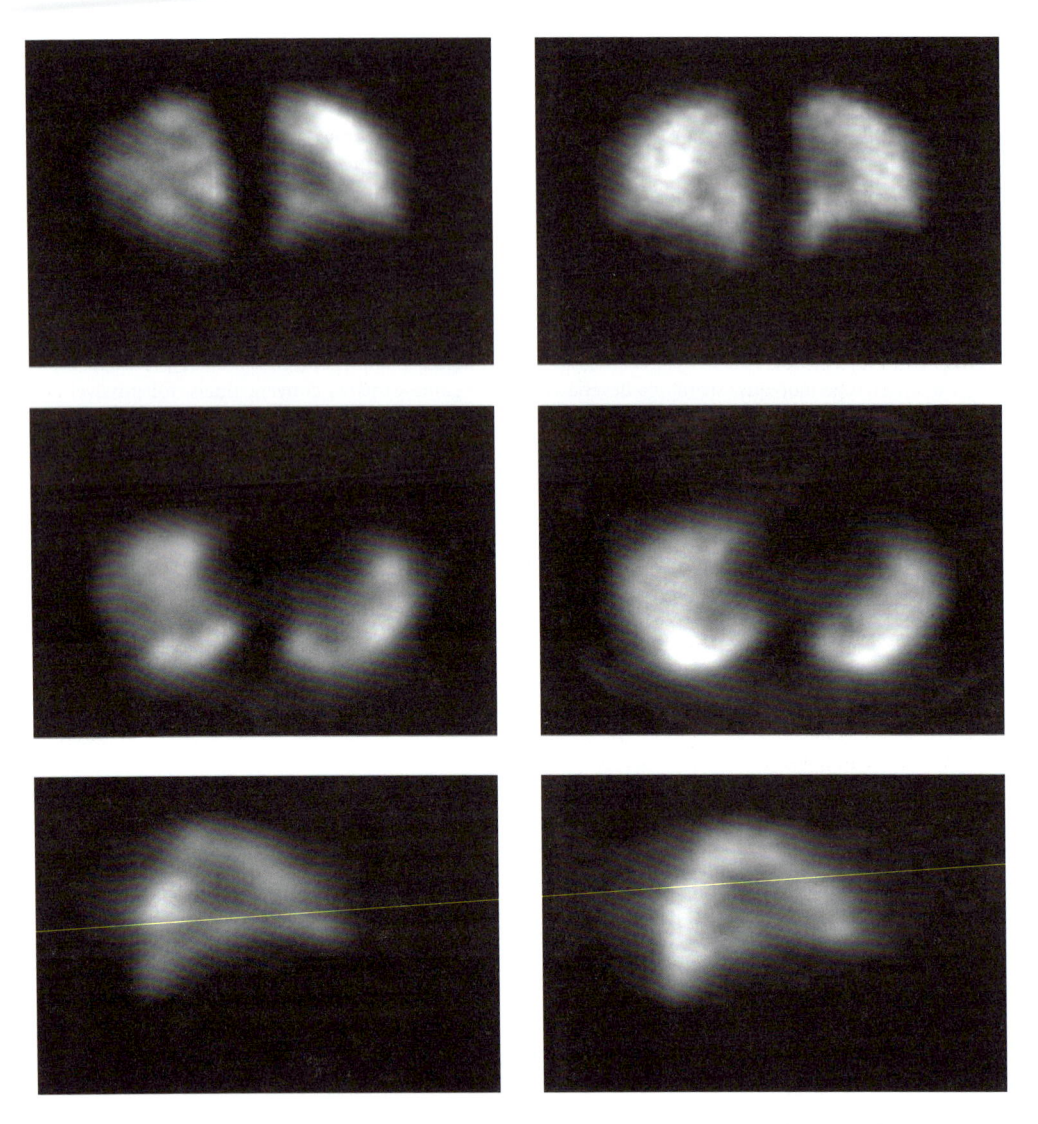

Figura 8.3.1.4 Mulher de 45 anos, com câncer de mama, apresenta-se com quadro de dispneia, taquipneia e taquicardia. Em imagens cintilográficas de SPECT, na coluna da esquerda (cortes coronal, transaxial e sagital) identificam-se múltiplos defeitos de perfusão com ventilação preservada (coluna da direita).
Fonte: Imagem cedida por Dr. Paulo Ricardo Masiero, Serviço de Medicina Nuclear do Hospital de Clínicas de Porto Alegre.

Reinartz e colaboradores[39] estudaram 83 pacientes com suspeita de TEP utilizando cintilografia VQ (aerossol ultrafino) com imagens planas (bidimensionais) e em SPECT e ATC helicoidal (ATCH) com 4 detectores. A prevalência de TEP foi de 44,6%. Comparado com imagens cintilográficas planas, o SPECT elevou o número de defeitos dectáveis em nível segmentar por 12,8% (+ 11 defeitos; p=0,401) e em nível subsegmentar por 82,6% (+ 57 defeitos; p<0,01). A sensibilidade/especificidade/acurácia da cintilografia V/Q plana e V/Q SPECT foi 0,76/0,85/0,81 e 0,97/0,91/0,94, respectivamente, comparadas com 0,86/0,98/0,93 da ATCH. Esse estudo demonstrou que os métodos tomográficos são superiores ao método bidimensional e que a cintilografia VQ por SPECT é equivalente à ATCH (melhor sensibilidade, menor especificidade).

Não obstante os primeiros resultados bastante satisfatórios, os recursos da SPECT foram mais extensamente utilizados em estudos de perfusão do cérebro e do miocárdio do que na perfusão pulmonar, por motivos que continuam a ser discutidos pelos especialistas da área,[40] mas que estão diretamente relacionados com o impacto do advento da ATCH mutidetectores.

Em um dos esforços para direcionar a SPECT para o diagnóstico de TEP, Harris e colaboradores[41] estudaram objetivamente a relação V/Q pela técnica tridimensional da SPECT, para aumentar o desempenho diagnóstico da cintilografia no campo da circulação pulmonar. Foram estudados, retrospectivamente, 73 pacientes com suspeita de TEP que se submeteram à V/Q SPECT (V com technegas) e ATC (4-16 detectores). A incidência de TEP foi de 26%. Foram realizadas análises matemáticas detalhadas dos números das distribuições da perfusão e da ventilação em áreas de defeitos pareados, não pareados e áreas normais, além de acrescentarem um parâmetro novo: o valor mediano ponderado de V/Q. Todos os parâmetros de heterogeneidade V/Q foram mais altos em pacientes com TEP (p<0,002). A mediana ponderada V/Q teve a AUC ROC mais alta (0,93; IC 0,87-0,98%). A mediana ponderada V/Q foi estudada prospectivamente em uma 2ª coorte de 50 pacientes, com incidência de TEP de 28%. A AUC (ROC) foi de 0,87 (IC 0,75-0,99%), com valores diagnósticos de corte tendo valor preditivo positivo de 83% e negativo de 96%. Reunindo as coortes retrospectivas e prospectivas, de 82% e 73% de probabilidades iniciais intermediária ou baixa, tiveram valores de mediana ponderada V/Q com 90 e 100% de acurácia, respectivamente. Esses resultados permitem concluir que a cintilografia SPECT tem alta exatidão diagnóstica em pacientes com suspeita de TEP e que análises objetivas têm o potencial de reduzir o número de resultados não diagnósticos, o que era a grande limitação das cintilografias V/Q bidimensionais.

A European Association of Nuclear Medicine[42,43] desenvolveu uma abordagem metodológica para os critérios de interpretação de TEP com cintilografias V/Q bidimensionais e tridimensionais (SPECT), seguindo princípios holísticos, mais do que regras de probabilidades até então empregadas. As cintilografias ventilatórias foram realizadas com inalação e ^{81m}Kr, ^{99m}Tc-DTPA ou ^{99m}Tc-Technegas. Consideraram que TEP deveria ser reportada quando encontrado um defeito perfusional não pareado de mais de um subsegmento. Para o diagnóstico de embolia pulmonar crônica, de DPOC, de insuficiência cardíaca e pneumonia, a cintilografia SPECT tem sido encontrada como de valor diagnóstico. Concluindo, a comissão da EANM recomenda com veemência a realização de cintilografias V/Q SPECT por serem mais acuradas para o diagnóstico de TEP e reconhecer a presença de comorbidades. O Technegas é preferido ao aerossol de DTPA em pacientes com DPOC.

Uma comparação direta entre SPECT e ATC para diagnóstico de TEP foi realizada por Miles e colaboradores,[44] em um estudo observacional no qual foram recrutados 100 pacientes ≥ 50 anos. Desses, 79 se submeteram a ATC, cintilografias V/Q SPECT e planar. A porcentagem de concordância entre SPECT V/Q e ATC foi de 95%. Quando calculada contra o diagnóstico de referência dos médicos assistentes, a cintilografia V/Q SPECT teve sensibilidade de 83% e especificidade de 98%. Assim, SPECT é uma alternativa viável para o diagnóstico de TEP, com as vantagens do método.

Alguns autores sugerem que a transição para a SPECT pode ser facilitada pela aquisição simultânea de imagens planas/bidimensionais com as quais os especialistas estão mais familiarizados.[45,46]

Roach e colaboradores[45,46] consideraram que, assim como a cintilografia bidimensional é associada à radiografia simples (bidimensional) de tórax, os dados funcionais originados da SPECT poderiam ser associados às informações anatômicas da tomografia computadorizada, para aumentar a exatidão geral em muitas áreas da medicina nuclear. Mapeadores (*scanners*) híbridos estão sendo produzidos, permitindo um novo avanço na aquisição de imagens.

Leblanc e colaboradores[47] chamaram atenção para o fato de a SPECT ter emergido como uma técnica madura, de grande sensibilidade, especificidade, acurácia e reprodutibilidade para o diagnóstico de TEP e sem os riscos do contraste iodado. Recomendam que a cintilografia V/Q SPECT deva voltar a ser o exame inicial em suspeita de TEP, excluídos pacientes com pneumopatia estrutural grave e radiografias de tórax com lesões extensas.

A posição atual das cintilografias V/Q em pacientes com suspeita de TEP reflete ainda a experiência com as cintilografias V/Q bidimensionais:[48]

- quando o hospital dispõe de serviço de medicina nuclear (ou seja, não é necessário mover o paciente para outro hospital);
- radiograma de tórax normal;
- ausência de doença cardíaca ou pulmonar sintomática concomitante;
- critérios padronizados de laudos de interpretação;
- resultado não diagnóstico sempre seguido por outro exame de imagens.

Controle evolutivo na TEP

A tromboembolia pulmonar aguda é um processo dinâmico, com modificações desde o momento de sua instalação. O mapeamento de perfusão pulmonar é um exame eficiente para o acompanhamento dos pacientes com TEP, oferecendo informações qualitativas e quantitativas a respeito do potencial de recuperação da perfusão, conforme os exemplos nas **Figuras 8.3.1.5** e **8.3.1.6**.[8,49-52] A Tabela 6.2

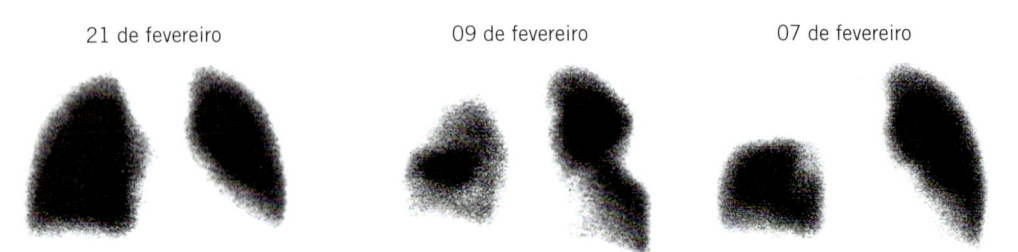

Figura 8.3.1.5 Recuperação da perfusão pulmonar avaliada por cintilografias perfusionais em paciente de 40 anos, com TEP grave, sintomática, logo após viagem aérea de longo curso. Em 07 de fevereiro recebeu heparina não fracionada e 2 dias depois foi submetido à terapia trombolítica. Perfusão recuperada em 2 semanas.

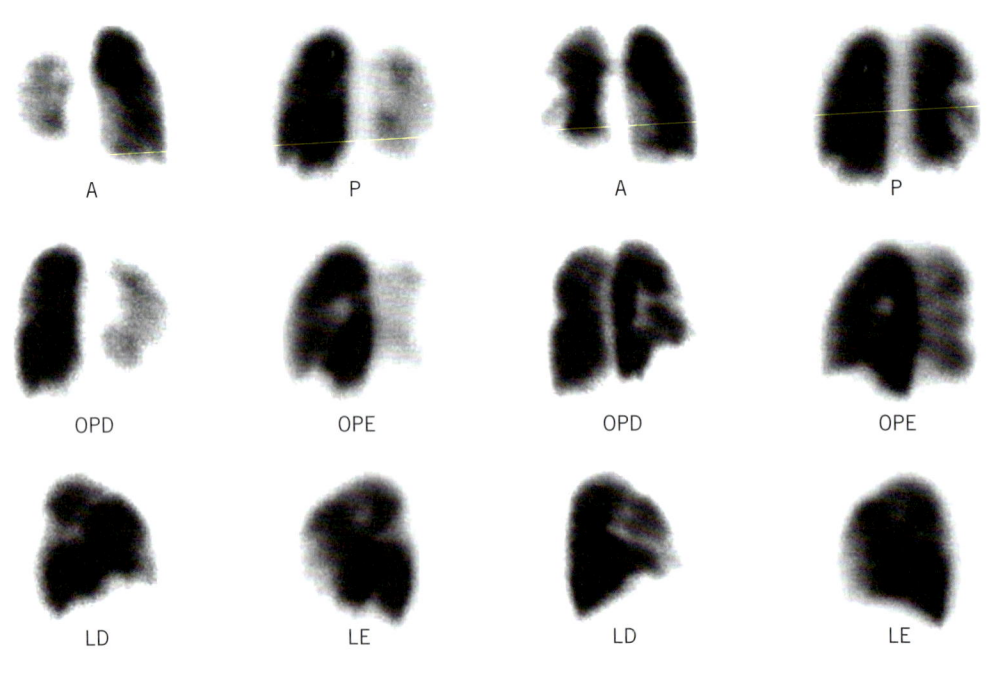

Figura 8.3.1.6 Paciente de 16 anos, com trombofilia e uso de anticoncepcional oral. A cintilografia pulmonar perfusional mostra múltiplos defeitos perfusionais, principalmente no pulmão direito, com resolução parcial após a trombólise. O conjunto da esquerda é ao chegar no hospital e o da direita, algumas horas após a trombólise.

08 de agosto de 2006

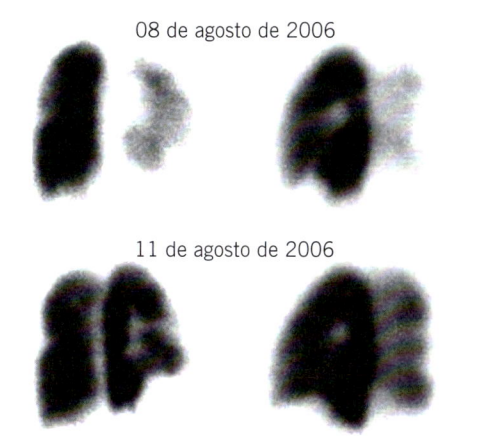

11 de agosto de 2006

Figura 8.3.1.7 Paciente referida na Figura 8.3.1.5. Cintilografia pulmonar perfusional mostrando as projeções oblíquas posteriores direita e esquerda, o que permite definir a situação dos lobos e seguimentos afetados. Múltiplos defeitos perfusionais, principalmente no pulmão direito, com resolução parcial após a trombólise.

do Capítulo 6, Patologia, ilustra a evolução da recuperação da perfusão no estudo UPET.

Conclusão

O mapeamento de perfusão pulmonar permanece com função relevante no diagnóstico e no acompanhamento de pacientes com suspeita e ou confirmação de TEP. Eficiente para excluir TEP, pode ser diagnóstico e sempre será útil para avaliar o impacto do evento embólico e para acompanhamento evolutivo nos casos tratados. Quando não solicitado como exame de triagem, o mapeamento pode ser substituído pela TCH, conforme sugerem os algoritmos atuais principalmente para pacientes com radiografia de tórax anormal. O mapeamento deveria ser solicitado de forma complementar para avaliação direta do estado perfusional resultante da embolia e para determinação de nova linha de base quando da estabilização do quadro.

Referências

1. Blumgarth HL, Weiss P. Studies on the velocity of blood flow VII: the pulmonary circulation time in normal resting individuals. J Clin Invest. 1927;4(3):399-425.
2. Dollery CT, West JB. Regional uptake of radioactive oxygen, carbon monoxideand carbon dioxide in the lungs of patients with mitral stenosis. Cir Res. 1960;8:765-71.
3. West JB, Dollery CT. Distribution of blood flow and ventilation perfusion ratio in the lung measured with radioactive CO_2. J Appl Physiol. 1960;15:405-10.
4. Ball WC Jr, Stewart PB, Newsham LGS, Bates DV. Regional pulmonary function studies with xenon-133. J Clin Invest. 1962;41:519-31.
5. Barbieri A, Magalhães CAE, Segreto C,Clemente Filho AS, Alonso G, Fortes Jr JP. Radionuclídeos no exame do pulmão. J Pneumol. 1984; 10(4):261-72.
6. Taplin GV, Johson DE, Dare EK, Kaplan HS. Lung photoscan with macroaggregates of human serum radioalbumin (experimental basis and initial clinical trials). UCLA-12-521. Health Phys. 1964;10:1219-27.
7. Wagner HN Jr, Sabiston DC Jr, McAfee JG, Tow D, Stern HS. Diagnosis of massived pulmonary embolism in man by radioisotope scanning. N Engl J Med. 1964;271:377-84.
8. The urokinase pulmonary embolism trial: a cooperative study. Circulation. 1973;47(2 Suppl): II1-108.
9. Urokinase-streptokinase embolism trial. Phase 2 results: a cooperative study. JAMA. 1974; 229(12):1606-13.
10. Tow DE, Wagner HN Jr, Lopes-Majano V, Smith EM, Migita T. Validity of measuring regional pulmonary arterial blood flow with macroaggregates of human serum albumin. Am J Roentgenol Radium Ther Nucl Med. 1966;96(3):664-76.
11. Weibel ER, Gomez DM. Architecture of the human lung use of quantitative methods establishes fundamental relations between size and number of lung structures. Science. 1962;137(3530):577-85.
12. Elliot FM, Reid L. Some new facts about pulmonary artery and its branching. Clin Radiol. 1965; 16:193-8.
13. Reid LM. The pulmonary circulation: remodeling in growth and disease. The 1978 J. Burns Amberson lecture. Am Rev Respir Dis. 1979; 119(4):531-46.
14. Wagner HN Jr. The use of radioisotope techniques for the evaluation of patients with pulmonary disease. Am Rev Respir Dis. 1976;113(2):203-18.
15. Lopez-Majano V, Wagner HN Jr, Tow DE, Chernick V. Radioisotope scanning of the lungs in pulmonary tuberculosis. JAMA. 1965;194(10):1053-8.
16. Lopez-Majano V, Tow DE, Wagner HN Jr. Regional distribution of pulmonary arterial blood flow in emphysema. JAMA. 1966;197(2):81-4.

17. Fred HL, Burdine JA Jr, Gonzalez DA, Lockhart RW, Peabody CA, Alexander JK. Arteriographic assessment of lung scanning in the diagnosis of pulmonary thromboembolism. N Engl J Med. 1966;275(19):1025-32.
18. Dalen JE, Brooks HL, Johnson LW, Meister SG, Szucs MM Jr, Dexter L. Pulmonary angiography in acute pulmonary embolism: indications, techniques, and results in 367 patients. Am Heart J. 1971;81(2):175-85.
19. Wagner HN Jr, Lopez-Majano V, Langan JK. Radioactive xenon in the differential diagnosis of pulmonary embolism. Radiology. 1968;91(6):1168-74.
20. Taplin GV, Poe N, Greenberg A. A lung scanning following radioaerosol inhalation. J Nucl Med.1966;7:77-87.
21. Mcneil BJ, Holman BL, Adelstein J. The scintigraphic definition of pulmonary embolism. JAMA. 1974;227(7):753-6.
22. McNeil BJ. A diagnostic strategy using ventilation-perfusion studies in patients suspect for pulmonary embolism. J Nucl Med. 1976;17(7):613-6.
23. Biello DR, Mattar AG, McNight RC. Ventilation-perfusion studies in suspected pulmonary embolism. AJR Am J Roentgenol. 1979;133(6):1033-7.
24. Hull RD, Hirsh J, Carter CJ, Raskob GE, Gill GJ, Jay RM, et al. Diagnostic value of ventilation-perfusion lung scanning in patients with suspected pulmonary embolism. Chest. 1985;88(6):819-28.
25. PIOPED Investigators. Values of the ventilation/perfusion scan in acute pulmonary embolism: results of the prospective investigation of pulmonary embolism diagnosis (PIOPED). JAMA. 1990;263(20):2753-9.
26. Gottschalk A, Juni JE, Sostman HD, Coleman RE, Thrall J, McKusick KA, et al. Ventilation-perfusion scintigraphy in the PIOPED study part I: data collection and tabulation. J Nucl Med. 1993;34(7):1109-18.
27. Gottschalk A, Sostman HD, Coleman RE, Juni JE, Thrall J, McKusick KA, et al. Ventilation-perfusion scintigraphy in the PIOPED study part II: evaluation of the scintigraphic criteria and interpretations. J Nucl Med. 1993;34(7):1119-26.
28. Sostman HD, Coleman RE, DeLongo DM, Newman GE, Paine S. Evaluation of revised criteria for ventilation-perfusion scintigraphy in patients with suspected pulmonary embolism. Radiology. 1994;193(1):103-7.
29. Miniati M, Pistolesi M, Marini C, Di Ricco G, Formichi B, Prediletto R, et al. Value of perfusion lung scan in the diagnosis of pulmonary embolism: results of the Prospective Investigative Study of Acute Pulmonary Embolism Diagnosis (PISA-PED). Am J Respir Crit Care Med. 1996;154(5):1387-93.
30. Hull RD, Raskob GE. Low-probability lung scan findings: a need for change. Ann Intern Med. 1991;114(2):142-3.
31. Neumann RD, Sostman HD, Gottschalk A. Current status of ventilation-perfusion imaging. Semin Nucl Med. 1980;10(3):198-217.
32. Stein PD, Gottschalk A, Henry JW, Shivkumar K. Stratification of patients according to prior cardiopulmonary disease and probability assessment based on the number of mismatched segmental equivalent perfusion defects: approaches to strengthen the diagnostic value of ventilation/perfusion lung scans in acute pulmonary embolism. Chest. 1993;104(5):1461-7.
33. Weinmann EE, Salzman EW. Deep-vein thrombosis. N Engl J Med. 1994;331(24):1630-41.
34. Kearon C, Ginsberg JS, Hirsh J. The role of venous ultrasonography in the diagnosis of suspected deep venous thrombosis and pulmonary embolism. Ann Intern Med. 1998;129(12):1044-9.
35. Tapson VF, Carroll BA, Davidson BL, Elliott CG, Fedullo PF, Hales CA, et al. The diagnostic approach to acute venous thromboembolism. Clinical practice guideline. Am J Respir Crit Care Med. 1999;160(3):1043-66.
36. Remy-Jardin M, Remy J, Wattine L, Giraud F. Central pulmonary thromboembolism: diagnosis with spiral volumetric CT with the single-breath-hold technique: comparison with pulmonary angiography. Radiology. 1992;185(2):381-7.
37. Van Strije MJ, De Monye W, Schiereck J, Kieft GJ, Prins MH, Huisman MV, et al. Single-detector helical computed tomography as the primary test in suspected pulmonary embolism: a multicenter clinical management study of 510 patients. Ann Intern Med. 2003;138(4):307-14.
38. Gottschalk A. New criteria for ventilation-perfusion lung scan interpretation: a basis for optimal interaction with helical CT angiography. Radiographics. 2000;20(4):1206-10.
39. Reinartz P, Wildberger JE, Schaefer W, Nowak B, Mahnken AH, Buell U. Tomographic imaging in the diagnosis of pulmonary embolism: a comparison between V/Q lung scintigraphy in SPECT technique and multislice spiral CT. J Nucl Med. 2004;45(9):1501-8.
40. Bailey DL. Why SPECT for V/Q lung scanning ? Semin Nucl Med. 2010;40(6):395-6.
41. Harris B, Bailey D, Miles S, Bailey E, Rogers K, Roach P, et al. Objective analysis of tomographic ventilation-perfusion scintigraphy in pul-

monary embolism. Am J Respir Crit Care Med. 2007;175(11):1173-80.
42. Bajc M, Neilly JB, Miniati M, Schuemichen C, Meignan M, Jonson B. EANM guidelines for ventilation/perfusion scintigraphy part 2: algorithms and clinical considerations for diagnosis of pulmonary emboli with V/P(SPECT) and MDCT. Eur J Nucl Med Mol Imaging. 2009;36(9):1528-38.
43. Bajc M, Neilly JB, Miniati M, Schuemichen C, Meignan M, Jonson B. EANM guidelines for ventilation/perfusion scintigraphy part 1: pulmonary imaging with ventilation/perfusion single photon emission. Eur J Nucl Med Mol Imaging. 2009;36(8):1356-70.
44. Miles S, Rogers KM, Thomas P, Soans B, Attia J, Abel C, et al. A comparison of single-photon emission CT lung scintigraphy and CT pulmonary angiography for the diagnosis of pulmonary embolism. Chest. 2009;136(6):1546-53.
45. Roach PJ, Bailey DL, Schembri GP, Thomas PA. Transition from planar to SPECT V/Q scintigraphy: rationale, practicalities, and challenges. Semin Nucl Med. 2010;40(6):397-407.
46. Roach PJ, Gradinscak DJ, Schembri GP, Bailey EA, Willowson KP, Bailey DL. SPECT/CT in V/Q scanning. Semin Nucl Med. 2010;40(6): 455-66.
47. Leblanc M, Paul N. V/Q SPECT and computed tomographic pulmonary angiography. Semin Nucl Med. 2010;40(6):426-41.
48. British Thoracic Society Standards of Care Committee Pulmonary Embolism Guideline Development Group. British Thoracic Society guidelines for the management of suspected acute pulmonary embolism. Thorax. 2003;58(6):470-83.
49. Tow DE, Wagner HN Jr. Recovery of pulmonary arterial blood flow in patients with pulmonary embolism. N Engl J Med. 1967;276(19):1053-9.
50. Prediletto R, Paoletti P, Fornai E, Perissinotto A, Petruzzelli S, Formichi B et al. Natural course of treated pulmonary embolism: evaluation by perfusion lung scintigraphy, gas exchange, and chest roentgenogram. Chest. 1990;97:554-61.
51. Wartski M, Collignon MA. Incomplete recovery of lung perfusion after 3 months in patients with acute pulmonary embolism treated with antithrombotic agents. J Nucl Med. 2000;41(6):1043-8.
52. Nijkeuter M, Hovens MM, Davidson BL, Huisman MV. Resolution of thromboemboli in patients with acute pulmonary embolism: a systematic review. Chest. 2006;129(1):192-7.

Leituras recomendadas

Hull RD, Raskob GE, Pineo GF, Brant RF. The low-probability lung scan: a need for change in nomenclature. Arch Intern Med. 1995;155(17):1845-51.

Morris TA, Marsh JJ, Chiles PG, Konopka RG, Pedersen CA, Schmidt PF, et al. Single photon emission computed tomography of pulmonary emboli and venous thrombi using anti-D-dimer. Am J Respir Crit Care Med. 2004;169(9):987-93.

Paraskos JA, Adelstein SJ, Smith RE, Rickman FD, Grossman W, Dexter L, et al. Late prognosis of acute pulmonary embolism. N Engl J Med. 1973;289(2): 55-8.

Perrier A, Desmarais S, Goehring C, de Moerloose P, Morabia A, Unger PF, et al. D-dimer testing for suspected pulmonary embolism in outpatients. Am J Respir Crit Care Med. 1997;156(2 Pt 1):492-6.

Wagner HN Jr, Sabiston DC Jr, IIO M, McAfee JG, Meyer JK, Lagan JK. Regional pulmonary blood flow in man by radioisotope scanning. JAMA. 1964;187:601-3.

Wells PS, Anderson DR, Rodger M, Stiell I, Dreyer JF, Barnes D, et al. Excluding pulmonary embolism at the bedside without diagnostic imaging: management of patients with suspected pulmonary embolism presenting to the emergency department by using a simple clinical model and d-dimer. Ann Intern Med. 2001;135(2):98-107.

Wells PS, Ginsberg JS, Anderson DR, Kearon C, Gent M, Turpie AG, et al. Use of a clinical model for safe management of patients with suspected pulmonary embolism. Ann Intern Med. 1998;129(12):997-1005.

Wicki J, Perneger TV, Junod AF, Bounameaux H, Perrier A. Assessing clinical probability of pulmonary embolism in the emergency ward: a simple score. Arch Intern Med. 2001;161(1):92-7.

8.3

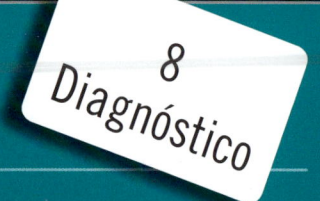

DIAGNÓSTICOS POR IMAGENS

8.3.2 ▶ Angiografia por tomografia computadorizada

A tomografia computadorizada é um método de diagnóstico por imagens que estuda os coeficientes de atenuação que sofrem os raios X ao atravessar uma fatia de um objeto. A imagem de tomografia computadorizada (TC) convencional do tórax é uma representação bidimensional de uma fatia (secção/corte) transversal tridimensional do pulmão, a 3ª dimensão sendo a espessura da secção. A TC convencional evoluiu, entre a década de 1990 e a metade da década de 2000, para a detecção volumétrica de imagens contínuas em menos de 30 segundos pela rotação do detector ao redor do paciente (TC espiral ou helicoidal). Isso teve impacto altamente favorável no processamento das imagens, que puderam ser reconstruídas em vários planos e terem apresentação tridimensional.

A tomografia computadorizada convencional de tórax consiste em uma série de secções transversas obtidas durante suspensão da respiração; após cada secção ser obtida, o paciente é permitido a respirar, enquanto a mesa é movida para a próxima posição a ser escaneada. Tomografia computadorizada em espiral (helicoidal) permite escaneamento contínuo enquanto o paciente está se movendo através da estrutura que contém o conjunto da fonte de raios X e detectores e o colimador (*gantry*). O paciente progride através do *gantry* enquanto a fonte de raios X traça uma curva em espiral em relação ao paciente. Cada rotação dos raios X gera dados específicos em um plano angular da secção, com imagens transversas podendo ser reconstruídas a seguir. A tecnologia da TC tem evoluído de um detector simples para multidetectores (TCMD) e de 4 para 64 detectores (TCMD-4,TCMD-64). Isso tem aumentado significativamente a visualização de pequenas artérias nos exames de angiografia pulmonar por TC (ATC) e tem sido traduzido na prática pelo aumento de sensibilidade na detecção de êmbolos em artérias subsegmentares. A velocidade de rotação da fonte de feixes de raios X [do *gantry*] aumentou para menos de 1 s, conduzindo a paradas respiratórias muito curtas e com menos artefatos de respiração, um dos grande problemas técnicos no exame de imagens do tórax. A ATC é realizada em uma suspensão única da respiração. A aquisição inclui toda a extensão dos pulmões e pode ser realizada em menos de 30 s. A técnica de administração do contraste é crítica para obtenção de opacificação das artérias pulmonares; em geral o escaneamento é conduzido com 75-150 mL IV de contraste iodado ionizante ou não ionizante, de alta ou baixa osmolalidade, injetado a uma taxa, por exemplo, de 4 mL/s, conforme o caso e os recursos técnicos (mas essa é uma área dos radiologistas). O método de interpretação da ATC tem evoluindo de cópias em filmes rígidos para revisão dos dados adquiridos nas estações de trabalho, por programas de computador que permitem manipulação e reconstrução de imagens bidimensionais e tridimensionais. Vários estudos têm demonstrado que as novas tecnologias têm aumentado em muito a sensibilidade para diagnóstico de pequenos êmbolos, assim, em muitas instituições, a ATCMD tem substituído as cintilografias V/Q para avaliação da TEP.[1-3]

Uma TC helicoidal do tórax pode ser completada durante uma parada respiratória única, ou em algumas curtas paradas respiratórias. A natureza contínua da aquisição de dados permite o registro volumétrico e a produção de múltiplas imagens superpostas, resultando em resolução espacial aumentada ao longo do eixo longitudinal. Com o exame realizado praticamente em uma parada respiratória, isso elimina artefatos devido aos movimentos respiratórios. Os avanços técnicos são permanentes, não só no crescente número de detectores como também na velocidade de rotação e em outros aspectos técnicos que cada vez mais detalham o interior do pulmão.[1,4]

Portanto, em apenas uma rotação do detector ao redor do paciente, com parada respiratória por cerca de 30 s, pode-se chegar às pequenas artérias pulmonares realçadas por quantidades pequenas de contrastes preferencialmente não iônicos. Esse exame tem sido referido como tomografia computadorizada multidetectores sem ou com especificação do número de detectores (TCMD ou TCMD-4, por exemplo). Para estudo da circulação pulmonar com contraste angiográfico, esse exame é referido como angiotomografia computadorizada de tórax (ATC) ou ainda ATC helicoidal (ATCH) de tórax. Neste capítulo fica implícito que todas as referências de ATC ou ATCH correspondem ao tórax e circulação pulmonar, exceto se explicitado de outra forma.

Achados incidentais de embolia pulmonar em TC convencional sugeriram que esse método de imagens era potencialmente útil para a confirmação de TEP, até então dependendo da probabilidade das cintilografias V/Q – com mais frequência não conclusivas –, e da angiografia pulmonar seletiva invasiva (APS).[5]

Muitos estudos têm abordado a função da ATC no diagnóstico da embolia pulmonar aguda ou crônica, algumas vezes associada ao diagnóstico da trombose venosa profunda de membros inferiores. Foram selecionados os que seguem.

Remy-Jardin e colaboradores[6] abordaram o diagnóstico de TEP pelo avanço com ATCH de detector simples. Foram estudados 42 pacientes prospectivamente com ATCH após TC convencional. Os critérios de exame positivo foram:

- defeito de enchimento parcial, definido como área intraluminal central ou marginal de baixa atenuação circundada por quantidades variáveis de meios de contraste com bordos regulares ou irregulares;
- defeito de enchimento completo;
- "sinal de trilho de estrada de ferro" (massas tromboembólicas vistas flutuando livremente na luz, permitindo o fluxo de sangue entre a parede do vaso e o trombo/êmbolo);
- defeitos murais (encontrados em áreas periféricas de baixa atenuação com cortes arteriais.

Foram encontrados 112 êmbolos centrais (8 em artéria principal, 29 em lobares e 76 segmentares, correspondendo exatamente aos achados angiográficos seletivos. Nove linfonodos intersegmentares foram erroneamente interpretados como defeitos de enchimento. Em geral, a sensibilidade foi de 100% e a especificidade de 96%. Pareceu-se encontrar o exame definitivo para o diagnóstico não invasivo da TEP.

Em estudos subsequentes, comparando a ATC de detector único com a APS, a sensibilidade variou de 53-100%, e a especificidade de 78-100%, as diferenças sendo devidas principalmente à identificação de trombos segmentares e subsegmentares.

Teigen e colaboradores[7] examinaram 86 pacientes com suspeita de TEP com ATC de detector único. Material tromboembólico foi demonstrado em 39 pacientes e não encontrada em 47. Em 25 pacientes, com evidência angiográfica ou anatomopatológica, a positividade da TC foi confirmada em 19, a negatividade foi confirmada em 4, em 1 paciente houve ATC falso-positiva e em outro a ATC foi falso-negativa. Em 21 pacientes com correlação com APS, evidência de doença tromboembólica foi vista em 88 zonas vasculares. Em 53 zonas houve positividade para TEP e APS; 18 zonas foram positivas para TEP apenas na angiografia seletiva, e 17 zonas foram positivas apenas por ATC. Os autores concluíram que ATCH é um meio potencialmente efetivo para o diagnóstico de TEP.

Teigen e colaboradores[8] determinaram a sensibilidade e a especificidade de ATC no diagnóstico da TEP. Examinaram prospectivamente 60 pacientes com ATC e APS, 38 dos quais realizaram também cintilografia V/Q. A vasculatura pulmonar foi dividida em 12 zonas anatômicas para comparação individual em cada área. Ambos os exames foram negativos para TEP em 36 pacientes e positivos em 15 pacientes, com as áreas dos êmbolos correlacionando-se bem. A sensibilidade prospectiva da ATC foi de 65%, especificidade 95%, VPP 94% e VPN 82%. Após revisão de 9 casos discordantes, sensibilidade e especificidade aproximaram-se de 100% para TEP sintomática. A ATC também descreveu êmbolos centrais e periféricos e foi bem mais sensível e específica do que a cintilografia V/Q.

van Rossum e colaboradores[9] estudaram a função da ATC de detector simples na estratégia diagnóstica para TEP. Em um estudo prospectivo foram analisados 249 pacientes com suspeita clínica de TEP com várias técnicas e imagens. Em todos os pacientes foi realizada a cintilografia V/Q; 77 pacientes com cintilograma anormal submeteram-se ao estudo por ATC. APS foi realizada em todos os 42 pacientes com mapeamento V/Q não diagnóstico e em 3 pacientes com ATC sem êmbolos. A sensibilidade para TEP foi de 95% e a especificidade foi de 97%. O VPP e o VPN foram ambos de 97%. Os autores concluíram que a ATC é um teste relativamente não invasivo, com sensibilidade e especificidade que lhe permite ser uma alternativa à cintilografia V/Q e possivelmente à APS.

Remy-Jardin e colaboradores[10] estudaram 75 pacientes com suspeita de TEP, utilizando ATC e APS para detectar embolias centrais. Mapeamento V/Q foi realizado em 25 pacientes. Achados de ATC de 188 êmbolos centrais corresponderam exatamente àqueles da APS. ATC e APS foram ambas negativas em 25 pacientes, e ambas positivas em 39. ATC possibilitou classificação exata. A sensibilidade prospectiva foi de 91%, a especificidade 78%, o VPP de 100% e o VPN de 89%. ATC pode descrever de forma confiável tromboembolias centrais e pode ser introduzida nos algoritmos de diagnóstico de TEP.

Pruszczyk e colaboradores[11] estudaram por ecocardiografia transesofágica (ETE) e ATC 249 pacientes com suspeita clínica de embolia pulmonar aguda (23) ou crônica (226) e sobrecarga de VD sem outra explicação. As artérias principais e lobares foram investigadas com ambos os exames, ao passo que as artérias segmentares e subsegmentares o foram apenas com ATC. De 40 pacientes com embolia pulmonar confirmada por cintilograma de alta probabilidade (2) ou angiografia (13), foram encontrados êmbolos arteriais centrais por ETE em 32 (80%) e por ATC em 36 (90%), ambas com especificidade de 100%. Quando artérias distais foram examinadas, a sensibilidade da ATC aumentou para 97,5%, mas 3 pacientes com hipertensão arterial pulmonar primária foram classificados com embolia pulmonar (especificidade de 90%). A maioria dos pacientes teve embolia pulmonar bilateral conforme a ATC e testes padronizados, mas não por ETE, provavelmente devido a suas limitações topográficas. Os autores concluíram que devido à alta prevalência de tromboembolia pulmonar central em pacientes com comprometimento hemodinâmico significativo, tanto a ATC como a ETE permitem confirmação definitiva na maioria dos casos. E, ainda, que rombos reportados distalmente a artérias lobares deveriam ser interpretados com cautela.

Yankelevitiz e colaboradores[12] investigaram o tempo necessário para examinar o sistema venoso profundo dos membros inferiores após uma ATC com detector único com emprego de contraste não iônico. Em 20 pacientes submetidos à ATC, foram feitas mensurações em intervalos de 30 s, imediatamente após a complementação do escaneamento do tórax. Os autores consideraram que TC do sistema venoso profundo após a TC do tórax, conduzida com apropriadas considerações, como tempo de aquisição das imagens, permite aumento quase máximo do realce (contrastado) do sistema venoso profundo, produzindo uma venografia indireta com potencial diagnóstico, sem alterar os protocolos da ATC.

Loud e colaboradores[13] testaram o diagnóstico de TEP e TVP em um estudo integrado, empregando uma ATC de detector único e sem adição complementar de contraste. Foram estudados 71 pacientes consecutivos com suspeita de TEP. O resultado da venografia por TC foi comparado com US dos membros inferiores realizada dentro de 12 horas. Em 19 pacientes, a venografia TC revelou TVP, 12 dos pacientes também tinham TEP. Venografia TC e US correlacionaram-se exatamente no sistema venoso profundo femoropoplíteo, local de origem da maioria dos êmbolos. A venografia TC também mostrou extensão pélvica da TVP em 6 pacientes, e trombose isolada da veia cava em 1 paciente. Os autores consideraram que a venografia TC realizada no procedimento de ATC pulmonar é comparável com a US com vantagens para veias mais centrais.

Rathbun e colaboradores[14] e Mullins e colaboradores[15] conduziram revisões sistemáticas com artigos abordando o emprego da ATC com detector único na acurácia diagnóstica da tromboembolia pulmonar ao longo da década de 1990. Os resultados foram essencialmente iguais.

Rathbun e colaboradores[14] selecionaram 15 artigos que satisfizeram todos os critérios de rígida seleção sobre a técnica radiológica e o estudo dos resultados. A sensibilidade reportada variou de 53-100%, e a especificidade foi de 81-100%. Concluíram a utilidade do ATC para o diagnóstico de TEP em pacientes selecionados que tem cintilogramas V/Q não diagnósticos, resultados negativos no exame US dos membros inferiores e reserva cardiorrespiratória inadequada ou alta probabilidade clínica, mas também concluíram que negar tratamento anticoagulante em pacientes com ATC negativo ainda é uma prática incerta.

Mullins e colaboradores[15] selecionaram 11 artigos que satisfizeram a maioria dos critérios de qualidade estabelecidos, com 5 cumprindo todas as exigências dos autores. A sensibilidade reportada variou de 64-93%, provavelmente devidos a diferenças entre os estudos, e a especificidade foi de 89-100%. ATC foi considerada sensível e específica para artérias centrais, mas não para artérias segmentares. Para artérias centrais a sensibilidade encontrada foi de 92-100%, ao passo que para êmbolos em artérias subsegmentares a sensibilidade foi de 29%. Os autores consideraram que a ATC pode confirmar, mas não excluir TEP.

Perrier e colaboradores[16] avaliaram a ATC com detector único. TEP foi estabelecida por algoritmo validado incluindo avaliação clínica; ultrassonografia de compressão dos membros inferiores; cintilografia pulmonar V/Q e APS. Foram incluídos 299 pacientes com suspeita clínica de TEP e níveis de dímeros D maiores do que 500 ng/mL (ELISA). A prevalência de TEP foi de 39%. A sensibilidade da ATC foi de 70% (62-78) e especificidade de 91% (86-95), a concordância interobservadores foi alta (kappa 0,832 a 0,902). A taxa de falso-negativo para ATC utilizada após resultado negativo de US foi de 21 vs 30% para ATC apenas. Uso de ATC após US normal de V/Q não diagnóstico teve uma taxa de falso-negativo de 5% e falso-positivo de 7%. Os autores concluíram que ATC não pode ser empregada como único exame de imagens para o diagnóstico de TEP, mas pode substituir a APS em estratégias combinadas que incluam cintilografia V/Q e US de membros inferiores.

Musset e colaboradores[17] avaliaram estratégia de diagnóstico de TEP em estudo prospectivo multicêntrico, empregando probabilidade clínica, US de compressão de membros inferiores e ATC de detector único. Foram incluídos 1.004 pacientes consecutivos internados com suspeita de TEP. A prevalência de TEP foi de 34,6%. De 525 pacientes com imagens negativas e avaliados com probabilidades clínica baixa ou intermediária, 507 foram deixados sem tratamento e acompanhados por 3 meses. Entre eles, 9 (1,8%; 0,8-3,3) tiveram TEV durante o seguimento. Essa estratégia mostrou-se inconclusiva em 95 (9,1%) pacientes, e APS foi realizada em 74 (7,1%) pacientes. Os autores concluíram que abstenção de tratamento anticoagulante é segura com probabilidade clínica não alta e ATC e US negativas.

Ratpopoulos e Boiselle[3] realizaram comparação direta entre ATC de detector único vs ATC de detectores múltiplos (sem especificação do número de detectores). Avaliação do nível de detecção de vasos arteriais: centrais intermediários e periféricos. De 93 pacientes consecutivos com suspeita de TEP, 48 submeteram-se à exploração por ATCMD e 45 por ATC de detector simples. Os pulmões foram divididos em 3 zonas: central (artéria pulmonar principal e ramos pulmonares até suas bifurcações); intermediária (do arco aórtico até as veias pulmonares inferiores e lateralmente a metade do raio do campo pulmonar homolateral) e periférica (zona periférica remanescente). Visibilidade das artérias pulmonares na zona central foi classificada (média de 5) igual, mas nas zonas média e periférica foi significativamente mais alta nas explorações com ATC multidetectores que nas de detectores simples (média de 5 vs 4 e 4 vs 3, p<0,001, respectivamente). Em adição, ATC multidetectores melhorou a capacidade de conectar artérias periféricas com suas artérias localizadas em posição central. Colunas de meios de contraste nas artérias pulmonares foram mais homogêneas em ATC multidetectores.

Ghaye e colaboradores[18] estudaram a influência do avanço tecnológico representado pela ATC multidetectores na identificação de artérias pulmonares periféricas, destacando aspectos técnicos na aquisição das imagens. Em 30 pacientes sem doença parenquimatosa ou pleural foram analisadas artérias pulmonares periféricas com ATC multidetectores, opacificação vascular ótima e colimação de 4,1 mm. Duas séries de exploração foram geradas sistematicamente com secções de 1,25 mm de espessura (grupo 1) e 3 mm de espessura (grupo 2), conduzindo a análise de 600 artérias segmentares (20 por pacientes), 1.200 subsegmentares (40 por paciente), 2.400 artérias de 5ª ordem (80 por paciente) e 4.800 artérias de 6ª ordem (160 por paciente) pulmonares em cada grupo. O grupo 1 em comparação ao grupo 2 permitiu análise de uma porcentagem significativamente maior de artérias subsegmentares (94 vs 82%, p<0,001), uma maior identificação de artérias de 5ª e 6ª ordens (74% e 35% vs 47% e 16%, respectivamente, p<0,001). Então, ATC multidetectores com escaneamento de secções de 1,25 mm de espessura possibilitou análise de artérias periféricas abaixo da 5ª ordem.

Qanadli e colaboradores[19] definiram um índice específico para quantificar a obstrução arterial pulmonar com ATC no diagnóstico de TEP, à semelhança do que tem sido aplicado em angiografia pulmonar por cateter. Estudaram 54 pacientes com TEP confirmada entre 158 pacientes consecutivos que se submeteram à ATC e angiografia na investigação diagnóstica. O índice de obstrução foi definido como a soma do número de segmentos distais, a obstrução e o grau de obstrução pontuado como parcial ou total. Os valores obtidos foram comparados com o índice de Miller da angiografia por cateter,[20] utilizando regressão linear e correlação com achados ecocardiográficos. Houve concordância entre os índices da ATC com os do índice de Miller M (r=0,867, p<0,0001). O índice de obstrução pela ATC > 40% identificou mais de 90% de pacientes com dilatação de ventrículo direito.

Tillie-Leblond e colaboradores[21] avaliaram o risco de TEP em pacientes com ATC de detector único negativa, em seguimento de 1 ano. Foram estudados 334 pacientes com suspeita de TEP, incluindo 215 pacientes com doença pulmonar e 119 pacientes sem antecedentes pulmonares. A ATC foi a primeira linha de diagnóstico, e pacientes com resultado negativo não receberam tratamento anticoagulante e foram revisados em 3, 6 e 12 meses. O grupo final constou de 185 pacientes, 135 com história e 50 sem história de doença pulmonar. O valor preditivo negativo da ATC foi 98% no grupo todo em que o seguimento foi completado, sem diferença significativa entre os grupos com e sem doenças pulmonares prévias. Os autores consideraram que presença de doença pulmonar subjacente não afeta o valor preditivo negativo de ATCH, que parece ser uma ferramenta diagnóstica confiável para TEP.

Coche e colaboradores[22] compararam a ATC multidetectores e a cintilografia V/Q no diagnóstico de TEP em pacientes externos que procuraram serviço de emergência. Desses, 94 pacientes consecutivos com suspeita de TEP foram examinados por ATC e cintilografia V/Q. A sensibilidade da ATC foi de 96% (82-99%) e da cintilografia V/Q de 98% (92-99%). As especificidades foram 86% (67-96%) e 88% (66-94%), respectivamente. Exames de ATCH concluíram com mais frequência que a cintilografia V/Q ($p<0,05$). Foram realizadas 12 APS com concordância de 91% com ATC conclusiva. A ATC permitiu diagnóstico alternativo em 29% de pacientes com exclusão de TEP. Os autores concluíram pela maior acurácia de ATC multidetectores no diagnóstico de TEP, em pacientes externos e pelo recurso do diagnóstico alternativo.

Perrier e colaboradores[23] construíram uma análise abrangente de custo-efetividade na estratégia diagnóstico para TEP suspeitada, incluindo ATC de detector único (sensibilidade mediana de 70%) com dados da literatura. Estratégias selecionadas:

- V/Q ± APS;
- ATC;
- US ± ATC;
- Dímeros D (Elisa ≥ 500 µg/L) ± US (membros inferiores) ± ATC;
- Dímeros D ± US ± TC ± APS;
- Dímeros D ± US ± V/Q;
- Dímeros D ± US ± V/Q ± APS;
- Dímeros D ± US ± V/Q ± ATC.

O objetivo principal foi a determinação do máximo esquema de custo-efetividade para cada probabilidade clínica de TEP. Desfecho: custo por pacientes e sobrevivência em 3 meses. Todas as estratégias foram comparadas com estratégia de referência composta por V/Q + APS em casos não diagnósticos. Os resultados, constituídos pelos esquemas recomendados, foram os seguintes:

- Probabilidade clínica baixa (prevalência de TEP ≤ 10%): dímeros D ± US ± V/Q; pacientes com V/Q não diagnóstico foram deixados sem tratamento. Substituindo V/Q por ATC, o custo-efetivo foi igual.
- Probabilidade intermediária ou alta: dímeros D ± US ± V/Q ± ATC ± APS, no qual um V/Q não diagnóstico foi seguido por ATCH. Isto é, com V/Q não diagnóstico acrescentar ATC e com essa negativa acrescentar APS.
- O uso de TC multidetectores, com sensibilidade > 85%, dímeros D, US e ATC tornou-se o esquema estratégico de máximo custo-efetividade para todas as probabilidades clínicas. TCH detector simples não foi custo-efetiva, mas as estratégias com ATC multidetectores foram de melhor custo-efetividade.

▶▶

Os autores consideraram que a presente análise de decisão mostrou que algoritmos combinando avaliação clínica, dímeros D e US de membros inferiores a cintilografia V/Q ou ATC de detector único foram altamente custo-efetivos, desde que APS possa ser realizada em pacientes com probabilidade clínica intermediária ou alta. Alternativamente, em pacientes com PC intermediária ou alta, APS pode ser substituída por ATC quando mapeamento V/Q é utilizado como 3º método. O uso de ATCMD combinada com dímeros D e US poderia anteceder APS em todas as probabilidades clínicas. Por outro lado, ATC de detector único não foi custo-efetiva no diagnóstico de TEP, em razão de sua baixa sensibilidade relativa.

◀◀

Perrier e colaboradores[24] conduziram seu próprio estudo prospectivo multicêntrico com probabilidades clínicas (Genebra), dímeros D, US e ATC, alguns centros com ATC de detector único e outros com multidetectores e uma coorte de 965 pacientes consecutivos dos serviços de emergência. Um teste inicial dímeros D (Elisa < 500 µg/L) descartou TEP em 280 pacientes (29%); US de compressão em membros inferiores estabeleceu o diagnóstico em 92 pacientes (9,5%). ATC foi requerida em 593 pacientes (61%) e mostrou TEP em 124 (12,8%). TEP foi considerada descartada em 450 pacientes (46,6%) com US negativa, ATC negativa e baixa probabilidade clínica. Em 8 pacientes com US e ATC negativas e alta probabilidade clínica, a angiografia seletiva foi positiva para 2. ATC foi inconclusiva em 11 pacientes, 4 com TEP. Pacientes com TEP descartada não foram anticoagulados, e o seguimento em 3 meses apontou risco de 1,0% (0,5-2,1%). Os autores puderam confirmar com casuística própria que estratégia combinada de dímeros D, US e TCH resultou em diagnóstico de 99% de pacientes externos com suspeita de TEP e mostrou-se segura, desde que ATC seja combinada com US para descartar TEV.

Kavanagh e colaboradores[25] determinaram o risco de TEP em pacientes que tiveram ATCMD-4 com achados negativos. Estudaram prospectivamente 102 pacientes consecutivos com suspeita de TEP. Não foi encontrada embolia pulmonar na apresentação de 85 pacientes (52 homens, idades 20-94, média de 60 anos), que foram seguidos por até 9 meses (4-13 meses) para evidências de TEP subsequente. Um paciente recebeu diagnóstico de TEP em 3 semanas da ATCH pulmonar negativa, com valor preditivo negativo de 98,8%. ATCMD mostrou achados adicionais potencialmente significativos em 76% de pacientes, 47% desses achados não foram suspeitados no radiograma de tórax.

Winer-Muram e colaboradores[26] determinaram a acurácia de ATCMD-4 em pacientes externos e internados, com suspeita de TEP e que se submeteram prospectivamente a ATC e APS como padrão de referência. O grupo-estudo compreendeu 93 pacientes. A sensibilidade da ATC foi de 100%, a especificidade de 89%, e a acurácia, de 91%. Na APS 18 (19%) pacientes tiveram TEP em 50 níveis de vasos (5 principal e ou interlobar, 24 segmentar e 21 subsegmentar), 17 (94%) dos quais tiveram TEP em múltiplos sítios. Na TC 26 (28%) tiveram TEP em 71 níveis (24 principal e ou interlobar, 33 segmentar e 14 subsegmentar); 20 (77%) pacientes tiveram TEP em múltiplos sítios. Os autores concluíram que ATC multidetectores tem uma acurácia de 91% na representação de TEP quando APS é utilizada como referência.

Van Belle e colaboradores[27] avaliaram a efetividade e a segurança de uma combinação e probabilidade clínica (escore de Wells dicotomizado) associada com mensuração de dímeros D e ATC para manejo diagnóstico e tratamento. Pacientes classificados como improváveis para TEP e dímeros D negativos foram excluídos para TEP. Todos os demais foram investigados por ATC e TEP considerada presente ou excluída pelos resultados. Pacientes com diagnóstico excluído não foram tratados, mas acompanhados por 3 meses. TEP foi considerada improvável em 2.206 (66,7%) pacientes. A combinação de clínica improvável e dímeros D normais ocorreu em 1.057 (32%) pacientes, dos quais 1.028 não foram tratados com anticoagulantes; TEV subsequente não fatal ocorreu em 5 (0,5%; 0,2-1,1%). ATC mostrou TEP em 674 (20,4%) pacientes. ATC excluiu TEP em 1.505 pacientes, dos quais 1.436 não foram tratados com anticoagulantes; neles a incidência de TEV em 3 meses foi de 1,3% (0,7-2,0%). Embolia pulmonar foi considerada causa possível de óbito em 7 pacientes após uma ATC negativa (0,5%; 0,2-1,0%) Esse algoritmo foi completado e permitiu manejo em 97,9% dos pacientes.

Anderson e colaboradores[28] empregaram a ATC com detectores simples ou múltiplos, como teste inicial para o diagnóstico de TEP e como alternativa segura ao estudo cintilográfico V/Q para descartar TEP. O estudo incluiu 1.417 pacientes considerados prováveis de TEP aguda, baseado em probabilidade clínica de Wells (>4,5) ou dímeros D positivos. O desfecho primário foi o do desenvolvimento subsequente sintomático de TEP ou TVP em pacientes nos quais a embolia pulmonar foi inicialmente excluída. Os pacientes foram randomizados para receberem cintilografia V/Q (761) ou ATC (701). TEP foi diagnosticada em 133 pacientes (19,2%) no grupo da ATC *vs* 102 (14,2%) no grupo do mapeamento V/Q, na avaliação inicial (diferença 5,0%; 1,1 a 8,9). Dos pacientes nos quais TEP foi inicialmente excluída e ficaram sem tratamento, 2/561 (0,4%) do grupo ATC e 6/611 (1,0%) do grupo V/Q desenvolveram TEV no seguimento (diferença de -0,6%; -1,6 a 0,3), incluindo 1 paciente com TEP fatal no grupo V/Q. Nesse estudo ATC não foi inferior ao mapeamento V/Q em descartar TEP, e mais pacientes foram diagnosticados com TEP pela ATC.

Stein e colaboradores[29] realizaram um estudo prospectivo multicêntrico para investigar a acurácia de ATCMD exclusiva e combinada com imagens de fase venosa (ATC-TCV) para o diagnóstico de TEP. Um teste de referência composta foi utilizado para confirmar ou descartar o diagnóstico de TEP, sendo exigida uma das seguintes condições:

- cintilograma V/Q de probabilidade alta em pacientes sem antecedentes de embolia pulmonar;
- achados anormais em angiografia pulmonar de subtração digital (ASD);

- achados anormais em ultrassonografia venosa (US) em pacientes sem antecedentes de TVP naquele lado e associados a resultado não diagnóstico em cintilograma V/Q (nem normal e nem probabilidade alta) sem embolia pulmonar prévia; US venosa anormal em tais pacientes foi interpretada como substituta para o diagnóstico de embolia pulmonar.

Exclusão de TEP exigiu 1 das seguintes condições:

- achado normal na ASD;
- cintilograma V/Q normal;
- cintilograma V/Q mostrando probabilidade baixa ou muito baixa, escore de Wells < 2 e US normal.

A ATC com técnica helicoidal (ATCH) foi realizada com escâneres de colunas de 4, 8 e 16 detectores. Critérios diagnósticos para TEP por ATC foram os seguintes:

- falência do material de contraste em encher o inteiro lúmen devido a efeito de enchimento central (a artéria pode estar dilatada comparada com artérias similares);
- defeito parcial de enchimento circundado por material de contraste em uma imagem de secção transversa;
- material de contraste entre o defeito central de enchimento e a parede arterial em imagem longitudinal;
- defeito de enchimento intraluminal periférico que forma um ângulo agudo com a parede arterial. O critério para TVP na TCV era defeito de enchimento parcial ou total.

Entre 824 pacientes com um diagnóstico de referência a um estudo de ATC completo, ATC foi inconclusiva em 51, por imagens de qualidade insatisfatória. Em 773 (94%) as imagens foram adequadas. Nos 773 examinados (prevalência de TEP 23%), a sensibilidade da ATC foi 83% (76-92) – 17% de falso-negativos –, e a especificidade foi 96% (93-97). O VPP foi de 86% (79-90) e o VPN de 95% (92-96). O VPP foi de 97% para artérias principais ou lobares, 68% para artérias segmentares e 25% para artérias subsegmentares. Para ATC-TCV, 89% das imagens foram adequadas; a sensibilidade foi de 90% (84-93) e a especificidade de 95% (92-96%). VPP foi de 89% (78-89); VPBN 97% (94-97). A TCV foi positiva para 105 pacientes, 3% com trombose venosa em veias cava inferior ou veias pélvicas isoladas, 85% nas veias da coxa isoladas, e 12% em ambas.

Em pacientes com probabilidade clínica alta, a ATC teve probabilidade positiva de 96% (78-99%) e probabilidade intermediária de 92% (84-96%). Em pacientes com probabilidade clínica baixa, 42% de ATC foram falso-positivas, com VPP de 58% (40-73). Em paciente com probabilidade clínica baixa, o VPN da ATC para excluir TEP foi de 96% (92-98) e para ATC-TCV foi de 97% (92-98). Se discordante com probabilidade clínica, a ATC-TCV foi considerada não diagnóstica. Em pacientes com probabilidade clínica alta, o valor preditivo negativo foi de 60% para ATC e de 82% para TCV. O ganho absoluto devido ao acréscimo de TCV pequeno, com identificação adicional de apenas 14 pacientes entre 824, faz mudar o VPN de 95 para 97%.

> ▶▶
> Em pacientes com suspeita de TEP, ATC-TCV multidetectores têm um sensibilidade diagnóstica maior do que a ATC isolada, com especificidade similar. O valor preditivo de ambos os exames é alto com concordância da estimativa clínica, mas teste adicional é necessário quando a probabilidade clínica é inconsistente com o resultado de imagens. É importante ressaltar que da seleção inicial de pacientes, 24% tiveram uma ou mais contraindicações relativas para uso de contraste iodado ou radiação ionizante.
> ◀◀

As **Figuras 8.3.2.1** a **8.3.2.11** mostram casos de TEP diagnosticados por ATCH.

Kalva e colaboradores,[30] em estudo retrospectivo, determinaram a contribuição da ATC na venografia indireta da pélvis e extremidades inferiores no diagnóstico de tromboembolia venosa em pacientes com suspeita de TEP. Foram analisados, para presença de trombos, os registros de 2.074 pacientes consecutivos (890 homens; média de idade 59; 15-97 anos), que se submeteram a ATC e venografia TC (venotomografia indireta) da crista ilíaca à fossa poplítea. Tromboembolia venosa foi detectada em 283 (13,6%) pacientes; TEP em 237 (11,4%) e TVP em 121 (5,8%). Do total de pacientes, 46 tiveram apenas TVP. Adição da venotomografia indireta à ATC do tórax aumentou a detecção de TEV em 19,4% (46/237). TVP isolada de

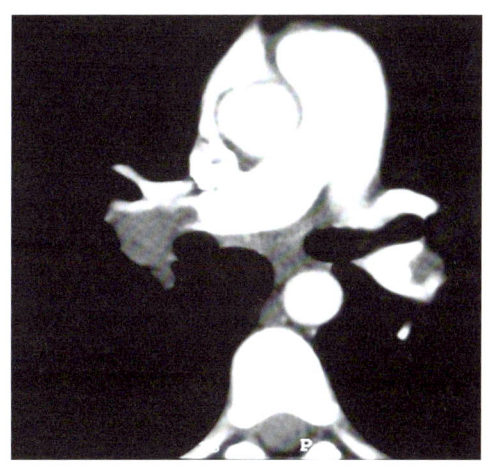

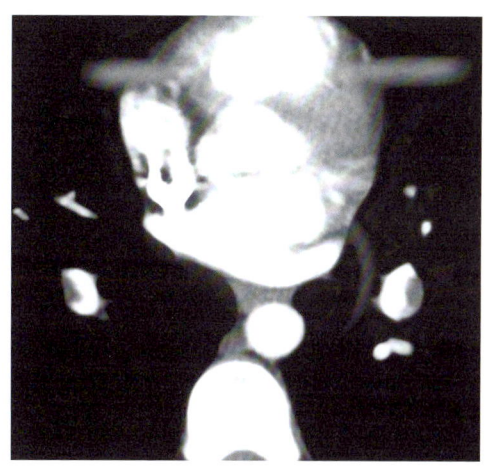

Figura 8.3.2.1 Paciente feminina, de 16 anos, em uso de anticoncepcional oral há 5 meses, com extensa TVP em MIE e TEP extensa grave. Presença de anticoagulante lúpico e deficiência de proteína C. Submetida à trombólise por cateter e alteplase. Boa evolução imediata e no seguimento a longo prazo.

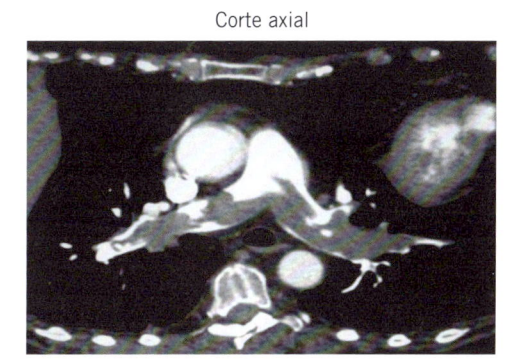

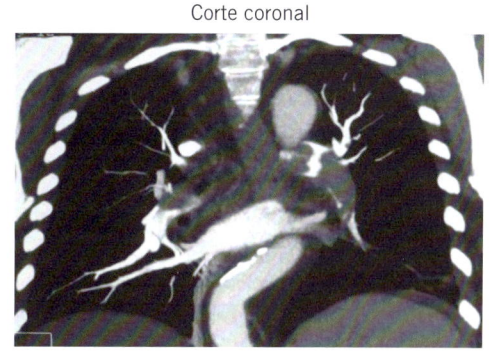

Corte axial   Corte coronal

Figura 8.3.2.2 Mulher de 62 anos, com várias comorbidades, apresentando dispneia há 2 meses, com piora nos últimos 7 dias (março de 2009). TEP maciça envolvendo ambos os pulmões.
Fonte: Imagens cedidas por Dr. Galton de Campos Albuquerque.

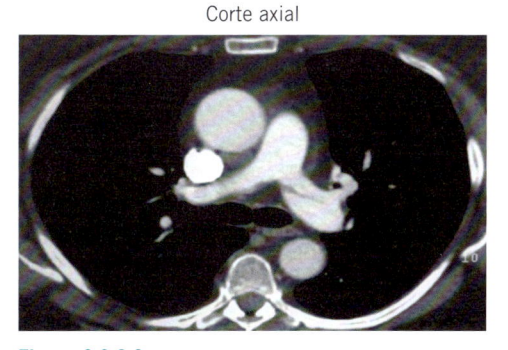

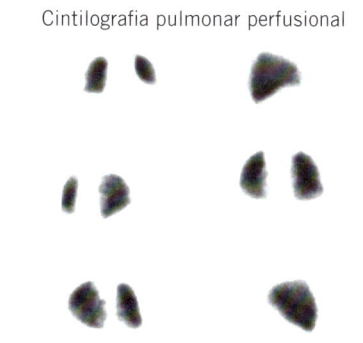

Corte axial   Cintilografia pulmonar perfusional

Figura 8.3.2.3 Mulher de 62 anos, com várias comorbidades, apresentando dispneia há 2 meses, com piora nos últimos 7 dias. TEP maciça, tratada com anticoagulantes, com evolução favorável. ATC e cintilografia perfusional demonstram normalidade da perfusão pulmonar em setembro de 2009.
Fonte: Imagens cedidas por Dr. Galton de Campos Albuquerque.

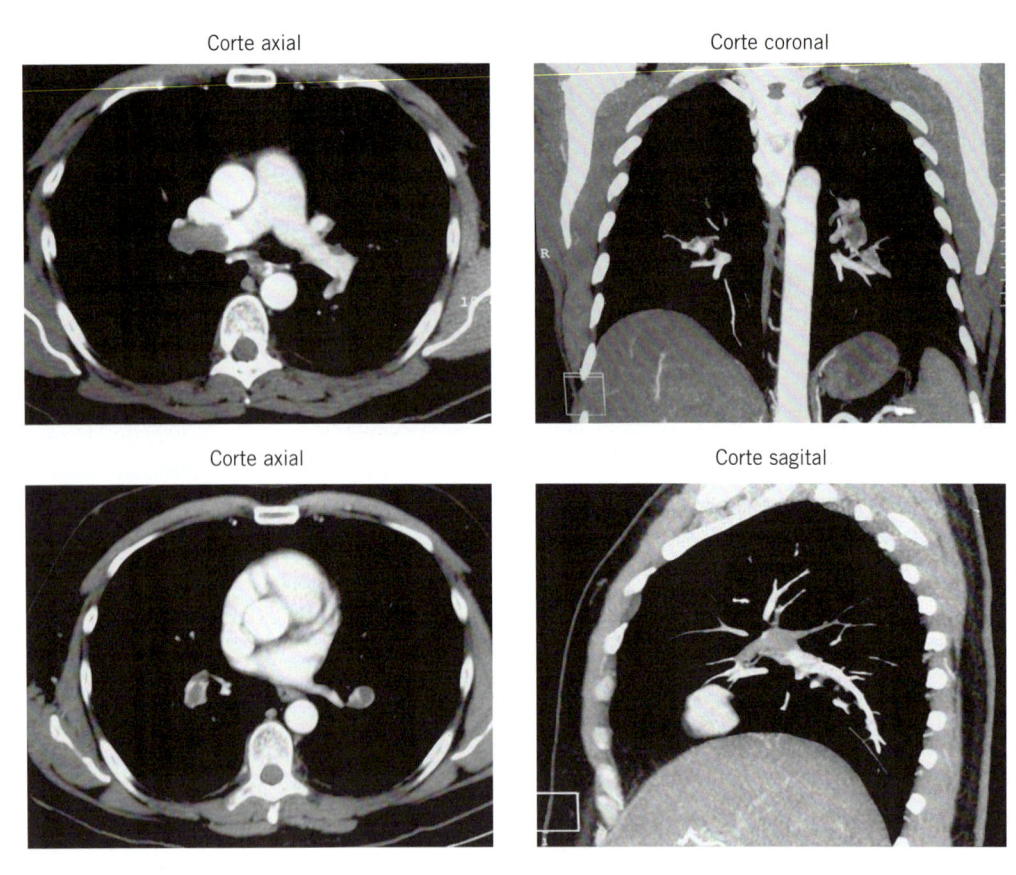

Corte axial	Corte coronal
Corte axial	Corte sagital

Figura 8.3.2.4 Homem de 40 nos, com antecedente de TVP ileofemoral na perna esquerda há 1 ano, apresenta desconforto respiratório há 3 semanas, após fratura da tíbia direita com cirurgia para fixação de pinos. Episódio de síncope. Hipotensão arterial sustentada sem choque . TVP ileofemoral na perna esquerda. TEP central e segmentar em ambos os pulmões. Boa evolução clínica com anticoagulantes.

pélvis foi vista em 2 pacientes (0,1%). Dose efetiva de radiação para venotomografia indireta foi de 5,2 ± 0,5 mSv para a pélvis e de 0,6 ± 0,2 mSv para as extremidades inferiores. Os autores concluíram que a venotomografia indireta para a pélvis não é justificada, podendo ser limitada às extremidades inferiores.

Contrastes empregados nas angiografias

A angiografia utiliza meio de contraste iodado, que são substâncias radiodensas capazes de melhorar a definição das imagens dos vasos pulmonares. Os meios de contraste iodados podem ser iônicos ou não iônicos, de osmolalidade alta ou baixa. A estrutura básica é formada por um anel benzênico, ao qual foram agregados átomos de iodo e complementares como ácidos e substitutos orgânicos que influenciam na toxicidade e excreção. Na molécula o grupo ácido (H^+) é substituído por um cátion (como Na^+), dando origem aos iônicos, ou o grupo ácido (H^+) é substituído por aminas portadoras de grupos hidroxila denominados não iônicos.

Os contrastes iônicos são geralmente de osmolalidade alta ou baixa, ao passo que os não iônicos são sempre de osmolalidade baixa. Osmolalidade representa o poder osmótico que a solução exerce sobre as moléculas de água. Os contrastes iônicos repercutem mais no equilíbrio circulatório

Tromboembolia pulmonar

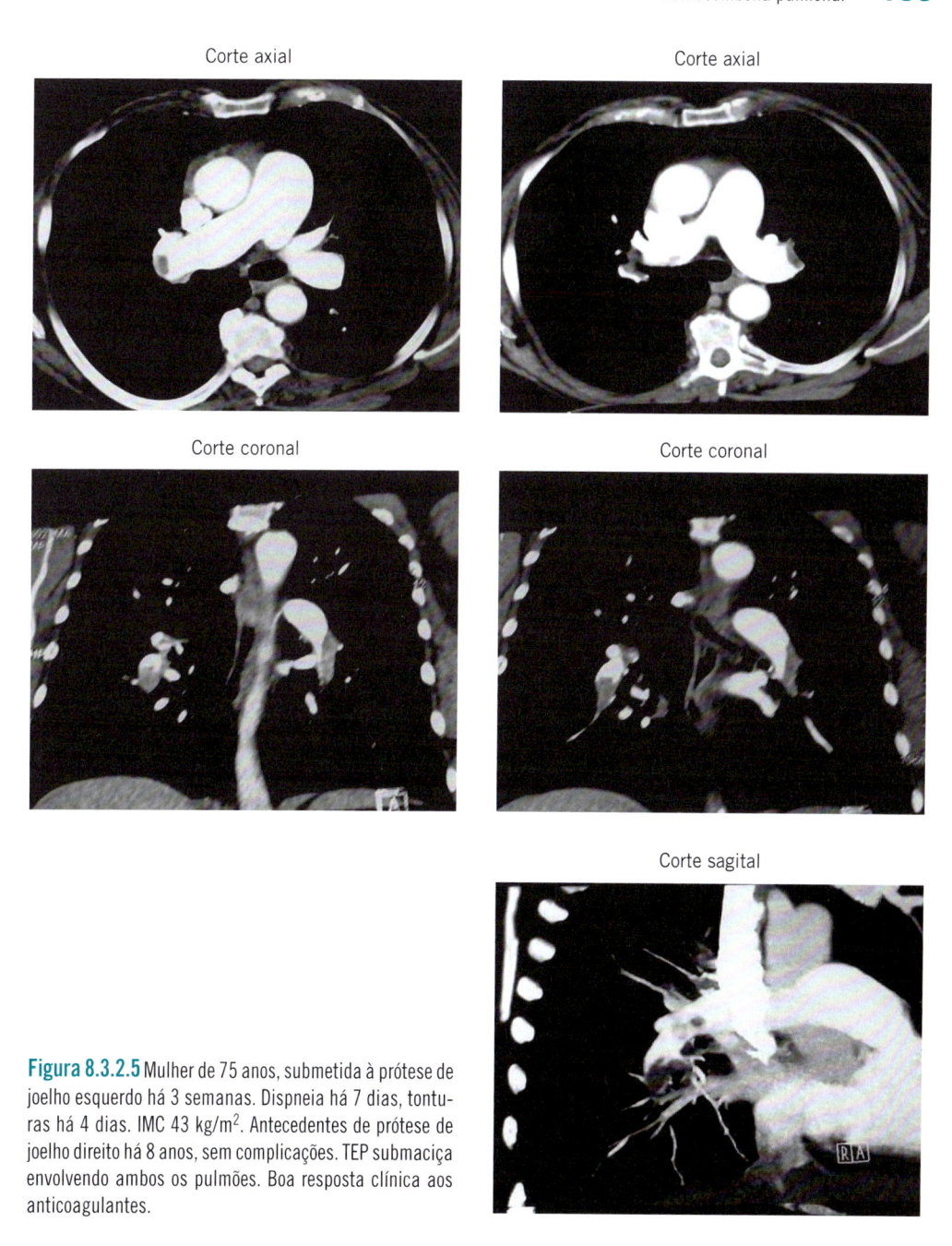

Corte axial

Corte axial

Corte coronal

Corte coronal

Corte sagital

Figura 8.3.2.5 Mulher de 75 anos, submetida à prótese de joelho esquerdo há 3 semanas. Dispneia há 7 dias, tonturas há 4 dias. IMC 43 kg/m². Antecedentes de prótese de joelho direito há 8 anos, sem complicações. TEP submaciça envolvendo ambos os pulmões. Boa resposta clínica aos anticoagulantes.

do paciente, já que maior osmolalidade representa maior vaso dilatação causada pelo agente. Vaso dilatação reduz pressão arterial sistêmica – ativa barorreceptores – aumenta contratilidade cardíaca e consumo de oxigênio pelo miocárdio. Aumento da contratilidade cardíaca interfere no fluxo coronariano – menor oferta de oxigênio para o coração. Assim, dependendo das condições cardiovasculares do paciente, a ATC com contraste iodado iônico pode ser muito prejudicial ao paciente. Atual-

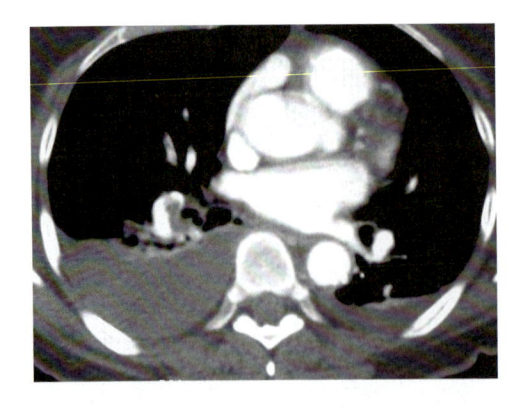

Figura 8.3.2.6 TEP segmentar e subsegmentar com derrame pleural bilateral.

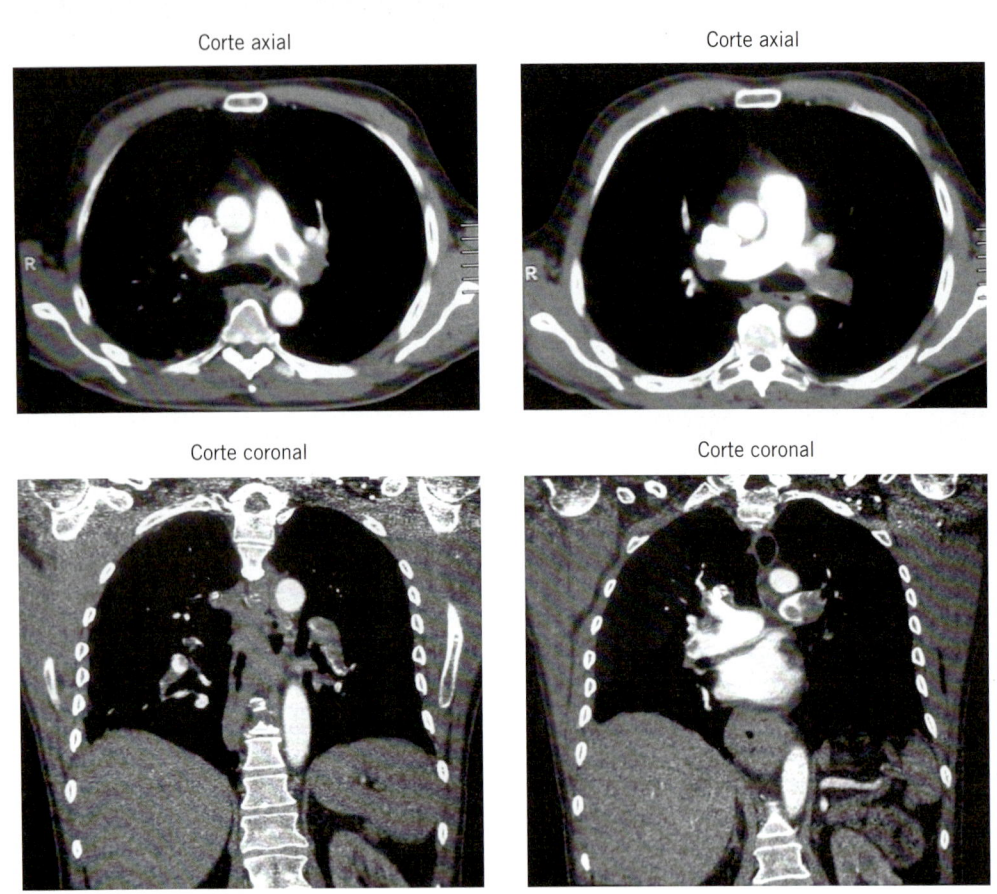

Corte axial

Corte axial

Corte coronal

Corte coronal

Figura 8.3.2.7 Homem de 64 anos, com desconforto torácico após viagem prolongada. TEP aguda extensa envolvendo artérias centrais, segmentares e subsegmentares.

mente, a maioria dos procedimentos angiográficos é realizada com contrastes iodados não iônicos, de osmolalidade baixa.

As reações adversas aos meios de contraste iodados são de natureza anafilactoides (idiossincrásicas) e quimiotóxicas. As reações idiossin-

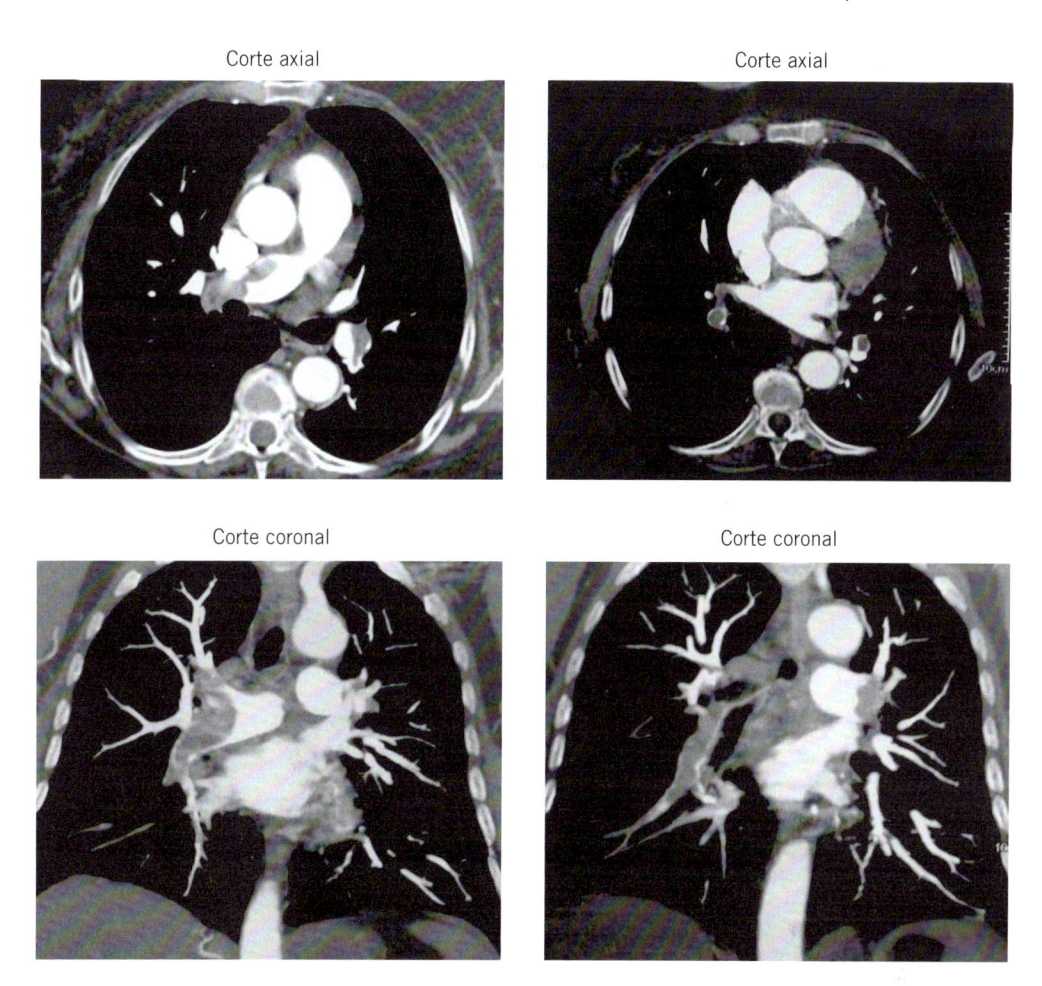

Figura 8.3.2.8 Mulher de 59 anos, com lúpus eritematoso sistêmico e anticorpos antifosfolipídeos. Dispneia há 40 dias, piora há 1 semana antes da baixa. TEP extensa, envolvendo ambos os pulmões em níveis central até subsgmentar. Ultrassonografia Doppler estimou PSAP em 48-53 mmHg.

crásicas são independentes das doses e imprevistas em sua primeira manifestação, e mais frequentes em pacientes com história de alergias e asma e reações prévias aos meios de contraste. As reações quimiotóxicas são o resultado de efeitos específicos, físicos e químicos dos agentes, e relacionados ao tipo de concentração dos agentes e as condições dos pacientes. Reações agudas aos meios de contraste iônico intravenosos que ocorrem em 5-15% estão geralmente leves. Risco de vida ocorre em apenas 0,05-0,1%, com mortalidade de cerca de 1/75.000.[4] Nefropatia induzida por contraste é considerada uma causa relativamente comum de insuficiência renal.

Como exemplo, Harris e colaboradores[31] estudaram 101 pacientes adultos com níveis de creatinina sérica (sCr) elevada (1,4-2,4 mg/dL) submetidos à TC com contraste, randomizados para contrastes iônicos e não iônicos em dose uniforme. Dentre pacientes do grupo de contraste iônicos, 14% de 50 apresentaram aumento ≥ 25% de sCr, ao passo que apenas 2% de 51 pacientes do grupo de contraste não iônico apresentaram valores de sCr da mesma magnitude. Em subgrupo de 25 pacientes diabéticos, o comportamento foi similar. Esses achados permitiram a conclusão de que os meios de contraste iônico são mais prováveis que os não iônicos como causa de exacerbação leve de insuficiência

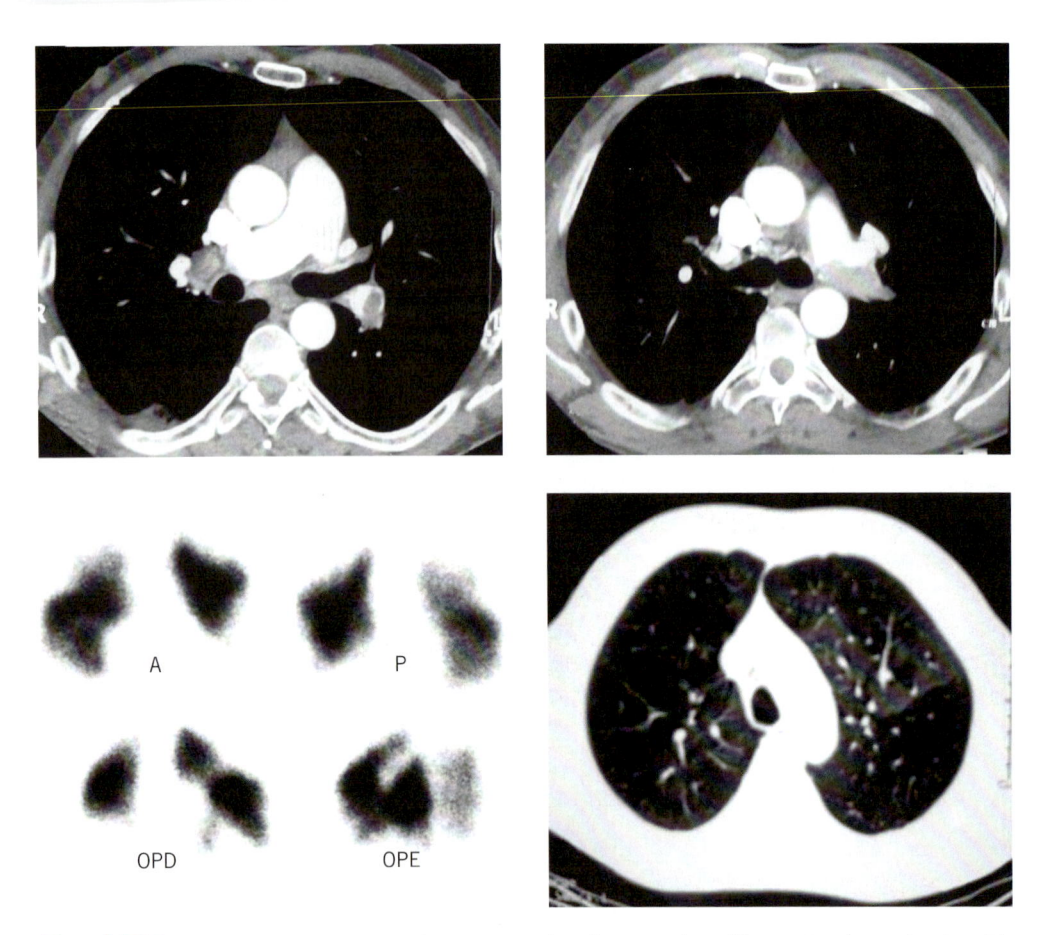

Figura 8.3.2.9 Paciente encaminhado para avaliação para tromboendarterectomia por hipertensão pulmonar tromboembólica crônica. Cortes axiais mostrando obstrução central, perfusão em mosaico e cintilografia pulmonar perfusional anormal.

renal quando da realização de TC. Na casuística não houve caso de insuficiência renal grave.

Barret e Carlisle[32] construíram uma meta-análise sobre a nefrotoxicidade de contrastes iodados de osmolalidade alta e baixa (MCOA, MCOB), avaliando as taxas de filtração glomerular e os níveis de creatinina sérica (sCr) conforme os tipos de meios de contraste iodados administrados por via intravascular utilizados em diversos procedimentos de diagnósticos. Entre 25 artigos com dados disponíveis, os câmbios médios da sCr foi de 0,2-6,2 µmol/L, menos com MCOB do que MCOA. Os dados agrupados de chances de elevação nos níveis de sCr de mais de 44 µmol/L com MCOB foi 0,61 (0,48-0,77) daqueles após MCOA. Para pacientes com insuficiência renal preexistente, a razão de chance foi de 0,5 (0,36-0,68), e de 0,75 (0,52-1,1) em paciente sem insuficiência renal. Maiores alterações nos níveis de sCr ocorreram apenas naqueles com insuficiência renal preexistente e foram menos comuns com MCOB (OR 0,44; 0,26-0,73). Assim, o uso de meios de contraste de osmolalidade baixa pode ser benéfico em pacientes com insuficiência real preexistente.

Exposição à radiação

Riscos de exposição às radiações utilizadas para diagnósticos de TEV e TC envolvem o uso de maiores doses de radiação do que os procedimentos radiológicos convencionais. Os raios X liberam radiação ionizante, que são radiações com poder energético suficiente para superar diretamente a

Corte axial

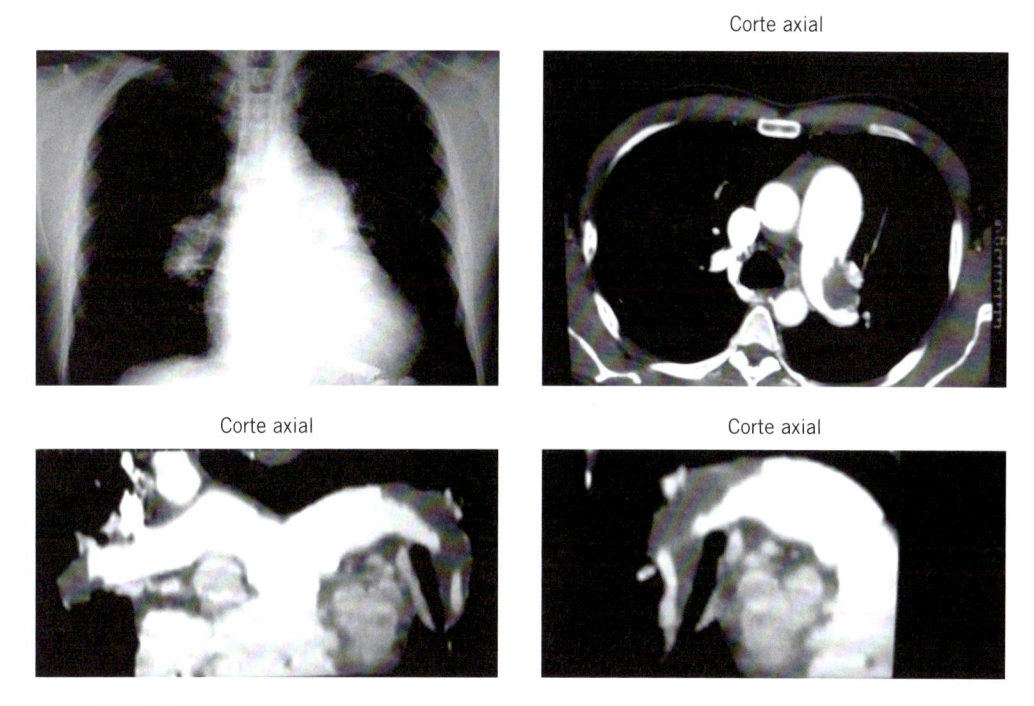

Corte axial

Corte axial

Figura 8.3.2.10 Paciente masculino, 32 anos, com hipertensão pulmonar tromboembólica crônica, 12 meses após trauma por queda de cavalo. Sintomático aos pequenos esforços. PSAP 65 mmHg, PMAP 39 mmHg, PCAP 12 mmHg, RVP 640 dinas. s.cm-5 Tromboendarterectomia com sucesso. Pós-operatório demorado, com normalização das pressões arteriais pulmonares.

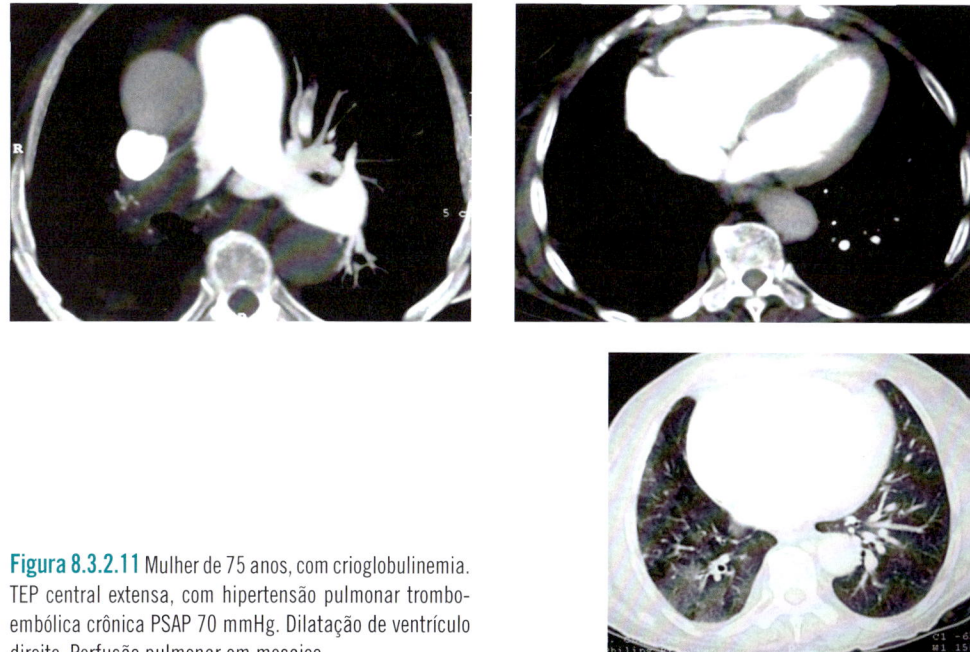

Figura 8.3.2.11 Mulher de 75 anos, com crioglobulinemia. TEP central extensa, com hipertensão pulmonar tromboembólica crônica PSAP 70 mmHg. Dilatação de ventrículo direito. Perfusão pulmonar em mosaico.

ligação dos elétrons orbitando, átomos e moléculas, tirando os elétrons de sua órbita e então criando íons. No material biológico exposto aos raios X, o cenário mais comum é a criação do radical hidroxila da interação dos raios X com as moléculas de água. Esses radicais, por sua vez, interagem com DNA das proximidades, com potencial de quebra das fibras ou dano nas bases nitrogenadas. Muitos dos danos são rapidamente reparados, mas pode haver danos mais permanentes, mutações, translocações e outras alterações em nível dos genes. Esse é o vínculo das radiações ionizantes com a indução de câncer.[33] Em geral, os estudos diagnósticos com TC são associados com relações risco-benefício muito favoráveis. Porém, as doses de radiação ionizante cumulativas que um paciente têm que receber podem ser diminuídas com algumas medidas: redução da dose individual por exame, substituição da TC por exames não ionizantes, redução do número de TC solicitadas. Em termos de diagnóstico de TEV, uma ATCH positiva não precisa ser obrigatoriamente repetida para controle em pacientes de risco não alto e em boa evolução clínica, o que pode ser feito por avaliação da perfusão pela cintilografia perfusional, ecocargiografia Doppler e biomarcadores, US de membros inferiores e eventualmente imagens de ressonância magnética, conforme as circunstâncias.

Diagnóstico por imagens durante a gravidez

A quantidade de radiação proporcionada pelos métodos de imagens empregados para o diagnóstico objetivo de embolia pulmonar (ATC e cintilografia perfusional ou V/Q) são muito inferiores aos limites superiores de doses cumulativas durante a gravidez, que poderiam potencialmente resultar em lesões fetais, que é de 50 mGy (5 rad). Risco de efeitos prejudiciais ao feto está presente ao longo de toda a gestação; microcefalia e retardo mental induzidos por radiação estão principalmente relacionados à exposição entre 11ª-16ª semanas de gestação.[34,35]

Winner-Muiran e colaboradores[36] examinaram 23 mulheres grávidas com idades gestacionais e massa corporal variadas. Pela ATC, a dose fetal estimada foi a seguinte: 1º trimestre ≤ 0,02 mGy; 2º trimestre ≤ 0,07 mGy; 3º trimestre ≤ 0,13 mGy. Esses valores foram menores do que a dose fetal reportada com cintilografia perfusional com ^{99m}Tc-MAA de 0,06-0,12 mGy (0,06-0,12 mSv). Assim, a média de dose de radiação fetal é menor do que a dose do estudo cintilográfico V/Q durante todos os trimestres.

▶▶

Algumas definições

Dose absorvida é a energia depositada em um volume de tecido pelo feixe de radiação, dividida pela massa de tecido.

- Rad (*radiation absorbed dose*) = unidade de dose absorvida usada até 1975.
- 1 rad = 100 erg/g (erg é a unidade de absorção de energia pelos tecidos).

Pelo sistema internacional de unidades (SI), vigente a partir de 1975, a unidade de dose absorvida passou a ser o *gray* (Gy).

- 1 Gy corresponde a 1 joule/kg e é igual 100 rad.

Então, 1 joule/kg = 1 Gy = 100 *rad*. Nos valores produzidos pelo exames diagnósticos que usam radiação ionizante, 1 mGy = 0,1 rad.

Dose equivalente é uma modificação da dose absorvida que inclui fatores de carga que contam para as diferenças biológicas das várias fontes de radiação, servindo para compará-las.

A unidade de dose equivalente utilizada até 1975 foi o rem (*roetgen equivalent men*). A partir de 1975 a unidade de dose equivalente passou a ser o *sievert* (Sv), que é igual a 100 rem, 1 mSv = 0,1 rem.

Para os raios X e raios gama, a dose absorvida (Gy) = dose equivalente (Sv).

- Dose efetiva: dose equivalente (Sv) x fator específico dos tecidos.

◀◀

Boiselle e colaboradores[37] fizeram um levantamento entre 1.000 médicos trabalhando em hospitais e centros em que se realizavam estudos de medicina nuclear, que incluía informações sobre práticas de imagens cintilográficas durante a gravidez. O levantamento foi completado por 327 (33%) médicos. Deles, 67% informaram que continuavam realizando cintilografias V/Q em mulheres grávidas com suspeita de TEP. Cento e setenta (77%) modificavam seu protocolo para grávidas, a mais frequente modificação sendo a redução da dose de perfusão para cerca de até 50%.

Hurwitz e colaboradores[38] estudaram em um modelo a dose de radiação para o feto em exame de TCDM durante a 1ª fase da gestação. Modelos antropomórficos foram construídos para representarem uma mulher grávida. Dosímetros foram localizados apropriadamente para determinarem o tempo real de exposição. Imagens foram produzidas em um TCDM com série de 16 detectores empregando-se protocolos vigentes para exames de TCDM para cálculos renais, apendicite cecal e embolia pulmonar. A dose de radiação para o feto em 0-3 meses foram respectivamente: protocolo para cálculos renais 8-12 e 4-7 mGy; protocolo para apêndice 15,2-16,8 e 20 – 40 mGy e protocolo para embolia pulmonar 0,24-0,47 e 0,6-0,66 mGy.

Cook e Kyriou[39] investigaram os riscos para mulheres grávidas submetidas à investigação por suspeita de TEP na Noruega. Reportaram que a dose total efetiva para ATC era de 2 mSv comparada com 0,6 mSv para uma cintilografia perfusional de dose reduzida. As doses absorvidas pelo feto e os riscos de câncer aos 15 anos foram de 0,01 mGy e de 1/1.000.000 pela ATC, de 0,12 mGy e de 1/280.000 pela cintilografia perfusional, respectivamente. Isso demonstrou vantagem para o feto com a realização de ATC. Entretanto, a dose absorvida pelas mamas foram 10 mGy pela ATC e de 0,28 mGy pela cintilografia perfusional, o que corresponde a cerca de 40 vezes a dose preconizada para os seios em um período quando o tecido mamário proliferativo estaria em maior risco. Os autores concluem que quando possível e apropriado, a cintilografia de perfusão deveria ser considerada a investigação de 1ª escolha para qualquer mulher jovem.

Parker e colaboradores[40] avaliaram retrospectivamente os dados demográficos de 795 mulheres submetidas à ATCH de detector simples ou com 4 detectores. A média de idades foi 52,5 (15-93 anos). Cerca de 50% dos exames foram negativos, 19% foram não diagnósticos e 31% foram positivos para TEP. A dose efetiva mínima calculada liberada para os seios de uma mulher de 60 kg foi de 20 mGy por mama.

Conforme a International Commission of Radiological Protection,[41] a dose para as mamas em TC do tórax pode ser de 30-50 mGy. A dose média glandular para uma mamografia padronizada de 2 vistas não deve exceder 3 mGy. Mulheres com doses absorvidas cumulativas > 100 mGy por fluoroscopias repetidas, em tratamento de tuberculose pulmonar, tiveram um risco relativo para câncer de mama de 1,36 comparado com exposição menores do que 100 mGy.[42] Assim, consideração especial deve ser a da exposição dos seios das mulheres grávidas à radiação durante realização de procedimentos diagnósticos para TEP.

A **Tabela 8.3.2.1** mostra uma relação de doses de exposição e de absorção em todo o corpo, mamas e feto. A mensuração de dose efetiva não é estritamente possível nos diagnósticos, conforme Stein,[42] e as doses são estimadas dentro das técnicas disponíveis, ocorrendo variação entre os estudos.

Pode-se resumir que a gravidez não é uma contraindicação para a investigação do tórax por meio de técnicas de imagem com contrastes quando elas forem indicadas, entretanto, nesse período, deve-se preferir métodos não invasivos indiretos de avaliação do sistema venoso profundo, como US Doppler dos membros inferiores. Esse teste pode ser repetido ao longo de situações suspeitas para maior exatidão dos resultados, porém, existe uma limitação, decorrente da dificuldade de interpretação no 3º trimestre, pela natural lentidão

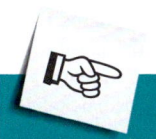

> ▶▶ **LEMBRETE**
>
> Os autores concluíram que protocolos para ATCH multidetectores podem ser utilizados durante a gravidez e estão abaixo do limite superior do relacionado com prejuízos para o desenvolvimento fetal. Principalmente para o diagnóstico de TEP, durante o 1º trimestre de gravidez, em que as doses geradas pela TC foram da mesma magnitude das geradas pela cintilografia V/Q (máximo e 0,36 mGy em 0 mês e 0,32 mGy aos 3 meses, e cintilografia perfusional apenas, entre 0,21 e 0,30 mGy) ambas bem abaixo do limite de 50 mGy.

▶▶ **TABELA 8.3.2.1**

Radiação estimada absorvida em procedimentos diagnósticos com radiação ionizante em mGy ou mSv

Limite superior permitido de absorção fetal: 50 mGy ou mSv			
Exames imagens	**Dose materna total efetiva**	**Radiação para mamas**	**Exposição/Absorção fetal**
Rx tórax PA e lateral	0,02-0,07		< 0,01
Cintilografia Q 99mTc 1-2 mCi	0,6-0,8	0,28	0,21-0,30 0,12*
Cintilografia V/Q 0 mês 3 meses	1,2-2,0		0,25-0,36 0,31-0,32
ATCH DM 0 mês 3 meses	1,4-8,3	10-50	0,01* 0,2 4-0,47 0,61-0,66
Angiografia subtração digital AP acesso femoral AP acesso braquial	3,2-30,1		2,2-3,7 < 0,5
Mamografia, triagem 1,2 vistas		≤ 3,0	

* Fonte: Adaptada de Cook e Kyriou.[39]

do fluxo venoso causada pela compressão extrínseca do útero gravídico. Como em outras circunstâncias, em pacientes grávidas com quadro clínico compatível, radiografia do tórax normal e achados positivos nos exames para trombose venosa, pode-se dispensar a realização de imagens dos pulmões. Convém relembrar que US negativa para TVP não exclui tromboembolia venosa com segurança. O estudo cintilográfico perfusional pode prescindir da fase ventilatória, que acrescenta pouco para o diagnóstico em pacientes com pulmões normais, conforme documentado no estudo PISA-PED,[43] e pode ser realizado com dose reduzida sem perder sua acurácia.

Se muito necessária, uma flebografia com contraste para diagnóstico de trombose venosa profunda em pacientes com sinais clínicos deve ser feita com proteção adequada do abdome, de forma limitada e para visualização da panturrilha, poplítea e femoral. A veia ilíaca não pode ser visualizada nessa flebografia limitada. Quanto à venotomografia indireta, seu risco-benefício ainda não está definido para diagnóstico da TEP, e a irradiação da pelve parece ser proibitiva na condição gestacional. As mamas das mulheres grávidas também precisam de atenção quanto à dose cumulativa de radiação ionizante. Medidas técnicas na realização da ATC e da venotomografia indireta podem ajudar a reduzir a carga absorvida de raios X no período gestacional. É prudente que se considere toda mulher em idade fértil como possivelmente grávida para fins de cuidados na realização de exames de imagens com radiação ionizante.

Ressalte-se que os níveis de dímeros D aumentam durante a gravidez (cerca de 50% das grávidas tem dímeros D abaixo do ponto de corte até a 20ª semana), assim como valores normais (abaixo do ponto de corte em não grávidas ou < 500 ng/mL Elisa) teriam o mesmo poder de exclusão quando associados à baixa probabilidade pré-teste, ao passo que valores muito elevados justificam continuidade da investigação, mesmo que possam ser falso-positivos para TEV aguda.[35,44] Contudo, alguns artigos têm advertido que dímeros D negativos não excluem TEV durante a gravidez.

To e colaboradores[45] apresentaram um relato de caso de paciente jovem multípara, com TVP e dímeros D positivos na 9ª semana de gestação. Sob anticoagulação irregular, ela apresentou manifestações clínicas recorrentes compatíveis com TEP a partir da 27ª semana, com dímeros D repetidamente normais. Na 33ª semana de gestação, ela foi submetida à ATC, que mostrou grande embolia central.

Damodaram e colaboradores[46] estudaram 37 mulheres com suspeita de TEP com cintilografias V/Q e dímeros D; 13 tiveram probabilidade baixa de TEP por V/Q e 24 apresentaram V/Q de probabilidades moderada e alta de TEP. Gestantes com probabilidade baixa tiveram dímeros D entre 0,25-2,3 mg/L, ao passo que mulheres com probabilidade alta tiveram valores de dímeros D entre 0,312-1,74 mg/L. A sensibilidade e a especificidade de dímeros D, como um teste para suspeita de TEP na gravidez, foram calculadas entre 0,73-0,15, respectivamente, com um razão de probabilidade negativa de 1,8. Esse estudo sugeriu que dímeros D na gravidez tem uma alta razão de probabilidade negativa e não deveria ser utilizada, mas estudos maiores deveriam ser conduzidos para corroborar esses achados.

dos escâneres com detectores único ou múltiplos e desses com os de 4 e 64 detectores. A extensão ATC para a investigação do sistema venoso profundo dos membros inferiores tem função secundária. A posição do médico frente a uma ATCH negativa, que era a de aceitar ou não a exclusão do diagnóstico de acordo com a suspeita clínica, hoje aceita a crescente autoridade da TC refletida pelo número de detectores que avaliaram a negatividade. Os problemas de diagnóstico e TEP advêm da impossibilidade de realização de uma ATC multidetectores.

▶▶

Eyer e colaboradores[47] avaliaram a resposta dos médicos para relatos de TEP subsegmentar isolada em ATCMD. Em uma série de 207 pacientes com suspeita de TEP, foram examinados por ATCMD-8 ou ATCMD-16. De 67 casos com TEP subsegmentar isolada, 42 (63%) foram anticoagulados e 25 (37%) ficaram sem anticoagulação.

◀◀

Referências

▶▶ ATENÇÃO

Armadilhas na interpretação da ATC do diagnóstico da TEP

A interpretação da ATC pode ser ameaçada por imprevistos derivados de fatores técnicos, anatômicos e fisiológicos do paciente, fatores mimetizando doença tromboembólica e erros de observação. Entre os fatores anatômicos, destaca-se a presença de linfonodos hílares e em pontos de ramificação dos vasos. No hilo direito, onde a artéria principal direita muda seu curso para tornar-se a artéria interlobar direita, não é infrequente a superposição de linfonodos simular defeitos de enchimento. Reconstrução coronal ou cortes finos contíguos podem demonstrar a ausência de obstrução arterial.

Conclusão

A evolução da tomografia computadorizada do tórax nos últimos 20 anos mostrou que a revolução técnica no registro e na aquisição e reconstrução de imagens colocou a TC como exame central no diagnóstico da embolia pulmonar aguda e crônica. A disputa inicial com a cintilografia V/Q (comparação entre exames) para avaliação inicial dos pacientes com suspeita de TEP evoluiu rapidamente para uma disputa da própria TC, isto é, da função

1. Kuroki IR, Kuroki IMH, Sardenberg VM. Tomografia computadorizada de tórax: técnica e protocolo. In: Silva CI, Müller NL, editores. Tórax. Rio de Janeiro: Elsevier; 2010. p. 51-69.
2. Patel S, Kazerooni EA. Helical CT for the evaluation of acute pulmonary embolism. AJR Am J Roentgenol. 2005;185(1):135-49.
3. Raptopoulos V, Boiselle PM. Multi-detector row spiral CT pulmonary angiography: comparison with single detector row spiral CT. Radiology. 2001;221(3):606-13.
4. Müller NML, Fraser RS, Colman NC, Paré PD. Radiologic diagnosis of diseases of the chest. Philadelphia: WB Saunders; 2001.
5. Donkers-van Rossum AB. Diagnostic strategies for suspected pulmonary embolism. Eur Respir J. 2001;18(3):589-97.
6. Remy-Jardin M, Remy J, Wattine L, Giraud F. Central pulmonary thromboembolism: diagnosis with spiral volumetric CT with the single-breath-hold technique: comparison with pulmonary angiography. Radiology. 1992;185(2):381-7.
7. Teigen CL, Maus TP, Sheedy PF 2nd, Johnson CM, Stanson AW, Welch TJ. Pulmonary embolism: diagnosis with electron-beam CT. Radiology. 1993;188(3):839-45.
8. Teigen CL, Maus TP, Sheedy PF 2nd, Stanson AW, Johnson CM, Breen JF, et al. Pulmonary

embolism: diagnosis with contrast-enhanced electron-beam CT and comparison with pulmonary angiography. Radiology. 1995;194(2):313-9.
9. van Rossum AB, Treurniet FE, Kieft GJ, Smith SJ, Schepers-Bok R. Role of spiral volumetric computed tomographic scanning in the assessment of patients with clinical suspicion of pulmonary embolism and an abnormal ventilation/perfusion lung scan. Thorax. 1996;51(1):23-8.
10. Remy-Jardin M, Remy J, Deschildre F, Artaud D, Beregi JP, Hossein-Foucher C, et al. Diagnosis of pulmonary embolism with spiral CT: comparison with pulmonary angiography and scintigraphy. Radiology. 1996;200(3):699-706.
11. Pruszczyk P, Torbicki A, Pacho R, Chlebus M, Kuch-Wocial A, Pruszynski B, et al. Noninvasive diagnosis of suspected severe pulmonary embolism: transesophageal echocardiography vs spiral CT. Chest. 1997;112(3):722-8.
12. Yankelevitz DF, Gamsu G, Shah A, Rademaker J, Shaham D, Buckshee N, et al. Optimization of combined CT pulmonary angiography with lower extremity CT venography. AJR Am J Roentgenol. 2000;174(1):67-9.
13. Loud PA, Katz DS, Klippenstein DL, Shah RD, Grossman ZD. Combined CT venography and pulmonary angiography in suspected thromboembolic disease: diagnostic accuracy for deep venous evaluation. AJR Am J Roentgenol. 2000;174(1):61-5.
14. Rathbun SW, Raskob GE, Whitsett TL. Sensitivity and specificity of helical computed tomography in the diagnosis of pulmonary embolism: a systematic review. Ann Intern Med. 2000;132(3):227-32.
15. Mullins MD, Becker DM, Hagspiel KD, Philbrick JT. The role of spiral volumetric computed tomography in the diagnosis of pulmonary embolism. Arch Intern Med. 2000;160(3):293-8.
16. Perrier A, Howarth N, Didier D, Loubeyre P, Unger PF, de Moerloose P, et al. Performance of helical computed tomography in unselected outpatients with suspected pulmonary embolism. Ann Intern Med. 2001;135(2):88-97.
17. Musset D, Parent F, Meyer G, Maître S, Girard P, Leroyer C, et al. Diagnostic strategy for patients with suspected pulmonary embolism: a prospective multicentre outcome study. Lancet. 2002 ;360(9349):1914-20.
18. Ghaye B, Szapiro D, Mastora I, Delannoy V, Duhamel A, Remy J, et al. Peripheral pulmonary arteries: how far in the lung does multi-detector row spiral CT allow analysis? Radiology. 2001;219(3):629-36.
19. Qanadli SD, El Hajjam M, Vieillard-Baron A, Joseph T, Mesurolle B, Oliva VL, et al. New CT index to quantify arterial obstruction in pulmonary embolism: comparison with angiographic index and echocardiography. AJR Am J Roentgenol. 2001;176(6):1415-20.
20. Miller GA, Sutton GC, Kerr IH, Gibson RV, Honey M. Comparison of streptokinase and heparin in treatment of isolated acute massive pulmonary embolism. Br Med J. 1971;2(5763):681-4.
21. Tillie-Leblond I, Mastora I, Radenne F, Paillard S, Tonnel AB, Remy J, et al. Risk of pulmonary embolism after a negative spiral CT angiogram in patients with pulmonary disease: 1-year clinical follow-up study. Radiology. 2002;223(2):461-7.
22. Coche E, Verschuren F, Keyeux A, Goffette P, Goncette L, Hainaut P, et al. Diagnosis of acute pulmonary embolism in outpatients: comparison of thin-collimation multi-detector row spiral CT and planar ventilation-perfusion scintigraphy. Radiology. 2003;229(3):757-65.
23. Perrier A, Nendaz MR, Sarasin FP, Howarth N, Bounameaux H. Cost-effectiveness analysis of diagnostic strategies for suspected pulmonary embolism including helical computed tomography. Am J Respir Crit Care Med. 2003;167(1):39-44.
24. Perrier A, Roy PM, Aujesky D, Chagnon I, Howarth N, Gourdier AL, et al. Diagnosing pulmonary embolism in outpatients with clinical assessment, D-dimer measurement, venous ultrasound, and helical computed tomography: a multicenter management study. Am J Med. 2004;116(5):291-9.
25. Kavanagh EC, O'Hare A, Hargaden G, Murray JG. Risk of pulmonary embolism after negative MDCT pulmonary angiography findings. AJR Am J Roentgenol. 2004;182(2):499-504.
26. Winer-Muram HT, Boone JM, Brown HL, Jennings SG, Mabie WC, Lombardo GT. Pulmonary embolism in pregnant patients: fetal radiation dose with helical CT. Radiology. 2002;224(2):487-92.
27. van Belle A, Büller HR, Huisman MV, Huisman PM, Kaasjager K, Kamphuisen PW, et al. Effectiveness of managing suspected pulmonary embolism using an algorithm combining clinical probability, D-dimer testing and computed tomography. JAMA. 2006;295(2):172-9.
28. Anderson DR, Kahn SR, Rodger MA, Kovacs MJ, Morris T, Hirsch A, et al. Computed tomographic pulmonary angiography vs ventilation-perfusion lung scanning in patients with suspected pulmonary embolism: a randomized controlled trial. JAMA. 2007;298(23):2743-53.
29. Stein PD, Fowler SE, Goodman LR, Gottschalk A, Hales CA, Hull RD, et al. Multidetector computed tomography for acute pulmonary embolism. N Engl J Med. 2006;354(22):2317-27.
30. Kalva SP, Jagannathan JP, Hahn PF, Wicky ST. Venous thromboembolism: indirect CT ve-

nography during CT pulmonary angiography: should the pelvis be imaged? Radiology. 2008;246(2):605-11.
31. Harris KG, Smith TP, Cragg AH, Lemke JH. Nephrotoxicity from contrast material in renal insufficiency: ionic versus nonionic agents. Radiology. 1991;179(3):849-52.
32. Barrett BJ, Carlisle EJ. Meta analysis of the relative nephrotoxicity of high- and low-osmolality iodinated contrast media. Radiology. 1993;188(1):171-8.
33. Brenner DJ, Hall EJ. Computed tomography: an increasing source of radiation exposure. N Engl J Med. 2007;357(22):2277-84.
34. Ginsberg JS, Hirsh J, Rainbow AJ, Coates G. Risks to the fetus of radiologic procedures used in the diagnosis of maternal venous thromboembolic disease. Thromb Haemost. 1989;61(2):189-96.
35. Toglia MR, Weg J. Venous thromboembolism during pregnancy. N Engl J Med. 1996;335(2):108-14.
36. Winer-Muram HT, Rydberg J, Johnson MS, Tarver RD, Williams MD, Shah H, et al. Suspected acute pulmonary embolism: evaluation with multi-detector row CT versus digital subtraction pulmonary arteriography. Radiology. 2004;233(3):806-15.
37. Boiselle PM, Reddy SS, Villas PA, Liu A, Seibyl JP. Pulmonary embolus in pregnant patients: survey of ventilation-perfusion imaging policies and practices. Radiology. 1998;207(1):201-6.
38. Hurwitz LM, Yoshizumi T, Reiman RE, Goodman PC, Paulson EK, Frush DP, et al. Radiation dose to the fetus from body MDCT during early gestation. AJR Am J Roentgenol. 2006;186(3):871-6.
39. Cook JV, Kyriou J. Radiation from CT and perfusion scanning in pregnancy. BMJ. 2005; 331(7512):350.
40. Parker MS, Hui FK, Camacho MA, Chung JK, Broga DW, Sethi NN. Female breast radiation exposure during CT pulmonary angiography. AJR Am J Roentgenol. 2005;185(5):1228-33.
41. International Commission of Radiological Protection [Internet]. Ontario: ICRP; c2010 [capturado em 10 abr. 2012]. Disponível em: http://www.icrp.org.
42. Stein PD. Pulmonary embolism. 2nd. Malden: Blackwell Futura; 2007.
43. Miniati M, Pistolesi M, Marini C, Di Ricco G, Formichi B, Prediletto R, et al. Value of perfusion lung scan in the diagnosis of pulmonary embolism: results of the Prospective Investigative Study of Acute Pulmonary Embolism Diagnosis (PISA-PED). Am J Respir Crit Care Med. 1996;154(5):1387-93.
44. Scarsbrook AF, Evans AL, Owen AR, Gleeson FV. Diagnosis of suspected venous thromboembolic disease in pregnancy. Clin Radiol. 2006;61(1):1-12.
45. To MS, Hunt BJ, Nelson-Piercy C. A negative D-dimer does not exclude venous thromboembolism (VTE) in pregnancy. J Obstet Gynaecol. 2008;28(2):222-3.
46. Damodaram M, Kaladindi M, Luckit J, Yoong W. D-dimers as a screening test for venous thromboembolism in pregnancy: is it of any use? J Obstet Gynaecol. 2009;29(2):101-3.
47. Eyer BA, Goodman LR, Washington L. Clinicians' response to radiologists' reports of isolated subsegmental pulmonary embolism or inconclusive interpretation of pulmonary embolism using MDCT. AJR Am J Roentgenol. 2005;184(2):623-8.

Leituras recomendadas

Drucker EA, Rivitz SM, Shepard JA, Boiselle PM, Trotman-Dickenson B, Welch TJ, et al. Acute pulmonary embolism: assessment of helical CT for diagnosis. Radiology. 1998;209(1):235-41.

Forsted DH, Kalbhen CL. CT of pregnant women for urinary tract calculi, pulmonary thromboembolism, and acute appendicitis. AJR Am J Roentgenol. 2002;178(5):1285.

Groves AM, Yates SJ, Win T, Kayani I, Gallagher FA, Syed R, et al. CT pulmonary angiography versus ventilation-perfusion scintigraphy in pregnancy: implications from a UK survey of doctors' knowledge of radiation exposure. Radiology. 2006;240(3):765-70.

Huda W, Sourkes AM. Radiation doses from chest X--rays in Manitoba (1979 and 1987). Radiat Prot Dosim. 1989;28(4):303-8.

O'Neill J, Murchison JT, Wright L, Williams J. Effect of the introduction of helical CT on radiation dose in the investigation of pulmonary embolism. Br J Radiol. 2005;78(925):46-50.

Perrier A, Roy PM, Sanchez O, Le Gal G, Meyer G, Gourdier AL, et al. Multidetector-row computed tomography in suspected pulmonary embolism. N Engl J Med. 2005;352(17):1760-8.

Stein PD, Athanasoulis C, Alavi A, Greenspan RH, Hales CA, Saltzman HA, et al. Complications and validity of pulmonary angiography in acute pulmonary embolism. Circulation. 1992;85(2):462-8.

van Strijen MJ, De Monye W, Kieft GJ, Pattynama PM, Prins MH, Huisman MV. Accuracy of single-detector spiral CT in the diagnosis of pulmonary embolism: a prospective multicenter cohort study of consecutive patients with abnormal perfusion scintigraphy. J Thromb Haemost. 2005;3(1):17-25.

8.3

DIAGNÓSTICOS POR IMAGENS

8.3.3 ▶ Imagens de ressonância magnética

A ressonância magnética nuclear (RMN) ou ressonância magnética (RM) utiliza os efeitos do magnetismo sobre os prótons de hidrogênio do corpo para produzir imagens (imagem de ressonância magnética – IRM). IRM é um método de diagnóstico por imagens que depende da maneira como núcleos celulares de hidrogênio, constituídos de um próton único – funcionando como um magneto –, submetidos a um campo magnético estacionário mudam sua orientação (excitação) e liberam energia transferida a eles por um pulso de radiofrequência. O paciente é colocado dentro de um grande campo magnético, que alinha a rotação dos prótons de hidrogênio em relação ao campo magnético, produzindo um vetor eletromagético resultante dos prótons. Então, o pulso de radiofrequência rompe esse alinhamento dos prótons com sequência diferente de excitações eletromagnéticas, superimpostas em um período de milissegundos. À medida que os prótons retornam a sua configuração original, dentro do campo magnético, eles liberam um sinal eletromagnético que é captado por bobinas receptoras da unidade e enviado a um computador. Após várias repetições sobre uma região previamente determinada, a informação é processada matematicamente e convertida em imagem em corte transversal, assim, podem ser criadas imagens em diversos planos anatômicos, como sagital e coronal. Em outras palavras, o tempo requerido pelos núcleos de hidrogênio para retornar ao estado energético original no campo magnético pode ser analisado por um complexo algoritmo computadorizado e gerar uma imagem. A diferenciação tecidual é baseada em vários fatores, como número de prótons, heterogeneidades locais dentro do campo magnético, relaxamento dos prótons excitados inerente aos diversos tecidos (tempos de relaxamento T1 e T2) e tipo e sequência dos pulsos eletromagnéticos utilizados. O sinal de radiofrequência que muda o estado dos prótons no campo magnético de uma RM é realizado magnetizando ligeiramente os tecidos dos pacientes, gerando um sinal eletromagnético fraco; embora a RM utilize radiação eletromagnética, os níveis de energia são muito baixos e não ionizantes.[1]

As vantagens da IRM como método de diagnóstico por imagens em pneumologia são:

- método livre de radiação ionizante;
- imagens diretas em projeções coronal, sagital ou oblíqua, a partir de imagens transversas;
- capacidade de imagens funcionais;
- contraste intrínseco dos vasos como resultado do fluxo;
- contrasteação intrínseca variada dos tecidos moles, vantagem principalmente para massas pulmonares e mediastinais;
- melhor perfil de segurança para material de contraste.

A principal limitação da IRM, na avaliação de doenças do tórax, é a fisiologia respiratória com a movimentação do tórax degradando a qualidade de imagens. Isso pode ser compensado por sensores na parede torácica que combinam o movimento da parede torácica com a aquisição de imagens, assim como o movimento cardíaco pode ser compensado com sincronização pelo ECG.[1]

As imagens de RM podem ser similares àquelas produzidas com TC, mas com melhor definição das estruturas vasculares, o que é intensificado pela administração do contraste gadolínio. Em comparação geral com TC, o exame geral do tórax com RM convencional é mais complexo, requer mais tempo de execução, tem menor capacidade de detectar outras anormalidades pulmonares em diagnóstico diferencial com TEP e não pode ser empregado em pacientes com marca-passo ou dispositivos implantados. Aparelhos de suporte de vida são incompatíveis com ambiente de elevado campo magnético, diminuindo o acesso de parcela de pacientes graves aos estudos de RM. Em pacientes com insuficiência renal avançada (principalmente com nefropatia terminal e recebendo diálise), o contraste gadolínio tem sido associado com fibrose sistêmica nefrogênica de evolução grave.[2]

Na prática assistencial, as indicações de IRM são para pacientes alérgicos a contraste iodado, pacientes com níveis altos de creatinina sérica e pacientes que devem evitar radiação ionizante.

> ▶▶ **LEMBRETE**
>
> IRMs em tempo real são aquisições super-rápidas (da ordem de milissegundos), sem intensificação por contraste, que permitem registro da situação vascular no momento da aquisição.

Agentes de contraste em IRM

Os agentes de contraste em IRM são substâncias paramagnéticas que alteram os tempos de relaxação dos prótons de água dos tecidos nos quais se localizam e podem ser detectados com facilidade. Assim, uma substância paramagnética administrada ao corpo altera a intensidade das imagens de RM indiretamente, encurtando os tempos de relaxação T1 e/ou T2 da água dos tecidos. O íon gadolínio (Gd) é um elemento do grupo dos latanídeos com número atômico 64 e peso atômico 157,25, sendo o único utilizado como meio de contraste devido ao seu momento magnético muito alto, com mais eficiente efeito de relaxação dos prótons. O Gd precisa estar incorporado a uma molécula transportadora, como macromoléculas biológicas ou quelatos, para maior estabilidade, baixa osmolalidade e alta tolerância.[3] O Gd foi assim denominado em homenagem ao físico finlandês Johan Gadolin (1760-1825).

A IRM, em contínuo avanço como os demais métodos de diagnóstico por imagens, dispõe de várias técnicas para estudar a circulação pulmonar em aspectos anatômicos e fisiológicos. Entre elas destacam-se:

- IRM em tempo real;
- RM com imagens de perfusão pulmonar;
- angiografia por RM intensificada por contrastes (ARM).

Ademais, estudos vasculares pulmonares com intensificação por gadolínio podem ser potencialmente utilizados para as veias da pelve e extremidades inferiores durante a angiografia por ressonância magnética (ARM), ou angiorressonância magnética, venografia por ressonância magnética ou venorressonância magnética – VRM.

RM com imagens de perfusão pulmonar é um exame análogo à cintilografia de perfusão, no qual, após um bolo de injeção de gadolínio, realizam-se imagens do tórax, e todo o pulmão pode ser mapeado, incluindo vasos e parênquima. É um exame funcional; havendo obstrução arterial tromboembólica, haverá falta de perfusão na área correspondente. Essa técnica perfusional também pode ser combinada com a técnica de imagens de ventilação utilizando-se gadolínio nebulizado, resultando em estudo V/Q por RM.

ARM com intensificação por gadolínio permite representação de detalhes morfológicos e tem correspondência maior com a ATC.

A respeito da IRM do tórax, destacam-se alguns artigos originais, que estudaram as técnicas de RM em comparação com os métodos de imagens utilizados para o diagnóstico de TEP, como cintilografias perfusionais e V/Q, tomografias computadorizadas de detector único ou múltiplos ou angiografias pulmonares seletivas (por cateter).[4-15] Em relação à venorressonância, destacam-se os artigos originais de Evans e colaboradores,[16,17] Laissy e colaboradores,[18] e Fraser e colaboradores.[19]

As **Figuras 8.3.3.1** a **8.3.3.3** mostram um exame completo de IRM do tórax em caso de TEP.

Oudkerk e colaboradores[12] avaliaram a acurácia diagnóstica de angiografia por RM (ARM) para o diagnóstico de TEP utilizando a APS como o método de referência. Em estudo prospectivo, incluíram 141 pacientes com suspeita de TEP e cintilografias perfusionais anormais. Os pacientes se submeteram à ARM antes da APS. Ambos os exames foram realizados em 118 pacientes (84%). A prevalência de TEP foi de 30%. As imagens foram lidas de forma independente por 2 examinadores em 115 casos, com concordância obtida em 91% (Kappa 0,75). ARM apresentou sensibilidade glo-

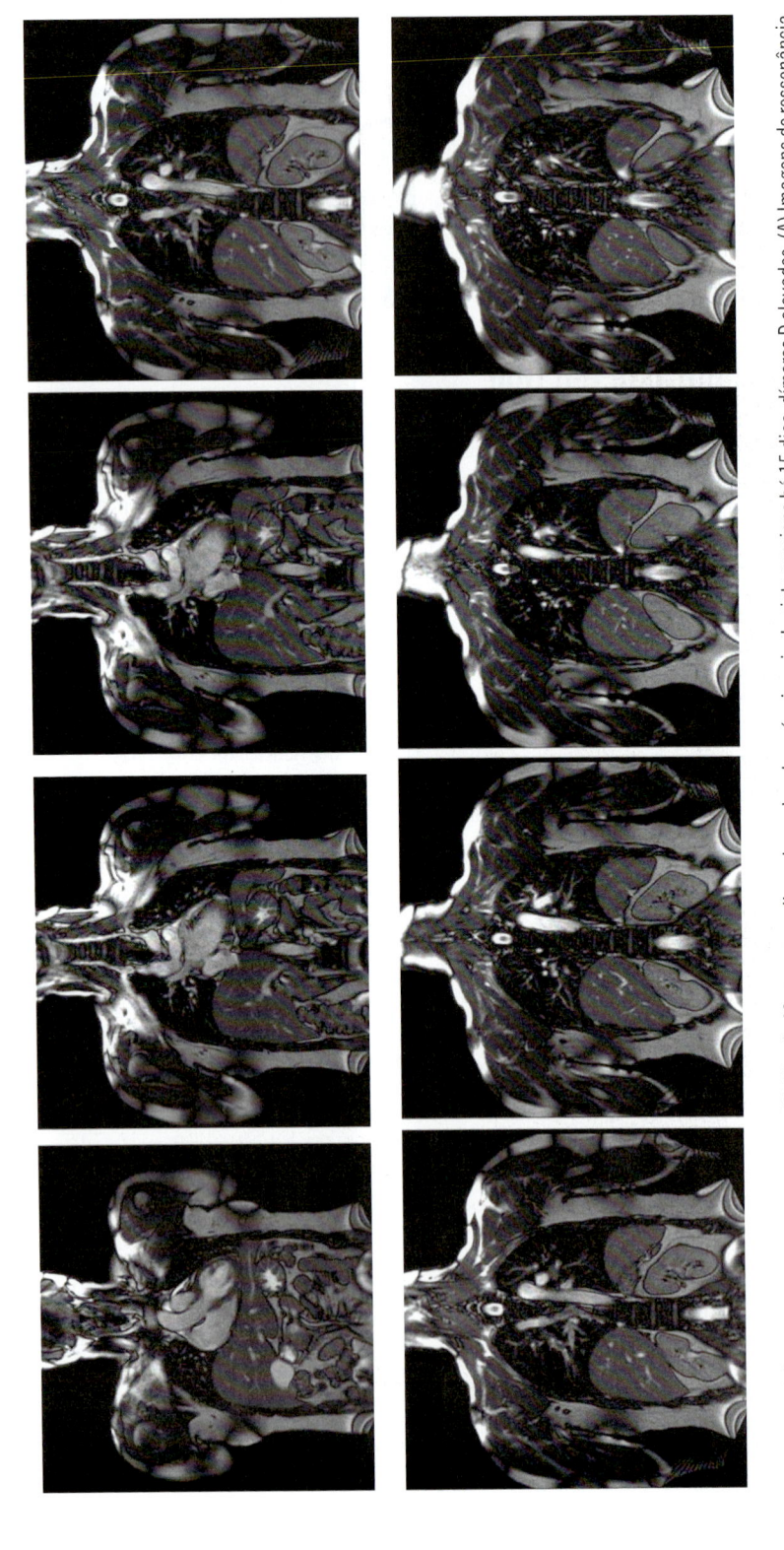

Figura 8.3.3.1 Angiorressonância magnética. Mulher de 48 anos, com dispneia moderada após cirurgia de cisto ovariano há 15 dias, dímeros D elevados. (A) Imagens de ressonância magnética. Plano coronal com sequência de pulso *truefisp*, sem contraste, demonstrando defeitos de sinal endovasculares compatíveis com processo tromboembólico agudo em ramos lobares e segmentares bilaterais, especialmente em lobos inferiores e superior direito.
Fonte: Imagens cedidas por Dra. Ana Paula Zanardo. Hospital Moinhos de Vento, Porto Alegre.

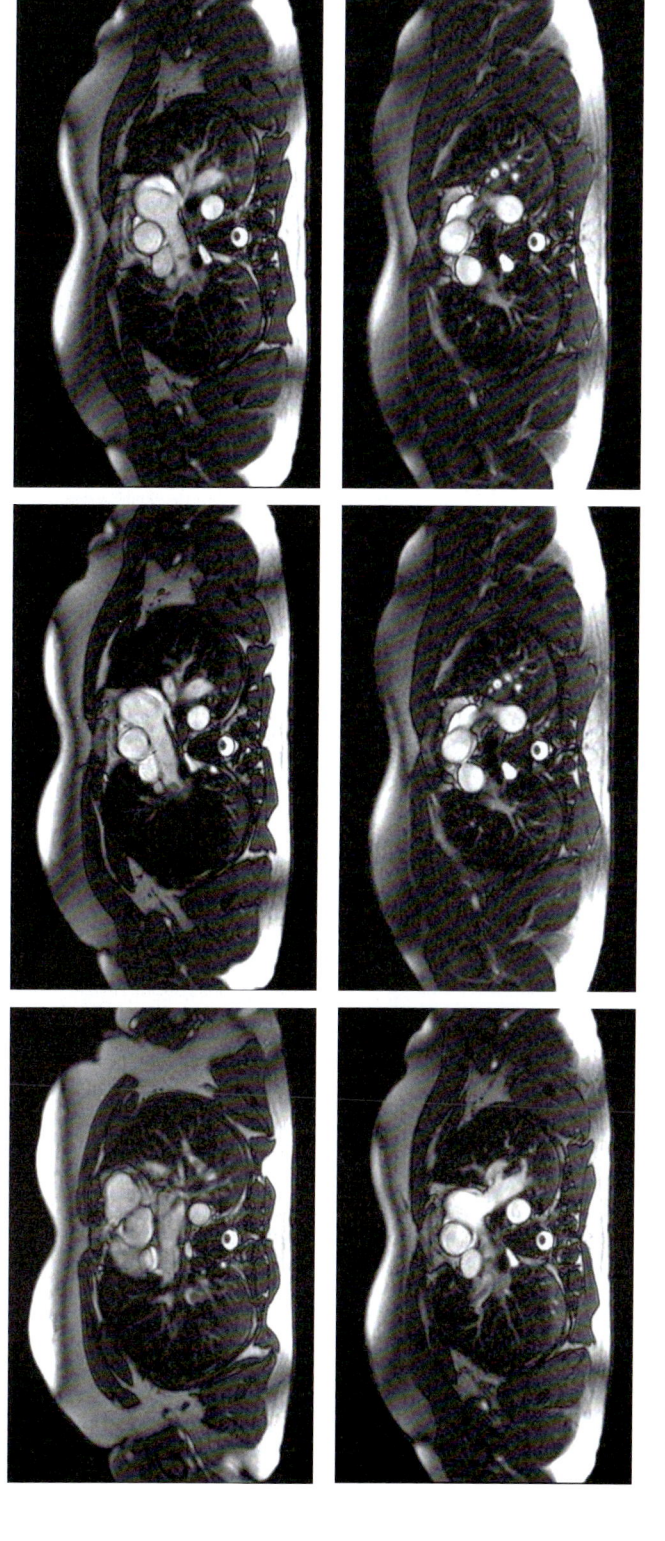

Figura 8.3.3.2 Angiorressonância magnética. Plano axial com sequência de pulso *truefisp* demonstrando trombos na porção distal do ramo direito da artéria pulmonar, ramos lobares e segmentares dos lobos inferiores e segmentar anterior do lobo superior direito.
Fonte: Imagens cedidas por Dra. Ana Paula Zanardo. Hospital Moinhos de Vento, Porto Alegre.

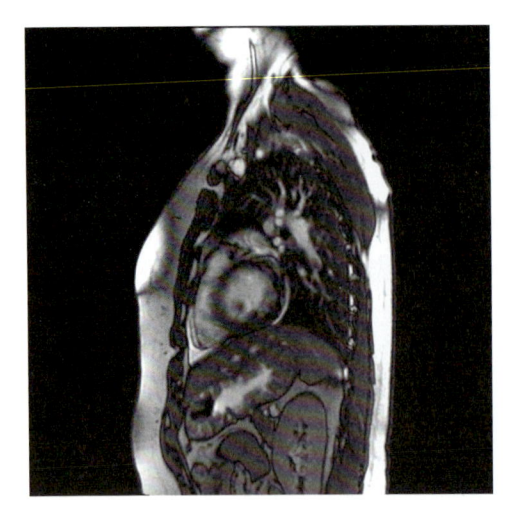

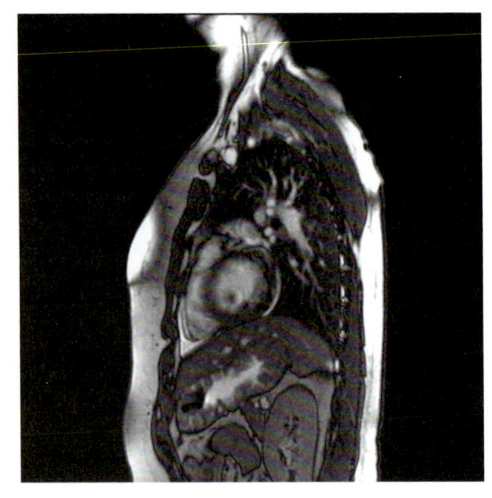

Figura 8.3.3.3 Angiorressonância magnética. Plano sagital com sequência de pulso *truefisp* demonstrando os mesmos achados da figura anterior em ramo lobar inferior.
Fonte: Imagens cedidas por Dra. Ana Paula Zanardo. Hospital Moinhos de Vento, Porto Alegre.

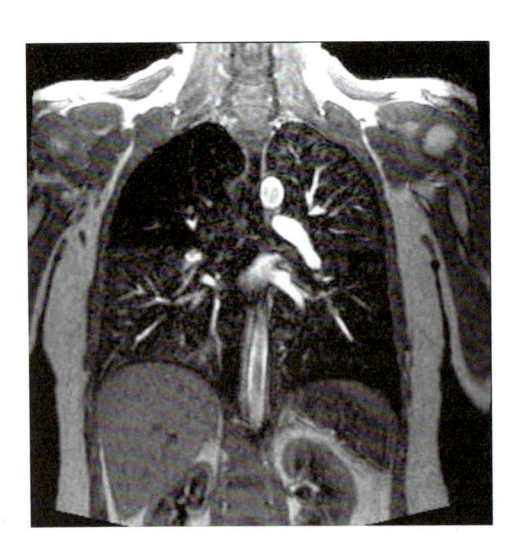

Figura 8.3.3.4 Sequência de perfusão obtida após a utilização de gadolínio endovenoso demonstrando defeitos perfusionais nos locais mais acometidos: lobos inferior esquerdo e superior direito.
Fonte: Imagem cedida por Dra. Ana Paula Zanardo. Hospital Moinhos de Vento, Porto Alegre.

bal de 77% (61-90%), sendo que para TEP isolada subsegmentar foi de 40%, segmentar 84% e central 100% (p<0,01 para segmentar isolada *vs* segmentar ou central). ARM identificou embolia pulmonar em dois pacientes com APS normal.

Stein e colaboradores[13] realizaram uma revisão em profundidade de ARM no diagnóstico de TEP. Identificaram 28 investigações nas quais ARM intensificada com gadolínio foi usada para diagnóstico de embolia pulmonar. Apenas 3 estudos satisfizeram todos os critérios de inclusão, os de Meaney e colaboradores,[9] Gupta e colaboradores[10] e Oudkerk e colaboradores.[12] A sensibilidade da ARM variou de 77-100% e a especificidade de 95-98%. Os autores consideraram que ARM pode ser uma alternativa diagnóstica útil em alguns pacientes com suspeita de TEP, particularmente naqueles com níveis elevados de creatinina, com alergia aos meios utilizados em estudos radiográficos ou que deva evitar radiação ionizante.

Kluge e colaboradores[20] estudaram as técnicas de IRM de forma individual e combinada para o diagnóstico de TEP e compararam sua utilidade com ATCMD-16, que foi a referência-padrão; 62 pacientes com sintomas compatíveis com TEP submeteram-se a um protocolo de IRM que seguiu as seguintes etapas:

- IRM em tempo real, seguida de
- RM com imagens de perfusão pulmonar e completadas com
- ARM; o protocolo combinado foi também utilizado para comparação.

A prevalência de TEP pelo padrão foi de 31% (90 localizações lobares, 245 segmentares e 434 subsegmentares). Em bases de paciente a paciente, a sensibilidade das técnicas de RM foram IRM tempo real 85%, ARM 77%, imagens de perfusão por RM 100% e protocolo combinado 100%. As especificidades foram 98, 100, 91 e 93%, respectivamente. A concordância entre observadores (kappa), entre técnicas de RM e ATC, foram IRM tempo real 0,98, ARM 0,87, imagens de perfusão por RM 0,86 e protocolo combinado 0,9%. Na análise conforme as localizações por êmbolos, as sensibilidades para IRM em tempo real, ARM e imagens de perfusão RM foram para TEP lobar 79, 62 e 100%; TEP segmentar 86, 83 e 97%. Imagens de perfusão por RM tiveram sensibilidade de 93% para TEP subsegmentares. Entre 8-9 achados da TC de outras condições, que não embolia pulmonar, também foram identificados por RM. O tempo médio de execução dos exames de IRM foi 9 min e 56 s. O protocolo combinado é confiável e sensível na comparação com ATCMD-16 no diagnóstico de TEP. Imagens de perfusão por RM são sensíveis para a detecção de TEP, ao passo que IRM em tempo real e ARM são específicas.

Kluge e colaboradores[21] estudaram prospectivamente a praticabilidade e a qualidade de exames integrados de IRM do tórax e venografia por IRM em suspeita de TEV. Em 221 pacientes com suspeita de TEP, foi aplicado um protocolo de IRM composto por IRM em tempo real, imagens de perfusão com RM e angiografia por RM, seguidas por venografia por RM. Entre 207 pacientes que completaram o protocolo combinado, TEP foi diagnosticada em 76 (37%) e TVP em 78 (38%) examinados. Venorressonância detectou 17% de casos adicionais de TEV em pacientes com/sem TEP. Concordância com ultrassonografia duplex foi boa para TVP proximal das pernas (k=0,87) e moderada para a pélvis (k=0,59 – 0,65).

Stein e colaboradores[22] conduziram um extenso estudo multicêntrico (PIOPED III) para avaliar a função da ARM intensificada com gadolínio no diagnóstico de tromboembolia pulmonar. Esse estudo envolveu 7 hospitais e incluiu 371 pacientes, estendendo-se de abril de 2006 a setembro de 2008. A ARM foi comparada com diagnósticos de referência de confirmação ou exclusão, compostos por vários testes, incluindo ATC e VTC, cintilografias V/Q, US de membros inferiores, ensaios de dímeros D e avaliação clínica. A ARM foi inadequada em média de 25% (todos os centros), indo de 11-52%. Incluindo pacientes com exames tecnicamente inadequados, a ARM identificou 57% (59 de 104) pacientes com TEP. Com ARM tecnicamente adequada, o exame foi sensível em 78% e específico em 99%. A associação de adequadas ARM e venorressonância apresentou sensibilidade de 92% e especificidade de 96%, mas 52% (194 de 370 pacientes) tiveram resultados tecnicamente inadequados. Houve um elevado número de pacientes com suspeita de TEP que não participou do estudo por contraindicações, como implantes de material ferromagnéticos, dependência de equipamento elétrico externo, claustrofobia, impossibilidade de permanecer deitado em repouso por cerca de 30 minutos, gestação ou amamentação, ou com níveis elevados de creatinina e filtração glomerular (risco de fibrose sistêmica nefrogênica), instabilidade clínica e agudização de doenças cardíacas ou pulmonares nas 4 semanas. Os autores concluíram que ARM deveria ser considerada apenas em centros que realizam rotineira e satisfatoriamente esse tipo de exame e apenas em pacientes para os quais os meios padronizados de diagnóstico estão contraindicados. ARM e VRM combinadas têm maior sensibilidade que apenas ARM em pacientes com imagens adequadas. Mas a realização desses 2 exames aumenta a possibilidade de imagens inadequadas.

Referências

1. Müller NML, Fraser RS, Colman NC, Paré PD. Radiologic diagnosis of diseases of the chest. Philadelphia: WB Saunders; 2001.
2. Araújo Neto CA, Pereira-Silva JL. Tromboembolia pulmonar aguda. In: Silva CI, Müller NL,

editores. Tórax. Rio de Janeiro: Elsevier; 2010. p. 161-72
3. Martins TS, Isolani PC. Terra raras: aplicações industriais e biológicas. Quim Nova. 2005;28(1):111-7.
4. Grist TM, Sostman HD, MacFall JR, Foo TK, Spritzer CE, Witty L, et al. Pulmonary angiography with MR imaging: preliminary clinical experience. Radiology. 1993;189(2):523-30.
5. Erdman WA, Peshock RM, Redman HC, Bonte F, Meyerson M, Jayson HT, et al. Pulmonary embolism: comparison of MR images with radionuclide and angiographic studies. Radiology. 1994;190(2):499-508.
6. Loubeyre P, Revel D, Douek P, Delignette A, Baldy C, Genin G, et al. Dynamic contrast-enhanced MR angiography of pulmonary embolism: comparison with pulmonary angiography. AJR Am J Roentgenol. 1994;162(5):1035-9.
7. Sostman HD, Layish DT, Tapson VF, Spritzer CE, DeLong DM, Trotter P, et al. Prospective comparison of helical CT and MR imaging in clinically suspected acute pulmonary embolism. J Magn Reson Imaging. 1996;6(2):275-81.
8. Amundsen T, Kvaerness J, Jones RA, Waage A, Bjermer L, Nilsen G, et al. Pulmonary embolism: detection with MR perfusion imaging of lung: a feasibility study. Radiology. 1997;203(1):181-5.
9. Meaney JF, Weg JG, Chenevert TL, Stafford-Johnson D, Hamilton BH, Prince MR. Diagnosis of pulmonary embolism with magnetic resonance angiography. N Engl J Med. 1997;336(20):1422-7.
10. Gupta A, Frazer CK, Ferguson JM, Kumar AB, Davis SJ, Fallon MJ, et al. Acute pulmonary embolism: diagnosis with MR angiography. Radiology. 1999;210(2):353-9.
11. Berthezène Y, Croisille P, Wiart M, Howarth N, Houzard C, Faure O, et al. Prospective comparison of MR lung perfusion and lung scintigraphy. J Magn Reson Imaging. 1999;9(1):61-8.
12. Oudkerk M, van Beek EJ, Wielopolski P, van Ooijen PM, Brouwers-Kuyper EM, Bongaerts AH, et al. Comparison of contrast-enhanced magnetic resonance angiography and conventional pulmonary angiography for the diagnosis of pulmonary embolism: a prospective study. Lancet. 2002;359(9318):1643-7.
13. Stein PD, Woodard PK, Hull RD, Kayali F, Weg JG, Olson RE, et al. Gadolinium-enhanced magnetic resonance angiography for detection of acute pulmonary embolism: an in-depth review. Chest. 2003;124(6):2324-8.
14. Ohno Y, Higashino T, Takenaka D, Sugimoto K, Yoshikawa T, Kawai H, et al. MR angiography with sensitivity encoding (SENSE) for suspected pulmonary embolism: comparison with MDCT and ventilation-perfusion scintigraphy. AJR Am J Roentgenol. 2004;183(1):91-8.
15. Ohno Y, Hatabu H, Murase K, Higashino T, Kawamitsu H, Watanabe H, et al. Quantitative assessment of regional pulmonary perfusion in the entire lung using three-dimensional ultrafast dynamic contrast-enhanced magnetic resonance imaging: Preliminary experience in 40 subjects. J Magn Reson Imaging. 2004;20(3):353-65.
16. Evans AJ, Sostman HD, Knelson MH, Spritzer CE, Newman GE, Paine SS, et al. 1992 ARRS Executive Council Award. Detection of deep venous thrombosis: prospective comparison of MR imaging with contrast venography. AJR Am J Roentgenol. 1993;161(1):131-9.
17. Evans AJ, Sostman HD, Witty LA, Paulson EK, Spritzer CE, Hertzberg BS, et al. Detection of deep venous thrombosis: prospective comparison of MR imaging and sonography. J Magn Reson Imaging. 1996;6(1):44-51.
18. Laissy JP, Cinqualbre A, Loshkajian A, Henry-Feugeas MC, Crestani B, Riquelme C, et al. Assessment of deep venous thrombosis in the lower limbs and pelvis: MR venography versus duplex Doppler sonography. AJR Am J Roentgenol. 1996;167(4):971-5.
19. Fraser DG, Moody AR, Davidson IR, Martel AL, Morgan PS. Deep venous thrombosis: diagnosis by using venous enhanced subtracted peak arterial MR venography versus conventional venography. Radiology. 2003;226(3):812-20.
20. Kluge A, Luboldt W, Bachmann G. Acute pulmonary embolism to the subsegmental level: diagnostic accuracy of three MRI techniques compared with 16-MDCT. AJR Am J Roentgenol. 2006;187(1):W7-14.
21. Kluge A, Mueller C, Strunk J, Lange U, Bachmann G. Experience in 207 combined MRI examinations for acute pulmonary embolism and deep vein thrombosis. AJR Am J Roentgenol. 2006;186(6):1686-96.
22. Stein PD, Chenevert TL, Fowler SE, Goodman LR, Gottschalk A, Hales CA, et al. Gadolinium-enhanced magnetic resonance angiography for pulmonary embolism: a multicenter prospective study (PIOPED III). Ann Intern Med. 2010;152(7):434-43.

Leituras recomendas

Fink C, Ley S, Kroeker R, Requardt M, Kauczor HU, Bock M. Time-resolved contrast-enhanced three-dimensional magnetic resonance angiography of the chest: combination of parallel imaging with view sharing (TREAT). Invest Radiol. 2005;40(1):40-8.

Stein PD, Gottschalk A, Sostman HD, Chenevert TL, Fowler SE, Goodman LR, et al. Methods of Prospective Investigation of Pulmonary Embolism Diagnosis III (PIOPED III). Semin Nucl Med. 2008;38(6):462-70.

Thomton FJ, Paulson EK, Yoshizumi TT, Frush DP, Nelson RC. Single versus multi-detector row CT: comparison of radiation doses and dose profiles. Acad Radiol. 2003;10(4):379-85.

8.3

DIAGNÓSTICOS POR IMAGENS

8.3.4 ▶ Angiografia pulmonar seletiva

Os estudos radiológicos experimentais de visualização do sistema cardiovascular foram feitos com cateteres que direcionavam a injeção de substâncias inertes radiopacas, como de iodeto de sódio, nas cavidades cardíacas ou vasos centrais. O temor de traumas levou alguns pesquisadores a tentarem angiografias com injeção intravenosa periférica e rápidas tomadas de filmes das cavidades cardíacas e grandes vasos, alguns incluindo a árvore vascular pulmonar.

Robb e Steinberg[1] empregaram um método constituído de injeção rápida de 25-45 mL, de solução de iodeto a 70% em uma veia do braço e tomada de radiografias das câmaras cardíacas e dos vasos opacificados, com intervalos das injeções e da exposição conforme a região a ser visualizada. Um total de 238 injeções foram feitas em 127 pacientes, dos quais 42 foram normais, 47 com doença pulmonar e 38 com cardiopatias. Esse método permitiu informações sobre a anatomia e a fisiologia do sistema cardiovascular normal e doente, até então não obtidas. Não houve reações adversas significativas.

Williams e colaboradores[2] apresentaram uma das primeiras séries acerca do diagnóstico de TEP por angiografia. Estudaram 50 pacientes com suspeita de TEP primária ou recorrente com a técnica de Robb e Steinberg, isto é, com angiografia por injeção venosa periférica de contraste iodado. Os angiogramas foram tecnicamente adequados e positivos em 19 de 26 pacientes (73%) com TEP, permitindo visualização de embolias centrais e obstruções periféricas menores.

Sasahara e colaboradores[3] apresentaram séries de 11 pacientes com suspeita de doença tromboembólica, nos quais a angiografia pulmonar foi bem-sucedida em oito pacientes. Cinco dos casos foram apresentados com detalhes, sendo que em 4 a angiografia pulmonar foi arterial seletiva e em 1 caso foi realizada técnica de injeção venosa periférica. O método seletivo permitiu menores doses de contraste e maior clareza de detalhes. A angiografia foi negativa em 3 pacientes, cujo acompanhamento não foi sugestivo para embolia pulmonar (i.e., foram verdadeiros-negativos). Foi enfatizado que angiografia negativa não exclui trombombolia, particularmente se ocorreu lise ou se microêmbolos envolveram pequenos vasos.

Desde sua plena definição, a angiografia pulmonar constitui-se em método específico para o diagnóstico de tromboembolia pulmonar e no padrão áureo para comparação com outros métodos de imagens que foram desenvolvidos.

Stein e colaboradores[4] revisaram os prontuários de 71 pacientes que se submeteram à angiografia pulmonar seletiva (APS) e cujos exames foram tecnicamente adequados para interpretação. Diagnóstico clínico retrospectivo (rigorosamente baseado em evidência de tromboflebite, evidências inequívocas de infarto pulmonar ou de *cor pulmonale* agudo) de presença ou ausência de TEP pôde ser feito em 52 pacientes. Dos 71 pacientes com APS adequada, 29 (41%) tinham diagnóstico clínico de TEP, 23 não tinham esse diagnóstico e em 19 havia incerteza, o que os excluiu do estudo. Para APS, o cateter foi posicionado no trato de saída do ventrículo direito ou na porção proximal da artéria pulmonar principal. Anormalidades angiográficas foram divididas em 2 grupos: aqueles com significância morfológica maior e os com significância menor ou fisiológica. Os sinais de significância morfológica foram defeito de enchimento intraluminal, como interrupções abruptas (*cutoffs*) e redução de ramos vasculares (padrão de poda/*pruning*). Os sinais de significância fisiológica expressando anormalidades de fluxo, que em pulmões sem doença de base seriam sugestivos de tromboembolia, foram oligoemia, assimetria de enchimento, prolongação da fase arterial e atrasos de enchimento em zonas inferiores. Em 21 pacientes com pulmões normais com suspeita clínica de TEP, 20 (95%) tiveram 1 ou mais anormalidades angiográficas maiores ou menores. No grupo inteiro que clinicamente teve diagnóstico de TEP, 24 de 29 (83%) apresentaram anormalidades angiográficas maiores ou menores. Sete pacientes com doença vascular não embólica apresentaram anormalidades menores. Então, a utilização de critérios maiores reduziu o número de positividades para 23 de 29 (79%).

Dalen e colaboradores[5] revisaram sua experiência em 367 estudos angiográficos seletivos desde 1964. O cateter para APS foi introduzido sob visão fluoroscópica e localizado na artéria pulmonar principal para coleta de dados hemodinâmicos. Após, o cateter foi posicionado no trato de saída do ventrículo direito ou permaneceu na artéria pulmonar principal para a injeção de contraste. A única contraindicação absoluta foi alergia conhecida aos meios de contraste iodados. Contraindicações relativas foram infarto agudo de miocárdio recente e irritabilidade ventricular. Essa técnica pode ser realizada com segurança mesmo em pacientes muito doentes. Em toda série, a incidência de complicações foi de 4%, e houve um óbito. Estudos hemodinâmicos feitos como parte do procedimento permitiram avaliação da gravidade hemodinâmica do evento tromboembólico. Os 2 achados angiográficos diagnósticos para TEP foram defeitos de enchimento intraluminal e interrupção abrupta das artérias pulmonares. Utilizando esses critérios diagnósticos em 247 pacientes examinados por suspeita clínica de TEP, um diagnóstico definitivo (positivo ou negativo) foi estabelecido por angiografia em 74%. Em 9% o diagnóstico foi de TEP provável e em 17% os achados foram duvidosos para TEP. A aplicação desses critérios diagnósticos resultou em mínimos falso-positivos. Diagnósticos falso-negativos podem ocorrer em embolias limitadas a território periférico e que não podem ser avaliadas pelos recursos técnicos então empregados. Cardiopatia ou pneumopatias subjacentes podem interferir na interpretação. A aplicação de novas técnicas de intensificação de imagens e/ou de cineangiografia seletiva oferece perspectivas promissoras para o potencial diagnóstico da angiografia pulmonar.

Miller e colaboradores[6] compararam a evolução da circulação pulmonar por meio de APS em 23 pacientes com tromboembolia pulmonar maciça tratados com estreptocinase e heparina não fracionada. Para a obtenção de medidas objetivas de resolução, criaram um índice de gravidade (a partir daí referido como "índice de Miller"). A artéria pulmonar direita foi considerada com 9 seguimentos (3 no lobo superior, 2 no lobo médio e 4 do lobo inferior). A artéria pulmonar esquerda foi considerada com 7 ramos segmentares (2 no lobo superior, 2 na língula e 3 no lobo inferior). A presença de defeitos de enchimento em qualquer um desses segmentos somava 1 ponto, com máximo de 9 pontos no pulmão direito e 7 pontos no pulmão esquerdo. Defeitos proximais a ramos segmentares pontuavam conforme o número de segmentos correspondentes. O escore máximo possível era 16 pontos. Ademais, o efeito da embolia sobre o fluxo arterial pulmonar foi pontuado como segue: cada pulmão foi dividido em 3 zonas (superior, média e inferior), e o fluxo de cada zona foi avaliado como ausente (3 pontos), com redução grave (2 pontos), com redução leve (1 ponto) e normal (zero ponto). O escore total máximo para a redução de fluxo somava 18 pontos, e o escore total máximo para redução de fluxo e envolvimento arterial pulmonar, 34 pontos. Os índices de gravidade foram os seguintes, pré e pós-tratamento, avaliados em 72 h: grupo da estreptocinase 24,3-9,9 ($p<0,001$) e grupo da heparina 23,9-21,8 (NS).

Walsh e colaboradores[7] apresentaram um índice de gravidade para embolia pulmonar aguda a ser empregado em APS semelhante ao índice de Miller, com mínima variação na pontuação do envolvimento vascular e nos defeitos de perfusão. Esses autores avaliaram 160 pacientes admitidos no UPET (UPET investigators 1970). No grupo da uroquinase (74 pacientes), a diferença pós-tratamento foi de 4,31 (± 4,07), e no da heparina não fracionada (73 pacientes), de 0,53 (± 2,31).

Mills e colaboradores[8] revisaram sua experiência em 1.350 angiogramas seletivos, com objetivos de avaliar incidência, etiologia e medidas preventivas de complicações com esse exame invasivo. Houve 3 óbitos (0,22%), todos associados a *cor pulmonale* em pacientes com hipertensão pulmonar e pressão diastólica final do ventrículo direito (PDFVD) > 20 mmHg. Outras complicações encontradas foram perfurações cardíacas em 14 pacientes e lesão endocárdica ou miocárdica sem sequelas em 6 pacientes, 11 arritmias significativas e 5 paradas cardíacas tratadas com sucesso, pequenas reações ao contraste em 11 pacientes e algumas outras poucas complicações insignificantes. Conduzidas cuidadosamente, as angiografias pulmonares são seguras, se forem evitadas injeções de contraste em pacientes com elevação da PDFVD.

Stein e colaboradores[9] examinaram os dados de 375 pacientes com diagnóstico angiográfico de TEP efetuados no estudo PIOPED, com o propósito de avaliar a validade da angiografia pulmonar seletiva convencional em artérias principal, lobar, segmentar e subsegmentar. Entre 217 pacientes, cujos angiogramas mostraram TEP em artérias principal e lobar, bem como em artérias de menor ordem, houve uma copositividade de 98% (96-98%). Entre 136 pacientes cujos angiogramas mostraram TEP em artérias segmentares e subsegmentares, mas não em artérias maiores, a copositividade média foi de 90% (85-95%). Entre 22 pacientes com TEP limitada a artérias subsegmentasres, a copositividade média foi 66% (46-86%). Assim, a APS convencional não foi precisa para o diagnóstico de TEP limitada às artérias subsegmentares. A avaliação de artérias subsegmentares deveria contar com técnicas que melhorassem a sua visualização.

Angiografia por subtração digital

Um importante avanço técnico foi a introdução das angiografias por subtração digital (ASD), que é um aperfeiçoamento da obtenção de imagens durante um exame angiográfico. Essa é uma angiografia convencional por cateter (com pequenas variações) assistida por um fluoroscópio digital, com imagens tomadas em câmeras de vídeo e armazenadas em computador. Isso permite a visualização de estruturas vasculares sem as densidades de ossos e tecidos moles superpostos, que foram removidas das imagens vasculares finais. A subtração das imagens feitas antes (imagens pré-contraste) e depois da injeção de contraste remove as estruturas não realçadas pelo contraste. Outros processamentos de imagens podem ser realizados. O contraste pode ser injetado por via intravenosa ou intra-arterial (cateter) em dose menor do que a usual. Em salas de hemodinâmica pode ser realizada rotineiramente.[10] Técnicas de acréscimo à ASD têm sido usadas para aumentar a visualização de vasos menores na periferia do pulmão sem acréscimo de doses de contrastes (e até com sua redução); são elas a cineangiografia, a cineangiografia com balão de oclusão e a arteriografia em cunha.[11]

Goodman e Brant Zawadzki[10] realizaram ASD em 14 pacientes com suspeita de TEP. Em 6 casos a ASD foi feita por meio de cateteres de Swan-Ganz em pacientes muito enfermos, e com exames tecnicamente aceitáveis em 5 pacientes. Foram encontrados 4 pacientes com TEP. A angiografia convencional feita com 9 pacientes confirmou os achados positivos e negativos da ASD.

Em comparação com doses de radiação, Kuiper e colaboradores[12] encontraram os seguintes valores: dose efetiva média em exames com ATC multidetectores em 27 pacientes foi 4,2 mSv (range 2,2-6,0 mSv), ao passo que com ASD em 12 pacientes a média foi de 7,1 mSv (range 3,3-17,3 mSv). Resten e colaboradores,[13] comparando as doses para ATCH e APS em fanton antropométrico, descobriram que as doses médias para ATCH foram de 6,4 ± 1,5 mGy e para APS de 28 ± 7,6 mGy; para abdome e pélvis, as doses para ATC foram 0,06-2,86 mGy e 0,2-11,5 mGy para APS. Ou seja, as doses para ATC foram cerca de 5 vezes menores, sem que as doses da APS fossem restritivas ao uso da ASD no diagnóstico de TEP. A ASD foi empregada nos estudos PIOPED II e PIOPED III como referência para comparação da ATC e ARM.[14,15]

Perlmutt e colaboradores[16] revisaram retrospectivamente em relatos de 1.434 pacientes a magnitude de risco das arteriografias pulmonares. A ocorrência de complicações em 388 (27%) pacientes com hipertensão pulmonar foi anotada. As maiores complicações relacionadas à injeção de material de contraste (excluindo-se reações alérgicas) ocorreram em 30 (2%) dos 1.434 exames e incluíram dois óbitos por *cor pulmonale* agudo. Seis complicações ocorreram nos 388 pacientes com hipertensão pulmonar e/ou elevação da PDFVD. As 2 mortes ocorreram em paciente com HP e PDFVD graves. A maioria dos pacientes com comprometimento cardiopulmonar grave tolerou bem a angiografia.

A angiografia pulmonar não é de interpretação automática, podendo haver discordância na interpretação, inclusive entre leitores experientes. No estudo multicêntrico PIOPED[17] foram realizadas 755 angiografias pulmonares seletivas, 251 (33%) positivas para TEP, 480 (64%) negativas para TEP e 24 (3%) inconclusivas. A concordância entre interpretadores foi de 92% na presença de embolia (8% de discordância), de 83% para a ausência de embolia (17% de discordância) e de 89% para casos incertos (11% de discordância).

Stein e colaboradores[18] avaliaram o risco e a validade diagnóstica da APS empregada como referência no diagnóstico de TEP no estudo PIOPED. Foram realizadas um total de 1.111 angiografias pulmonares seletivas, com o cateter dirigido por fluoroscopia para a porção proximal da artéria pulmonar do pulmão com as maiores anormalidades V/Q. As complicações foram óbitos em cinco (0,5%), grandes complicações não fatais em nove (1%) (ver **Tabela 8.3.4.1**) e menos significativas ou pequenas complicações em 60 (5,4%), (ver **Tabela 8.3.4.2**). A maioria das complicações fatais e graves não fatais ocorreu em pacientes das unidades de cuidados intensivos: 5 de 122 (4%) vs 9 de 989 (1%) (p<0,02). A frequência das complicações não foi afetada pela pressão da artéria pulmonar, volume do material de contraste e presença de TEP. Disfunção renal, requerendo diálise ou não, ocorreu em 13 de 1.111 (1%). Pacientes que desenvolveram disfunção renal após angiografia eram de maior idade que aqueles que não tiveram disfunção renal: 74 ± 13 vs 57 ± 17 anos (p<0,001). Angiogramas foram não diagnósticos em 35 de 1.111 (3%), e estudos foram incompletos em 12 (1%), geralmente devido a complicações. Vigilância após angiogramas negativos mostraram TEP em 4 de 675 (0,6%) pacientes. Angiogramas interpretados em base de consenso entre especialistas resultaram em diagnósticos definitivos em 96%. Os autores concluíram que o risco da angiografia pulmonar foi suficientemente baixo para justificar esse exame como uma ferramenta diagnóstica no cenário clínico apropriado e que o julgamento clínico é a consideração mais importante na avaliação de risco.

Hudson e colaboradores[19] avaliaram a segurança de APS realizada com contraste hidrossolúvel não iônico (iopamidol 76%) comparado com contraste iônico. Os dados de 1.434 pacien-

▶▶ TABELA 8.3.4.1
Complicações maiores entre 1.111 pacientes submetidos à APS

Morte	5
Sofrimento respiratório (com reanimação cardiorrespiratória ou intubação)	4
Insuficiência renal (diálise)	3
Hematoma (transfusão de duas unidades)	2
Total	14 (1,26%)

▶▶ TABELA 8.3.4.2
Complicações maiores entre 1.111 pacientes submetidos à APS

Sofrimento respiratório (com resposta imediata a fármacos)	4
Disfunção renal (respondendo à hidratação e fármacos)	10
Angina (monitoração em unidade cardiológica)	2
Hipotensão (resposta imediata à hidratação e fármacos)	2
Congestão pulmonar (resposta imediata a fármacos)	4
Urticária, prurido, edema periorbital	16
Hematoma (sem transfusão)	9
Arritmias (conversão espontânea ou com resposta imediata a fármacos)	6
Penetração de contraste na camada íntima	4
Sobredose de sedativos/hipnótico	1
Náuseas e vômitos	1
Bloqueio de ramo direito	1
Total	60 (5,4%)

tes foram revisados retrospectivamente. Hipertensão arterial pulmonar esteve presente em 402 pacientes, tendo sido grave em 99. Embolia pulmonar foi diagnosticada em 357 pacientes (24,9%). Graves complicações ocorreram em quatro pacientes (0,3%), sendo insuficiência respiratória em dois. A cateterização foi suspensa em 2 pacientes por arritmias refratárias ao tratamento. Não ocorreu nenhum óbito na totalidade dos exames. Essa avaliação permitiu a conclusão de que a APS é um procedimento seguro com a margem de segurança para pacientes com hipertensão arterial pulmonar, além da segurança do meio de contraste não iônico.

Em uma análise conjunta de 5 séries, reunindo um total de 5.696 pacientes, a mortalidade devido à angiografia pulmonar foi calculada em 0,2% (0-0,3%).[5,8,16,18,19]

Referências

1. Robb GP, Steinberg I. Visualization of the chambers of the heart, the pulmonary circulation and the great blood vessels in man. Am J Roentgenol. 1939;41:1-17.
2. Williams JR, Wilcox WC, Andrews GJ, Burns RR. Angiography in pulmonary embolism. JAMA. 1963;184(6):473-6.
3. Sasahara AA, Stein M, Simon M, Littmann D. Pulmonary angiography in the diagnosis of thromboembolic disease. N Engl J Med. 1964;270:1075-81.
4. Stein PD, O'Connor JF, Dalen JE, Pur-Shahriari AA, Hoppin FG Jr, Hammond DT, et al. The angiographic diagnosis of acute pulmonary embolism: evaluation of criteria. Am Heart J. 1967;73(6):730-41.
5. Dalen JE, Brooks HL, Johnson LW, Meister SG, Szucs MM Jr, Dexter L. Pulmonary angiography in acute pulmonary embolism: indications, techniques, and results in 367 patients. Am Heart J. 1971;81(2):175-85.
6. Miller GA, Sutton GC, Kerr IH, Gibson RV, Honey M. Comparison of streptokinase and heparin in treatment of isolated acute massive pulmonary embolism. Br Med J. 1971;2(5763):681-4.
7. Walsh PN, Greenspan RH, Simon M, Simon AL, Hyears TM, Woolesley PC, et al. An angiographic severity index for pulmonary embolism. Circulation. 1973;47/48(2 Suppl):101-8.
8. Mills SR, Jackson DC, Older RA, Heaston DK, Moore AV. The incidence, etiologies, and avoidance of complications of pulmonary angiography in a large series. Radiology. 1980;136(2):295-9.
9. Stein PD, Henry JW, Gottschalk A. Reassessment of pulmonary angiography for the diagnosis of pulmonary embolism: relation of interpreter agreement to the order of the involved pulmonary arterial branch. Radiology. 1999;210(3):689-91.
10. Goodman PC, Brant-Zawadzki M. Digital subtraction pulmonary angiography. AJR Am J Roentgenol. 1982;139(2):305-9.
11. Stein PD. Pulmonary embolism. 2nd. ed. Malden: Blackwell; 2007.
12. Kuiper JW, Geleijns J, Matheijssen NA, Teeuwisse W, Pattynama PM. Radiation exposure of multi-row detector spiral computed tomography of the pulmonary arteries: comparison with digital subtraction pulmonary angiography. Eur Radiol. 2003;13(7):1496-500.
13. Resten A, Mausoleo F, Valero M, Musset D. Comparison of doses for pulmonary embolism detection with helical CT and pulmonary angiography. Eur Radiol. 2003;13(7):1515-21.
14. Stein PD, Fowler SE, Goodman LR, Gottschalk A, Hales CA, Hull RD, et al. Multidetector computed tomography for acute pulmonary embolism. N Engl J Med. 2006;354(22):2317-27.
15. Stein PD, Chenevert TL, Fowler SE, Goodman LR, Gottschalk A, Hales CA, et al. Gadolinium-enhanced magnetic resonance angiography for pulmonary embolism: a multicenter prospective study (PIOPED III). Ann Intern Med. 2010;152(7):434-43.
16. Perlmutt LM, Braun SD, Newman GE, Oke EJ, Dunnick NR. Pulmonary arteriography in the high-risk patient. Radiology. 1987;162(1 Pt 1):187-9.
17. PIOPED Investigators. Values of the ventilation/perfusion scan in acute pulmonary embolism: results of the prospective investigation of pulmonary embolism diagnosis (PIOPED). JAMA. 1990;263(20):2753-9.
18. Stein PD, Athanasoulis C, Alavi A, Greenspan RH, Hales CA, Saltzman HA, et al. Complications and validity of pulmonary angiography in acute pulmonary embolism. Circulation. 1992;85(2):462-8.
19. Hudson ER, Smith TP, McDermott VG, Newman GE, Suhocki PV, Payne CS, et al. Pulmonary angiography performed with iopamidol: complications in 1434 patients. Radiology. 1996;198(1):61-5.

Leituras recomendadas

Gottschalk A, Stein PD, Goodman LR, Sostman HD. Overview of prospective investigation of pulmonary embolism diagnosis II. Semin Nucl Med. 2002;32(3):173-82.

Ng CS, Wells AU, Padley SP. A CT sign of chronic pulmonary arterial hypertension: the ratio of main pulmonary artery to aortic diameter. J Thorac Imaging. 1999;14(4):270-8.

Qanadli SD, El Hajjam M, Vieillard-Baron A, Joseph T, Mesurolle B, Oliva VL, et al. New CT index to quantify arterial obstruction in pulmonary embolism: comparison with angiographic index and echocardiography. AJR Am J Roentgenol. 2001;176(6):1415-20.

Urokinase pulmonary embolism trial. Phase I results: a cooperative study. JAMA. 1970;214(12):2163-72.

8.4

ESTRATÉGIAS DIAGNÓSTICAS

8 Diagnóstico

À medida que as técnicas de diagnóstico de TEP foram evoluindo, fez-se necessário o estabelecimento de estratégias de abordagem que otimizassem os recursos disponíveis. As estratégias para diagnóstico de TEP foram inicialmente baseadas nas probabilidades clínicas pré-teste, com objetivos de atenção à relação custo-benefício, e evoluíram para o parâmetro de gravidade de apresentação, objetivando a definição de tratamento inicial.

Métodos de diagnóstico de TEP

- Angiografia pulmonar seletiva por cateter
- Cintilografia perfusional e ventiloperfusional (V/Q)
- Testes objetivos para TVP, com base na US de compressão duplex
- Determinação de dímeros D para exclusão
- Angiografia pulmonar seletiva com imagens de subtração digital
- Angiotomografia computadorizada do tórax (ATC) e associação ATC/CTV
- ARM e método integrado em IRM e VRM. Abreviaturas no texto

Estratégias diagnósticas baseadas em probabilidade clínica

Piazza e Goldhaber,[1] em revisão, consideraram que a técnica prevalente era a angiotomografia helicoidal multidetectores do tórax (ATCHMD), com os demais métodos sendo alternativos.

Roy e colaboradores[2] realizaram revisão sistemática e meta-análise em 48 estudos originais, incluídos para avaliar razões de probabilidades diagnósticas e para determinar sua aplicação clínica conforme as probabilidades pré-teste em suspeita de TEP. Foram identificados 1.012 artigos potencialmente elegíveis. Após levantamento de títulos e resumos, foram selecionados 96 artigos para triagem, 66 para avaliação mais detalhada e finalmente incluídos 48 artigos. Os estudos totalizaram 11.004 pacientes com suspeita de TEP, condição confirmada em 3.329 (prevalência de 30%).

As razões de probabilidades positivas para testes diagnósticos foram as seguintes: cintilografias V/Q de probabilidade alta 18,3 (IC 10,3-32,5) angiotomografia computadorizada helicoidal (ATCH) 24,1 (IC 12,4-46,7); e ultrassonografia dos membros inferiores (US) 16,2 (IC 5,6-46,7). Em pacientes com probabilidade pré-teste moderada ou alta de TEP, esses achados são associados à probabilidade pós-teste $\geq 85\%$.

As razões de probabilidades negativas foram as seguintes: cintilografia pulmonar normal ou quase normal 0,05 (0,03-0,10); ATCH negativa e US negativa 0,04 (0,03-0,06); concentração de dímeros D < 500 µL medida por Elisa 0,08 (0,04-0,18). Em pacientes com probabilidade pré-teste baixa ou moderada para TEP, esses achados foram associados com probabilidade pós-teste < 5%.

ATCH isolada, cintilografia V/Q de probabilidade baixa, angiografia por ressonância magnética (ARM), dímeros D quantitativos por látex e dímeros D por hemaglutinação tiveram razões de probabilidades negativas mais altas e podem apenas excluir TEP em pacientes com probabilidade pré-teste baixa. Assim, a acurácia de testes para suspeita de TEP varia bastante, mas é possível estimar uma extensão de probabilidades pré-teste sobre as quais cada teste ou estratégia pode confirmar ou descartar o diagnóstico de TEP.

As seguintes estratégias são abordadas de forma mais esquemática.

Algumas estratégias de diagnóstico

Recomenda-se definir abordagens iniciais com exames de confirmação em probabilidade clínica (PC) alta e de exclusão em PC baixa. Abordagem diagnóstica sequencial, a partir da relação custo--benefício e das probabilidades clínicas. ACTH utilizadas nos estudos que serviram de base à revisão foram predominantemente de detectores únicos, com menos sensibilidade para artérias segmentares e subsegmentares.

Suspeita clínica: probabilidade clínica (PC); pré-teste diagnóstico:[3]

- 10-30% têm PC alta e prevalência de TEP entre 70-90%.
    - ATC positiva ou V/Q de probabilidade alta são diagnósticos em mais de 90% de certeza.
- 25-65% têm PC baixa e prevalência de TEP entre 5-10%.
    - TEP pode ser descartada com dímeros D de sensibilidade alta negativos.
    - TEP pode também ser descartada com V/Q de probabilidade baixa ou intermediária, se raio X de tórax normal e ausência de antecedentes.
    - TEP pode também ser descartada com ATCH e US negativos.
- 25-65% têm PC intermediária e prevalência de TEP entre 25-45%.
    - V/Q de probabilidade alta é associada a 88-93% de probabilidade de TEP.
    - ATCH é uma opção para primeiro teste.
- Suspeita ou evidências de TVP.
    - Iniciar com US duplex.
    - Considerar VTC e VRM.

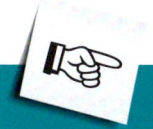

> ▶▶ **LEMBRETE**
>
> Na abordagem de pacientes com suspeita de TEP esse diagnóstico se confirma em cerca de 30% do total de pacientes e em mais de 70% de pacientes avaliados como sendo de probabilidade alta.

Estratégias de custo-efetividade[4]

1. V/Q ± APS;
2. ATC;
3. US ± ATC;
4. Dímeros D (Elisa ≥ 500 µg/L) ± US (membros inferiores) ± ATC;
5. Dímeros D ± US ± TC ± APS;
6. Dímeros D ± US ± V/Q;
7. Dímeros D ± US ± V/Q ± APS;
8. Dímeros D ± US ± V/Q ± ATC.

Probabilidade clínica baixa (prevalência de TEP ≤ 10%)

Dímeros D ± US ± V/Q, pacientes com V/Q não diagnóstico deixados sem tratamento. Substituindo V/Q por ATC foi igualmente custo-efetivo.

Probabilidade intermediária ou alta

Dímeros D ± US ± V/Q ± ATC ± APS, no qual um V/Q não diagnóstico foi seguido por ATCH. Isto é, para V/Q não diagnóstico acrescentar ATC e para ATC negativa acrescentar APS.

Quando usando ATC multidetectores (com sensibilidade > 85%), a associação de dímeros D, US e ATC tornou-se o esquema estratégico de máximo custo-efetividade *para todas as probabilidades clínicas*. ATC detector simples não foi custo-efetiva, mas as estratégias com ATC multidetectores foram claramente de maior custo-efetividade.

Qaseem e colaboradores,[5] da American Academy of Family Physicians, fizeram as seguintes recomendações básicas (ou conceituais) para o diagnóstico de TEV:

- *Recomendação 1*. Regras validadas de predição clínica devem ser utilizadas para estimar a probabilidade pré-teste de TEV (tanto para TEP como para TVP) e para servir de base para os testes subsequentes.
- *Recomendação 2*. Em pacientes apropriadamente selecionados, com probabilidade pré-teste baixa para TVP ou TEP, a obtenção de níveis de dímeros D com teste de sensibilidade alta (Elisa clássico, VIDAS, imunoturbidi-

> Em resumo, os autores consideraram que a presente análise de decisão mostrou algoritmos combinando avaliação clínica, dímeros D e US de membros inferiores ao cintilografia V/Q ou ATC de detector único como altamente custo-efetivo, desde que APS possa ser realizada em pacientes com probabilidade clínica intermediária ou alta. Como alternativa, em pacientes com PC intermediária ou alta, a APS pode ser substituída por ATC, quando mapeamento V/Q é utilizado como terceiro método. Usar ATCMD combinado com dímeros D e US poderia anteceder APS em todas as probabilidades clínicas. Por outro lado, ATC de detector único não foi custo-efetiva no diagnóstico de TEP, em razão de sua baixa sensibilidade relativa. Os autores puderam confirmar com casuística própria que estratégia combinada de dímeros D, US e TCH resultou em diagnóstico de 99% de pacientes externos com suspeita de TEP e mostrou-se segura, desde que ATC seja combinada com US para descartar TEV.[6]

metria) é uma opção razoável e, se negativos, indicam probabilidade baixa de TEV.
- *Recomendação 3*. Ultrassonografia é recomendada para pacientes com probabilidade pré-teste intermediária ou alta de TVP nas extremidades inferiores.
- *Recomendação 4*. Pacientes com probabilidade intermediária ou alta de TEP requerem estudos de diagnóstico por imagens.

Stein e colaboradores[7] apresentaram as recomendações diagnósticas dos investigadores do PIOPED II, estudo para avaliar a função da ATC no diagnóstico de TEP. A maioria dos exames foi com ATCHMD-4.

Recomendações para avaliação clínica (PIOPED II)

- Avaliação clínica deve ser feita antes dos testes de imagens.
- Avaliação clínica deve ser feita por método objetivo, isto é com escores clínicos.
- Mensuração de dímeros D de sensibilidade alta deve ser feita se probabilidade clínica for baixa ou intermediária.

- ACT/VTC é recomendado, sempre que possível.
- Quando houver achados discordantes na avaliação clínica e no método de imagem, faz-se necessária continuação da avaliação.

Recomendações para pacientes com probabilidade clínica baixa

- Mensuração de níveis plasmáticos de dímeros D por Elisa.
- Se dímeros D normais não há necessidade de mais testes.
- Se dímeros D positivos, ATC/VTC (recomendado pela maioria dos investigadores PIOPED II).
- Se VTC, mapear apenas veias femoral e poplítea para reduzir radiação.
- Se ATC ou ATC/VTC é negativa, não necessita de tratamento.
- Com embolia em artéria principal ou lobar na ATC, é indicado tratamento.
- Com embolias segmentares e subsegmentares, a certeza do diagnóstico por ATC deve ser reavaliada.
- ATC ou ATC/VTC deve ser repetida se a qualidade da imagem é baixa.
- Em pacientes com embolia pulmonar segmentar ou subsegmentar avaliados por ATC são opcionais a cintilografia pulmonar, US simples para aqueles avaliados apenas com ATC, US seriada ou APS com subtração digital. (Não referida as IRMs – ver PIOPED III) (ver **Figura 8.4.1**)

Recomendações para pacientes com probabilidade clínica intermediária (moderada)

- Recomendam-se dímeros D Elisa rápido (VIDAS).
- Se dímeros D são negativos, não é necessário outro teste, mas US ou VRM é opcional.
- Se dímeros D são positivos, ATC/VTC é recomendada pela maioria dos investigadores PIOPED II.
- Tratamento com anticoagulantes enquanto se aguarda o resultado dos testes diagnósticos pode ser apropriado, particularmente se os testes não podem ser obtidos de imediato.
- Se ATC ou ATC/VTV são negativas, não é necessário tratamento, mas US é recomendada para aqueles com apenas ATC.

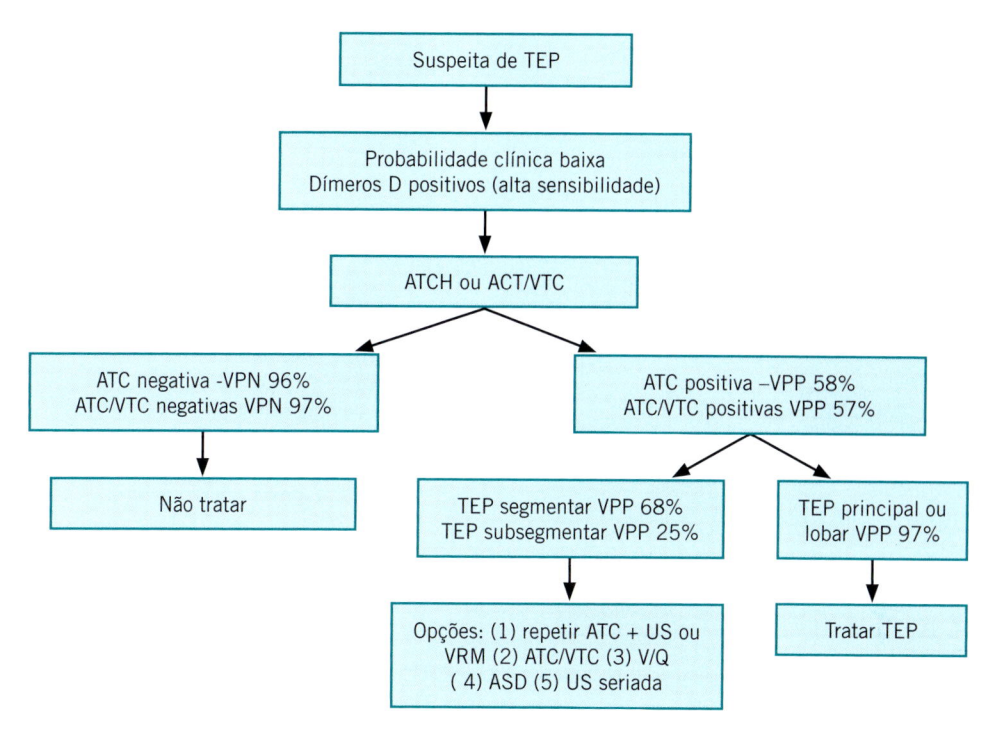

Figura 8.4.1 Algoritmo para diagnóstico de pacientes com suspeita clínica baixa para TEP no PIOPED II.
Fonte: Adaptada de Stein e colaboradores.[7]

- Se ATC ou ATC/VCV são positivas, é recomendado tratamento.
- Com embolias pulmonares segmentares ou subsegmentares, a certeza do diagnóstico por ATC deve ser reavaliada; são opcionais a cintilografia pulmonar, US simples para aqueles avaliados apenas com ATC, US seriada ou APS com subtração digital (ASD) (não referida as IRMs) (ver **Figura 8.4.2**).

Recomendações para pacientes com probabilidade clínica alta

- Tratar com anticoagulantes enquanto se espera o resultado dos testes diagnósticos.
- Não há necessidade de mensuração dos dímeros D, pois um teste negativo não exclui TEV de probabilidade clínica alta.
- ATC como primeiro teste é recomendada pela maioria dos investigadores PIOPED II.
- Se ATC é negativa e ATC/VTC não foi feita ou o resultado não foi tecnicamente satisfatório, é recomendada US ou VRM dos membros inferiores.

- Se ATC ou ATC/VTC são negativas, outras opções incluem US seriado, ASD, cintilografia V/Q.
- Se ATC ou ATC/VTC são positivas, é recomendada continuação do tratamento (ver **Figura 8.4.3**).

Vias adicionais para todos os pacientes

- US venosa detecta TVP de 13-15% de pacientes com suspeita de TEP e em 29% com TEP confirmada, permitindo então tratamento sem testes ulteriores obrigatórios.
- US venosa antes de imagens ATC ou ATC/VTC é opcional e pode guiar o tratamento.

Padrões de referência para confirmar o diagnóstico de TEP nos estudos PIOPED II e PIOPED III. O diagnóstico foi baseado em qualquer um dos parâmetros.

- ATCH positiva mostrando TEP em artéria principal ou lobar independentemente da avaliação clínica.

```
                    Suspeita de TEP
                          │
                          ▼
            Probabilidade clínica intermediária
            Dímeros D positivos (alta sensibilidade)
                          │
                          ▼
                    ATCH ou ACT/VTC
                    /              \
                   ▼                ▼
        ATC negativa -VPN 89%    ATC positiva –VPP 92%
        ATC/VTC negativas VPN 92%  ATC/VTC positivas VPP 90%
                │                       │
                ▼                       ▼
           Não tratar              Tratar TEP
                │
                ▼
        Opções: se ATC apenas: + US ou VRM
```

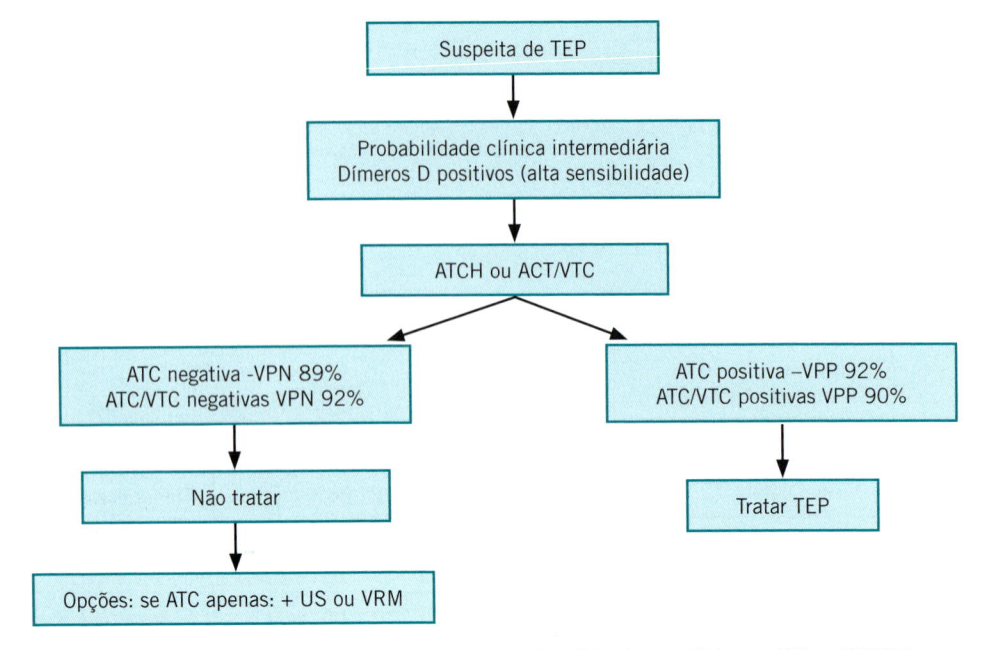

Figura 8.4.2 Algoritmo para diagnóstico de pacientes com suspeita clínica intermediária para TEP no PIOPED II.
Fonte: Adaptada de Stein e colaboradores.[7]

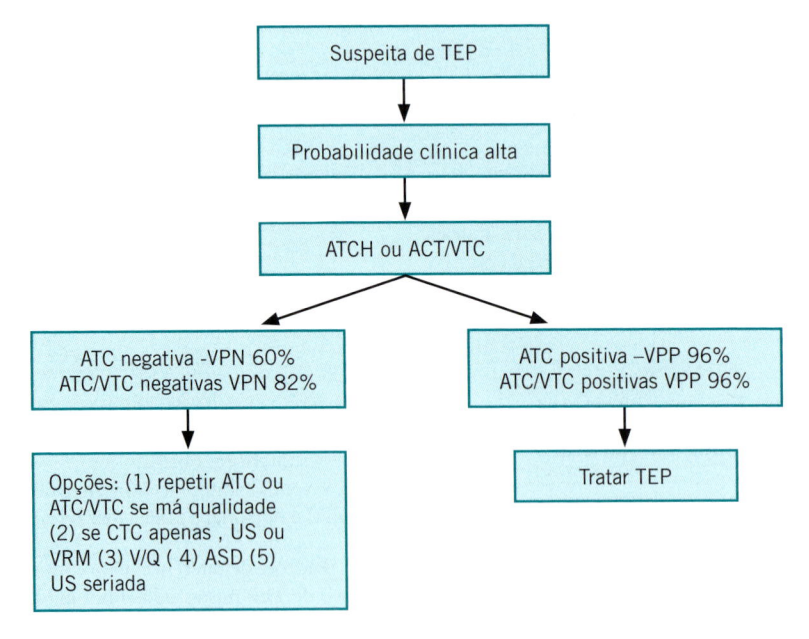

```
                    Suspeita de TEP
                          │
                          ▼
              Probabilidade clínica alta
                          │
                          ▼
                    ATCH ou ACT/VTC
                    /              \
                   ▼                ▼
        ATC negativa -VPN 60%    ATC positiva –VPP 96%
        ATC/VTC negativas VPN 82%  ATC/VTC positivas VPP 96%
                │                       │
                ▼                       ▼
    Opções: (1) repetir ATC ou      Tratar TEP
    ATC/VTC se má qualidade
    (2) se CTC apenas , US ou
    VRM (3) V/Q ( 4) ASD (5)
    US seriada
```

Figura 8.4.3 Algoritmo para diagnóstico de pacientes com suspeita clínica alta para TEP no PIOPED II.
Fonte: Adaptada de Stein e colaboradores.[7]

- ATC mostrando TEP em artéria segmentar ou subsegmentar em pacientes com probabilidade clínica alta por critério de Wells (> 6,0).
  - ATCH multidectores ou imagens de fase venosa dos membros inferiores (VTC) positivas em paciente com probabilidade clínica intermediária (≥ 2,0-≤ 6,0) ou alta por critério de Wells.
  - Se a VTC é positiva, ela será um substituto para o diagnóstico de TEP.
- Cintilografia V/Q de probabilidade alta em paciente sem antecedentes de TEP e probabilidade clínica intermediária ou alta por critério de Wells.
- US positiva em paciente sem antecedentes de TVP no mesmo lugar, com V/Q não diagnóstica e probabilidade clínica intermediária ou alta pelo critério de Wells. Isso é um substituto para o diagnóstico de TEP.
- Angiografia pulmonar convencional por subtração digital (ASD) positiva.

Padrões de referência para excluir o diagnóstico de TEP nos estudos PIOPED II e PIOPED III. O diagnóstico pode ser excluído por qualquer um dos parâmetros:

- Dímeros D normais por Elisa quantitativo rápido (< 500 ng/mL), em paciente com probabilidade clínica baixa (< 2,0) ou intermediária (≥ 2,0-≤ 6,0) com base nos critérios de Wells. Se forem utilizados testes do látex ou sangue total para os dímeros D, avaliação clínica deve ser de probabilidade baixa.
- ATCH negativa em paciente com probabilidade clínica baixa por critérios de Wells.
- ATC e VTC negativas em paciente com probabilidade clínica baixa ou intermediária pelos critérios de Wells. US negativo pode substituir a VTC.
- Cintilografia V/Q negativa (Obs: o cintigrama perfusional é o que define a normalidade da perfusão e ausência de TEP).
- Cintilografia V/Q de probabilidade baixa, probabilidade clínica baixa por critérios de Wells, US negativa. Alguns desses pacientes têm cintilografia V/Q de probabilidade muito baixa.
- Angiografia convencional por subtração digital (ASD) negativa.

Avanço pós-PIOPED II

- ATCH multidetectores têm alta sensibilidade e poderia ser o método definitivo de exclusão e confirmação de diagnóstico de TEP.

Aplicação das diretrizes de diagnóstico

Roy e colaboradores[8] avaliaram a adequada aplicação das estratégias de diagnóstico de TEP preconizadas pela diretrizes internacionais e a relação entre os critérios diagnósticos praticados e os resultados obtidos. Foi estabelecida uma coorte prospectiva e acompanhamento de 3 meses. Foram incluídos 116 serviços de emergência na França e 1 na Bélgica, somando 1.529 pacientes consecutivos com suspeita de TEP.

Quando os médicos diagnosticaram TEP, eles utilizaram adequadamente os critérios apropriados em 92% de pacientes. Quando descartaram TEP, os médicos usaram critérios diagnósticos preconizados em apenas 43% de pacientes. O manejo diagnóstico foi inapropriado (i.e., não seguiram as normas) em 662 (43%) pacientes: 36 (8%) pacientes com TEP confirmada e 626 (57%) pacientes nos quais TEP foi descartada. Entre pacientes que não receberam abordagem padronizada, 44 tiveram um evento tromboembólico durante o seguimento: 5 de 418 (1,2%) que receberam abordagem padronizada dentro das diretrizes e 39 de 506 (7,7%) pacientes que não receberam abordagem diagnóstica apropriada, correspondendo a uma diferença de risco absoluto de 6,5 pontos percentuais (4,0-9,1); p<0,001. Abordagens inapropriadas foram associadas independentemente com recorrência de TEP (OR ajustado de 4,29; 1,45-12,70). Os autores concluíram que o manejo diagnóstico de TEP que não segue as diretrizes é bastante frequente e prejudicial aos pacientes com suspeita de TEP.

Exemplos de condutas inapropriadas para excluir presença de TEP

- Dímeros D normais em pacientes recebendo anticoagulação.
- Resultados inconclusivos de ATC ou V/Q.

- US normal, achados ecocardiográficos negativos ou positivos (dilatação, hipocinesia) e não realização de ATC ou V/Q.
- Ecocardiograma negativo, não realização de US, ASTC ou V/Q.
- Probabilidade clínica baixa e não realização de US, ATC, V/Q ou ecocardiografia.
- V/Q de probabilidade baixa.
- V/Q de probabilidade intermediária e US normal.
- Suspeita clínica alta e ATC de detector único normal.

Revisão dos critérios diagnósticos da literatura

Considerar:

- Mensuração de dímeros D sempre com teste de sensibilidade alta, como Elisa rápido (p. ex., VIDAS).
- ATCH de detector único exige apoio de outro teste como US ou dímeros D, principalmente para exclusão ou valorização de achado periférico.
- ATCH multidetectores ganhou recente reconhecimento como teste de alta sensibilidade, com poder de exclusão e confirmação por si só.
- Cintilografia perfusional exclui TEP com qualquer probabilidade clínica.
- ATC/VTC pode substituir a associação de US à ATC.
- Estudos de IRM e VRM ainda não estão contemplados nos algoritmos diagnósticos. ARM tecnicamente adequada foi sensível em 78% e específica em 99%. A associação de adequadas ARM e venorressonância apresentou sensibilidade de 92% e especificidade de 96%.[9]

Probabilidade clínica baixa

Descartam *TEP*:

- dímeros D negativos;
- cintilografia perfusional normal;
- cintilografia perfusional de probabilidade baixa;
- V/Q não diagnóstico e US negativa;
- ATCH e dímeros D negativos;
- APS negativa.

Confirmam *TEP*:

- V/Q de probabilidade alta;
- ATCH e US positivas;
- APS positiva.

Probabilidade clínica intermediária

Descartam *TEP*:

- dímeros D negativos;
- cintilografia perfusional normal;
- ATC e US negativas;
- APS negativa.

Confirmam *TEP*:

- V/Q de probabilidade alta;
- ATCH e APS positivas.

Probabilidade clínica alta

Descartam *TEP*:

- cintilografia perfusional normal;
- APS normal. (Observação: um exame tecnicamente adequado de ATCH multidetectores pode descartar TEP).

Confirmam *TEP*:

- V/Q de probabilidade alta positiva;
- ATCH e APS positivas;
- ecocardiografia Doppler positiva.

Suspeita de TEP sem avaliação de probabilidade clínica

Descartam *TEP*:

- cintilografia perfusional normal;
- APS negativa;
- um exame tecnicamente adequado de ATCH multidetectores pode descartar TEP.

Confirmam *TEP*:

- V/Q de probabilidade alta;
- ATHC e US positivas;
- APS positiva.

Pacientes com alergia aos meios de contraste iodados

- Dímeros D com avaliação clínica são recomendados para excluir embolia pulmonar
- Pacientes com alergia leve ao iodo podem ser tratados com esteroides antes da ATC.
- US venosa e cintilografia pulmonar têm sido recomendadas como alternativas diagnósticas para pacientes com alergia grave ao iodo, com acréscimo atual de IRM.
- Cintilografia perfusional normal exclui TEP independentemente da suspeita clínica.
- US venosa seriada e ATC com gadolínio são opções, bem como IRM.

Pacientes com redução da função renal

- Dímeros D com avaliação clínica são recomendados para a exclusão de embolia pulmonar.
- US venosa é recomendada e, se positiva, é indicado tratamento.
- Cintilografia pulmonar é recomendada se US venosa é negativa.
- US venosa seriada é uma opção.

Mulher em idade reprodutiva

- Dímeros D com avaliação clínica devem ser obtidos.
- Se dímeros D positivos, US venosa é recomendada antes de testes de imagens com radiação ionizante.
- Alguns investigadores PIOPED II recomendam cintilografia pulmonar e outros recomendam ATC.

Pacientes em risco

- Iniciar tratamento preconizado.
- Ecocardiografia e US venosa à beira do leito em combinação são recomendadas
- Dilatação e hipocinesia do ventrículo direito, no cenário próprio, podem ser interpretadas como resultado de embolia pulmonar.
- US venosa positiva no cenário clínico apropriado também indica embolia pulmonar.
- Cintilografia perfusional, se aparelho portátil disponível, é recomendada por alguns investigadores do PIOPED II.
- Transferência imediata para um laboratório de cateterização intervencionista é recomendada por alguns investigadores.
- A combinação de ecocardiografia e US venosa negativas indica a necessidade e ATC, se factível.
- Quando o paciente estabiliza, exames de imagens apropriados devem ser realizados.

ARM tecnicamente adequada foi sensível em 78% e específica em 99%. A associação de adequada ARM e venorressonância apresentou sensibilidade de 92% e especificidade de 96%.[9]

O grupo de pesquisadores Christopher[10] examinou a efetividade da abordagem de pacientes com suspeita de TEP utilizando um algoritmo combinando probabilidade clínica, mensuração de dímeros D e ATC. Foram estudados 3.306 pacientes, avaliados pelo escore dicotômico de Wells (improvável ≤ 4, provável > 4), dímeros D medidos por Elisa quantitativo rápido (VIDAS) ou imunoturbidimetria (Tinaquant), ATC com detector único ou múltiplos. Pacientes classificados como excluídos para TEP não receberam anticoagulação e foram acompanhados por 3 meses. A combinação de improbabilidade clínica e dímeros D negativos ocorreu em 1.057 pacientes (32%), dos quais 1.028 não foram tratados com anticoagulantes; subsequente TEV não fatal ocorreu em 5 pacientes (0,5%; 0,2-1,1%). ATC mostrou TEP em 674 pacientes (20,4%). ATC excluiu TEP em 1.505 pacientes, dos quais 1.436 não foram tratados com anticoagulantes. Desses, a incidência de TEV nos 3 meses de acompanhamento foi de 1,3% (0,7-2,0). TEP foi considerada causa possível de óbito em 7 pacientes após ATC negativa (0,5%; 0,2-1,0). O algoritmo proposto foi completado e permitiu manejo de decisao em 97,9%. Essa estratégia diagnóstica foi simples e prática na avaliação de pacientes com suspeita de TEP, e seu uso foi associado com risco baixo de TEV subsequente fatal e não fatal.

O grupo de pesquisadores Christopher[11] avaliou essa estratégia de diagnóstico de TEP em pacientes com câncer, antecedentes de TEV, DPOC e insuficiência cardíaca e em indivíduos maiores de 75 anos. A população geral foi a mesma do estudo anterior. Durante o seguimento, a taxa de incidência de TEV após a combinação de classificação clínica improvável e dímeros D normais variou nos grupos: de 0% (0-7,9) nos 482 pacientes com idade > 75 anos, 0% (0,0-8,2) em 243 pacientes com insuficiência cardíaca, 1,3% (0,03-7,0) nos 341 pacientes com DPOC, 1,1% (0,03-5,7) nos 480 pacientes com antecedentes de TEV, a 2% (0,05-10,9) nos 474 com câncer. As taxas de incidência de TEV após ATC descartar TEP variaram de 0,3-1,8 entre os grupos no período de seguimento. O número necessário para descartar um pacientes com TEP foi maior em câncer do que em idosos. Assim, pareceu seguro descartar o diagnóstico de TEP pela estratégia proposta em vários subgrupos de pacientes sintomáticos. Entretanto, a utilidade de avaliação de probabilidade clínica e dímeros D como etapa inicial no processo de diagnóstico variou entre os grupo estudados.

Righini e colaboradores[12] compararam a combinação de ATC com multidetectores (ATCMD) e mensuração de dímeros D com a combinação de US dos membros inferiores e ATC negativas para a exclusão segura de TEP em pacientes com probabilidade clínica intermediária ou baixa. Foram incluídos 1.819 pacientes consecutivos com suspeita clínica de TEP em estudo de não inferioridade comparando 2 estratégias a partir de avaliação de probabilidade clínica pelo escore de Genebra: mensuração de dímeros D e ATC com detectores múltiplos (n=903); dímeros D, US de compressão das pernas e ATC (n=916). Acompanhamento de 3 meses. A prevalência de TEP foi de 20,6% (186 pacientes no grupo dímeros D-ATC e 189 pacientes no grupo dímeros D-US-ATC). Foram analisados 838 pacientes no grupo dímeros D-ATC e 855 no grupo dímeros D-US-ATC. O risco de evento tromboembólico em 3 meses foi de 0,3% (0,1-1,2) para o grupo dímeros D-ATC e de 0,3% (0,1-1,1). No grupo dímeros D-US-ATC, a US mostrou TVPO em 53 (9; 7-12) de 574 pacientes, e então ATC não foi realizada. Por esse estudo, a estratégia de combinar dímeros D e ATCMD é tão segura como a estratégia de usar dímeros D seguidos de US e ATCCMD para exclusão de TEP. US dos membros inferiores pode ser útil em pacientes com contraindicação de ATC.

A cintilografia pulmonar nos algoritmos atuais

A cintilografia teve função central no diagnóstico de TEP desde a introdução dos estudos V/Q na metade da década de 1960 até a introdução da ATC multidetectores nos anos 1990. Ao longo da última década, a ATC passou a substituir cintilografias V/Q nas estratégias diagnósticas para TEP. A rigor, estratégias utilizando ATC ou V/Q têm mostrado segurança equivalente na exclusão de TEP. A ATC tem limitações associadas à exposição significativamente maior de radiação ionizante do que a V/Q, o que poderia aumentar o risco de malignidades secundárias em mulheres jovens, e também ao fato de não poder ser usada em pacientes com alergia a contrastes iodados ou disfunção renal.[1,13-17]

Cerca de 30% dos pacientes com suspeita de TEP têm estudos V/Q diagnósticos. Um cintilograma Q normal descarta TEP. Um cintilograma V/Q de probabilidade alta permite o diagnóstico de TEP. A maior parte dos pacientes com suspeita de TEP, independentemente da probabilidade clínica, tem estudos V/Q indeterminados (probabilidade moderada), ou seja, não diagnósticos (anormais e probabilidade indeterminada) compatíveis com outros diagnósticos. Uma minoria de resultados de alta probabilidade é falso-positiva.

Nas estratégias atuais de diagnóstico, as cintilografias V/Q são consideradas em pacientes com alergia aos meios de contraste iodado ou disfunção renal. Cintilografias V/Q podem ser consideradas (ou toleradas) para exames iniciais desde que:

- exista possibilidade de fazer o exame no local de internação ou acompanhamento do paciente;
- radiograma de tórax normal;
- ausência de comorbidade cardiopulmonar sintomática significativa ou de antecedentes de TEP;
- interpretação padronizada dos exames;
- resultados não diagnóstico sempre seguidos de outro exame de imagens de definição diagnóstica para TEP.

Os estudos com SPECT ainda não entraram nos algoritmos.

A reavaliação do uso de V/Q nas estratégias diagnósticas para TEP pode contribuir para recolocar a cintilografia pulmonar em posição mais equilibrada nos algoritmos de diagnóstico de TEP. De fato, cintilografia V/Q é um teste diagnóstico forte e bem-estabelecido em suas técnicas de aplicação e em seus critérios interpretativos para o diagnóstico de TEP.

Salaun e colaboradores[17] delinearam um algoritmo diagnóstico integrado e simples para o diagnóstico de TEP aplicado em pacientes consecutivos ambulatoriais ou internados. Esse diagnóstico baseou-se em probabilidade clínica pelo escore de Wells, mensuração de dímeros D (Elisa) e, então, por testes sequenciais de imagens, incluindo US de compressão dos membros inferiores, cintilografia V/Q e ATCMD do tórax. A cintilografia V/Q foi realizada com ^{99m}Tc-MAA para perfusão e ^{81m}Kr para ventilação e técnica planar com imagens adquiridas em 6 projeções padronizadas; a interpretação foi baseada nos critérios PIOPED revisados (normal e probabilidades baixa, intermediária ou alta para TEP). Foram incluídos 321 pacientes consecutivos com suspeita clínica de TEP e dímeros D positivos ou probabilidade clínica alta (mulheres grávidas não foram incluídas). Pacientes nos quais o diagnóstico de TEV foi julgado ausente não receberam anticoagulantes e foram seguidos por 3 meses. A detecção de TVP por US estabeleceu o diagnóstico de TEP (lembrar que todos os pacientes eram sintomáticos respiratórios agudos compatíveis com TEP) em 43 (13%) dos pacientes. Cintilografia associada com probabilidade clínica foi diagnóstica (negativa ou positiva para TEP) em 243 (76%) dos 278 (87%) pacientes remanescentes; ATCMD foi requerida em apenas 35 (11%) dos pacientes. Em geral, TEP foi positiva em 98 (31%) pacientes. O risco tromboembólico em pacientes que não usaram anticoagulantes com base nos resultados do protocolo foi de 0,5% (0,09-2,94%). Então, em plena era da ATCHMD, a combinação de avaliação clínica, dímeros D, US e V/Q deu um diagnóstico não invasivo na maioria dos pacientes ambulatórios com suspeita de TEP, sem o emprego de ATCMD (i.e., sem ou com baixa radiação ionizante e sem contraste iodado) e pareceu ser segura.

Estratégias diagnósticas com base na gravidade de apresentação

Na evolução das estratégias diagnósticas, o enfoque mais atual estabelece conduta com base na estratificação de risco inicial. A gravidade da TEP é uma estimativa de risco individual, mais do que a repercussão anatômica da carga embólica. A antiga classificação de embolia *maciça*, *submaciça* e *não maciça* foi substituída pela estimativa de risco de vida alto e não alto, o que também modifica o conceito de TEP com instabilidade ou estabilidade hemodinâmica. Entretanto, TEP maciça geralmente corresponde à instabilidade hemodinâmica e risco alto. O risco imediato de vida ou mortalidade precoce é entendido como morte decorrente de TEP durante a hospitalização ou em período imediato subsequente de 30 dias.

- *Risco alto* (prevalência ≤ 10-15%, mortalidade > 15%, > 50% em alguns estudos): hipotensão arterial sistêmica sustentada (pressão arterial sistólica < 90 mmHg ou queda ≥ 40 mmHg, por ≥ 15 minutos ou necessidade de suporte inotrópico, não devido a outras causas como arritmias, hipovolemia, sepse ou disfunção ventricular esquerda), debilidade do pulso ou bradicardia profunda persistente (frequência cardíaca < 40 bpm, com sinais ou sintomas de choque). Índice de choque positivo (frequência cardíaca/pressão sanguínea sistólica ≥ 1 pode ser útil na valorização da hipotensão arterial.[18]
- *Risco não alto* (prevalência ≥ 85%).
- *Risco intermediário* (prevalência cerca de 25-30%, mortalidade 3-15%: pacientes com quadro hemodinâmico sistêmico estável, mas com sobrecarga de cavidades direitas (dilatação e hipocinesia de VD) e biomarcadores compatíveis com tensão e sofrimento miocárdico. Disfunção do VD significa presença de pelo menos uma das seguintes anormalidades:

  - Dilatação de VD (diâmetro de VD dividido pelo diâmetro de VE em eixo apical de 4 câmaras no ecocardiograma: > 0,9.) A relação VD:VE na vista de 4 câmaras é normal < 0,6, entre 0,6 e 1 indica dilatação leve de VD e > 1 a 2 indica dilatação grave de VD.
  - Dilatação de VD (diâmetro de VD dividido pelo diâmetros de VE em projeção de 4 câmaras na ATC > 0,9).
  - Hipocinesia de parede livre de VD, movimento paradoxal do septo interventricular.
  - Tempo de aceleração do fluxo no trato de saída do VD < 80 ms – GTT > 30 mmHg/VRT > 2,7 m/s.
  - Elevação e BNP (> 90 pg/mL).
  - Elevação de NT-pro-BNP (> 500 pg/mL).
  - ECG mostrando câmbios recentes: bloqueio completo ou incompleto de ramo direito, elevação ou depressão anterosseptal de ST, inversão anterosseptal da onda T.
  - Necrose miocárdica é definida por um dos seguintes achados:
    - elevação da troponina I (> 0,4 ng/mL);

- elevação de troponina T (> 0,1 ng/mL).[19]
- *Risco baixo* (prevalência > 50%, mortalidade < 1%): pacientes estáveis, sem sobrecarga de cavidades cardíacas direita e com biomarcadores negativos. Nesse grupo a mortalidade registrada é tardia e relacionada à recorrência em ≥ 90 dias, e está frequentemente associada com comorbidades.

O resumo da classificação de risco para fins e conduta inicial está na **Tabela 8.4.1**.

1. Em pacientes de **risco alto** de mortalidade precoce, o diagnóstico deve levar à imediata detecção de trombos centrais responsáveis pela instabilidade hemodinâmica e exigir medidas terapêuticas mais urgentes, permitindo o diagnóstico diferencial com condições clínicas que compartilham risco de vida, como síndrome coronariana aguda, dissecção aórtica, tamponamento cardíaco, disfunção valvular ou ventricular esquerda aguda, choque cardiogênico, eventualmente um pneumotórax hipertensivo.

   - Havendo disponibilidade, a ATCH é o exame de eleição, mas nas condições de risco alto, o diagnóstico para fins de conduta imediata pode ser aceito pelos achados indiretos da ecocardiografia transtorácica.
   - Ecocardiografia transesofágica tem condições de visualizar trombos intracardíacos localizados em artérias centrais.
   - Um ecocardiograma normal descarta presença de TEP com risco de vida.
   - Após a estabilização deve ser procurado um diagnóstico definitivo por meio de ATC.
   - O emprego de tratamento trombolítico deve ser decidido preferencialmente depois da confirmação por ATC, mas, dependendo da gravidade, os dados indiretos pelo ecocardiograma, com exclusão de diagnósticos alternativos e de contraindicações, permitem a trombólise.
   - Em pacientes com contraindicações relativas para trombólise, é prudente confirmação da embolia.
   - A US de compressão dos membros inferiores pode ser realizada à beira do leito, e achados positivos de TVP associados aos sinais indiretos do ecocardiograma concluem os diagnósticos de TVP e TEP.
   - A angiografia pulmonar seletiva seria uma opção de diagnóstico a ser realizada por meio da cateterização usual de pacientes muito enfermos (Cateter de Swan-Ganz), mas em pacientes com instabilidade hemodinâmica há referência a aumento de mortalidade.[20]

2. Nos pacientes de **risco não alto**, recomenda-se empregar a classificação de probabilidades clínicas (implícita, escores Wells ou Genebra).

   - Probabilidades clínicas (PC) em 3 níveis: baixa, intermediária (moderada) ou alta; ou em 2 níveis: TEP improvável ou provável.
   - Quando se utiliza um ensaio de sensibilidade moderada para dímeros D, essa mensuração deve ser restrita a pacientes de PC baixa ou improvável.
   - Ensaios de dímeros D de sensibilidade alta (Elisa clássico, VIDAS, imunoturbidimetria) podem ser usados em pacientes com suspeita baixa e intermediária.
   - Mensuração de dímeros D é de utilidade limitada em suspeita de TEP ocorrendo em pacientes hospitalizados.
   - Mensuração de dímeros D não é necessária em pacientes de PC alta ou TEP provável,

▶▶ **TABELA 8.4.1**

Estratificação de risco em TEP

Risco	Aparência clínica	Sinais vitais	Biomarcadores cardíacos	Função VD
Baixo	Boa	Normais	Normais	Tamanho e função normais
Intermediário	Boa	Normais	Elevados	Disfunção moderada
Alto	Má	Hipotensão	Elevados	Disfunção grave

Fonte: Adaptada de Piazza e Goldhaber.[1]

porque sua negatividade isolada não interrompe o processo diagnóstico.
- ATC é considerada diagnóstica de TEP se o trombo mais proximal é pelo menos segmentar.
- Se ATC com detector único é negativa, uma US de compressão de membros inferiores é requerida para excluir o diagnóstico com segurança.
- Se ATC de multidetectores é negativa em pacientes com PC baixa ou moderada, não é requerido tratamento anticoagulante.
- Se ATC de multidetectores é negativa em pacientes com PC alta, não seria requerido tratamento anticoagulante, mas alguns sugerem outro teste de imagens de confirmação (cintilografia perfusional negativa ou US de compressão dos membros inferiores negativa) pela possibilidade de falso-negativo. Apenas assim negar tratamento.
- Se uma ATC multidetectores mostrar apenas defeitos subsegmentares em paciente com PC baixa, pode-se considerar a possibilidade de falso-positivo, e outro teste de apoio deveria ser realizado para confirmar o diagnóstico (US, V/Q). É discutível essa necessidade em PC intermediária.

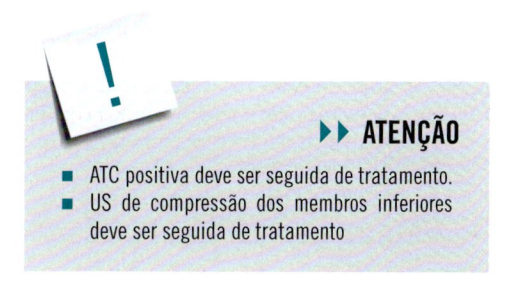

>> **ATENÇÃO**

- ATC positiva deve ser seguida de tratamento.
- US de compressão dos membros inferiores deve ser seguida de tratamento

Moores e colaboradores,[21] revisaram várias regras de decisão, com ênfase na acurácia, valores preditivos e razões de probabilidades para os testes diagnósticos descritos na literatura. Consideraram que a combinação desses testes, baseados na probabilidade pré-teste para TEP, pode ser utilizada em um modelo bayesiano para a tomada acurada de decisões de tratamento. Montaram um completo algoritmo diagnóstico não invasivo.

Algoritmos integrados estão nas **Figuras 8.4.4** e **8.4.5**.

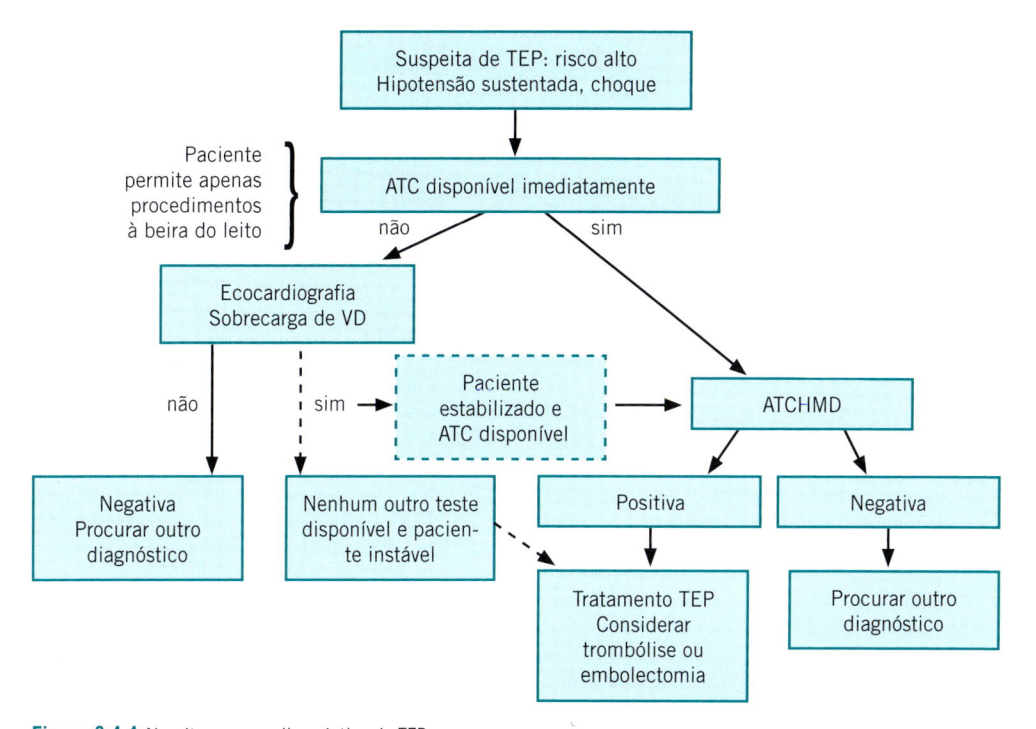

Figura 8.4.4 Algoritmos para diagnóstico de TEP.
Fonte: Adaptada de Torbicki e colaboradores.[22]

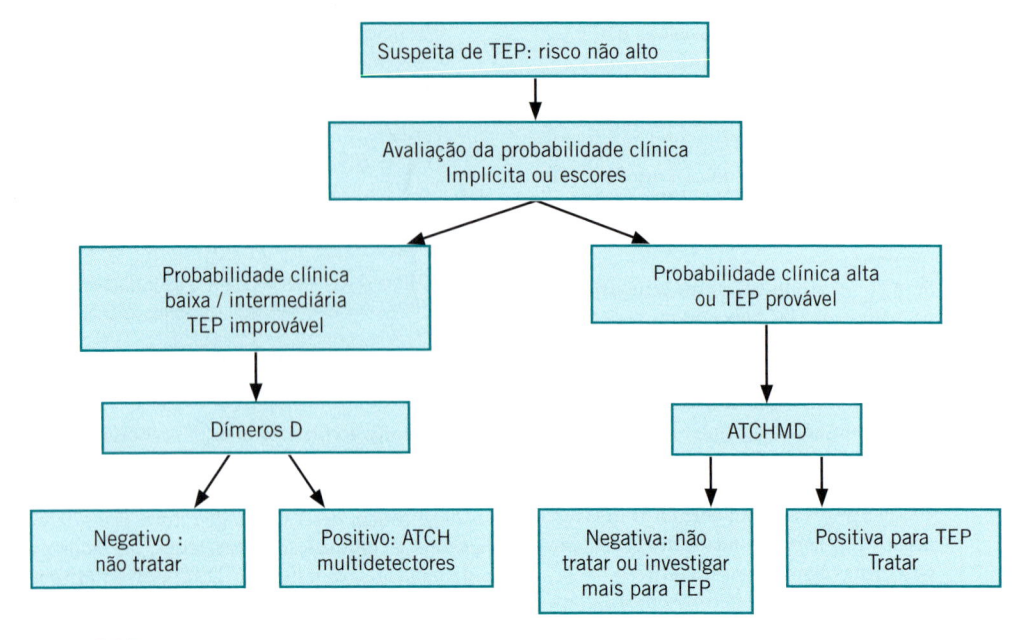

Figura 8.4.5 Algoritmos para diagnóstico de TEP.
Fonte: Adaptada de Torbicki e colaboradores.[22]

Referências

1. Piazza G, Goldhaber SZ. Acute pulmonary embolism: part I: epidemiology and diagnosis. Circulation. 2006;114(2):e28-32.
2. Roy PM, Meyer G, Vielle B, Le Gall C, Verschuren F, Carpentier F, et al. Appropriateness of diagnostic management and outcomes of suspected pulmonary embolism. Ann Intern Med. 2006;144(3):157-64.
3. Fedullo PF, Tapson VF. Clinical practice. The evaluation of suspected pulmonary embolism. N Engl J Med. 2003;349(13):1247-56.
4. Perrier A, Nendaz MR, Sarasin FP, Howarth N, Bounameaux H. Cost-effectiveness analysis of diagnostic strategies for suspected pulmonary embolism including helical computed tomography. Am J Respir Crit Care Med. 2003;167(1):39-44.
5. Qaseem A, Snow V, Barry P, Hornbake ER, Rodnick JE, Tobolic T, et al. Current diagnosis of venous thromboembolism in primary care: a clinical practice guideline from the American Academy of Family Physicians and the American College of Physicians. Ann Fam Med. 2007;5(1):57-62.
6. Perrier A, Roy PM, Aujesky D, Chagnon I, Howarth N, Gourdier AL, et al. Diagnosing pulmonary embolism in outpatients with clinical assessment, D-dimer measurement, venous ultrasound, and helical computed tomography: a multicenter management study. Am J Med. 2004;116(5):291-9.
7. Stein PD, Woodard PK, Weg JG, Wakefield TW, Tapson VF, Sostman HD, et al. Diagnostic pathways in acute pulmonary embolism: recommendations of the PIOPED II investigators. Am J Med. 2006;119(12):1048-55.
8. Roy PM, Colombet I, Durieux P, Chatellier G, Sors H, Meyer G. Systematic review and meta-analysis of strategies for the diagnosis of suspected pulmonary embolism. BMJ. 2005;331(7511):259.
9. Stein PD, Chenevert TL, Fowler SE, Goodman LR, Gottschalk A, Hales CA, et al. Gadolinium-enhanced magnetic resonance angiography for pulmonary embolism: a multicenter prospective study (PIOPED III). Ann Intern Med. 2010;152(7):434-43.
10. van Belle A, Büller HR, Huisman MV, Huisman PM, Kaasjager K, Kamphuisen PW, et al. Effectiveness of managing suspected pulmonary embolism using an algorithm combining clinical

probability, D-dimer testing, and computed tomography. JAMA. 2006;295(2):172-9.
11. Sohne M, Kruip MJ, Nijkeuter M, Tick L, Kwakkel H, Halkes SJ, et al. Accuracy of clinical decision rule, D-dimer and spiral computed tomography in patients with malignancy, previous venous thromboembolism, COPD or heart failure and in older patients with suspected pulmonary embolism. J Thromb Haemost. 2006;4(5):1042-6.
12. Righini M, Le Gal G, Aujesky D, Roy PM, Sanchez O, Verschuren F, et al. Diagnosis of pulmonary embolism by multidetector CT alone or combined with venous ultrasonography of the leg: a randomised non-inferiority trial. Lancet. 2008;371(9621):1343-52.
13. Hull RD, Raskob GE, Coates G, Panju AA. Clinical validity of a normal perfusion lung scan in patients with suspected pulmonary embolism. Chest. 1990;97(1):23-6.
14. PIOPED Investigators. Values of the ventilation/perfusion scan in acute pulmonary embolism: results of the prospective investigation of pulmonary embolism diagnosis (PIOPED). JAMA. 1990;263(20):2753-9.
15. British Thoracic Society Standards of Care Committee Pulmonary Embolism Guideline Development Group. British Thoracic Society guidelines for the management of suspected acute pulmonary embolism. Thorax. 2003;58(6):470-83.
16. Agnelli J, Becattini C. Acute pulmonary embolism. N Engl J Med. 2010;363(3):266-74.
17. Salaun PY, Couturaud F, Le Duc-Pennec A, Lacut K, Le Roux PY, Guillo P, et al. Noninvasive diagnosis of pulmonary. Chest. 2011;139(6):1294-8.
18. Kucher N, Luder CM, Dörnhöfer T, Windecker S, Meier B, Hess OM. Novel management strategy for patients with suspected pulmonary embolism. Eur Heart J. 2003;24(4):366-76.
19. Jaff MR, McMurtry MS, Archer SL, Cushman M, Goldenberg N, Goldhaber SZ, et al. Management of massive and submassive pulmonary embolism, iliofemoral deep vein thrombosis, and chronic thromboembolic pulmonary hypertension: a scientific statement from the American Heart Association. Circulation. 2011;123(16):1788-830.
20. Stein PD, Athanasoulis C, Alavi A, Greenspan RH, Hales CA, Saltzman HA, et al. Complications and validity of pulmonary angiography in acute pulmonary embolism. Circulation. 1992;85(2):462-8.
21. Moores LK, King CS, Holley AB. Current approach to the diagnosis of acute nonmassive pulmonary embolism. Chest. 2011;140(2):509-18.
22. Torbicki A, Perrier A, Konstantinides S, Agnelli G, Galiè N, Pruszczyk P, et al. Guidelines on the diagnosis and management of acute pulmonary embolism. Eur Heart J. 2008;29(18):2276-315.

Leituras recomendadas

Dunn KL, Wolf JP, Dorfman DM, Fitzpatrick P, Baker JL, Goldhaber SZ. D-dimer levels in emergency department patients suspected of acute pulmonary embolism. J Am Coll Cardiol. 2002;40(8):1475-8.

Hull RD, Raskob GE, Ginsberg JS, Panju AA, Brill-Edwards P, Coates G, et al. A noninvasive strategy for the treatment of patients with suspected pulmonary embolism. Arch Intern Med. 1994;154(3):289-97.

Jardin F, Dubourg O, Guéret P, Delorme G, Bourdarias JP. Quantitative two-dimensional echocardiography in massive pulmonary embolism: emphasis on ventricular interdependence and leftward septal displacement. J Am Coll Cardiol. 1987;10(6):1201-6.

Konstandinides S. Clinical practice: acute pulmonary embolism. N Engl J Med. 2008 Dec 25;359(26):2804-13.

Kortekaas KA, Eikenboom J, Stokkel MP, van Gent H, de Roos A, Huisman MV. Is a V/Q scan based algorithm correctly used to diagnose acute pulmonary embolism? A daily practice survey. Thromb Res. 2011;128(3):221-6.

Kreit JW. The impact of right ventricular dysfunction on the prognosis and therapy of normotensive patients with pulmonary embolism. Chest. 2004;125(4):1539-45.

Otero R, Trujillo-Santos J, Cayuela A, Rodríguez C, Barron M, Martín JJ, et al. Haemodynamically unstable pulmonary embolism in the RIETE Registry: systolic blood pressure or shock index? Eur Respir J. 2007;30(6):1111-6.

Tapson VF. Acute pulmonary embolism. N Engl J Med. 2008;358(10):1037-52.

Turkstra F, Kuijer PM, van Beek EJ, Brandjes DP, ten Cate JW, Büller HR. Diagnostic utility of ultrasonography of leg veins in patients suspected of having pulmonary embolism. Ann Intern Med. 1997;126(10):775-81.

9
PROGNÓSTICO

Avaliação prognóstica em TEP confirmada

Em termos de impacto sobre o prognóstico de eventos embólicos agudos, a apresentação da TEP pode ser distribuída em quatro grupos:

- normalidade do ventrículo direito;
- pressão arterial normal e disfunção de VD;
- hipotensão arterial sem hipoperfusão;
- hipotensão com hipoperfusão (choque) ou parada cardíaca.

A presença de sobrecarga de VD, hipotensão com ou sem choque ou parada cardíaca significa gravidade crescente das repercussões hemodinâmicas e permite a expressão de *major pulmonary embolism* ou TEP (maior ou grave), não mais com base na extensão da obstrução, mas na resposta hemodinâmica e o risco de vida imediato que isto acarreta. A prevalência da gravidade de apresentação, tirada de estudos de casuística variável, está em cerca de 80% para pacientes com pressão arterial normal e entre 27-55% para pacientes com evidência de disfunção de VD (DVD).[1]

Hipotensão e choque

As evidências existentes relacionadas à significância prognóstica da TEP grave, com choque e hipotensão prolongada ou mesmo parada circulatória na embolia pulmonar aguda, têm sido originadas principalmente em 2 grande estudos: The Management Strategy and Prognosis of Pulmonary Embolism Registry (MAPPET)[2] e o International Cooperative Pulmonary Embolism Registry (ICOPER).[3]

O estudo MAPPET, específico para pacientes com TEP grave, incluiu 1.001 pacientes consecutivos de 204 centros participantes. Os pacientes foram divididos em 4 grupos conforme achados clínicos e de exames diagnósticos na apresentação:

- *Grupo 1*: Pacientes com TEP e evidência de sobrecarga de VD ou HP no ecocardiograma, ou com confirmação de HP pré-capilar no cateterismo cardíaco, em ausência de hipotensão arterial.
- *Grupo 2*: Pacientes com hipotensão arterial (pressão arterial sistólica < 90 mmHg ou queda de pressão de pelo menos 40 mmHg por período > 15 minutos), mas sem sinais clínicos de choque cardiogênico ou necessidade de catecolaminas para suporte de pressão arterial (exceto dobutamina ≤ 5 mg/kg por min).
- *Grupo 3*: Pacientes com hipotensão arterial acompanhada de choque cardiogênico ou julgada pelo médico assistente requerer a administração de catecolaminas.
- *Grupo 4*: Pacientes com colapso circulatório que se submeteram à ressuscitação cardiorrespiratória na apresentação.

Em geral, a mortalidade intra-hospitalar foi de 8,1% no grupo de pacientes estáveis, 15,2% em pacientes com hipotensão arterial, 25,5% naqueles com choque cardiogênico e 65% em pacientes que necessitaram de ressuscitação cardiorrespiratória. Pacientes com confirmação definitiva de TEP por angiograma pulmonar ou cintilograma pulmonar tiveram uma taxa de mortalidade de 11%, oposto

---

Apresentações de TEP
- Normalidade do ventrículo direito
- Pressão arterial normal e disfunção de VD
- Hipotensão arterial sistêmica sem hipoperfusão
- Hipotensão com hipoperfusão (choque) ou parada cardíaca

aos 45% (p<0,001) naqueles em que o diagnóstico de TEP foi feito em bases de alta suspeita clínica apoiada por sinais ecocardiográficos e sobrecarga de pressão do coração direito.

O estudo ICOPER inclui 2.454 pacientes consecutivos com diagnósticos de TEP registrados em 52 hospitais da Europa e América do Norte, para estudo da evolução em 3 meses de acompanhamento. Confirmação de TEP foi obtida em 2.110 pacientes (86%). A mortalidade em 90 dias por todas as causas foi de 52,4% (43,3-62,1) em pacientes com pressão arterial sistólica < 90 mmHg, comparada com 14,7% (13,3-16,2) em pacientes normotensos. Entretanto, a mortalidade esperada é ainda muito alta e justifica a classificação do paciente na categoria de risco alto, requerendo tratamento imediato agressivo.[4]

Uma avaliação prospectiva da função do ventrículo direito e do estado funcional 6 meses após episódio de TEP submaciça (não alto risco) com ênfase na frequência de persistência de elevação subsequente da pressão estimada da artéria pulmonar foi realizada por Kline e colaboradores.[5] A taxa de hipertensão arterial pulmonar foi estimada por ecocardiografia Doppler (ED) em valores ≥ 40 mmHg. Foram incluídos 200 pacientes normotensos com TEP confirmada por ATC e PSVD estimada por ED. Todos os pacientes foram anticoagulados com heparina não fracionada (HNF) inicialmente, mas 21 receberam, mais tarde, alteplase em resposta a choque ou disfunção respiratória. Os pacientes retornaram aos 6 meses para repetir ED e avaliação da distância caminhada em 6 minutos. Retornaram 162 pacientes de 180 sobreviventes (90%), incluindo 144 tratados com HNF apenas e 18 tratados também com alteplase. Entre os pacientes de HNF e PSVD, o diagnóstico foi ≥ 40 mmHg em 50 pacientes de 144 (35%; 27-43), comparado com 10 de 144 no seguimento (7%; 3-12). Entretanto, a PSVD no seguimento era mais alta que a do início em 39 de 144 (27%; 9-35), e 18 desses 39 pacientes tinham um escore de 3 ou intolerância ao exercício (DC6M < 330 m). Entre pacientes com heparina-alteplase, a PSVD era ≥ 40 mmHg, em 11 de 18 pacientes no diagnóstico (61%; 36-83), comparada com 2 de 18 pacientes no seguimento (11%; 1-35). A PSVD no seguimento não foi mais alta que no momento do diagnóstico em qualquer dos pacientes heparina-alteplase (0-18%). Portanto, 6 meses depois de sofrer TEP submaciça, uma proporção significativa de pacientes tinha HP ecográfica e funcionalmente estimada.

A associação entre o grau de DVD e a extensão das anormalidades perfusionais obstrutivas em TEP tem resultado em constatações divergentes. Miller e colaboradores[6] estudaram 64 pacientes consecutivos hemodinamicamente estáveis e sem doença cardiopulmonar pré-existente, com TEP e tratados com anticoagulação ou interrupção de veia cava inferior. Todos os indivíduos foram submetidos à ED transtorácica e à cintilografia quantitativa de perfusão. Esses exames foram repetidos em 6 semanas. As EDs foram comparadas com aquelas obtidas de um grupo-controle normal pareado por gênero e idade. A média das áreas diastólicas finais de VD não diferiu dos valores do grupo-controle (2 1,9 ± 5,2 vs 20,1 ± 2,9 cm^2), mas áreas sistólicas finais do VD foram maiores em comparação com as dos controles (14,6 ± 5,1 vs 11,7 ± 2,0. Câmbios fracionais das áreas do VD estavam reduzidos no grupo de pacientes comparados com os do grupo-controle (34,3% ± 9,0% vs 41,3 ± 7,0% p=0,003). A extensão da dilatação das áreas sistólicas finais e a redução do câmbio fracional não se correlacionaram com o grau de obstrução vascular pulmonar. Pacientes que foram estudados em 6 semanas mostraram melhora mínima dos achados ecocardiográficos, mas quase completa resolução dos defeitos perfusionais no cintilograma pulmonar. Assim, pode-se concluir que a DVD em pacientes hemodinamicamente estáveis previamente normais ao evento tromboembólico não reflete a extensão das anormalidades de perfusão.

Ribeiro e colaboradores[7] avaliaram igualmente a relação entre o grau de sobrecarga de VD e a extensão de defeitos perfusionais. Um total de 121 pacientes com diagnóstico de TEP por cintilografia pulmonar foram examinados por ED imediatamente após o diagnóstico. Defeitos perfusionais foram graduados visualmente em categorias (escores 1 $\leq$ 20% e 2 > 20%) em uma escala contínua (perfusão normal = 0, ausência de perfusão= 1). A reprodutibilidade de ambos os métodos foi testada. A movimentação da parede de VD foi avaliada em escala de 4 pontos (0 = normal, 3 = hipocinesia grave). Foram medidas as distâncias da parede posterior do VE para a parede anterior de VD e as dimensões de VD e VE. PSAP foi calculada pela velocidade máxima de regurgitação tricúspide. Houve 51 pacientes com escore cintilográfico 1 e 70 (58%) com escore 2. Em comparação com pacientes com escore 1, aqueles com escore 2 tiveram frequentemente hipocinesia de VD 2+ ou 3+ (n = 49 vs 16; p<0,001). VD com área maior (34 ± 6 mm [22-48] vs 29 ± 5 [17-38]; p<0,001) e PSAP maior (51±13 [21-83] *vs* 42 ± 14 [20-81]; p<0,001). A variabilidade dos 2 grupos foi grande. Em escala contínua, os defeitos perfusionais tiveram média de 0,3. Esse foi também o valor que melhor discriminou hipocinesia de VD 2+ ou 3+ na curva ROC. Por esse estudo, constatou-se correlação significativa entre sobrecarga de VD e defeitos perfusionais, mas a variabilidade é grande. Assim, uma estimativa da extensão dos defeitos perfusionais na cintilografia pulmonar não pode substituir a ED na avaliação de PSAP e no grau de sobrecarga de VD em TEP.

Síncope e parada cardíaca

Pode ocorrer em pacientes com TEP até então assintomáticos. Na maioria dos casos, esse episódio é relacionado à persistência de hipotensão ou choque, os quais são, por si só, marcadores de risco alto de letalidade. Nos poucos pacientes que recuperam a consciência imediatamente e estabilizam a pressão, deveria ser feita uma cuidadosa avaliação de risco, incluindo a gravidade da disfunção do VD e a eventual presença de uma embolia iminente devido a trombos flutuantes do coração direito ou venoso proximal extenso.[8]

Marcadores de disfunção de ventrículo direito

Ecocardiografia

A função da ecocardiogafia Doppler (ED) logo emergiu como altamente significativa, confundindo-se com o conceito de prognóstico.

Revisão sistemática da literatura realizada por ten Wolde e colaboradores[9] avaliou a prevalência de disfunção do ventrículo direito e sua associação com evolução adversa de pacientes com TEP. Foram incluídos 7 estudos, com algumas diferenças metodológicas, mas que permitiram a sugestão de que há um risco de mortalidade pelo menos 2 vezes maior em pacientes com disfunção do VD, com prevalência variando entre 40-70%. Em 2 estudos em pacientes normotensos, a presença de DVD teve sensibilidade de 56-61% e estava relacionada a aumento absoluto de 4-5% de mortalidade precoce relacionada à TEP. Então, o potencial preditivo de DVD poderia ser menos confiável em pacientes hemodinamicamente estáveis. Digno de nota, pacientes com achados ecocardiográficos normais tiveram um prognóstico excelente, com mortalidade hospitalar relacionada à TEP < 1% na maioria das séries reportadas.

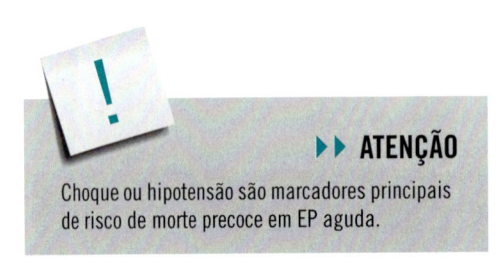

Os critérios de DVD não têm sido uniformes, algumas séries de casos aceitando apenas dilatação de VD.[2,3,10-15]

A **Tabela 9.1** mostra o conjunto de critérios diagnósticos de disfunção de ventrículo direito que ocorre em TEP.[1,16-20]

O valor prognóstico das razões dos diâmetros diastólicos finais de VD/VE em pacientes com TEP foi avaliado retrospectivamente por Frémont e colaboradores[21] em estudo monocêntrico com o registro 1.416 pacientes consecutivos hospitalizados por TEP. Uma população de 950 pacientes havia se submetido à avaliação ecocardiográfica no momento da admissão e nos quais a relação VD/VE estava disponível. A mortalidade hospitalar da série foi de 3,3%. Sensibilidade e especificidade da razão VD/VE para predizer essa mortalidade foram 72 e 58%, respectivamente. Análise multivariada mostrou que fatores preditivos independentes para mortalidade hospitalar foram pressão arterial sistólica < 90 mmHg OR 10,73, p<0,0001; história de insuficiência do coração esquerdo OR 8,99 p<0,0001 e VD/VE ≥ 0,9 OR 2,66, p=0,01. Assim, relação VD/VE ≥ 0,9 mostrou-se ser um fator preditivo independente de mortalidade hospitalar, podendo determinar condutas, conforme o caso.

Ecocardiografia também pode identificar marcadores específicos, cada um indicando o dobro de risco de mortalidade em TEP: comunicação direita-esquerda através de um forame oval patente e presença de trombos intracavitários à direita.

Chen e colaboradores[22] apresentaram uma série de 32 pacientes submetidos à cateterização cardíaca e/ou cirurgia para documentar a presença de forame oval patente (FOP). Todos foram exa-

> **▶▶ ATENÇÃO**
> Choque ou hipotensão são marcadores principais de risco de morte precoce em EP aguda.

▶▶ **TABELA 9.1**

Critérios diagnósticos de disfunção de ventrículo direito

Hipocinesia VD (leve, moderada e grave)
Dilatação de VD
VD:VE diâmetros diastólicos finais > 1
Diâmetro diastólico final e VD > 30 mm
Hipertensão pulmonar
PDVD > 30 mmHg
PMAP > 20 mmHg
GTT > 30 mmHg
Velocidade de regurgitação tricúspide > 2,7m/s
Tempo de aceleração do fluxo no trato de saída de VCD < 80 ms

PSVD: pressão sistólica de ventrículo direito
PMAP: pressão média da artéria pulmonar
GTT: gradiente transtricúspide
m/s: métodos por segundo
ms: milissegundos

minados por ecocardiografia com contraste transtorácica – ETT e transesofágica – ETE, durante respiração normal e manobra de Valsalva. Um curto-circuito direita-esquerda em nível atrial foi visualizado por ETE em 14 pacientes durante respiração normal e em 20 pacientes durante manobra de Valsalva. Em comparação, ETT com contraste revelou esse *shunt* em apenas 8 pacientes durante respiração normal e em 12 pacientes durante manobra de Valsalva. Todos com FOP confirmados pela ETT com contraste foram também encontrados pela ETE. Todos exceto um (19 de 20) pacientes com FOP por ETE com contraste poderiam ter sido confirmados em cateterização cardíaca e ou em cirurgia. Assim, ETE com contraste parece ser o método mais sensível (100% *vs* 63%, p<0,005) e acurado 97% *vs* 78% p<0,05) que ETT na detecção de FOP.

A importância de diagnosticar abertura de FO advém do fato de ser o FOP um importante preditor de evolução adversa em pacientes com embolia pulmonar grave.

Konstantinides e colaboradores[23] estudaram prospectivamente 139 pacientes consecutivos com TEP grave, diagnosticada por critérios em bases clínicas, ecocardiográficas e cateterização cardíaca. Todos os pacientes submeteram-se à ecocardiografia por contraste na apresentação. Os desfechos do estudo foram mortalidade geral e curso clínico complicado durante a estada hospitalar definindo, como óbito, tromboembolismo arterial cerebral ou periférico, sangramento grave ou necessidade de intubação traqueal ou ressuscitação cardiopulmonar. FOP foi diagnosticado em 48 (35%) pacientes, que tiveram taxa de letalidade de 33%, oposta a 14% em pacientes com exame por ecocontraste negativo (p=0,015).

Análise de regressão logística demonstrou que o único preditor independente de mortalidade na população estudada foi um FOP (OR 11,4; p<0,001) e hipotensão arterial na apresentação (OR 26,3; p<0,001). Pacientes com FOP também tiveram uma incidência significativamente maior de isquemia cerebral (13% *vs* 2,2%; p=0,02) e embolia arterial periférica (15% *vs* 0%; p<0,001). No total, o risco de um curso intra-hospitalar complicado foi 5,2 vezes mais alto nesse grupo de pacientes (p<0,001).

Presença de trombo no coração direito (trombos intracavitários, ou "em trânsito") pode ser marcador de pior prognóstico. Torbicki e colaboradores[8] estudaram a casuística do registro ICOPER,[3] que reuniu 2.454 pacientes, 1.113 dos quais tinham resultados disponíveis de ecocardiografia na inclusão. Foram comparados 42 pacientes (3,8%) com trombos no coração direito (TCD) vs 1.071 sem TCD. Pacientes com TCD tiveram duração mais curta dos sintomas (2,2 ± 2,9 vs 4,3 ± 6,0 dias; p=0,013); menor pressão sanguínea sistólica (116,0 ± 28,8 vs 125 ± 25,0 mmHg; p=0,008); maior frequência de hipocinesia ventricular direita (64% vs 40% p=0,002) e insuficiência cardíaca congestiva (26% vs 13%; p=0,024); mas tinham idade similar (62,9 vs 62,5 anos); pressão parcial de oxigênio arterial (71,3 ± 26,0 vs 69,5 ± 30,3 mmHg) e prevalência de câncer (14% vs 19%). A taxa de mortalidade geral em 14 dias e em 3 meses foi mais alta em pacientes com TCD (21% vs 11%; p=0,032 e 29% vs 16% p=0,036). A diferença de mortalidade foi observada quase inteiramente dentro do subgrupo de pacientes tratados apenas com heparina (23,5% vs 8%, p=0,02), a despeito de gravidade similar na apresentação (pressão arterial sistólica 122,2 ± 24,2 vs 127,8 ± 24,1 mmHg; hipotensão em 5,95 vs 3,4%). Portanto, entre pacientes com TEP, trombos em coração direito é achado usual em pacientes mais comprometidos hemodinamicamente, mas também é um marcador de pior prognóstico em pacientes inicialmente estáveis tratados com heparina apenas.

Tomografia computadorizada

A angiotomografia computadorizada tem, atualmente, uma função central no diagnóstico de TEP. Em paralelo aos achados que permitem o diagnóstico, a possibilidade de avaliação prognóstica é muito conveniente com a ATC. Dois achados têm significação na avaliação de risco: a dilatação de VD, que é inerente ao exame, e o índice calculado de obstrução da perfusão.

A dilatação de VD pode ser realizada visualmente, medida em seu diâmetro diastólico final e definida na relação com o diâmetro diastólico final do ventrículo esquerdo (VD/VE). A ATC não provê dados diretos da função ventricular direita.

Em estudo, provavelmente pioneiro, Reid e Murchison[24] investigaram se a ATCH poderia contribuir para a avaliação do VD em pacientes com TEP maciça. Estudaram por ATCH 79 pacientes com suspeita de TEP. A prevalência de TEP foi 35% (28 pacientes), e 9% (7 pacientes) foram considerados com TEP grave. A função de VD foi avaliada por parâmetros derivados do plano axial dimensões dos máximos eixos menores de VD e VE, razão VD:VE e espessura da parede de VD. Dilatação aguda de VD, correspondente a VD/VE > 1,5:1 (extensão 1,6:1 a 2,31, média de 2:1) foi encontrada nos 7 pacientes com TEP grave. No grupo de 21 pacientes com TEP submaciça, nenhum paciente teve relação VD:VE > 1,1:1 (0,8-1,1; média de 1,0). Além de ser instrumento de diagnóstico, a ATCH pode identificar compromisso funcional que agrega risco potencial de vida.

Qanadli e colaboradores[25] propuseram um novo índice para quantificar a obstrução arterial na TEP pela ATC. Foram incluídos 54 pacientes com TEP confirmada entre 158 pacientes consecutivos submetidos a ATC e APS por suspeita clínica de TEP. O índice de obstrução foi definido como $n.d$, sendo n = valor do local do coágulo proximal, igual ao número de segmentos emergindo distalmente; d = grau de obstrução (parcial = 1, total = 2). Esse índice de obstrução foi comparado com índice de obstrução da APS de Miller e colaboradores,[26] utilizando regressão linear e correlacionando com achados de ecocardiografia. O índice de obstrução pela ATC foi 29% ± 17% e o de Miller 43% ± 25% (r=0,867, p<0,0001) e boa concordância entre observadores para o índice da ATC (r=0,944, p<0,0001) como para o índice de Miller (r=0,904, p<0,0001). Índice de obstrução > 40% pela ATC identificou mais de 90% de pacientes com dilatação de ventrículo direito.

Collomb e colaboradores[27] avaliaram os critérios de gravidade de TEP pelos dados da ATC, inclusive o índice de obstrução vascular na investigação retrospectiva de 81 pacientes com suspeita clínica de TEP. Os pacientes foram divididos em 3 grupos: 20 com TEP grave (TEPG), 30 com TEP não grave (TEPNG) e 31 com TEP ausente (TEPA). Conforme análise multivariada, fatores correlacionados significativamente com a gravidade da TEP foram: índice de obstrução vascular (TEPG 54%, TEPNG 24%, p=0,001); máximo eixo menor do VE (TEPG 30,3 mm; grupo TEPNG 40,4, p<0,001); diâmetro da artéria pulmonar (TEPG 32,4 mm; grupo TEPNG 28,3mm; p<0,001); máximo eixo menor do VD (TEPG 47,5 mm; TEPNG 42,7 mm, p=0,029) e razão dos eixos menores VD/VE (TEPG 1,63; TEPNG 1,09; p<0,0001). Os autores consideraram que a ATCH pode avaliar a gravidade da TEP pelos 4 critérios estudados.

Quiroz e colaboradores[28] investigaram a função prognóstica da dilatação de VD com ATC multidetectores na TEP. Foram estudados 63 pacientes com TEP confirmada por ATC que também se submeteram à ecocardiografia nas 24 horas seguintes. Foram considerados eventos clínicos adversos: mortalidade em 30 dias, necessidade de reanimação cardiorrespiratória, ventilação mecânica, uso de vasopressores, trombólise de resgate ou embolectomia, que estiveram presentes em 24 pacientes. Foram realizadas mensurações das dimensões dos ventrículos direito e esquerdo em plano axial e reconstrução bidimensional das vistas de 4 câmaras (4-CH). A proporção de pacientes com dimensões VD/VE > 0,9 na vista axial foi similar em pacientes com (70,8%) e sem (71,8% p=0,577) efeitos adversos. Já a relação VD/VE em vista de 4-CH foram mais comuns em pacientes com (80,3%) do que em pacientes sem (51,3%; p=0,015) eventos adversos. A área sob a curva de VD/VE do eixo axial e da vista de 4-CH para a predição de eventos adversos foi 0,667 e 0,753, respectivamente. Sensibilidade e especificidade de VD/VE > 0,9 para predizer eventos adversos foram 37,5 e 92,3% na vista axial e 8,33% e 48,7% na vista 4-CH, respectivamente. As mensurações ventriculares obtidas das vistas de 4 câmaras foram superiores as obtidas pela vista axial em TEP. A relação VD/VE em vista de 4-CH foi um fator de predição independente para eventos adversos (OR 4,02: IC 1,06-15,19; p=0,041), quando ajustado para idade, obesidade, câncer e cirurgia recente.

A dilatação de ventrículo direito pela ATC como preditor de morte precoce foi investigada por Schoepf e colaboradores[29] em um grupo maior, de 431 pacientes consecutivos com TEP confirmada por ATC com multidetectores. Foram reconstruídas vistas de 4 câmaras (4-CH) e medidas as dimensões de ventrículos direito e esquerdo identificando-se a distância máxima entre o endocárdio ventricular e o septo interventricular, perpendicular ao eixo longo do coração. Dilatação de VD, definida como dimensões VD/VE > 0,9 esteve presente em 276 (64%; 59,5-68,6) pacientes. A taxa de mortalidade em 30 dias foi 15,6% (11,3-19,9) em pacientes com e 7,7% (3,5-12,0) sem dilatação de VD (*log rank*, p=0,018). A razão de risco (HR) de VD/VE > 0,9 para predizer mortalidade em 30 dias foi 3,39 (1,13-9,97). Em análise multivariada, dilatação de VD predisse morte em 30 dias (HR 5,17; 1,63-16,35; p=0,005) após ajustar para pneumonia (HR 2,95; 1,19-3,83; p=0,002), câncer (HR 2,13; 1,19-3,83; p=0,011), doença pulmonar crônica (HR 2,00; 1,04-3,86; p=0,039) e idade (HR 1,03; 1,01-1,05; p=0,005). Por esse estudo, em pacientes com TEP, a dilatação do VD em vista de 4 câmaras ajudou na predição de morte precoce.

van der Meer e colaboradores[30] estudaram retrospectivamente 120 pacientes consecutivos com TEP para avaliação de disfunção do ventrículo direito (DVD) e índice de obstrução pulmonar com ATCH, na predição da mortalidade durante seguimento de 3 meses. A relação das dimensões VD/VE e os demais parâmetros foram os estabelecidos pela literatura. Os sinais da ATC para DVD (VD/VE > 0,1) foram vistos em 69 pacientes (57,5%). Durante o seguimento, 7 pacientes morreram de TEP. Tanto a razão VD/VE como o índice de obstrução foram fatores de risco significativos para mortalidade dentro de 3 meses (p=0,04 e 0,01, respectivamente). Nenhuma relação foi encontrada para a razão entre os diâmetros da artéria pulmonar para a aorta ascendente (p=0,66) ou para a forma do septo interventricular (p=0,20). O VPP relacionado com mortalidade associada à TEP com VD/VE > 1,0 foi 19,1% (2,9-17,4). O VPN para um evento adverso na evolução com VD/VE ≤ 1,0 foi 100% (94,3-100). Houve um aumento de 11,2 vezes do risco de morrer de TEP para pacientes com índice de obstrução ≥ 40% (1,3-93,6).

A localização central de uma embolia pulmonar pode ser fator determinante de disfunção de ventrículo direito. Berghaus e colaboradores[31] analisaram dados de 252 pacientes normotensos admitidos com TEP. De 140 pacientes (49%), 69 mostraram DVD por ecocardiografia dentro das primeiras 24 horas após o diagnóstico. DVD foi significativamente mais frequente em pacientes com coágulos centrais na ATC (p=0,003). Em análise de regressão múltipla, apenas tromboembolia central (p<0,001) foi identificada como preditor individual de DVD. Idade, gênero, IMC e TEP idiopática ou recorrente, duração de sintomas, antecedentes de cirurgia, saturação de oxigênio em ar ambiente, câncer, hipertensão, diabetes, nefropatia, insuficiência cardíaca congestiva e pneumopatia concomitante estiveram equilibradamente distribuídos. Em comparação com NT-pro-BNP (VPP 67%, VPN 75%, p=0,782), troponina (VPP 76%, VPN 62%, p=0,336) e TEP de localização central mostraram ter um maior poder estatístico na predição de DVD em pacientes normotensos com embolia pulmonar (PPV 78%, VPN 88%, p<0,001) avaliados por ecocardiograma.

Biomarcadores cardíacos

Biomarcadores cardíacos são elevações de níveis séricos de substâncias biológicas constituídas e liberadas pelos cardiomiócitos em resposta à quebra de seu equilíbrio homeostásico visto em tromboembolia pulmonar.

Troponinas

Troponinas cardíacas são biomarcadores específicos de lesão aos cardiomiócitos, refletindo necrose miocárdica microscópica. Troponina é uma proteína regulatória do filamento fino do músculo estriado, consistindo em 3 subunidades. A concentração das subunidades troponinas I e T permanece aumentada no sangue por muitos dias após um infarto de miocárdio, devido à liberação de elementos estruturais que requerem degradação das miofibrilas. Em TEP, a elevação dos níveis de troponina é leve e de curta duração, se comparada com a elevação que ocorre em síndromes coronarianas, e correlaciona-se bem com a extensão da disfunção do ventrículo direito. Em alguns relatos, a elevação da troponina é negativa no início do processo, elevando-se entre 6-12 horas após o evento. A isquemia miocárdica e os microinfartos devido a alterações no suprimento de oxigênio e à demanda do ventrículo direito sob tensão desempenham, provavelmente, uma função maior na patogênese da liberação da troponina. A liberação de troponinas pode ocorrer em pacientes em ausência de coronariopatia aparente em angiograma. Uma elevação abrupta na tensão da parede do VD com compressão da artéria coronária direita e microlesão miocárdica direta é uma explanação possível. A **Figura 9.1** mostra um resumo da formação dos biomarcadores. A **Tabela 9.2** mostra os níveis séricos das troponinas cardíacas.[32]

Uma significativa contribuição acerca da importância das troponinas cardíacas na avaliação de pacientes com TEP foi o estudo prospectivo multicêntrico Management Strategies and Prognosis of Pulmonaty Embolism-2 (MAPPET-2). Konstantinides e colaboradores[33] definiram e compararam a função das troponinas I e T na estratificação de risco de pacientes com TEP. O estudo incluiu 106 pacientes consecutivos com TEP grave (*Major ou massive*) confirmada. cTnI esteve elevada ($\geq 0,07$ ng/mL) em 43 pacientes (41%) e cTnT ($\geq 0,04$) esteve elevada em 39 (37%). Elevação de cTnI e cTnT foi associada com disfunção de ventrículo direito

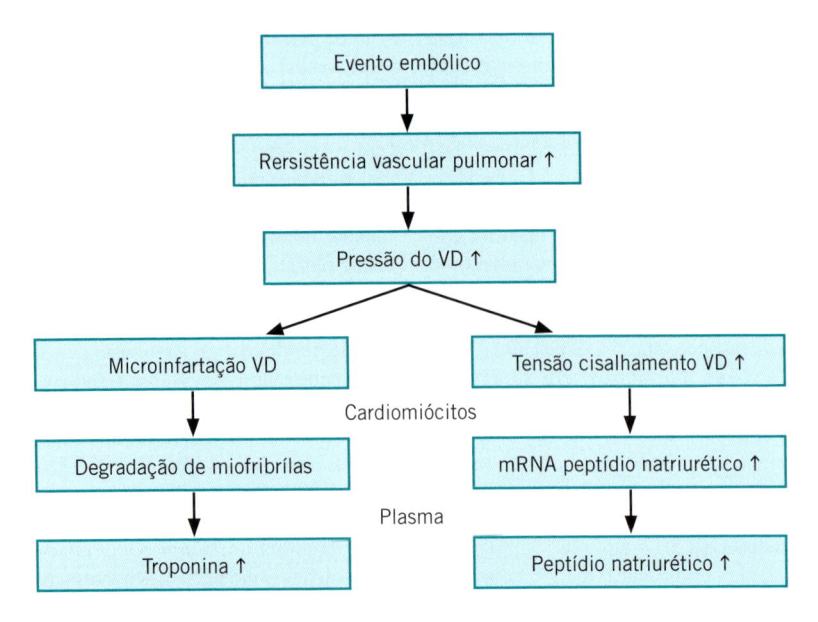

Figura 9.1 Mecanismos de elevação dos níveis dos biomarcadores em TEP.
Fonte: Adaptada de Kuchner e Goldhaber.[32]

▶▶ **TABELA 9.2**

Valores normais das troponinas cardíacas

Troponina/ Níveis séricos ng/mL	Troponina I cTnI	TroponinaT cTnT
Normal		
Nível de corte	< 0,07	< 0,04
Elevação moderada	0,07-1,5	≥ 0,04-0,1
Elevação alta		
Limite para infarto miocárdio	> 1,5	> 0,1

Fonte: Konstantinides e colaaboradores.[33] Em Wallach,[34] valores normais cTnI < 1,6 e cTnT < 0,1 ng/mL
Em Jaff e colaboradores[35] valores de necrose miocárdica cTnI > 0,4 e cTnT > 0,1 ng/mL.

detectada por ecocardiografia (p=0,001 e p<0,05, respectivamente). Uma correlação significativa foi encontrada entre elevação da cTnI ou cTnT e os 2 desfechos maiores – mortalidade geral e curso complicado durante hospitalização. O VPN das troponinas cardíacas para eventos clínicos graves foi de 92-93%. Houve clara progressão em mortalidade intra-hospitalar, taxa de complicações e incidência de TEP recorrente, quando pacientes com níveis altos de troponinas (CTnI > 1,5; cTnT > 0,1 ng/mL) foram comparados com aqueles com níveis moderadamente elevados (cTnI 0,007 a 1,5; cTnT 0,04 a 0,1 ng/mL). Análise de regressão logística confirmou que o risco de mortalidade (OR) estava elevado apenas em pacientes com níveis elevados de cTnI (p=0,019) ou cTnT (p=0,038). O risco de evolução intra-hospitalar complicada foi quase 5 vezes maior (15,47 vs 3,16) no grupo de altos níveis de cTnI, comparado com pacientes com elevações moderadas. Assim, o MAPPT-2 indicou que mensuração dos níveis séricos de cTnI e cTnT pode ser uma ferramenta particularmente útil para a otimização das estratégias de manejo em pacientes com TEP.

Considerando que em pacientes com TEP normotensos (ou seja, hemodinamicamente estáveis), a estratificação prognóstica permanecia um problema até então insolúvel, Becattini e colaboradores[36] desenvolveram uma meta-análise para avaliar o valor prognóstico da troponina nesse cenário. Dados de 20 estudos, somando 1.985 pacientes, foram incluídos. Desses, 122 de 618 pacientes com elevação dos níveis de troponina morreram (19,7%; 16,6-22,8%), comparados com 51 de 1.367 com níveis normais de troponina (3,7%; 2,7-4,7). Níveis elevados de troponina foram associados com mortalidade de curto prazo (OR de 5,2 (3,28-8,38), com letalidade por TEP (OR 9,44; 4,14-21,49) e evolução com eventos adversos (OR 7,03; 2,42-20,43). Níveis elevados de troponinas foram associados com mortalidade alta no subgrupo de pacientes hemodinamicamente estáveis (OR 5,90; 2,68-12,95). Os resultados foram consistentes para troponinas I e T e em estudos retrospectivos e prospectivos. Assim, pode-se dizer que níveis elevados de troponinas identificam pacientes com TEP em risco alto de morte em curto prazo e ocorrência de eventos adversos.

O desempenho prognóstico de troponina I e a estratificação de risco em TEP não maciça foram investigados por Jiménes e colaboradores.[37] Foram incluídos 318 pacientes hemodinamicamente estáveis com TEP. Durante o período inicial de 30 dias, morreram 27 (7%) pacientes. cTnI esteve elevada (≥ 0,01 ng/mL) em 102 (32%) pacientes. Idade > 65, pressão sanguínea sistólica < 120 mmHg e gravidade da doença usando o índice de gravidade PESI estiveram associadas a aumento de mortalidade, mas não foi encontrada associação significativa com elevação de cTnI e mortalidade em 30 dias em análise de regressão logística. Quando apenas TEP fatal foi considerada, a análise multivariada mostrou que a gravidade da apresentação pelo índice de PESI e níveis elevados de cTnI (OR 3,7; 1,1-12,8) foram associados com aumento significativo do risco de morte. O VPN de cTnI normal para mortalidade foi 93% (90-97). Esse estudo demonstrou que, em pacientes com TEP hemodinamicamente estável, troponina I não foi um fator independente de mortalidade de 30 dias por todas as causas, mas sustentou o valor da troponina cardíaca I para a predição de letalidade em 30 dias relacionada à TEP, com aumento de 4,5 vezes do risco de TEP fatal.

Jiménez e colaboradores[38] conduziram uma revisão sistemática e meta-análise sobre a utilidade das troponinas na estratificação de risco em pacientes com TEP não maciça. Foram selecionados 9 estudos (de 596 publicações triadas) consistindo de 1.366 pacientes normotensos com TEP sintomática. Resultados gerais mostraram que níveis elevados de troponinas estavam associados com aumento de 4,26 vezes a possibilidade de mortalidade geral (2,13-8,50). Resumo de curvas ROC mostram uma relação entre sensibilidade e especificidade de níveis de troponinas para predizer mortalidade geral (r=0,68, p=0,046). Razões de probabilidade reunidas não foram extremas (negativas 0,59; [0,39-0,88]; positivas 2,26 [1,66-3,07]). Indicaram que níveis elevados de troponinas não discriminam adequadamente pacientes normotensos com TEP que estão em risco alto daqueles que estão em risco baixo de morte ou outros eventos adversos relacionados à TEP.

> Pacientes com TEP lesão miocárdica podem ser detectados com cTnI e cTNT, cujos resultados positivos são relacionados a risco intermediário de mortalidade de curto prazo. Entretanto, o valor prognóstico dos níveis de troponina em pacientes com TEP não parece justificar tomadas de decisão baseadas apenas em seus resultados. Mensuração de troponinas cardíacas parece ser mais útil quando em combinação com ecocardiograma para definição de disfunção de ventrículo direito no que essa constatação acarreta em prognóstico.

Peptídeos natriuréticos do tipo B

Os peptídeos natriuréticos (NP) originam-se dos miócitos. Os 3 principais NPs, o peptídeo, o NP atrial (ANP), o NP do tipo B (BNP) e o NP do tipo C, todos compartilhando como estrutura comum um anel de 17 aminoácidos, se destinam a proteger o sistema cardiovascular dos efeitos da sobrecarga de volume. Os peptídeos natriuréticos são neuro-hormônios com potentes atividades natriuréticas, diuréticas e vasodilatadoras. O ANP origina-se principalmente do tecido atrial, ao passo que o BNP se origina no tecido ventricular (sendo o B de *brain*, pois foi primeiramente identificado em tecido de cérebro de porco). O NP do tipo C é derivado principalmente das células endoteliais, sendo sintetizado no tecido miocárdico onde poderia proteger contra os efeitos da remodelação após infarto do miocárdio. O BNP é produzido principalmente pelos miócitos ventriculares. O principal estímulo para a síntese e secreção de BNP é o estiramento dos cardiomiócitos. O gene do BNP humano está localizado no cromossomo 1. No plasma, podem ser medidos por imunoensaio o pró-hormônio (pró-BNP), o BNP biologicamente ativo (meia-vida 20 minutos) e a parte remanescente do pró-BNP que é o nitrogênio terminal (NT)-pró-BNP (meia-vida plasmática de 60 a 120 minutos).[32,39]

Pró-hormônios não são estocados em quantidade significativas nos cardiomiócitos ventriculares, por isso são necessárias várias horas para que os peptídeos natriuréticos aumentem a níveis significativos após a instalação de estiramento ventricular. Esse processo ocorre com síntese de RNA mensageiro (mRNA). Síntese e liberação de pró-BNP na circulação. A semelhança das troponinas, elevação de BNP e NT-pró-BNP são associados com disfunção do ventrículo direito em TEP e com outras causas como hipertensão pulmonar, hipertensão pulmonar tromboembólica crônica e pneumopatias crônicas. Uma forma recombinante do BNP (Nesitride) foi liberada pela Food and Drug Administration (FDA) para tratamento da dispneia por insuficiência cardíaca congestiva.[40]

A **Tabela 9.3** mostra os valores séricos normais dos peptídeos natriuréticos.

O BNP e o NT-pró-BNP têm sido utilizados principalmente para diagnóstico diferencial do tipo de dispneia em pacientes com suspeita de insuficiência cardíaca em serviços de emergência, como nos estudos Breathing Not Properly (BNP) Multinational Study,[41] International Collaborative of NT-proBNP Study[42] e IMPROVE-CHF,[43] Le Jemtel

> Em conclusão, níveis de BNP ou NT-próBNP acima de ponto de corte estabelecido favorecem o diagnóstico de dispneia por insuficiência cardíaca em associação ao julgamento clínico.

TABELA 9.3

Valores normais dos peptídeos natriuréticos

Peptídeos natriuréticos	Níveis séricos normais pg/mL
BNP	80-100*
NT-pró-BNP**	Mulheres, idade < 50 anos: < 153 ≥ 50 anos: < 334
	Homens, idade < 50 anos: < 88 ≥ 50 anos: < 227

* 125 pg/mL < 75 anos[34]
** 450 pg/mL > 75 anos[45]

e colaboradores,[44] além de outros. Todos concordam que a avaliação de curto prazo da dispneia aguda pode melhorar com a adição de mensurações de BNP ou NT-pró-BNP nas emergências.

A função do NT-pró-BNP em pacientes com TEP foi avaliada por Pruszczyk e colaboradores[45] para determinação da gravidade da sobrecarga de ventrículo direito e de seu correspondente prognóstico. Em 79 pacientes com diagnóstico confirmado de TEP, os níveis plasmáticos de NT-pró-BNP estiveram aumentados em 66 (83,5%) e foram mais elevados em pacientes com mediana (4.650 pg/mL), sem sobrecarga de VD (363 pg/mL). A razão VD/VE e dimensões da VCI correlacionou-se com NT-pró-NBP. Todos os 15 óbitos hospitalares e 24 eventos adversos graves ocorreram no grupo de níveis elevados de NT-pró-BNP, ao passo que todos os 13 pacientes (16,5%) com valores normais tiveram evolução não complicada. A partir desses resultados, pode-se concluir que níveis plasmáticos elevados de NT-pró-BNP predisseram mortalidade intra-hospitalar e que estiveram presentes na maioria dos casos de TEP, resultando em sobrecarga de VD. Níveis plasmáticos de NT-pró-BNP, então, refletem o grau de sobrecarga de VD e podem ser úteis na predição de desfechos de curto prazo de TEP. Também podem ajudar no diagnóstico, já que TEP pode entrar no diagnóstico diferencial de dispneia aguda com níveis de BNP NT-pró-BNP elevados.

Baixos níveis de BNP na admissão identificam pacientes de risco baixo para mortalidade precoce por TEP, mas pacientes com níveis elevados têm baixo valor preditivo positivo. Kostrubiec e colaboradores[46] estudaram se o VPP para mortalidade precoce pode ser aumentado por mensurações seriadas de NT-pró-BNP em 12 e 24 horas de admissão por TEP. Foram incluídos 113 pacientes consecutivos com TEP, 10 dos quais tinham TEP grave. A mortalidade em 30 dias foi de 15% (8-22%). Em sobreviventes, os níveis de NT-pró-BNP diminuiu dentro de 24 horas, da mediana 1.895 ng/mL para 1.007 ng/mL (p<0,001). Em não sobreviventes, os níveis medianos basais de NT-pró-BNP (11.491 ng/mL; 618-60.958) permaneceram elevados por 24 horas (8.139). A taxa de mortalidade em 30 dias no grupo de 18 pacientes com NT-pró-BNP > 7.500 ng/mL e menos de 50% de redução de NT-pró-BNP em 24 horas foi de 61% (39-84%). Os VPP e VPN de NT-pró-BNP > 7.500 na admissão e menos de 50% de redução do NT-pró-BNP em 24 horas foram 61 e 94%, respectivamente. Assim, elevação persistente de NT-pró-BNP, dentro de 24 horas após diagnóstico de TEP, indica disfunção de ventrículo direito em progresso esses pacientes requerem tratamento mais rápido e agressivo, conforme as disponibilidades.

Outro biomarcador de disfunção de ventrículo direito

Uma proteína ligada a ácido graxo do tipo cardíaco ou *Heart-type fatty acid-binding protein* (H-FABP) parece permitir estratificação precoce na TEP. A H-FABP é uma pequena proteína intracelular citoplasmática (14-15 kDa) que se liga a ácidos graxos de cadeia longa e são abundantes em tecidos com metabolismo graxo ativo, incluindo o coração.

De acordo com Storch e Thumser,[47] desde que 50 a 80% da energia do coração sejam providos pela oxidação de lipídeos, a H-FABP é particularmente importante para a homeostase do miocárdio porque assegura transporte intracelular de ácidos graxos insolúveis. Seguindo-se à lesão do cardiomiócito, essa pequena proteína se difunde muito mais rápido através do espaço intersticial do que as troponinas e aparece mais rapidamente na circulação (cerca de 90 min após a instalação de sintomas), atingindo seu pico em 6 h. Lembrar que a elevação de níveis séricos de troponina pode não ocorrer até 6-12 horas da instalação dos sintomas.

Puls e colaboradores[48] investigaram o valor da H-FABP na estratificação de risco em 107 pacientes consecutivos com TEP confirmada. Os desfechos foram mortes relacionadas à TEP, complicações graves e mortalidade total em 30 dias. Do total de pacientes, 29 (27%) tiveram níveis anormais de H-FABP (> 6 ng/mL) na apresentação, entre eles, 12 (41%) tiveram um curso complicado, ao passo que todos os pacientes com valores basais normais de H-FABP tiveram uma evolução favorável em 30 dias (OR 71,45; p<0,0001). Em análise multivariada, H-FABP (p<0,0001), mas não as troponinas cardíacas (p=0,13) ou NT-pró-BNP (p=0,36) predisseram um evento adverso. A avaliação de estratégia combinando biomarcadores com ecocardiografia revelou que pacientes com H-FABP negativa tinham excelente prognóstico, independentemente dos achados ecocardiográficos. Em contraste, pacientes com H-FABP positiva tiveram taxa de complicações de 23,1%, mesmo em presença de ecocardiograma normal, e isso se elevou para 57,1% se ecocardiograma também demonstrasse DVD (OR *vs* H-FABP negativa 5,6 e 81,4, respectivamente).

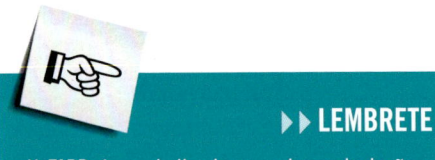

> ▶▶ **LEMBRETE**
>
> H-FABP é um indicador promissor de lesão e DVD em TEP, que pode melhorar a acurácia da estratificação de risco e de estratégias de tratamento.

Combinação de marcadores cardíacos para TEP

Mensuração simultânea de biomarcadores cardíacos específicos, preferencialmente integrados com ecocardiografia, parece estratificar com maior acurácia o risco de morte precoce e de evolução complicada grave em TEP (**Tabela 9.4**).

Como exemplo, Kostrubiec e colaboradores[49] desenvolveram uma estratificação com base em biomarcadores em 100 pacientes consecutivos normotensos na admissão, com diagnóstico de TEP. Mensurações de NT-pró-NPM e troponianas cardíacas e exames ecocardiográficos foram feitas na admissão. Mortalidade por todas as causas foi de 15% e letalidade por TEP foi de 8%. Em análise univariada, cTn > 0,07 µg/L predisse mortalidade geral (HR 9,2 [3,3-26,1]; p<0,0001) e letalidade por TEP (HR 18,1 [3,6-90,2]; p=0,0004). NT-pró-BNP > 7.600 ng/L predisse mortalidade geral e letalidade por TEP (HR 6,7 [2,4-19,0]; p=0,0003 e 7,3 [1,7-30,6]; p=0,007), respectivamente. NT-pró-BNP < 600 ng/L indicou desfecho não complicado. Análise multivariada revelou que cTnT > 0,07 foi o fator preditor independente mais significativo, ao passo que NT-pró-BNP e pressão cardíaca sistêmica medido na admissão e parâmetros ecocardiográficos não foram significativos. A letalidade por TEP em pacientes com NT-pró-BNP ≥ 600 ng/L e cTnT ≥ 0,07 µg/L alcançou 33%. NT-pró-BNP < 600 ng/L indicou grupo sem mortes. A letalidade por TEP em pacientes com NT-pró-BNP ≥ 600 ng/L e cTnT < 0,07 µg/L foi de 3,7%. A incorporação de dados ecocardiográficos não melhorou a seleção de grupos. Nesse estudo, a mensuração simultânea de cTnT e NT-pró-BNP permitiu um prognóstico preciso de TEP. Pacientes normotensos na admissão, com cTnT ≥ 0,07 µg/L e NT-pró-BNP ≥ 600 ng/L estão em risco elevado de mortalidade, ao passo que NT-pró-BNP < 600 ng/L indica prognóstico excelente.

Outro exemplo expressivo é o de Scridon e colaboradores;[50] esses autores analisaram os valores de troponina I e os parâmetros da ecocardiografia em 141 pacientes com TEP e correlacionaram os resultados com mortalidade em 30 dias. Pacientes com cTnI elevada (> 0,1 ng/m,L) e dilatação de VD (VD/VE > 0,9) estiveram em ris-

▶▶ **TABELA 9.4**

Estratificação de risco conforme mortalidade precoce em TEP

Mortalidade precoce	Clínica hipotensão ou choque	Disfunção de VD	Lesão miocárdio	Potencial de tratamento
Risco alto				
> 15-50% embolectomia	+	(+)ª	(+)ª	Trombólise ou
Risco não alto				
Intermediário 3-15%	- +	+ -	+	Admissão hospitalar
	-	+		
Baixo < 1%	-	-	-	Alta precoce

ª Em presença de hipotensão ou choque, não é necessário confirmar sobrecarga de VD ou lesão de miocárdio para classificar o pacientes como de risco alto.
Fonte: Baseada em Torbicki e colaboradores.[51]

co significativamente maior de morte após TEP do que pacientes com apenas 1 ou nenhum desses marcadores de prognóstico adverso. A mortalidade geral desse grupo foi de 38%.

Outros estudos têm abordado o problema da estratificação de risco complementando o diagnóstico de TEP.

Bova e colaboradores[52] avaliaram, em pacientes normotensos, a utilidade de 6 marcadores prognósticos para a predição de eventos adversos intra-hospitalares e mortalidade em 30 dias por TEP. Desses pacientes, 201 com TEP confirmada e pressão sanguínea normal foram recrutados em 3 centros para um estudo de 3 meses, aos quais foi administrado anticoagulação convencional. Na admissão, como linha de base, os pacientes receberam uma avaliação de risco abrangente, incluindo ecocardiografia, determinação de troponina I, BNP e dímeros D, gasometria arterial e escore clínico como marcadores primários de morte ou deterioração clínica intra-hospitalar; desfechos secundários foram morte de todas as causas (geral) intra-hospitalares e em três meses. Houve um óbito por TEP durante a hospitalização (0,5%). A mortalidade geral intra-hopitalar e em 3 meses foi de 2 e 9%, respectivamente. Nenhum dos marcadores prognósticos foram preditivos de desfechos primários. Escore clínico, troponina I e hipoxemia predisseram mortalidade geral (p=0,02, 0,01 e < 0,001, respectivamente). Escore clínico (HR 4,7; 1,9-12,0), dímeros D (4,8; 1,4-16,3), hipoxemia (5,7; 2,1-15,1) e troponina I (7,5; 2,5-22,7) foram preditores de mortalidade geral de três meses em análise univariada. Em análise multivariada escore clínico e troponina I permaneceram preditivas, de forma independente. Assim, não foram encontrados marcadores prognósticos úteis como preditores de eventos adversos intra-hospitalares relacionados diretamente à TEP. Escore clínico, troponina I e hipoxemia predisseram mortalidade geral intra-hospitalar. Escore clínico e troponina I predisseram independentemente mortalidade geral em 3 meses.

A combinação de ATC, ecocardiografia e biomarcadores em pacientes normotensos foi avaliada por Ozsu e colaboradores.[53] Em estudo prospectivo, foram incluídos 108 pacientes consecutivos com TEP normotensiva, confirmada por ATC. Na admissão foram medidos níveis séricos de NT-pró-BNP e troponina e realizada ecocardiografia dentro de 24 horas do diagnóstico de TEP. Mortalidade geral da série foi 13% e fatalidades TEP-relacionadas foram de 5,6%. Dilatação de VD foi definida como razão VD/VE ≥ 1,1 na ATC e diâmetro diastólico final de VD > 30 mm na ecocardiografia, por análise de ROC. Um ponto de corte de NT-pró-BNP ≤ 90 pmol/mL teve um VPP de 98% para sobrevida, ao passo que NT-pró-BNP > 300 e cTnT ≥ 0,027 tiveram um VPN para morte geral de 95 e 96%, respectivamente. Mortalidade por TEP em pacientes com NT-pró-BNP > 300 e cTnT ≥ 0,027 alcançou 64%. Em análise univariada, a combinação de cTnT ≥ 0,027 e dilatação de VD em ecocardiografia foi o preditor mais importante de mortalidade geral e letalidade associada à TEP (HR 14 [4,6-42,0]; e HR 37,6 [4,4-32,4]), respectivamente. Em análise de regressão multivariada, NT-pró-BNP > 300 e cTnT ≥ 0,027 (HR 26,5 [4,1-169,9; p<0,001]) foi a melhor combinação para predizer mortalidade geral. Pode-se concluir que a combinação de NT-pró-BNP e cTnT parece ser melhor estratificador de risco que biomarcadores mais dilatação de VD por ATC ou ecocardiografia em pacientes normotensos com TEP.

Jiménez e colaboradores[54] empregaram uma combinação dos biomarcadores cardíacos troponina cTNI e cTnT, ecocardiograma transtorácico (ETT) e ultrassonografia de compressão dos membros inferiores (USC) para testar a predição de mortes relacionadas à TEP em pacientes normotensos, durante acompanhamento de 30 dias. De 591 pacientes normotensos diagnosticados com TEP, o desfecho primário ocorreu em 37 (6%; 4,3-8,2%). Pacientes com disfunção de ventrículo direito (DVD) por ETT e TVP concomitante por USC tiveram mortalidade TEP-relacionada de 19,6% comparadas com 17,1% de pacientes com elevação de cTnI e concomitante TVP e 15,2% de pacientes com elevação de cTnI e DVD. O uso de qualquer das estratégias de 2 testes teve uma especificidade mais alta e valor preditivo positivo comparado com o uso de qualquer dos testes isolados. Uma combinação de estratégia de 3 testes não melhorou o prognóstico. Para uma análise de subgrupo de pacientes de risco alto, conforme o índice de gravidade da embolia pulmonar (classes IV e V da classificação PESI, ver no item da classificação clínica prognóstica), VPPs de estratégias de 2 testes para mortalidade relacionada a TEP foram de 25,0, 24,4 e 20,7%, respectivamente. Assim, em pacientes hemodinamicamente estáveis com TEP sintomática, uma combinação de ecocardiografia ou teste de troponina e UCS melhorou a capacidade prognóstica comparada com o uso de qualquer teste por si só na identificação daqueles com risco alto de morte relacionada à TEP.

Avaliação clínica prognóstica

Avaliação clínica como instrumento de prognóstico em tromboembolia pulmonar aguda sintomática (TEP) tem sido uma aspiração dos médicos assistentes em serviços de emergência que recebem carga grande de pacientes com suspeita clínica de uma condição com definida mortalidade. A mortalidade de TEP grave (maciça) pode atingir até mais de 50%, ao passo que as caracterizadas como submaciça ou de risco intermediário (disfunção de ventrículo direito sem hipotensão arterial sistêmica) estão entre 5 a 10 (15)%, e as TEP caracterizadas como não maciças ou de baixo risco têm mortalidade estimadas em < 5% e, frequentemente, < 1%.

Assim como as regras de predição diagnósticas ou escores clínicos têm demonstrado valor no encaminhamento diagnóstico, regras que possam estimar o risco imediato de evolução negativa ou mesmo de morte precoce tem sido elaboradas e testadas.

No estudo multicêntrico ICOPER,[3] vários fatores foram preditores independentes significativos de mortalidade aumentada em 3 meses. O modelo final, sem definição de escore, obtido de 815 pacientes foi o seguinte, quantificado pelas razões de risco (*Hazard ratio* com IC de 95%):

- pressão sanguínea sistólica < 90 mmHg (2,9; 1,7-5,0);
- insuficiência cardíaca congestiva (2,4; 1,5-3,7);
- câncer (2,3; 1,5-3,5);
- frequência respiratória < 20/min (2,0; 1,2-3,2);
- doença pulmonar obstrutiva crônica (1,8; 1,2-2,7);
- idade > 70 anos (1,6; 1,1-2,3).

Hiopocinesia de ventrículo direito por ecocardiograma apresentou HR de 2,0 (1,3-2,9).

Wicki e colaboradores[55] procuraram estabelecer um escore de risco por meio da identificação de fatores de predição de eventos adversos (Geneva Prognostic Score-PGS). Foram estudados 296 pacientes consecutivos com embolia pulmonar admitidos via serviço de emergência. Análises de regressão logística foram utilizadas para predizer morte, recorrência tromboembólica ou grande sangramento em 3 meses. Do total de pacientes, 30 (10,1%) tiveram 1 ou mais eventos adversos durante os 3 meses de seguimento: 25 pacientes (8,4%) morreram, eventos tromboembólicos recorreram em 10 pacientes (3,4%) e grande sangramento ocorreu em 5 pacientes (1,7%). Em análise multivariada, fatores associados com desfechos adversos foram câncer, insuficiência cardíaca, antecedentes de TVP prévia, pressão sanguínea sistólica < 100 mmHg, PaOs < 60 mmHg e presença de TVP no US de admissão. Foi calculado um escore de risco pela adição de 2 pontos para câncer e hipotensão e 1 ponto cada para os outros preditores. Um escore de 2 pontos identificou melhor pacientes em risco de eventos adversos em uma análise ROC. De 180 pacientes de risco baixo (67,2%) por escore ≤ 2, apenas 4 tiveram eventos adversos na evolução imediata (2,2%), comparados com 23 (26,1%) de 88 pacientes de risco alto por escore ≥ 3 pontos. Assim, um escore simples, com base em variáveis facilmente acessíveis de identificação, pode verificar com exatidão pacientes com TEP de risco baixo de desfechos adversos (**Tabela 9.5**).

Entre as muitas abordagens do registro RIETE, Lobo e colaboradores[56] estudaram a influência das síndromes clínicas clássicas de apresentação no desfecho da TEP na mortalidade em 90 dias. Em estudo que incluiu 3.391 pacientes sem doença cardíaca ou pulmonar preexistente com TEP confirmada, morreram 149 pacientes (4,4%) durante os primeiros 15 dias: 2,5% com clínica de dor pleurítica com ou sem hemoptise (infarto pulmonar), 6,2% com dispneia isolada (OR 2,6;1,7-3,8) e 6,5% com colapso circulatório (OR 2,6; 1,7-4,2). Dos dias 16 a 90, 31 pacientes tiveram recorrência de TEP, 5 de 14 (36%) com clínica de dor pleurítica com ou sem hemoptise morreram de TEP recorrente, comparados com 5 de 10 (50%) com dispneia isolada e 7

▶▶ **TABELA 9.5**

Escore prognóstico Genebra

Preditores	Pontuação
Câncer	+ 2
Insuficiência cardíaca	+ 1
TVP prévia	+ 1
Pressão sanguínea sistólica < 100 mmHg	+ 2
PaO2 < 60 mmHg	+ 1
TVP proximal por US	+ 1
Risco baixo: ≤ 2 pontos	
Risco alto: ≥ 3 pontos	

Fonte: Adaptada de Wicki e colaboradores.[55]

pacientes (100%) com colapso circulatório. O quadro clínico de apresentação permite prognóstico: pacientes com TEP com dor pleurítica com ou sem hemoptise, caracterizando embolia periférica não extensa têm mortalidade significativamente menor durante tratamento inicial e após a alta hospitalar. Recorrências têm maior taxa de letalidade.

Um grande esforço para a construção de um modelo prognóstico de mortalidade precoce e eventos adversos graves para TEP foi desenvolvido por Aujesky e colaboradores.[57] Na sequência de sua validação e aplicação, esse modelo passou a ser reconhecido como PESI (*pulmonary embolism severity index*). Foram alocados randomicamente 15.531 prontuários de alta de pacientes com TEP em 186 hospitais da Pensilvânia (EUA) para amostras de derivação (67%) e validação interna (33%). A regra de predição foi derivada utilizando-se regressão logística com mortalidade em 30 dias como desfecho primário e com dados demográficos e clínicos disponíveis na apresentação como variáveis preditoras potenciais. A regra obtida foi validada externamente em 221 pacientes internados na Suíça e na França.[57]

A regra de predição foi baseada em 11 características de pacientes que foram associadas de forma independente com mortalidade e estratificaram os pacientes com TEP em 5 classes de gravidade, com taxas de mortalidade em 30 dias:

- dados demográficos: idade 1 ponto/ano, gênero masculino + 10;
- comorbidades: câncer + 30, insuficiência cardíaca + 10, pneumopatia crônica +10;
- achados clínicos: pulso > 110/min +20, pressão sanguínea sistólica < 100 mmHg + 30, frequência respiratória > 30/min + 20, temperatura < 36° + 20, desorientação – letargia – estupor – coma + 60; SaO2 < 90% + 20.

Isso permitiu a distribuição de 5 classes de risco conforme a mortalidade:

1. classe I (≤ 65 pontos) risco muito baixo: 0-1,6% de mortalidade;
2. classe II (66-85 pontos) risco baixo: 1,7-3,5%;
3. classe III (86-105 pontos) risco intermediário: 3,2-7,1%;
4. classe IV (106-125 pontos) risco alto: 4,0-11,4%;
5. classe V (≥ 125 pontos) risco muito alto: 10,0-24,5% de mortalidade, por meio das amostras de derivação e validação interna. Mortes em pacientes internados na classe I foram ≤ 1,1% e na classe II ≤ 1,9%.

Aujesky e colaboradores[58] validaram esse modelo em 367 pacientes diagnosticados prospectivamente com TEP em 117 departamentos de emergência na Europa. Foram comparadas mortalidade em 90 dias dentro de cada classe de risco e análise ROC para comparação entre a validação e os dados da amostra original de derivação. Foram também avaliadas as taxas de recorrência de grandes sangramentos em cada classe de risco. A mortalidade teve a seguinte distribuição: classe I 0%; classe II 1,0%; classe III 3,1%; classe IV 10,4% e classe V 24,4%; esses dados não diferiram dos dados da amostra de derivação. A área sob a curva foi maior na amostra de validação (0,87 vs 0,78; p=0,01). Nenhum paciente das classes I e II desenvolveu recorrência tromboembólica ou grande sangramento. Pode-se concluir que esse modelo estratifica acuradamente pacientes com TEP em categorias de risco crescente de mortalidade e outras complicações relevantes.[58]

Os escores de Genebra e PESI foram comparados por Jiménez e colaboradores[59] em uma coorte de 599 pacientes com TEP objetivamente confirmada. Os pacientes foram estratificados conforme as classes de PESI e os estratos de risco baixo e risco alto de Genebra. O escore PESI quantificou o prognóstico de pacientes com TEP melhor do que o escore Genebra na mortalidade em 30 dias, havendo resultados semelhantes na recorrência não fatal ou sangramento grave. A área sob a curva ROC foi maior para o escore PESI (**Tabela 9.6**).

Uma simplificação do PESI foi desenvolvida por Jiménez e colaboradores,[60] retirando do con-

▶▶ TABELA 9.6

Escore PESI simplificado

Variáveis	Pontos
Idade > 80 anos	1
História de câncer	1
Doença cardiopulmonar crônica	1
Frequência cardíaca ≥ 110/min	1
Pressão sanguínea sistólica < 100 mmHg	1
SaO$_2$	1

Classes de risco: 0 risco baixo e ≥ 1 risco alto
Fonte: Adaptada de Jiménez e colaboradores.[60]

junto original as variáveis que não haviam obtido significação estatística na regressão logística univariada original. Isso produziu o PESI simplificado, que manteve as variáveis idade, câncer, doença cardiopulmonar prévia, frequência cardíaca, pressão sanguínea sistólica e oximetria, conferindo 1 ponto para cada uma delas (ver Tabela 9.6).

A acurácia prognóstica não diferiu do original (área sob a curva 0,75 [0,69-0,80]). Nos 305 pacientes de 995 (30,7%) que foram classificados como de risco baixo, a mortalidade em 30 dias foi de 1,0% (0,0-2,1%) comparado com 10,9% (8,5-13,2%) no grupo de risco alto. Na validação do PESI simplificado no registro RIETE, 2.569 de 7.107 pacientes (36,2%), que foram classificados como de baixo risco, tiveram uma mortalidade em 30 dias de 1,1% (0,7-1,5) comparada com 8,9% (8,1-9,8) no grupo de risco alto. Assim, o PESI simplificado tem uma acurácia prognóstica e utilidade clínica similares e maior facilidade de uso quando comparado com o PESI original.

A definição de instabilidade hemodinamicamente na apresentação de pacientes com TEP foi examinada por Otero e colaboradores,[61] comparando a função da pressão sanguínea sistólica (PSS) com o **índice de choque** (frequência cardíaca dividida pela pressão sistólica; negativo para choque se < 1 e positivo se ≥ 1)[62] dentro do registro RIETE. Foram incluídos no estudo 6.599 pacientes com TEP confirmada. Entre eles, 417 (6,3%) morreram dentro de 30 dias: 153 da TEP inicial (fatalidades), 29 de recorrência de TEP (fatalidades) e 235 devido a outras causas (morte por todas as causas ou geral em pacientes com TEP). Dos 417 pacientes que morreram, 127 (30%) tiveram um índice de choque positivo, 60 (14%) tinham PSS < 100 mmHg e 33 (7,9%) tinham PSS < 90 mmHg. Em análise multivariada, qualquer dos 3 parâmetros foi independentemente associado à mortalidade aumentada. O índice de choque teve maior sensibilidade (30,5% vs 14,4 e 7,9% para PSS < 100 mmHg e < 90 mmHg, respectivamente), mas menor especificidade (86,3 vs 93,0 e 96,6). Assim, na medida de instabilidade hemodinâmica, a predição e a mortalidade em 30 dias, o índice de choque teve maior sensibilidade e a PSS < 90 mmHg maior especificidade.[61]

Ainda do registro RIETE, Laporte e colaboradores[63] determinaram preditores para tromboembolia fatal em 15.520 pacientes consecutivos com tromboembolia venosa aguda. Trombose venosa profunda sem TEP sintomática foi observada em 58% (n=9.008), TEP sintomática não maciça em 40,4% (n=6.264) e TEP sintomática maciça em 1,6% (n=248). Em 3 meses, as taxas cumulativas de mortalidade geral e fatalidade por TEP foram 8,65 e 1,68%, respectivamente. Em análise multivariada, pacientes com TEP não maciça na apresentação exibiram um risco de fatalidade 5,42 vezes maior, comparado com TVP sem TEP sintomática (p<0,001). O risco de TEP fatal foi multiplicado por 17,5 em pacientes apresentando TEP maciça sintomática. Outros fatores clínicos, independentemente associados com risco aumentado de TEP fatal, foram imobilização por doença neurológica, > 75 anos e câncer. Os autores concluíram que TEP permanece uma doença potencialmente fatal. Os preditores clínicos identificados no registro RIETE deveriam ser incluídos em qualquer esquema de estratificação clínica de risco para adaptar o tratamento da TEP frente ao risco de desfecho fatal.

O critério PESI simplificado (sPESI) e o índice de choque (SI) foram comparados para identificação de pacientes de risco de mortalidade em 30 dias na apresentação de TEP por Sam e colaboradores,[64] em uma coorte de 1.206 pacientes com TEP confirmada objetivamente. O desfecho primário foi mortalidade geral. O desfecho secundário foi TEV recorrente sintomática não fatal ou sangramento grave não fatal. Morreram 119 (9,9%; 8,2-11,5) pacientes durante o 1º mês de seguimento. O sPESI classificou menos pacientes de risco baixo (31%; 28-33) comparado com o SI (85%; 83-87). Pacientes de risco baixo com base no sPESI tiveram mortalidade de 30 dias mais baixa que aqueles com base no SI (1,6%; 0,3-2,9 vs 8,3%; 6,6-10,0), ao passo que a taxa de 30 dias de recorrências ou grave sangramento não fatais foi similar (2,2%; 0,7-3,6 vs 3,3%; 2,2-4,4). O aperfeiçoamento líquido de reclassificação com sPESI foi 13,4% (p=0,07), sendo que o de discriminação integrada foi estimada em 1,8% (p<0,001). O PESI simplificado quantificou o prognóstico de pacientes com TEP melhor do que o índice de choque.

A concomitância de TVP em episódio de TEP sintomática tem um significado incerto quanto à significância prognóstica do evento tromboembólico venoso, não obstante o conceito integrado de TEV – TEP. Jiménez e colaboradores[65] conduziram uma investigação em 707 pacientes com diagnóstico confirmado de 1º episódio de TEP sintomática; o desfecho primário foi o de morte por todas as causas e o secundário foi a fatalidade específica por TEP em acompanhamento de 3 meses. Trombose venosa profunda concomitante esteve presente em 362 pacientes (51,2%), e 77 pacientes (10,9%) morreram durante o seguimento. Pacientes com TVP concomitante tiveram uma mortalidade por todas as causas aumentada (HR corrigido 2,05;1,24-3,38; p=0,005) e fatalidades por TEP (HR ajustado 4,25;1,61-11,25; p=0,04) comparados com aqueles sem TVP. Validação externa no registro RIETE confirmou esses resultados. Em pacientes com um 1º episódio sintomático de TEP, a presença de TVP concomitante é um preditor independente de morte nos 3 meses seguintes ao diagnóstico. Assim, esse estudo valida a prática de realização de exame ultrassonográfico dos membros inferiores para prognóstico e estratificação de risco de pacientes com TEP.

Estratégias de avaliação prognóstica

Como assinalaram Torbicki e colaboradores,[51] o conjunto de dados atuais não oferece pontos de cortes específicos dos marcadores que permitam tomada de posição terapêutica com toda segurança em pacientes de risco não alto/TEP submaciça.

Conforme Kucher e Goldhaber,[32] a principal função dos biomarcadores cardíacos está em diferenciar pacientes de TEP entre risco baixo e intermediário. Pacientes de risco alto são estratificados pela instabilidade hemodinâmica (hipotensão sustentada, choque, colapso circulatório). Em pacientes normotensos, (portanto estáveis hemodinamicamente), níveis aumentados de troponinas e ou BNP indicam a realização de ecocardiografia Doppler para uma definição combinada de risco.

A estratégia de avaliação prognóstica é realizada em estágios:

- Inicia pela avaliação clínica do estado hemodinâmico, que permite a diferenciação entre risco alto e não alto.
- Continua com os testes laboratoriais em pacientes normotensos, que detectam sobrecarga ou lesão miocárdica e permitem a diferenciação entre risco intermediários e baixo.
- Com biomarcadores positivos, está indicada a solicitação de ecocardiografia Doppler, que demonstra objetivamente a disfunção de ventrículo direito.

No processo diagnóstico com ATCH, já se pode avaliar a dilatação de VD por observação visual ou pela relação VD/VE > 0,9 (1,0), ambos os métodos expressando **risco não alto intermediário**.

Um paciente com risco não alto pode ser classificado como de **risco intermediário** se tiver biomarcadores elevados ou DVD pela ecocardiografia ou ATCH.

Pacientes de risco não alto podem ser classificados como de **risco baixo** se forem avaliados pelo menos 1 dos marcadores de sobrecarga ou 1 marcador de lesão miocárdica como negativos.

A carga obstrutiva pode ser avaliada pela APS (escores de Miller Walsh), ATCH e cintilografia perfusional, o que caracteriza extensão da obstrução, mas que está hoje substituída pela avaliação funcional, que se correlaciona bem melhor com o risco de morte precoce.

Ultrassonografia dos membros inferiores é um exame não invasivo com poder diagnóstico e prognóstico.

A **Figura 9.2** mostra um algoritmo de integração da avaliação prognóstica e a consequente conduta em TEP.

Risco tardio e eventos adversos após episódio agudo de tromboembolia pulmonar

Klok e colaboradores[66] avaliaram o risco tardio para eventos adversos após episódio de TEP em pacientes consecutivos, entre janeiro de 2001 e julho de 2007, e pacientes nos quais o diagnóstico suspeitado de TEP foi descartado. Foram estudados 308 pacientes com TEP não provocada, 558 com TEP provocada e 334 sem TEP, com um seguimento mediano de 3,3 anos.

Pacientes com TEP não provocada tiveram menor risco geral de mortalidade que pacientes com TEP provocada (HR 0,59 [0,43-0,82]), mas um risco maior para mortalidade não relacionada a câncer (HR 1,888 [1,3-2,5]), recorrências tromboembólicas (HR 2,1 [1,3-3,1]), câncer (HR 4,4 [2,0-10]), eventos cardiovasculares (HR 2,6 [1,5-3,8]) e hipertensão pulmonar tromboembólica crônica (1,5% vs 0%).

O risco para desfechos combinados não diferiu entre ambos os grupos (HR 0,98 [0,82-1,1]). Pacientes sem TEP tiveram similar risco para malignidades e eventos cardiovasculares que pacientes com TEP provocada, mas menor risco para os desfechos remanescentes. A fração de ambos os pacientes com TEP provocada ou não provocada sem

TEP confirmada

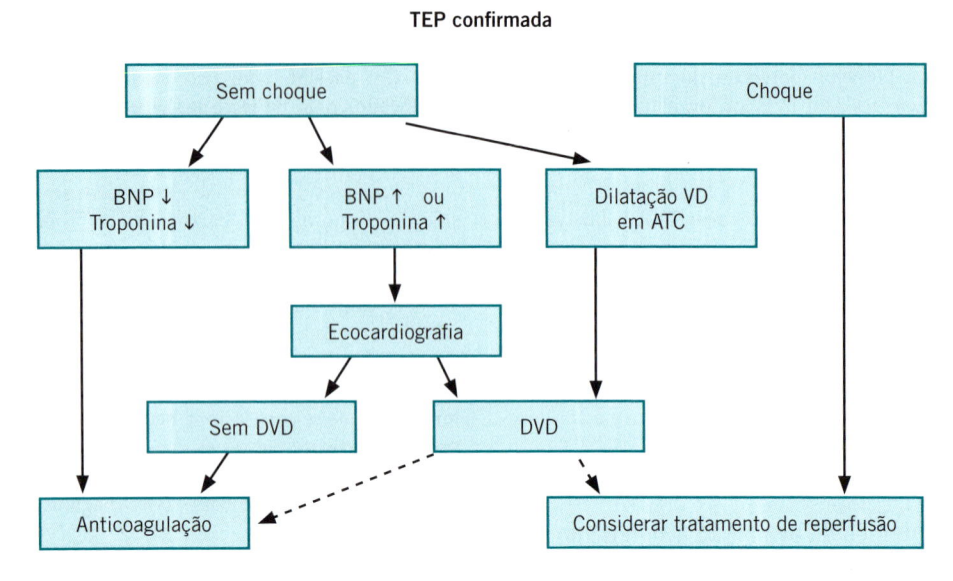

```
                    TEP confirmada
                   /              \
              Sem choque         Choque
             /     |    \           |
       BNP ↓    BNP ↑ ou   Dilatação VD
    Troponina ↓ Troponina ↑  em ATC
                   |
            Ecocardiografia
              /        \
         Sem DVD       DVD
            |           |
     Anticoagulação   Considerar tratamento de reperfusão
```

Figura 9.2 Abordagem integrada para estratificação de risco.
Fonte: Adaptada de Piazza e Goldhaber.[67]

eventos após 1 ano foi de apenas 70% e diminuiu para menos de 60% após 2 anos e para menos de 50% após 4 anos, ao passo que esse último foi de 84% para os pacientes controles.

O curso clínico de TEP aguda é complicado por inesperadas taxas altas de eventos adversos, os quais ocorrem na metade dos pacientes em 4 anos. Isto realça a necessidade de individualização dos pacientes e de melhor estratificação de risco vigilância continuada após a suspensão da anticoagulação.

Referências

1. Kreit JW. The impact of right ventricular dysfunction on the prognosis and therapy of normotensive patients with pulmonary embolism. Chest. 2004;125(4):1539-45.
2. Kasper W, Konstantinides S, Geibel A, Olschewski M, Heinrich F, Grosser KD, et al. Management strategies and determinants of outcome in acute major pulmonary embolism: results of a multicenter registry. J Am Coll Cardiol. 1997;30(5):1165-71.
3. Goldhaber SZ, Visani L, De Rosa M. Acute pulmonary embolism: clinical outcomes in the International Cooperative Pulmonary Embolism Registry (ICOPER). Lancet. 1999;353(9162): 1386-9.
4. Kucher N, Rossi E, De Rosa M, Goldhaber SZ. Massive pulmonary embolism. Circulation. 2006;113(4):577-82.
5. Kline JA, Steuerwald MT, Marchick MR, Hernandez-Nino J, Rose GA. Prospective evaluation of right ventricular function and functional status 6 months after acute submassive pulmonary embolism: frequency of persistent or subsequent elevation in estimated pulmonary artery pressure. Chest. 2009;136(5): 1202-10.
6. Miller RL, Das S, Anandarangam T, Leibowitz DW, Alderson PO, Thomashow B, et al. Association between right ventricular function and perfusion abnormalities in hemodynamically stable patients with acute pulmonary embolism. Chest. 1998;113(3):665-70.
7. Ribeiro A, Lindmarker P, Johnsson H, Juhlin-Dannfelt A, Jorfeldt L. Pulmonary embolism: one-year follow-up with echocardiography doppler and five-year survival analysis. Circulation. 1999;99(10):1325-30.
8. Torbicki A, Galié N, Covezzoli A, Rossi E, De Rosa M, Goldhaber SZ. Right heart thrombi in pulmonary embolism: results from the International Cooperative Pulmonary Embolism Registry. J Am Coll Cardiol. 2003;41(12):2245-51.

9. ten Wolde M, Söhne M, Quak E, Mac Gillavry MR, Büller HR. Prognostic value of echocardiographically assessed right ventricular dysfunction in patients with pulmonary embolism. Arch Intern Med. 2004;164(15):1685-9.
10. Goldhaber SZ, Haire WD, Feldstein ML, Miller M, Toltzis R, Smith JL, et al. Alteplase versus heparin in acute pulmonary embolism: randomised trial assessing right-ventricular function and pulmonary perfusion. Lancet. 1993;341(8844):507-11.
11. Ribeiro A, Lindmarker P, Juhlin-Dannfelt A, Johnsson H, Jorfeldt L. Echocardiography Doppler in pulmonary embolism: right ventricular dysfunction as a predictor of mortality rate. Am Heart J. 1997;134(3):479-87.
12. Kasper W, Konstantinides S, Geibel A, Tiede N, Krause T, Just H. Prognostic significance of right ventricular afterload stress detected by echocardiography in patients with clinically suspected pulmonary embolism. Heart. 1997;77(4):346-9.
13. Grifoni S, Olivotto I, Cecchini P, Pieralli F, Camaiti A, Santoro G, et al. Short-term clinical outcome of patients with acute pulmonary embolism, normal blood pressure, and echocardiographic right ventricular dysfunction. Circulation. 2000;101(24):2817-22.
14. Grifoni S, Olivotto I, Pieralli F. Long-term clinical outcome of patients with pulmonary embolism with or without right ventricular dysfunction. Thromb Haemost. 2001;86(Suppl):P2231.
15. Jerjes-Sanchez C, Ramirez-Rivera A, Arriaga-Nava R, Iglesias-Gonzalez S, Gutierrez P, Ibarra-Perez C, et al. High dose and short-term streptokinase infusion in patients with pulmonary embolism: prospective with seven-year follow-up trial. J Thromb Thrombolysis. 2001;12(3):237-47.
16. Jardin F, Dubourg O, Guéret P, Delorme G, Bourdarias JP. Quantitative two-dimensional echocardiography in massive pulmonary embolism: emphasis on ventricular interdependence and leftward septal displacement. J Am Coll Cardiol. 1987;10(6):1201-6.
17. Jardin F, Dubourg O, Bourdarias JP. Echocardiographic pattern of acute cor pulmonale. Chest. 1997;111(1):209-17.
18. Goldhaber SZ. Echocardiography in the management of pulmonary embolism. Ann Intern Med. 2002;136(9):691-700.
19. Kasper W, Geibel A, Tiede N, Bassenge D, Kauder E, Konstantinides S, et al. Distinguishing between acute and subacute massive pulmonary embolism by conventional and Doppler echocardiography. Br Heart J. 1993;70(4):352-6.
20. Konstantinides S. Pulmonary embolism: impact of right ventricular dysfunction. Curr Opin Cardiol. 2005;20(6):496-501.
21. Frémont B, Pacouret G, Jacobi D, Puglisi R, Charbonnier B, de Labriolle A. Prognostic value of echocardiographic right/left ventricular end-diastolic diameter ratio in patients with acute pulmonary embolism: results from a monocenter registry of 1,416 patients. Chest. 2008;133(2):358-62.
22. Chen WJ, Kuan P, Lien WP, Lin FY. Detection of patent foramen ovale by contrast transesophageal echocardiography. Chest. 1992;101(6):1515-20.
23. Konstantinides S, Geibel A, Kasper W, Olschewski M, Blümel L, Just H. Patent foramen ovale is an important predictor of adverse outcome in patients with major pulmonary embolism. Circulation. 1998;97(19):1946-51.
24. Reid JH, Murchison JT. Acute right ventricular dilatation: a new helical CT sign of massive pulmonary embolism. Clin Radiol. 1998;53(9):694-8.
25. Qanadli SD, El Hajjam M, Vieillard-Baron A, Joseph T, Mesurolle B, Oliva VL et al. New CT index to quantify arterial obstruction in pulmonary embolism: comparison with angiographic index and echocardiography. AJR Am J Roentgenol. 2001;176(6):1415-20.
26. Miller GA, Sutton GC, Kerr IH, Gibson RV, Honey M. Comparison of streptokinase and heparin in treatment of isolated acute massive pulmonary embolism. Br Med J. 1971;2(5763):681-4.
27. Collomb D, Paramelle PJ, Calaque O, Bosson JL, Vanzetto G, Barnoud D, et al. Severity assessment of acute pulmonary embolism: evaluation using helical CT. Eur Radiol. 2003;13(7):1508-14.
28. Quiroz R, Kucher N, Schoepf UJ, Kipfmueller F, Solomon SD, Costello P, et al. Right ventricular enlargement on chest computed tomography: prognostic role in acute pulmonary embolism. Circulation. 2004;109(20):2401-4.
29. Schoepf UJ, Kucher N, Kipfmueller F, Quiroz R, Costello P, Goldhaber SZ. Right ventricular enlargement on chest computed tomography: a predictor of early death in acute pulmonary embolism. Circulation. 2004;110(20):3276-80.
30. van der Meer RW, Pattynama PM, van Strijen MJ, van den Berg-Huijsmans AA, Hartmann IJ, Putter H, et al. Right ventricular dysfunction and pulmonary obstruction index at helical CT: prediction of clinical outcome during 3-month follow-up in patients with acute pulmonary embolism. Radiology. 2005;235(3):798-803.

31. Berghaus TM, Haeckel T, Behr W, Wehler M, von Scheidt W, Schwaiblmair M. Central thromboembolism is a possible predictor of right heart dysfunction in normotensive patients with acute pulmonary embolism. Thromb Res. 2010;126(3):e201-5.
32. Kucher N, Goldhaber SZ. Cardiac biomarkers for risk stratification of patients with acute pulmonary embolism. Circulation. 2003;108(18):2191-4.
33. Konstantinides S, Geibel A, Olschewski M, Kasper W, Hruska N, Jäckle S, et al. Importance of cardiac troponins I and T in risk stratification of patients with acute pulmonary embolism. Circulation. 2002;106(10):1263-8.
34. Wallach J. Interpretation of diagnostic tests. 8th ed. Philadelphia: Wolters Kluwert; 2007.
35. Jaff MR, McMurtry MS, Archer SL, Cushman M, Goldenberg N, Goldhaber SZ, et al. Management of massive and submassive pulmonary embolism, iliofemoral deep vein thrombosis, and chronic thromboembolic pulmonary hypertension: a scientific statement from the American Heart Association. Circulation. 2011;123(16):1788-830.
36. Becattini C, Vedovati MC, Agnelli G. Prognostic value of troponins in acute pulmonary embolism: a meta-analysis. Circulation. 2007;116(4):427-33.
37. Jiménez D, Díaz G, Molina J, Martí D, Del Rey J, García-Rull S, et al. Troponin I and risk stratification of patients with acute nonmassive pulmonary embolism. Eur Respir J. 2008;31(4):847-53.
38. Jiménez D, Uresandi F, Otero R, Lobo JL, Monreal M, Martí D, et al. Troponin-based risk stratification of patients with acute nonmassive pulmonary embolism: systematic review and meta-analysis. Chest. 2009;136(4):974-82.
39. Daniels LB, Maisel AS. Natriuretic peptides. J Am Coll Cardiol. 2007;50(25):2357-68.
40. Rocco TP, Fang J. Pharmacotherapy of congestive heart failure. In: Bruton LL, Lazo JS, Parkers KL, editors. Goodman & Gilman's: the pharmacological basis of therapeutics. 11th ed. New York: McGraw-Hill; 2006. p. 869-97.
41. McCullough PA, Nowak RM, McCord J, Hollander JE, Herrmann HC, Steg PG, et al. B-type natriuretic peptide and clinical judgment in emergency diagnosis of heart failure: analysis from Breathing Not Properly (BNP) Multinational Study. Circulation. 2002;106(4):416-22.
42. Januzzi JL, van Kimmenade R, Lainchbury J, Bayes-Genis A, Ordonez-Llanos J, Santalo-Bel M, et al. NT-proBNP testing for diagnosis and short-term prognosis in acute destabilized heart failure: an international pooled analysis of 1256 patients: the International Collaborative of NT-proBNP Study. Eur Heart J. 2006;27(3):330-7.
43. Moe GW, Howlett J, Januzzi JL, Zowall H. N-terminal pro-B-type natriuretic peptide testing improves the management of patients with suspected acute heart failure: primary results of the Canadian prospective randomized multicenter IMPROVE-CHF study. Circulation. 2007;115(24):3103-10.
44. Le Jemtel TH, Padeletti M, Jelic S. Diagnostic and therapeutic challenges in patients with coexistent chronic obstructive pulmonary disease and chronic heart failure. J Am Coll Cardiol. 2007;49(2):171-80.
45. Pruszczyk P, Kostrubiec M, Bochowicz A, Styczyński G, Szulc M, Kurzyna M, et al. N-terminal pro-brain natriuretic peptide in patients with acute pulmonary embolism. Eur Respir J. 2003;22(4):649-53.
46. Kostrubiec M, Pruszczyk P, Kaczynska A, Kucher N. Persistent NT-proBNP elevation in acute pulmonary embolism predicts early death. Clin Chim Acta. 2007;382(1-2):124-8.
47. Storch J, Thumser AE. The fatty acid transport function of fatty acid-binding proteins. Biochim Biophys Acta. 2000;1486(1):28-44.
48. Puls M, Dellas C, Lankeit M, Olschewski M, Binder L, Geibel A, et al. Heart-type fatty acid-binding protein permits early risk stratification of pulmonary embolism. Eur Heart J. 2007;28(2):224-9.
49. Kostrubiec M, Pruszczyk P, Bochowicz A, Pacho R, Szulc M, Kaczynska A, et al. Biomarker-based risk assessment model in acute pulmonary embolism. Eur Heart J. 2005;26(20):2166-72.
50. Scridon T, Scridon C, Skali H, Alvarez A, Goldhaber SZ, Solomon SD. Prognostic significance of troponin elevation and right ventricular enlargement in acute pulmonary embolism. Am J Cardiol. 2005;96(2):303-5.
51. Torbicki A, Perrier A, Konstantinides S, Agnelli G, Galiè N, Pruszczyk P, et al. Guidelines on the diagnosis and management of acute pulmonary embolism. Eur Heart J. 2008;29(18):2276-315.
52. Bova C, Pesavento R, Marchiori A, Palla A, Enea I, Pengo V, et al. Risk stratification and outcomes in hemodynamically stable patients with acute pulmonary embolism: a prospective, multicentre, cohort study with three months of follow-up. J Thromb Haemost. 2009;7(6):938-44.
53. Ozsu S, Karaman K, Mentese A, Ozsu A, Karahan SC, Durmus I, et al. Combined risk stratification with computerized tomography / echocardiography and biomarkers in patients with nor-

motensive pulmonary embolism. Thromb Res. 2010;126(6):486-92.
54. Jiménez D, Aujesky D, Moores L, Gómez V, Martí D, Briongos S, et al. Combinations of prognostic tools for identification of high-risk normotensive patients with acute symptomatic pulmonary embolism. Thorax. 2011;66(1):75-81.
55. Wicki J, Perrier A, Perneger TV, Bounameaux H, Junod AF. Predicting adverse outcome in patients with acute pulmonary embolism: a risk score. Thromb Haemost. 2000;84(4):548-52.
56. Lobo JL, Zorrilla V, Aizpuru F, Uresandi F, Garcia-Bragado F, Conget F, et al. Clinical syndromes and clinical outcome in patients with pulmonary embolism: findings from the RIETE registry. Chest. 2006;130(6):1817-22.
57. Aujesky D, Obrosky DS, Stone RA, Auble TE, Perrier A, Cornuz J, et al. Derivation and validation of a prognostic model for pulmonary embolism. Am J Respir Crit Care Med. 2005;172(8):1041-6.
58. Aujesky D, Roy PM, Le Manach CP, Verschuren F, Meyer G, Obrosky DS, et al. Validation of a model to predict adverse outcomes in patients with pulmonary embolism. Eur Heart J. 2006;27(4):476-81.
59. Jiménez D, Yusen RD, Otero R, Uresandi F, Nauffal D, Laserna E, et al. Prognostic models for selecting patients with acute pulmonary embolism for initial outpatient therapy. Chest. 2007;132(1):24-30.
60. Jiménez D, Aujesky D, Moores L, Gómez V, Lobo JL, Uresandi F, et al. Simplification of the pulmonary embolism severity index for prognostication in patients with acute symptomatic pulmonary embolism. Arch Intern Med. 2010;170(15):1383-9.
61. Otero R, Trujillo-Santos J, Cayuela A, Rodríguez C, Barron M, Martín JJ, et al. Haemodynamically unstable pulmonary embolism in the RIETE Registry: systolic blood pressure or shock index? Eur Respir J. 2007;30(6):1111-6.
62. Kucher N, Luder CM, Dörnhöfer T, Windecker S, Meier B, Hess OM. Novel management strategy for patients with suspected pulmonary embolism. Eur Heart J. 2003;24(4):366-76.
63. Laporte S, Mismetti P, Décousus H, Uresandi F, Otero R, Lobo JL, et al. Clinical predictors for fatal pulmonary embolism in 15,520 patients with venous thromboembolism: findings from the Registro Informatizado de la Enfermedad Tromboembolica Venosa (RIETE) Registry. Circulation. 2008;117(13):1711-6.
64. Sam A, Sánchez D, Gómez V, Wagner C, Kopecna D, Zamarro C, et al. The shock index and the simplified PESI for identification of low-risk patients with acute pulmonary embolism. Eur Respir J. 2011;37(4):762-6.
65. Jiménez D, Aujesky D, Díaz G, Monreal M, Otero R, Martí D, et al. Prognostic significance of deep vein thrombosis in patients presenting with acute symptomatic pulmonary embolism. Am J Respir Crit Care Med. 2010;181(9):983-91.
66. Klok FA, Zondag W, van Kralingen KW, van Dijk AP, Tamsma JT, Heyning FH, et al. Patients outcomes after acute pulmonary embolism: a pooled survival analysis of different adverse events. Am J Respir Crit Care Med. 2010;181(5):501-6.
67. Piazza G, Goldhaber SZ. Acute pulmonary embolism: part II: treatment and prophylaxis. Circulation. 2006;114: e42-7.

Leituras recomendadas

Konstantinides S, Geibel A, Olschewski M, Heinrich F, Grosser K, Rauber K, et al. Association between thrombolytic treatment and the prognosis of hemodynamically stable patients with major pulmonary embolism: results of a multicenter registry. Circulation. 1997;96(3):882-8.

Spencer FA, Goldberg RJ, Lessard D, Reed G, Emery C, Gore JM, et al. Factors associated with adverse outcomes in outpatients presenting with pulmonary embolism: the Worcester Venous Thromboembolism Study. Circ Cardiovasc Qual Outcomes. 2010;3(4):390-4.

10
TRATAMENTO

Tromboembolia pulmonar aguda (TEP) é uma condição potencialmente fatal, porém se corretamente diagnosticada e tratada é uma causa pouco frequente de morte. A partir da suspeita clínica criteriosa de TEP, o tratamento deve ser iniciado de imediato, após a definição de suspeita clínica intermediária ou alta, com objetivos de interromper o processo tromboembólico e diminuir a mortalidade associada, que é máxima nas primeiras horas do desenvolvimento de sintomas.

A anticoagulação é uma terapia secundária, à medida que não atua diretamente na dissolução do trombo estabelecido. Entretanto, a suspensão do processo trombótico permite a ação trombolítica endógena sem oposição. Então, conjuga-se anticoagulação exógena com a trombólise endógena, que é máxima em nível da circulação pulmonar.

Alternativamente, pode ser necessária a administração de terapia primária, constituída pelo emprego de fármacos trombolíticos, que atuam de forma direta na dissolução do trombo. Associa-se, então, trombólise exógena à trombólise endógena, complementada a seguir pela anticoagulação, que exerce função de prevenção secundária de recorrência.

A tromboembolia pulmonar dispõem de:

- tratamento farmacológico, com anticoagulantes e trombolíticos;
- tratamento intervencionista com cateteres com ou sem fármacos trombolíticos;
- tratamento cirúrgico: embolectomia para remoção aguda de êmbolos arteriais pulmonares;
- tromboendarterectomia para embolia pulmonar crônica, geralmente associada com hipertensão pulmonar tromboembólica crônica (HPTEC).

Manejo terapêutico da tromboembolia pulmonar aguda

- Tromboprofilaxia primária da trombose venosa, com fármacos anticoagulantes ou métodos mecânicos.
- Tratamento imediato da TEP:
  - suspensão do processo tromboembólico e aceleração da trombólise endógena com fármacos anticoagulantes; ou
  - ação de trombólise exógena com fármacos trombolíticos; ou
  - eliminação do trombo por cateteres; ou
  - cirurgia de remoção do trombo, conforme as circunstâncias.
- Tratamento estendido e a longo prazo, com fármacos anticoagulantes, como tromboprofilaxia secundária de recidivas.[1,2]

Fármacos utilizados no tratamento da tromboembolia venosa

Anticoagulantes pentassacarídicos mediados pela antitrombina

São fármacos que atuam pela ativação da antitrombina (AT) por meio de uma ligação pentassacarídica de suas moléculas com um receptor da AT. São eles: a heparina original, atualmente denominada de heparina não fracionada (HNF), tem atividade equivalente contra o fator Xa e o fator IIa; as heparinas de baixo peso molecular (HBPM), com atividade maior contra o fator Xa; as fondaparinas, (fondaparinux, idraparinux) análogos sintéticos da sequência pentassacarídica das heparinas, que se ligam à AT e têm ação exclusivamente sobre o fator Xa (ver **Figura 10.1**).[3-5]

A ação dos fármacos pentassacarídicos mediados pela AT é dose-dependente. O fator Xa é produzido pela confluência das vias intrínseca e extrínseca da coagulação, confluência essa que é gerada pelo complexo fator tecidual-fator VIIa e complexo fator IXa – fator VIII (complexo tenase). O fator Xa ao ligar-se com o fator V (complexo protrombinase) converte a protrombina em trombina *in vitro*, o efeito anticoagulante da antitrombina (AT) é aumentado por traços de heparina. Em presença de heparina, 1 µg de AT pode neutralizar 32 unidades do fator Xa e, indiretamente, impede a geração potencial de 1.600 unidades de trombina, o que só seria neutralizado por 1.000 µg de AT. Doses baixas têm efeito inibitório da iniciação da trombogênese, ao passo que doses plenas têm efeito de interrupção imediata do processo trombótico ativo.[6] Os medicamentos pentassacarídicos são de uso parenteral (anticoagulantes parenterais). A HNF pode ser empregada por via subcutânea ou intravenosa dose-ajustadas, e a HBPM e a fondaparina são administradas por via subcutânea, peso-ajustadas para tratamento.

O novo fármaco fondaparinux após injeção subcutânea tem excelente biodisponibilidade e meia-vida plasmática de aproximadamente 17 horas, podendo ser administrado em doses únicas diárias peso-ajustadas. Esse fármaco é tão seguro e efetivo quanto a HNF e a HBPM no tratamento inicial da tromboembolia venosa, bem como na profilaxia primária.[1,7]

A HBPM e o fondaparinux têm excreção renal. Em insuficiência renal, depuração da creatinina endógena entre 30-80 mL/min não exige redução de doses, mas com depuração inferior a 30 mL/min para a HBPM está indicada redução em 50% da dose diária, ou controle de níveis anti-Xa ou, como alternativa, usar HNF. Fondaparinux está contraindicado em pacientes com insuficiência renal grave.[3]

Heparinas

A heparina é um glicosaminoglicano anticoagulante que atua ativando a antitrombina em até mil vezes. A heparina não fracionada (HNF – molécu-

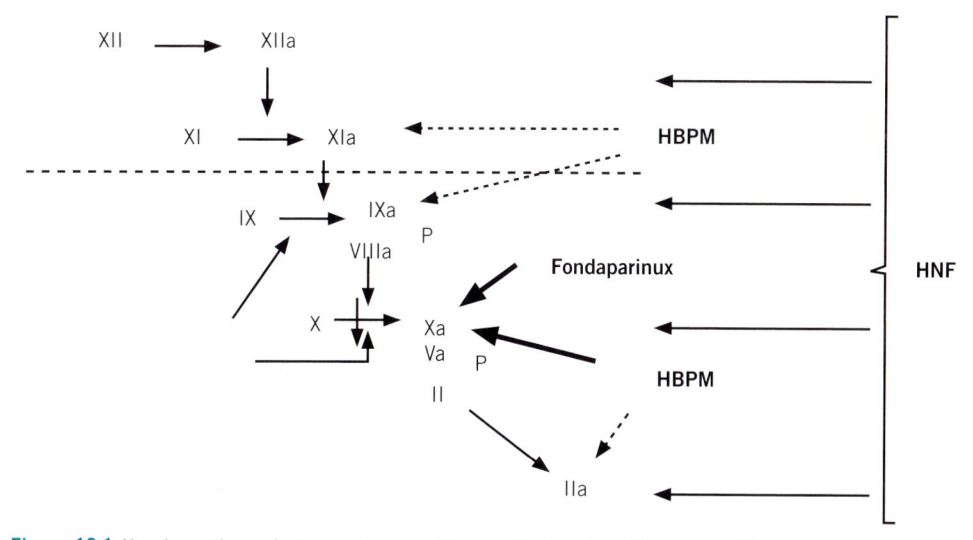

Figura 10.1 Alvo dos anticoagulantes pentasssacarídeos mediados pela antitrombina – AT.
Fonte: Modificada de Hirsh e colaboradores.[8]

la plena) tem atividade equivalente contra o fator Xa e o fator IIa. As heparinas de baixo peso molecular (HBPM) têm atividade maior contra o fator Xa. Esses fármacos impedem a formação de novos trombos, ao passo que a fibrinólise natural endógena dissolve os coágulos já formados. A HNF tem ação anticoagulante imediata e uma meia-vida biológica > 30 min após uma dose única de 25 UI/kg, para 60 min após dose IV única de 100 UI/kg (nível terapêutico) e para 150 min com dose de 400 UI/kg. A relação dose-resposta não é linear, havendo um incremento da anticoagulação desproporcional em intensidade e duração ao aumento das doses. Em razão dessa variabilidade de resposta, faz-se necessário um controle laboratorial frequente. A resistência às doses preconizadas de HNF pode ser uma limitação ao seu uso.[3-5]

A heparina é eliminada por meio de uma combinação de dois mecanismos de depuração, um rapidamente saturável e outro mais lento. A fase saturável da depuração é atribuída a sua ligação com receptores existentes em células endoteliais e macrófagos, nos quais ela é absorvida e despolimerizada. A depuração por meio de mecanismos mais lentos, não saturáveis, é, principalmente, renal. Em doses terapêuticas, parte considerável da heparina administrada é eliminada pelo mecanismo dose-dependente, saturável com rapidez, resultando em meia-vida dose-dependente.

O controle laboratorial comumente é feito pelo tempo de tromboplastina parcial ativado (TTPa), que avalia as vias intrínseca e comum da coagulação. Os valores normais ficam entre 20-30 segundos (média de 25 s). O objetivo terapêutico situa-se entre 1,5-2,5 vezes o controle, o que deve corresponder a um TTPa de 37,5-62,5 s. Os níveis de heparina por meio da titulação com protamina (níveis terapêuticos entre 0,2-0,4 UI/mL) ou com fator Xa (níveis terapêuticos entre 0,3-0,7 UI/mL anti aXa), também podem medir a anticoagulação. Os níveis terapêuticos de TTPa devem ser estabelecidos em cada hospital, para corresponder a 0,2-0,4 UI/mL de protamina ou 0,3-0,7 UI/mL antifator Xa (aXa). Esse nível terapêutico deve ser atingido no 1º dia de tratamento já que valores menores que 1,5 vez o controle estão associados com maior chance de recorrência de trombose. Existe variação entre os reagentes da tromboplastina; tendo uma concentração plasmática de heparina de 0,3 UI/mL (por inibição do fator Xa), o TTPa resulta entre 48-108 segundos, dependendo do método laboratorial empregado. Como os níveis terapêuticos da heparina estão entre 0,3-0,7 UI aXa, reagentes de tromboplastina produzem TTPa entre 1,6-2,7 a 3,6-6,2 vezes o valor controle. Assim, o uso de TTPa padronizado entre 1,5-2,5 vezes o controle para todos os reagentes e métodos conduz à administração sistemática de doses subterapêuticas de heparina. Repetindo, os limites terapêuticos do TTPa devem ser calibrados especificamente para cada reagente, para determinação de valores que correspondam aos níveis terapêuticos de heparina, equivalentes a 0,3-0,7 UI/mL para inibição do fator Xa para tratamento da TEV.

A heparina pode ser administrada por via endovenosa contínua ou subcutânea intermitente. A melhor forma de administração em pacientes hospitalizados é a endovenosa contínua por meio de bombas de infusão, controlando-se o TTPa inicialmente a cada 6 h (**Tabelas 10.1** e **10.2**).

A complicação mais frequente e mais importante da heparinização é a hemorragia. Os princi-

▶▶ **TABELA 10.1**

Nomogramas de ajustamento de doses de HNF em infusão contínua

TTPa	Ajustamento
Dose inicial	80 UI/kg, então 18 UI/kg/h
< 35 s	80 UI/kg, então 04 UI/kg/h
34-45 s	40 UI/kg, então 02 UI/kg/h
46-70 s	Manter
71-90 s	Reduzir infusão 02 UI/ kg/h
> 90 s	Suspender infusão 1 h e reiniciar com 03 UI/kg/h

Níveis terapêuticos de 46-70 s correspondem à atividade aXa de 0,3-0,7 UI/mL.
Fonte: Adaptada de Raschke e colaboradores.[9]

▶▶ **TABELA 10.2**

Protocolo para ajustes de heparina

TTPa s	Repetir dose em *bolus*	Suspender infusão min	Doses de infusão mL/h (UI 24 h)	Tempo do próximo TTPa (h)
< 50	5.000	0	3 (+ 2.880)	6
50-59	–	0	+ 3 (+ 2.880)	6
60-85	–	0	0 (0)	Próxima manhã
86-95	–	0	-2 (- 1.920)	Próxima manhã
96-120	–	30	-2 (- 1.920)	6
> 120	–	60	-4 (- 3.840)	6

TTPa normal: 27-35 s, confome o reagente empregado na construção do protocolo
Fonte: Adaptada de Cruickshank e colaboradores.[10]

pais fatores de risco para essa complicação são o TTPa excessivamente prolongado, doença hepática, trombocitopenia grave, cirurgia recente e terapia antiplaquetária concomitante. Os sangramentos significativos, como o intracraniano e o retro peritoneal ou os mais volumosos podem requerer transfusão de glóbulos e podem ser tratados com protamina e/ou plasma fresco, dependendo da gravidade e da urgência de cada caso.

Sangramentos durante anticoagulação

- Sangramentos grandes, pequenos ou fatais.
- Sangramento grande: sangramento clinicamente manifesto associado com pelo menos 1 das seguintes características:
  - requerendo hospitalização;
  - requerendo transfusão de pelo menos 2 unidades de pacotes de hemácias;
  - intracraniana, ou retroperitoneal ou envolvendo cavidade corporal;
  - fatal.

O uso de HNF por mais de 30 dias com doses moderadas (maiores que 20.000 UI/dia) pode causar osteoporose (osteoporose induzida por heparina) e risco variável de fraturas. O mesmo pode ocorrer durante a gravidez. A osteopenia é causada pela ligação da heparina aos osteoblastos, o que libera fatores que ativam osteoclatos, com absorção de osso. Isso é reduzido pelo uso de HBPM.[11]

A resistência à heparina é caracterizada pela necessidade de doses maiores que 40.000 UI/dia para se obter TTPa terapêutico. Isso ocorre pela ação de proteínas plasmáticas de fase aguda em altas concentrações que se ligam à heparina e a neutralizam. Resistência aparente (dissociação entre níveis terapêuticos de heparina e valores baixos de TTPa) pode ocorrer pela interferência de concentrações elevadas de proteínas da coagulação, como o fator VIII, que encurtam o TTPa. Nesses casos, é mais seguro avaliar a ação anticoagulante pelos níveis diretos de heparina (antifator Xa), quando disponível. Nessas circunstâncias, o uso de HBPM pode ser mais adequado.

A reversão dos efeitos anticoagulantes da heparina não fracionada por hemorragia é obtida pelo antagonista pelo sulfato de protamina. Atualmente, essa neutralização diminui de importância com a técnica de infusão contínua, em que a grande medida é interromper a administração, o que resolve sangramentos pequenos, mas pode ser um recurso a ser utilizado em situação de hemorragia grave, já que a protamina antagoniza rapidamente a heparina após uma dose plena IV. A protamina é uma proteína (derivada de esperma de peixe) que se liga à heparina formando um sal estável sem mais ação sobre a antitrombina; 1 mg de protamina neutraliza 100 UI de HNF. O cálculo deve ser feito com o total de heparina infundida na hora precedente, levando em consideração que a meia-vida da heparina em doses terapêuticas é de 60 min. Um gotejamento de HF de 1.000 a 1.250 UI por hora necessitará de 25-30 mg de bolo de protamina IV. A infusão de protamina deve ser rápida, entre 10-20 min, com dose máxima de 50 mg. A neutralização de doses terapêuticas SC e HNF pode requerer infusão prolongada de protamina.

Heparinas de baixo peso molecular

Comparadas com HNF, as heparinas de baixo peso molecular (HBPM) têm menos ligação com as proteínas plasmáticas, menor ligação com as proteínas liberadas pelas plaquetas e pelas células endoteliais ativadas e menor ligação com as células endoteliais e os macrófagos. Essas características conferem maior biodisponibilidade e um efeito anticoagulante mais previsível, dispensando controle laboratorial nas doses preconizadas e proporcionando maior custo-efetividade (**Tabela 10.3**).[3,12]

A atividade terapêutica antifator Xa (anti-Xa) das HBPMs geralmente é definida como concentração do fármaco entre 0,5-1,0 UI/mL, com limite superior de 1,2 UI/mL. Concentrações > 1,5 UI/mL aumentam o risco hemorrágico. As doses terapêuticas preconizadas para as várias preparações de HBPM mantêm sua concentração no nível terapêutico de segurança, prescindindo de controle laboratorial de rotina. Redução da depuração da creatinina aumenta os níveis plasmáticos da HBPM, podendo atingir concentrações de risco hemorrágico, obrigando a adaptações das doses e justificando controles laboratoriais.

Existem várias HBPMs no mercado (**Tabela 10.4**). As propriedades de uma HBPM não podem ser extrapoladas para as outras, havendo necessidade de estudos específicos para cada uma delas em comparação com a HNF ou com outra HBPM.

Cerca de 50-75 % das HBPMs têm unidades ≤ 18 sacarídeos com ação antifator Xa, e 25-50% unidades têm > 18 sacarídeos com ação antifator Xa + antifator IIa (**Tabela 10.5**).

Siragusa e colaboradores,[13] na primeira meta-análise do uso clínico das HBPM (1980 – 1994) em TEV, reuniram 319 títulos, com seleção de 33 e, em particular, 13 artigos que preencheram todos os critérios de inclusão. Em estudos cegados de comparação com HNF, o risco relativo de recorrência durante os primeiros 15 dias e durante todo o tratamento foi de 0,24 (0,06-0,80; p=0,02) vs 0,39 (0,30-0,80; p=0,006) em favor da HBPM. O RR para sangramento grave foi de 0,42 (0,2-0,9; p=0,01) em favor da HBPM. Em estudos não cegados, não foram observadas diferenças entre as taxas de recorrências e sangramentos. Reunindo todos os estudos, o RR para mortalidade geral e mortalidade em pacientes com câncer foi de 0,51 (0,2-0,9; p=0,01) e 0,33 (0,1-0,9; p=0,01), respectivamente, em favor das HBPMs. Pode-se concluir que as HBPMs são, provavelmente, mais efetivas na prevenção de recorrências de TEV, produzem menos sangramento e são associadas com meno-

▶▶ TABELA 10.3

Heparinas de baixo peso molecular

Heparinas	dálton (d)	anti-Xa : anti-IIa
HNF	15.000	1 : 1
Ardeparina	6.000	1,9 : 1
Tinzaparina	4.500	1,9 : 1
Dalteparina*	6.000	2,7 : 1
Reviparina	4.000	3,5 : 1
Nadroparina*	4.500	3,6 : 1
Enoxaparina*	4.200	3,8 : 1

* Disponíveis no Brasil.
Fonte: Adaptada de Weitz.[12]

▶▶ TABELA 10.4

HBPM: mecanismos das vantagens sobre a HNF

Vantagens	Mecanismos
Anticoagulação mais previsível	Menor ligação com proteínas plasmáticas e com proteínas liberadas de plaquetas e células endoteliais ativadas
Melhor biodisponibilidades em doses baixas	Menor ligação ao endotélio
Mecanismo e depuração independente de dose	Menor ligação com macrófagos
Meia-vida mais longa	Menor ligação com macrófagos

Fonte: Adaptada de Weitz.[12]

▶▶ **TABELA 10.5**

Concentrações terapêuticas de heparinas para antifator Xa (aXa)

Heparinas /UI/mL	Níveis terapêuticos	Níveis de risco hemorrágico
HNF	0,3-0,7	> 1,0
HBP	0,5(0,6)-1(1,2)	1,5

◀◀

res taxas de mortalidade, particularmente em pacientes com câncer.

Os ensaios clínicos posteriores, corretamente delineados, confirmaram pelo menos a equivalência da HBPM em comparação com a HNF para tratamento da TEP. O estudo Columbus[14] usou reviparina, o estudo Simonneau[15] foi com tinzapaina e o estudo Merli[16] foi com enoxaparina. As HBPMs têm comparáveis efeitos antitrombóticos e comparáveis eventos hemorrágicos e são mais fáceis de usar. Ademais, ficou mais fácil de decidir o início do tratamento da TEP. A Tabela 10.4 apresenta um resumo dos resultados desses importantes ensaios terapêuticos.

Em meta-análise posterior, Quinlan e colaboradores[17] pesquisaram a eficácia e a segurança de doses fixas de HBPM SC com doses ajustadas de HNF IV em ensaios até agosto de 2003 em TEP submaciça ou TEP assintomática no contexto de TVP sintomática. Foram analisados dados de 1.951 pacientes, em 12 ensaios com os desfechos disponíveis. Comparada com HNF, HBPM (certoparina, dalteparina, enoxaparina, nadroparina, reviparina, tinzaparina) foi associada com redução não estatística significativa de recorrência de TEV sintomática no fim de 5-14 dias de tratamento inicial (1,4% vs 2,4%, OR 0,63 [0,33-1,18]) e em 3 meses (3,0% vs 4,4%; OR 0,68 [0,42-1,09]). Estimativas similares foram obtidas em pacientes com TEP sintomática (1,7% vs 2,3%) ou assintomática (1,2% vs 3,2%). Para sangramentos graves, as razões de chance favoreceram a HBPM (1,3% vs 2,1%; OR 0,67 [0,36-1,27]), mas também sem significação estatística. Então, confirmou-se que HBPM em doses fixas SC para tratamento da TEP não maciça parece ser tão efetiva e segura quanto HNF IV dose ajustada.

As HBPMs apresentam algumas desvantagens operacionais. Elas têm meias-vidas longas e sua ação não é completamente revertida pelo uso de sulfato de protamina, havendo necessidade de se usar plasma fresco quando se deseja reverter o efeito anticoagulante. Essas características limitam muito o uso em pacientes de CTI, que sofrem vários procedimentos invasivos. Esses pacientes apresentam frequentemente edema periférico que pode alterar a farmacocinética da administração subcutânea desses fármacos. As doses para pacientes muito obesos e com insuficiência renal não estão ainda bem-determinadas. Além disso, estudos recentes não confirmam que as HBPMs em doses terapêuticas provoquem menos hemorragias que a HNF.

A administração de HBPM também está associada ao desenvolvimento de trombocitopenia, tanto em pacientes com história de trombocitopenia induzida pela heparina (TIH) como em pacientes não expostos anteriormente à HNF. As HBPMs apresentam reação cruzada com o plasma de pacientes que desenvolveram TIH recentemente. Os riscos de TIH primária são menores do que com a HNF, mas não podem ser desconsiderados.

Como exemplo, uma meta-análise de Morris e colaboradores[18] reuniu 13 estudos, incluindo 5.275 pacientes com TEV tratados com HNF (2.399) ou HBPM (2.876) comparando incidências de trombocitopenia associada à heparina (TAH), TIH confirmada por testes de laboratório e trombocitopenia induzida por heparina com trombose (TTIH). Não houve diferença estatística significativa entre TAH, HBPM (1,2%) e HNF (1,5%; p=0,246). A incidência documentada de TTIH e TIH foi muito baixa para uma comparação adequada entre os 2 grupos. Assim, em pacientes recebendo tratamento para TEV, não foi encontrada diferença de risco para trombocitopenia entre paciente recebendo HBPM ou HNF.

Para reversão dos efeitos antitrombóticos da HBPM, o sulfato de protamina neutraliza cerca 60% da dose de HBPM. Em situações em que os efeitos necessitam ser neutralizados, se a HBPM foi administrada dentro de 8 h, protamina deve ser dada em dose de 1 mg por 100 UI aXa; uma segunda dose de 0,5 mg/100 UI aXa pode ser administrada se o sangramento diminuir. Doses menores são necessárias se o intervalo da HBPM for > 8 h antes da neutralização. Falência ou sucesso parcial da protamina pode levar à administração de plasma fresco congelado ou concentrado complexo de protrombina, que contém fatores de coagulação (II, IX e X) em concentração aproximada de 25 vezes mais do que no plasma normal, ou fator VIIa recombinante.[19,20]

São contraindicações para o uso de HBPM as mesmas de qualquer heparina: sangramento ativo significativo; hipersensibilidade documentada; antecedentes de plaquetopenia ou trombose associada com heparina; e outras condições, como anestesia condutiva lombar, procedimentos invasivos recentes, pericardites, endocardite infecciosa, hipertensão grave e toque retal positivo para sangramento, que aumentam o risco de hemorragias e devem ser pensadas de acordo com o contexto clínico.

Pentassacarídeos sintéticos

O fondaparinux é um análogo sintético da sequência pentassacarídica encontrada na HNF e nas HBPMs, com alta afinidade pela antitrombina, na qual exerce câmbios na conformação semelhante às conferidas pelas heparinas. Sua meia-vida é de 17 h (15-20 h), permitindo dose subcutânea 1x/dia. Fondaparinux sistêmico é excretado de forma inalterada pelos rins. Sua efetividade e segurança na prevenção primária da TEV são similares às de HNF e HBPM e parece ser mais efetiva em pacientes ortopédicos de risco alto. Seu uso clínico começou pela profilaxia e continuou pelo tratamento inicial da TVP e, a seguir, pelo tratamento inicial da TEP.[21,22]

Um exemplo do fondaparinux no tratamento da TEP é o ensaio Matisse.[23] Em um estudo randomizado, *open-label*, foram incluídos 2.213 pacientes com TEP sintomática, para comparar a eficácia e a segurança do fondaparinux com HNF, basicamente para fins de não inferioridade da eficácia. Os pacientes receberam doses de 5,0-7,5-10 mg conforme seu peso: < 50 kg, de 50-100 kg e > 100 kg, respectivamente. Os pacientes receberam fondaparinux via subcutânea, 1x/dia ou HNF em infusão contínua (TTPa 1,5-2,5 controle), ambos os regimes por ≥ 5 dias até que a varfarina administrada resultasse em RNI 2,0-3,0. Os defechos de comparação foram os usuais. De 1.130 pacientes do grupo fondaparinux, 42 (3,7%) tiveram recorrência de eventos tromboembólicos venosos, comparados com 56 de 1.110 do grupo HNF (5,0%) com diferença absoluta de 1,2% (-3,0 a 0,5) em favor de fondaparinux. Sangramento grave ocorreu em 1,3% no grupo fondaparinux e 1,21% no grupo HNF. Taxas de mortalidade em 3 meses foram similares nos 2 grupos. Assim, o uso de fondaparinux SC, 1x/dia, sem controle laboratorial, é ao menos tão efetivo e seguro como HNF em infusão IV dose-ajustada por controle laboratorial, para tratamento inicial da TEP.

O idraparinux é a 2ª geração dos pentassacarídeos sintéticos com carga mais negativa do que fondaparinux, ou seja, com maior afinidade e mais firme ligação com a antitrombina, o que resulta em meia-vida de cerca de 80 h (similar à da antitrombina). Idraparinux é administrado SC 1 vez por semana com boa biodisponibilidade e resposta anticoagulante previsível, dispensando monitoração. Os ensaios com idraparinux têm comparado sua ação anticoagulante com a varfarina para tromboprofilaxia secundária de longa duração. Inicialmente para tratar TVP proximal, seu uso foi logo estendido para tratamento da TEP.

O ensaio van Gogh[24] comparou idraparinux *vs* tratamento convencional para TEV. Em 2 estudos randomizados, não cegados, com objetivos de não inferioridade, foram incluídos 2.904 pacientes com TVP e 2.215 pacientes com TEP para comparar a eficácia e a segurança de idraparinux 2,5 mg SC 1x/semana *vs* heparina seguida de AVK por 3-6 meses. No estudo de pacientes com TVP, a incidência de recorrência no dia 92 foi de 2,9% no grupo idraparinux comparado com 3,0% no grupo de tratamento convencional (OR 0,98; 0,63-1,50), resultado que satisfez os requerimentos de não inferioridade. Aos 6 meses, HR para idraparinux foi de 1,01. As taxas de sangramento relevante no dia 92 foram 4,5% no grupo idraparinux e 7,0% no grupo de tratamento convencional (p=0,004). Em 6 meses, as taxas de sangramento foram similares. No estudo de pacientes com TEP, a taxa de recorrência no dia 92 foi de 3,4% no grupo idraparinux e 1,6% na terapia convencional (OR 2,14; 1,21-3,78), um achado que não satisfez os requerimentos de não inferioridade. Os investigadores van Gogh mostraram que, em pacientes com TEP, idraparinux foi menos eficaz que a terapia padronizada (heparinas e varfarina).

Trombocitopenia induzida por heparina (TIH)

Quando se utilizam heparinas, deve-se monitorar a contagem de plaquetas, porque outra complicação comum é a trombocitopenia leve, precoce, assintomática e que não requer a interrupção do tratamento. Já a trombocitopenia imunológica mediada por IgG, e que ocorre em cerca de até 3% dos pacientes em uso de HNF, produz agregação plaquetária, promove a progressão da trombose venosa, novas tromboses arteriais e hemorragias (trombocitopenia induzida por heparina). Deve-se pensar nesse diagnóstico quando a contagem das plaquetas diminui dos níveis de 80.000 a 120.000/mL (alguns estabelecem ponto de corte em 100.000 ou 150.000/mL) ou a menos de 50% do valor pré-tratamento. No primeiro tratamento com HNF, esse efeito adverso ocorre após 5-10 dias do início. No retratamento com heparinas, pode surgir a partir do 1º dia, dependendo dos níveis de anticorpos circulantes. Porém, 1 episódio de TIH não é contraindicação absoluta para uso posterior de heparinas, passado o período de anticorpos circulantes geralmente de 50-100 dias. Em novo uso de HNF ou HBPM indica-se vigilância, com elevado nível de suspeição e controles repetidos da contagem de plaquetas.

Escore pré-teste para diagnóstico de TIH.[25] Esse escore é composto por 4 características clínicas, cada uma pontuada de 0-2, conforme a magnitude e o significado de sua presença ou ausência: trombocitopenia, tempo para redução da contagem de plaquetas desde exposição à heparina, presença de trombose ou outra sequela e outras causas de trombocitopenia. A contagem vai de 0-8. Total ≥ 4 sugere TIH, a ser confirmada pelos ensaios laboratoriais.

Os ensaios laboratoriais podem ser classificados em:

- ensaios de antígenos que medem anticorpos reativos contra o complexo fator 4 plaquetário com heparina ou outros polianions, pela técnica Elisa;
- ensaios de ativação de plaquetas que detectam anticorpos TIH com base em propriedades características de plaquetas ativadas, como liberação de serotonina (14C-serotonina liberada.)

A sensibilidade dos testes é alta (com consequente VPN alto, isto é, sua negatividade descarta TIH), mas como pacientes tratados com heparina geram com frequência anticorpos não patogênicos, a especificidade de alguns testes é baixa, e sua positividade não indica necessariamente TIH.[26-28]

Em outras palavras, ensaios de ativação de plaquetas que usam plaquetas lavadas, como o ensaio de liberação de serotonina e a ativação de plaquetas induzidas por heparina, detectando exclusivamente anticorpos ativadores de plaquetas da classe imunoglobulina G (IgM e IgA não são ativadores de plaquetas), são empregados para diagnóstico de TIH. Os ensaios funcionais são muito mais específicos para detectar anticorpos clinicamente relevantes para o diagnóstico de TIH. Assim, suspeita-se de TIH pelo quadro clínico de 4Ts ≥ 4, e considera-se definitivo pelo Elisa positivo confirmado pelo ensaio de liberação da serotonina.

O manejo dessa condição requer a interrupção da heparina e o uso de anticogulantes de ação imediata sem efeito trombocitopênico. Durante alguns anos foi usado em alguns países, o heparinoide danaparoide sódico,[29] cuja produção foi descontinuada em agosto de 2002 pela chegada de novos fármacos, como hirudin (lepirudin) e argatroban, que são inibidores diretos da trombina.[22,30]

A administração de HBPM também está associada ao desenvolvimento de trombocitopenia, tanto em pacientes com história de trombocitopenia induzida pela heparina (TIH) como em pacientes não expostos anteriormente à HNF. As HBPM apresentam reação cruzada com o plasma de pacientes que desenvolveram TIH recentemente. Os riscos de TIH primária são menores do que com a HNF, mas não podem ser desconsiderados.

Como exemplo, uma meta-análise de Morris e colaboradores[18] reuniu 13 estudos, incluindo 5.275 pacientes com TEV tratados com HNF (2.399) ou HBPM (2.876) comparando incidências de trombocitopenia associada à heparina (TAH), TIH confirmada por testes de laboratório e trombocitopenia induzida por heparina com trombose (TTIH). Não houve diferença estatística significativa entre TAH, HBPM (1,2%) e HNF (1,5%; p=0,246). A incidência documentada de TTIH e TIH foi muito baixa para uma comparação adequada entre os 2 grupos. Assim, em pacientes recebendo tratamento para TEV, não foi encontrada diferença de risco para trombocitopenia entre paciente recebendo HBPM ou HNF.

Em relação ao fondaparinux, ainda não foi relatado caso típico de TIH, mas já foram detectados anticorpos específicos circulantes após profilaxia com esse pentassacarídeo sintético.[22,31,32]

Antagonistas da vitamina K

Fármacos anticoagulantes antagonistas da vitamina K (AVKs) são derivados das moléculas de 4-hidroxicumarina e da indan-1,3-dione e exercem sua ação por via oral. Os derivados indandione, por apresentarem efeitos adversos, são menos empregados como anticoagulantes clínicos e estão em desuso na maioria dos países. Assim, os coumarínicos constituem os AVKs na prática assistencial.[4,5,33]

Os AVKs em uso são varfarina, dicumarol, acenocumarol (nicoumalone) e femprocumona.

Varfarina é o AVK mais comum em uso clínico na maioria dos países. No Brasil e em muitos países se usa a femprocumona. Trata-se de uma mistura racêmica de dois isômeros ópticos ativos, os enantiômeros R e S. A relação entre a dose de varfarina e a resposta é modificada por fatores genéticos e ambientais, que podem influenciar a absorção de varfarina, sua farmacocinética e sua farmacodinâmica. São utilizados na anticoagulação de longo prazo, após o período inicial de anticoagulação com heparinas. A duração do tratamento é determinada pela situação clínica, podendo ser de poucos meses até a vida toda.

Mecanismo de ação

Os AVKs produzem seus efeitos anticoagulantes interferindo com a interconversão cíclica da vitamina K e seu epoxido, por isso modula a γ-carboxilação de resíduos de glutamato nas regiões N-terminais das proteínas dependentes da vitamina K. Os fatores de coagulação vitamina K- dependentes, II, VII, IX e X requerem a γ-carboxilação para sua atividade pró-coagulante, e tratamento com AVK resulta na produção hepática de proteínas decarboxiladas ou parcialmente decarboxiladas com reduzida atividade coagulante. A ação dos AVKs se estende às proteínas que são reguladores anticoagulantes naturais, como as proteínas C, S e Z, mas a ação anticoagulante é predominate, e nas doses preconizadas os AVKs são excelentes anticoagulantes. A S-varfarina é metabolizado pela enzima citocromo p450, CYP2C9.

Doses diárias > 20 mg para se obter nível terapêutico de RNI (INR – International Normalized Ratio) configuram uma resistência à varfarina. Essa resistência pode ser decorrente de alterações na interconversão cíclica da vitamina K e seu epoxido, com consequente depressão mínima dos fatores de coagulação dependentes da vitamina K. Já foram identificadas mutações genéticas, inclusive com transmissão hereditária,[34,35] que conferem resistência à vitamina K. Outros mecanismos podem estar envolvidos em resistência aos coumarícos, como absorção reduzida, aumento da metabolização, concentração aumentada de vitamina K, produção aumentada de fatores de coagulação dependentes da vitamina K, via metabólica alternativa para produção de fatores de coagulação e afinidade pelo anticoagulante menor do que a afinidade pela vitamina K decorrente de ação enzimática ou receptores. A resistência aos coumarínicos não é absoluta.

Apresentações

- *Varfarina*: detecção no plasma em 1 h, pico de concentração em 2-8 h, meia-vida ~ 40 h (25-60 h), duração da ação de 2-5 dias; comprimidos de 1-2,5-5 mg (Coumadin® Marevan® ou Warfarin®).
- *Femprocumona*: meia-vida ~ 5 dias duração de ação de 7 a 14 dias; comprimidos 3 mg (Marcoumar® 3).

A dose inicial é de 1 ou 2 comprimidos de 5 mg por dia, administrados em dose única, seguida de doses ajustadas para manter o RNI dentro do objetivo terapêutico, controlados pelo tempo de protrombina (TP) e pela relação internacional normalizada, o RNI, que é uma maneira padronizada de se expressarem os resultados do TP.

O RNI é a relação do TP que está sendo medido com a média da faixa de referência do laboratório, elevada à potência do índice de sensibilidade internacional (International Sensitivity Index – ISI) da tromboplastina que está sendo utilizada e adotada pela Organização Mundial de Saúde (OMS). Essa maneira de expressar o resultado do TP permite a comparação de testes realizados com tromboplastinas diferentes em vários laboratórios e só tem validade para controle de pacientes anticoagulados. O resultado ordinário do TP é expresso em segundos e em porcentagem de atividade.

Os níveis terapêuticos de anticoagulação devem ficar com o RNI entre 2,0-3,0. Condições clínicas, como TEV recorrente ou síndrome antifosfolípedes, exigem um RNI entre 3,0-4,0, ou seja, uma maior anticoagulação. Esses controles devem ser diários no início do tratamento até o nível ideal ser atingido. Depois, solicitam-se 3 vezes por semana na 1ª semana, 2 vezes por semana nas 2 ou 3 semanas seguintes, a cada 15 dias por mais 1 mês e depois 1 vez por mês até o final do tratamento. Alguns pacientes que mantêm boa estabilidade podem ter o controle a cada 2 ou 3 meses na fase crônica do tratamento.

A anticoagulação a longo prazo deve ter como objetivo a menor taxa de recorrência possível, com o mínimo de complicações hemorrágicas. Estudos recentemente publicados demonstraram que na fase crônica de anticoagulação, isto é, após pelo menos 3 meses de tratamento com RNI entre 2,0-3,0, a redução do objetivo terapêutico para um RNI entre 1,5-2,0 manteve a alta eficácia na prevenção de recorrência de TEV quando comparada ao tratamento com placebo. Entretanto, a recorrência de TEV com o RNI entre 1,5-2,0 foi maior que a que ocorre com o objetivo do RNI entre 2,0-3,0. Por outro lado, as complicações hemorrágicas ocorrem aproximadamente com a mesma frequência, com o objetivo convencional e com o RNI mais baixo.[37,38]

- Fármacos com interação com os coumarínicos
- Fármacos que aumentam o RNI = aumento da anticoagulação
- Risco hemorragia ⇒ diminuir doses de varfarina
- Fármacos que reduzem o RNI = redução da anticoagulação
- Risco TEV ⇒ aumentar doses de varfarina

Sugestões para o início do tratamento com AVK e controle dos níveis de anticoagulação são apresentadas nas **Tabelas 10.6** e **10.7**.

As **Tabelas 10.8** e **10.9** mostram alguns medicamentos que podem alterar os níveis de anticoagulação. Aconselha-se aos pacientes que consultem seus médicos antes de utilizarem qualquer outro fármaco além do AVK, com a finalidade de verificar as possíveis interações. Além das interações que interferem diretamente na ação dos coumarínicos, existem fármacos que inibem a ação das plaquetas e aumentam o risco de hemorragias durante a anticoagulação e por isso devem ser evitados.

Como os alimentos têm concentração variada de vitamina K, a variação da dieta pode ser uma causa de dificuldades de manutenção do RNI em níveis terapêuticos. Geralmente têm alto conteúdo de vitamina K os vegetais de folhas verdes e alguns óleos vegetais, como óleos de canola e soja. Costumam ter baixo conteúdo de vitamina K os tubérculos (batatas, aipim, etc.), cereais e grãos, leite e produtos lácteos, frutas, carnes e bebidas como vinhos, cervejas e refrigerantes. A Tabela 10.8 oferece informações mais detalhadas sobre o conteúdo de vitamina K dos alimentos.

▶▶ **TABELA 10.6**

Anticoagulação prática com varfarina

Anticoagulação rápida
- Dia 1: 10 mg
- Dia 2: 10 mg

Avaliar RNI
- Dia 3: 2,5-7,5 mg

   Avaliar RNI até estar estável e terapêutico

   Anticoagulação (sem necessidade de efeito rápido ou se há risco de sangramento)
- Dia 1: 1,5 mg
- Dia 2: 2,5 mg

Avaliar RNI
- Dia 3: 5 mg

   Avaliar RNI até estar estável e terapêutico

   Seguimento de avaliação do RNI
- 3 x na 1ª semana
- 2 x na 2ª semana
- Semanalmente por 4 semanas
- Cada 2 semanas por 2 meses
- Mensalmente

Fonte: Adaptada de Hirsh.[36]

▶▶ **TABELA 10.7**

Nomograma para varfarina com base na monitoração do RNI

Dia	RNI	Dosagem MG
1	-	5
2	< 1,5 1,5-1,9 2,0-2,5 > 2,5	5 2,5 1,0-2,5 0
3	< 1,5 1,5-1,9 2,0-3,0 > 3,0	5-10 mg 2,5-5,0 0-2,5 0
4	< 1,5 1,5-1,9 2,0-3,0 > 3,9	10 5 0-3,0 0
5	< 1,5 1,5-1,9 2,0-3,0 > 3,0	10 7,5-10 0-5 0

▶▶ **TABELA 10.8**

Fármacos que potencializam o efeito dos AVKs: risco de hemorragia

Antimicrobianos	Anti-inflamatórios não esteroides
• Cefalosporinas (2ª e 3ª G)	• AAS
• Ciprofloxacino – Gemifloxacino – Levofloxacino* – Moxifloxacino	• Acetaminofeno
• Cotrimoxazole	• Fenilbutazona
• Eritromicina e novos macrolídeos*	• Piroxicano
• Fluconazole	• Sulfinpirazona
• Isoniazida	
• Itraconazol	• Outros
• Metronidazole. Miconazole	• Álcool (em heptopatias)
• Tetraciclina	• Cimetidina
• Cardiológicos	• Esteroides anabólicos
• Amiodarona	• Dissulfiran
• Clofibrato	• Fenitoína
• Dextropopoxifeno	• Omeprazole
• Propafenon, Propranolol	• Tamoxifeno
• Quinidina	• Tiroxina
• Sinvastatina	• Vacinas anti-*influenza*

* Relato de casos.

Kovacs e colaboradores[39] compararam, em 201 pacientes consecutivos, doses iniciais de varfarina de 10 mg (n = 104) e 5 mg (n = 97). Pacientes no grupo 10 mg varfarina conseguiram RNI terapêutico 1,4 dia antes do que pacientes do grupo 5 mg (p< 0,001). No grupo de 10 mg, 83% tinham conseguido o RNI terapêutico no 5º dia de tratamento *vs* 46% no grupo de 5 mg (p<0,001). Foi necessário menor número de avaliações do RNI no grupo de 10 mg. Não houve diferenças em eventos adversos entre os 2 grupos. Assim, o início de anticoagulação estendida com varfarina com 10 mg pode ser uma alternativa comprovada para se atingir mais rapidamente nível terapêutico de RNI.

Como se viu no mecanismo de ações dos AVKs, os coumarínicos promovem um estado de hipercoagulabilidade transitória inicial antes da sua anticoagulação plena por interferência na síntese de anticoagulantes naturais (proteínas C e S). O efeito anticoagulante, dessa forma, leva em geral um mínimo de 4-5 dias para começar, mesmo frente a um RNI adequado. Em razão disso, indica-se a sobreposição de heparina com coumarínicos por alguns dias (4-7, raramente 10) até se atingir (e manter em pelo menos 2 dias consecutivos) o RNI em nível terapêutico desejado.

Um grande desafio do tratamento de longo prazo com os AVK é a sua manutenção dentro dos limites terapêuticos (*time in therapeutic range – TTR*). Como exemplo, vale referir o estudo de Connoly e colaboradores[40] acerca do benefício da anticoagulação sobre terapia antiplaquetária na fibrilação atrial. Foram calculados o TTR individualmente em 526 centros de 15 países e encontradas amplas variações entre 4 quartis, 44, 60, 69 e 78%, em análise *post hoc* em estudos randomiza-

▶▶ **TABELA 10.9**

Conteúdo de vitamina K dos alimentos (μg/100 g)

> 80 μg /100 g	Alface – Agrião – Acelga – Algas Beterraba, folhas – Brócoli Couve-verde – Couve-de-bruxelas Espinafre – Fígado bovino Mostarda, folhas cruas – Nabos,folhas – Pepino com pele Repolho cru Óleo de soja – Óleo de canola Salsinha
	Geralmente têm alto conteúdo de vitamina K: Vegetais de folhas verdes Alguns óleos vegetais (canola e soja)
30 – 80 μg/100 g	Abacate – Aspargo – Azeite de Oliva Ervilhas Maçã verde com casca – Maionese Óleo de canola – Óleo de semente de algodão Quiabo Repolho roxo Vagem
< 30 μg/100 g	Abóbora – Aipo – Alho Batata inglesa – Batata doce – Banana – Banha Bebidas: cerveja – vinhos: tinto e branco Café – Chá, infusão Cebola – Cenoura – Cogumelo – Couve-flor Cereais: arroz, farinhas em geral, pães, massas Feijão – Lentilha Laranja – Limão – Leite Laticínios: queijo,iogurte, etc. Morango – Kiwi – Pera – Passas – Pêssego – Uva sem semente Manteiga – Óleo de girassol – Carnes em geral – Aves Peixes Refrigerantes Tomate Ovos

	Geralmente têm baixo conteúdo de vitamina K:
	    Tubérculos (batatas, aipim etc.)
	    Cereais e grãos
	    Produtos lácteos
	    Frutas
	    Carnes
	    Bebidas

Fonte: Baseada em Franco.[41]

dos. Para pacientes anticoagulados abaixo da mediana de 65% do tempo em RNI terapêutico (2,0-3,0), não houve benefício com a anticoagulação no que se refere a eventos vasculares (RR de 0,93; 0,70-1,24). Um modelo de predição estabeleceu o tempo mínimo de 58% para benefício com a anticoagulação plena. Assim, tempo de anticoagulação abaixo de um limiar estimado de 60-65% parece ser de pouco benefício protetor. Esse conceito deve ser incorporado ao controles dos pacientes sob uso de AVK de longo prazo.

Tempo nos limites terapêuticos (TTR), ou tempo de RNI terapêutico:

- mínimo aceitável 58%;
- limiares a serem mantidos 60-65%;
- ideal > 70%.

Por mais paradoxal que possa ser, a administração de vitamina K pode ser benéfica ao controle do tratamento com AVK (níveis de RNI).

Ford e colaboradores[42] realizaram um estudo prospectivo, acompanhando 9 pacientes com instabilidade no RNI com administração de 500 µg de vitamina K via oral diariamente por 8 semanas, após um período de observação de 9 semanas. Administração de vitamina K conduziu à redução da variabilidade do RNI em 5 de 9 pacientes (56%) estudados. Sconce e colaboradores[43] teorizaram que suplementação oral com vitamina K poderia aumentar a estabilidade de pacientes com instabilidade prévia no controle da anticoagulação, reduzindo a variabilidade dia-a-dia da ingestão de vitamina K. Realizaram um estudo duplo cego com pacientes recebendo 150 µg de vitamina K via oral (n=35) ou placebo (n=35) por 6 meses. A suplementação de vitamina K resultou em uma significativa redução no desvio-padrão do RNI comparado com placebo (p<0,01) e em um significativo aumento na porcentagem de pacientes dentro dos limites terapêuticos do RNI (28% ± 20% vs 15% ± 20%; p<0,01). No Brasil, a disponibilidade de doses orais de vitamina K (fitomenadiona) encontra-se em ampolas pediátricas de 0,2 mL com 2.000 mg.

Contraindicações

Os coumarínicos estão contraindicados nas hepatopatias graves, na endocardite bacteriana e durante a gravidez. Em inúmeras outras situações clínicas, deve-se avaliar o risco de hemorragias e os benefícios potenciais. Dentre elas, a capacidade do paciente em aderir ao tratamento e aos controles frequentes e necessários, a história de doença acidopéptica e de hemorragias digestivas prévias.

Complicações

A complicação mais frequente é a hemorragia. Os principais fatores de risco são a anticoagulação muito intensa com RNI muito elevado, a duração do tratamento, > 65 anos, a história prévia de acidente vascular cerebral, o uso simultâneo de antiplaquetários, o sangramento digestivo prévio, a fibrilação atrial, a insuficiência renal crônica e as doenças hepáticas.

- Sangramentos durante anticoagulação.
- Sangramentos graves, pequenos ou fatais.
- Sangramento grave é o sangramento clinicamente aparente associado com uma ou mais das seguintes características:
  - requerendo hospitalização;
  - requerendo transfusão de pelo menos 2 unidades de pacotes de concentrado de hemácias;
  - intracraniana, ou retroperitoneal ou envolvendo cavidade corporal;
  - fatal.

O impacto clínico de sangramentos associados à anticoagulação oral com coumarínicos para tratamento da TEV tem sido reportado em muitos estudos, e foi realçado em uma meta-análise por Linkins e colaboradores.[44] Foram analisados 33 estudos, envolvendo 4.374 pacientes-ano em uso de anticoagulantes orais para tratamento. Para todos os pacientes, a taxa de caso-fatalidade de sangramento foi de 13,4% (9,4-17,4), e a taxa de sangramento intracraniano foi de 1,15 (1,14-1,16) por 100 pacientes-ano. Para pacientes que receberam terapia anticoagulante por mais de 3 meses, a taxa caso-fatalidade de sangramento grande foi 9,1% (2,5-21,7), e a taxa de sangramento intracraniano foi 0,65 (0,63-0,68) por 100 pacientes-ano. Assim, o impacto clínico de sangramento grave relacionado à anticoagulação em pacientes com TEV é considerável, e os médicos devem considerar isso ao decidir se continuam a anticoagulação a longo prazo em um paciente individual.

Carrier e colaboradores[45] realizaram uma revisão sistemática de taxas de casos-fatalidades de TEV recorrentes e graves sangramentos entre pacientes tratados por TEV. Foram estudados 69 artigos que reportaram tratamentos pelo menos por 3 meses e taxas de recorrências fatais de TEP e graves hemorragias fatais. Durante os 3 meses iniciais, a taxa de recorrências fatais de TEV foi de 0,4% (0,3-0,6), com taxa de caso-fatalidade de 11,3% (8,0-15,2). A taxa de eventos hemorrágicos fatais foi de 0,2% (0,1-0,3), com taxa de caso-fatalidade de 11,3% (7,7-15,9). Após anticoagulação, a taxa de recorrência fatal de TEV foi de 0,3 por 100 pacientes-ano (0,1%-0,4), com taxas de caso-fatalidade de 3,6% (1,9-5,7). Note-se que as taxas de caso-fatalidades de recorrências e de grave sangramentos foram similares durante o tratamento inicial de 3-6 meses, e a taxa de de caso-fatalidade de recorrência diminuiu após complementação do período inicial de anticoagulação.

Para melhorar a relação risco-benefício (no caso, baixo risco de hemorragia *vs* alta taxa prevenção de recorrência), Ridker e colaboradores[38] estudaram dose baixa de varfarina para tromboprofilaxia secundária de TEV (Ensaio PREVENT). Foram incluídos pacientes com diagnóstico de TEV idiopática que tinham recebido anticoagulação plena em mediana de 6,5 meses e que foram randomizados a seguir para receber placebo ou varfarina de intensidade baixa (para RNI 1,5-2,0). Os desfechos foram recorrência, hemorragia grave ou óbito. Foram randomizados 508 pacientes. De 253 pacientes recebendo placebo, 37 tiveram recorrência de TEV (7,2 pessoas-ano), comparados com 14 de 255 do grupo recebendo varfarina de baixa intensidade (2,6 pessoas-ano), uma redução de risco de 64% (HR 0,36 [0,19-0,67]; p<0,001). Morreram 8 pacientes do grupo placebo e 5 do grupo varfarina de baixa intensidade. Hemorragia grave ocorreu em 2 pacientes do grupo placebo e em 5 do grupo varfarina (p=0,25). A duração média do seguimento foi de 2,1 ano (máximo de 4,3 anos). A mediana do RNI no grupo placebo foi de 1,09 e no grupo varfarina 1,7 (1,4-2,0) Então, varfarina de intensidade baixa foi associada com redução de 48% nos desfechos compostos, com redução do risco de recorrência entre 76-81%. Assim, comparada com placebo, varfarina de intensidade baixa foi um método altamente efetivo na prevenção de recorrências após TEV idiopática.

Kearon e colaboradores[37] publicaram os resultado do ensaio Extended Low-Intensity Anticoagulation for Thrombo-embolism (ELATE), que compararam intensidade baixa e convencional de varfarina para prevenção de longo prazo de recorrência e TEV. Foram randomizados 738 pacientes com 3 ou mais meses de varfarina convencional por TEV não provocada, para continuar tratamento com varfarina em dose convencional (RNI 2,0 e 3,0) em intensidade baixa (1,5-1,9). Em 369 pacientes do grupo de tratamento de intensidade baixa, 16 tiveram recorrência de TEV (1,9 paciente-ano), comparados com 6 de 369 com tratamento convencional (0,7 pessoa-ano; HR 2,8 [1,1-7,0]). Sangramento grave ocorreu em 9 pacientes do grupo de intensidade baixa (1,1 evento por 100 pacientes-ano) e 8 no grupo de tratamento convencional (0,9 por 100 pacientes-ano; HR 1,2 [0,4-3,0]). Não houve diferenças significativas na frequência no total de sangramento entre os 2 grupos.

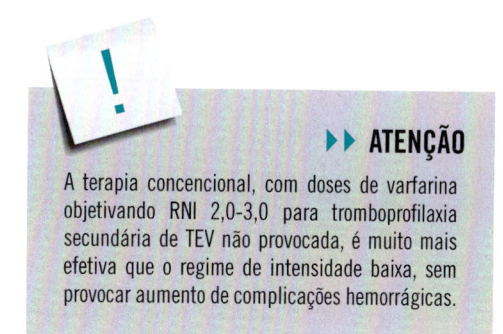

> ▶▶ **ATENÇÃO**
> A terapia concencional, com doses de varfarina objetivando RNI 2,0-3,0 para tromboprofilaxia secundária de TEV não provocada, é muito mais efetiva que o regime de intensidade baixa, sem provocar aumento de complicações hemorrágicas.

> ▶▶ **LEMBRETE**
> A taxa de caso-fatalidade é a proporção de pacientes que morrem de uma condição particular. Este estudo oferece importantes informações atualizadas sobre a relação risco-benefícios do tratamento anticoagulante para TEV.[45]

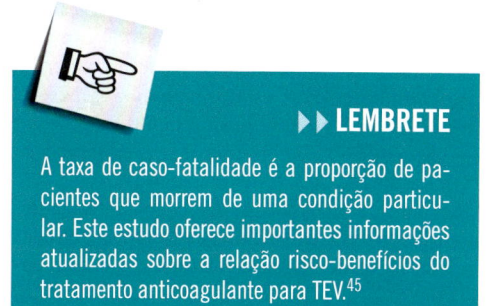

Entretanto, persiste o sentimento empírico de que para tratamentos prolongados, pode-se iniciar com dose convencional e continuar com dose de intensidade baixa.

A reversão do efeito anticoagulante pode ser obtido com a suspensão e ou administração de vitamina K. Para o uso de vitamina K para reverter RNI levemente aumentado, recomenda-se a administração oral em lugar da subcutânea (1A). Para pacientes com sangramento com risco de vida ou hemorragia intracraniana, recomenda-se o uso adicional de concentrado complexo de protrombina ou plasma fresco congelado (1C) (**Tabela 10.9**).

Necrose de pele induzida por varfarina é um efeito adverso muito raro. Sua patogenia não é clara; pode estar associada com deficiência de proteína C e ou S, mas também tem ocorrido em pacientes sem essas deficiências. Essa complicação ocorre entre o dia 3-8 de tratamento, sendo caracterizada por extensa trombose de vênulas e capilares dentro da gordura cutânea, principalmente em coxas e nádegas. Os casos relatados são predominantemente relacionados com varfarina no tratamento da TEV, e quase não há casos associados com o uso de varfarina, indicações cardíacas ou insuficiência vascular cerebral. Quando o coumarínico é iniciado com doses altas e isoladamente, a queda abrupta de proteína C e o estado inicial de hipercoagulabilidade resultante podem favorecer esse evento adverso. A suspensão de varfarina é mandatória, e seu reinício em dose baixas (p. ex., 2 mg dia) sob cobertura de heparina e aumento da dose de varfarina em algumas semanas evita redução abrupta dos fatores II, IX e X e tem demonstrado ser livres de recorrência, nos casos de necessidade de AVK para anticoagulação de longo prazo.

Trombolíticos

Mecanismo de ação

Os trombolíticos ou fibrinolíticos são fármacos que dissolvem os trombos ativando o plasminogênio e aumentando a produção do agente ativo, a plasmina.[46]

Como se viu no Capítulo 3, dentro do coágulo encontra-se o plasminogênio. Células endoteliais secretam um ativador do plasminogênio tecidual (t-PA) nos locais lesados. O t-PA liga-se à fibrina e cliva o plasminogênio em plasmina (fibrinolisina), que digere a fibrina. A plasmina é uma protease relativamente inespecífica; ela digere coágulos de fibrina e outras proteínas plasmáticas, incluindo fatores de coagulação. O t-PA é inibido com rapidez e removido do sangue por inibidores circulantes os inibidores do ativador do plasminogênio 1 e 2 (PAI-1 e PAI-2), de forma que o t-PA exerce pouco efeito no plasminogênio circulante. Uma protease, a α_2-antiplasmina (α_2-AP), inativa toda a plasmina que escapa sua ligação com a fibrina. Pode-se dizer que o sistema fibrinolítico natural é regulado de forma que trombos de fibrina indesejados são removidos, ao passo que a fibrina nas lesões hemorrágicas persiste para manter a hemostasia.[1,2,47]

Na trombólise exógena, a plasmina age diretamente sobre os trombos e tampões hemostáticos, degradando a fibrina em peptídeos solúveis. O resultado é uma fibrinólise mais rápida à custa de um maior risco de hemorragias. A ação desses fármacos trombolíticos acelera a reperfusão pulmonar e tende a reverter mais rapidamente a sobrecarga ventricular direita por desobstrução vascular e redução da liberação de substâncias neuro-humorais vasoconstritoras, contribuindo para a dissolução dos trombos originais no sistema venoso profundo.

A **Figura 10.2** apresenta um esquema de ação dos trombolíticos.

Indicação

Os trombolíticos são indicados formalmente para TEP maciça com síncope e hipotensão sistêmica, mas também tem sido utilizados (oficiosamente) para normotensos com repercussão hemodinâmica pulmonar e trombose ileofemoral extensa em razão do risco alto para síndrome pós-flebítica.

A TEP que causa hipocinesia do VD está associada ao dobro de mortalidade nos primeiros 14 dias e a uma taxa 1,5 vez maior em 3 meses, comparativamente aos casos sem hipocinesia.

A melhor evolução clínica dos pacientes tratados com trombolíticos seguidos de heparina na presença de disfunção do VD, sem repercussão sistêmica, foi demonstrada no estudo MAPPET, comparando-se com os pacientes tratados somente com anticoagulação. O uso de trombolíticos é ainda controverso diante de uma pressão arterial normal (pressão arterial sistólica acima de 90 mmHg).

Existe razoável consenso da indicação de trombólise exógena farmacológica nos casos de TEP maciça e instabilidade hemodinâmica. Seu uso é limitado frente a fatos como a ausência de diagnóstico objetivo que acompanha muitos casos clínicos de embolia pulmonar, a existência de risco reconhecido de hemorragias, o alto custo desse tratamento e a experiência de que pacientes que sobrevivem ao evento agudo têm geralmente condições de responder apenas ao tratamento com anticoagulantes e desenvolver a fibrinólise endógena com rapidez. Mais estudos são necessários para definir se a disfunção do VD ou uma

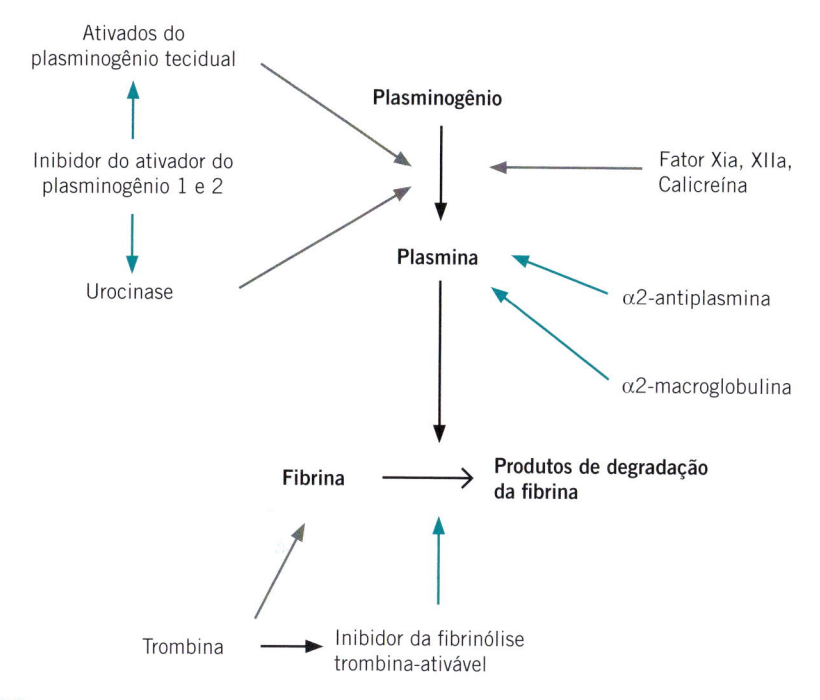

Figura 10.2 Mecanismo de produção e de ação dos trombolíticos.

carga grande de coágulos são, por si só, indicações de trombolíticos.

Indicações de uso de trombolíticos

- Formal
  - TEP com risco de vida: paciente em choque ou com hipotensão sustentada
- Indicações não definidas

– Pacientes normotensos com repercussão hemodinâmica pulmonar
– Pacientes com trombose ileofemoral extensa

- Indicações discutíveis

– Disfunção do ventrículo direito
– Grande carga embólica central > 50% área
– TVP proximal extensa
– Hipoxemia grave

Fármacos trombolíticos

O primeiro agente trombolítico descoberto foi a estreptocinase, reportado por Tillett em 1933.[48]

A estreptocinase é produzida pelo estreptococo β-hemolítico e não tem atividade enzimática intrínseca, mas constitui um complexo estável com o plasminogênio que resulta na formação de plasmina livre.

Dois ativadores do plasminogênio imunologicamente distintos foram identificados a seguir: o ativador do plasminogênio tipo-urocinase (u-PA) e o ativador do plasminogênio tipo-tecidual (t-PA). O u-PA liga-se a um receptor celular específico, resultando em aumento da ativação de plasminogênio transportado por células. O t-PA (hoje rt--PA) ativando o plasminogênio na circulação e no coágulo está principalmente envolvido na dissolução de fibrina no coágulo, sendo fibrina-específico.[49] A estrepocinase e a urocinase são trombolíticos não seletivos.

Estreptocinase

Proteína de cadeia polipeptídica simples, derivada do estreptococo β-hemolítico, peso molecular 47.000 (dáltons), ativa a forma circulante do plasminogênio e a forma ligada à fibrina, meia-vida 40-80 min, com capacidade antigênica, utilizada em dose de infusão inicial rápida e manutenção média entre 24-72 h.

Urocinase

Enzima fibrinolítica isolada originalmente na urina humana, está presente em menor quantidade em várias localizações fisiológicas, como plasma e matriz extracelular, ativa diretamente o plasminogênio, peso molecular 54.000 (dáltons), meia-vida de 15-20 min e é metabolizada pelo fígado, sem antigenicidade, administrada em dose inicial de infusão rápida e dose de manutenção média de 12-24 h.

Fator ativador do plasminogênio tecidual (t-PA – alteplase/recombinante rt-PA)

Sintetizado naturalmente pelas células endoteliais, é pouco ativo em ausência de fibrina, que, quando presente, aumenta em 1.000 vezes sua capacidade de ativação do plasminogênio (sendo então altamente fibrino-específica); peso molecular 70.000 (dáltons) meia-vida de 5-10 min, sofrendo metabolismo hepático, sem antigenicidade, usado em infusão em 2 doses com intervalo de 2 h.

Relatos da aplicação clínica de terapia trombolítica começou pela estreptocinase, com Browse e colaboradores.[50] Sasahara e colaboradores[51] apresentaram a urocinase como novo agente trombolítico. A agência norte-americana FDA aprovou a estreptocinase em 1977 e a urocinase em 1978. Os primeiros estudos apresentando o ativador do plasminogênio tecidual (t-PA) foram os de Bounameaux e colaboradores,[52] Goldhaber e colaboradores[53] e Goldhaber e colaboradores.[54]

Dois ensaios clínicos relevantes foram os estudos multicêntricos patrocinados pelo National Heart and Lung and Blood Institute (National Institute of Health – NIH) dos EUA, com participação de 11 centros: Urokinase pulmonary embolism trial: Phase 1 results[55] e Urokinase – Streptokinase Embolism trial: Phase 2 results.[56] Os estudos foram randomizados e com diagnóstico objetivo de TEP, estudos cintilográficos, angiográficos e hemodinâmicos.

Na fase 1 (1968-1970), com 160 pacientes, a urocinase em infusão de 12 h mostrou, após 24 h da administração, maior resolução das obstruções embólicas do que a heparina em cintilografias perfusionais, 6 e 2,5%, respectivamente. Sangramento grave (queda do hematócrito > 10% e ou transfusão de sangue > 2 unidades) foi de 27% no grupo urocinase e 14% no grupo heparina, mortalidade em ambos foi de 6%. A recorrência foi de 7,4% no grupo urocinase e 6,4% no grupo heparina. Após 14 dias, a porcentagem de recuperação dos cintilogramas foi a mesma nos 2 grupos (14,2% grupo heparina e 14,7% no grupo urocinase), o que definiu naturalmente uma abertura para tratamento com uso de trombolíticos em 14 dias do início dos sintomas/diagnóstico.

Na fase 2 (1970-1973), os efeitos da urocinase em 12 h de infusão foram semelhantes aos de 24 h e, na comparação de estreptocinase com infusões de 24 h, a resolução com urocinase foi levemente superior à da estreptocinase, o que permitiu determinar ausência de diferenças significativas entre os regimes trombolíticos estudados. Mortalidade em 2 semanas foi de 6,2, 9,2 e 9,2%, nos 3 grupos de tratamento, respectivamente.

Associando as 2 fases, a mortalidade em 2 semanas em 249 pacientes tratados com trombolíticos foi de 7,6% (fases 1 e 2), comparados com 6% em 78 pacientes tratados apenas com heparina (fase 1).

Esses ensaios produziram uma série enorme de informações sobre aspectos clínicos, diagnósticos e terapêuticos da tromboembolia pulmonar aguda e também colaboraram decisivamente na aprovação da estreptocinase em 1977 e da urocinase em 1978 pela FDA.

Dalen e colaboradores[57] revisaram os riscos e benefícios da terapia trombolítica em TEP, desde o início de seu uso em 1964 até 1996. Analisaram a resolução nas primeiras horas e em 24 h, resolução em uma semana e 30 dias, recorrências, mortalidade hospitalar, mortalidade tardia, sangramentos grave e pequeno, hemorragia intracerebral e custos, comparando trombolíticos com heparina. Os resultados foram os seguintes:

- Resolução da obstrução embólica dentro de 24 h do tratamento é melhor com terapia trombolítica do que com heparina apenas, como avaliado por angiografia, cintilografia pulmonar, ecocardiografia e medidas das pressões arteriais pulmonares.
- Em 1 semana e 1 mês após o tratamento, a resolução indicada por cintilografia pulmonar é a mesma em pacientes com rt-PA ou heparina.
- Não há evidência de que terapia trombolítica reduza a mortalidade ou reduza a taxa de re-

corrência de TEP comparada com terapia por heparina.
- O risco de hemorragia intracerebral e outros sangramentos sérios em pacientes é substancialmente maior em pacientes tratados com terapia trombolítica.
- Os custos de terapia trombolítica são mais altos do que aquele para terapia convencional com heparina.

Com base nesses achados, os autores concluíram que a indicação mais apropriada para a terapia trombolítica em pacientes com TEP é embolia maciça complicada com hipotensão, em ausência de contraindicações para terapia trombolítica. A resolução mais rápida de TEP associada com terapia trombolítica pode diminuir a mortalidade nesse grupo de pacientes muito enfermos, embora essa suposição não tenha sido documentada em ensaios clínicos randomizados.

Outro estudo de alta importância como exemplo da função dos trombolíticos foi um estudo multicêntrico na Alemanha,[58] que incluiu 719 pacientes com TEP grave estável (sem choque) na apresentação, do Management Strategies and Prognosis of Pulmonary Embolism Registry (MAPPET). Foram comparados os efeitos de trombolíticos (n=169) dentro das primeiras 24 h e HNF (n=550). A recorrência foi de 7,7% vs 18,8%, respectivamente (p<0,001). A mortalidade em 30 dias foi de 4,67% vs 11,0% (p<0,016). Fatores clínicos associados com maior taxa de mortalidade foram síncope (p=0,012), hipotensão arterial (p=0,021), história de insuficiência cardíaca congestiva (p=0,013) e pneumopatia crônica (p=0,032). Por análise multivariada, apenas trombólise primária foi um preditor independente de sobrevida (OR de morte intra-hospitalar 0,46; 0,21-1,00). Pacientes que se submeteram a tratamento trombolítico precoce tiveram taxa reduzida de recorrência de TEP (7,57% vs 18,7%; p<0,001), mas também uma taxa maior de frequência de episódios de sangramento grave (21% vs 7,8%; p<0,001). Sangramento cerebral ocorreu em 2 pacientes em cada grupo de tratamento, e 1 paciente em cada grupo morreu de complicação hemorrágica. Os trombolíticos utilizados foram alteplase (rt-PA) em 104 pacientes (62%), urocinase em 36 (21%) e estreptocinase em 29 (17%). Os resultados desse estudo sugerem que trombólise farmacológica pode afetar favoravelmente o desfecho clínico de pacientes com embolia pulmonar grave, mas hemodinamicamente estáveis, ficando implícito que sua indicação não se restringe a pacientes com choque.

A manutenção da controvérsia no uso de trombolíticos em TEP submaciça levou ao estudo pelos investigadores MAPPET[59] da comparação entre heparina mais alteplase com heparina apenas, em pacientes com TEP sem hipotensão arterial ou choque. Foram randomizados 256 pacientes para receberem rt-PA 100 mg em 2 h seguidas de infusão de HNF (n=118) ou placebo mais HNF apenas (n=138). O uso de trombolítico resultou em redução significativa no desfecho primário de morte ou deterioração clínica, que leva a infusão de catecolaminas, trombólise secundária, ventilação mecânica ou reanimação cardiorrespiratória, ou embolectomia cirúrgica (p=0,006), e a probabilidade de 30 dias de sobrevida livre de eventos adversos foi mais alta no grupo da alteplase-heparina (p=0,005). Essa diferença foi atribuída principalmente à maior frequência de escalada do tratamento no grupo placebo-heparina (24,6% vs 10,2%; p=0,0-04), uma vez que a mortalidade foi baixa em ambos os grupos (3,4% no grupo alteplase-heparina e 2,2% no grupo placebo-heparina, p=0,71). Tratamento com heparina apenas foi associado com cerca de 3 vezes o risco de morte ou escalada do tratamento (p=0,006). Não ocorreu sangramento fatal nem hemorragia intracraniana em pacientes do grupo alteplase-heparina. Concluiu-se que, em conjunção com heparina, alteplase pode melhorar o curso clínico de TEP estável e pode prevenir deterioração requerendo a escalada de tratamento durante a estada hospitalar.

O benefício da terapia trombolítica foi reforçada na meta-análise de Wan e colaboradores (2004), incluindo 748 pacientes de 11 ensaios comparando terapia com heparina. Foi encontrada redução não significativa em recorrência de TEP ou morte (6,7% vs 9,6%; OR 0,67 [0,40-1,12] p=0,480), aumento não significativo em grave sangramento (9,1% vs 6,1%; OR 1,42 [0,81-2,46]) e aumento significativo em sangramentos não graves (22.7% vs 10,0%; OR 2,63% [1,53-4,54]). Terapia trombolítica comparada com heparina foi associada com redução significativa da recorrência ou morte em 5 ensaios, que também incluíram pacientes com TEP hemodinamicamente instáveis (9,4% vs 19,0%; OR 0,45 [0,22-0,92], NNT=10), mas não em ensaios que excluíam pacientes em choque. Assim, evidências vigentes não encontraram benefício da terapia trombolítica comparada com heparina para tratamento inicial em pacientes com TEP não selecionados. O benefício é sugerido naqueles com risco mais alto de recorrência ou morte.

A mortalidade em 90 dias de TEP grave, com instabilidade hemodinâmica (pressão sanguínea sistólica < 90 mmHg) foi de 52,4% (44,3-66,7), comparada com mortalidade de pacientes estáveis (TEP submaciça) de 14,7% (13,3-16,2) no estudo ICOPER.[60] Entre 2.392 pacientes na inclusão geral, 108 (4,5%) apresentaram TEP maciça e 2.284 (95,5%) TEP não maciça. Ocorreu sangramento durante a hospitalização em 17,6 e 9,7% e recorrência em 90 dias em 12,6 e 7,6%, respectivamente. Kucher e colaboradores,[61] em revisão dos desfechos terapêutico de TEP maciça dessa casuística, descobriram que 73 pacientes (68%) não receberam tratamento além de anticoagulantes e que 33 receberam terapia trombolítica ou embolectomia cirúrgica em 3 e embolectomia por cateter em 1. A terapia trombolítica não reduziu a mortalidade em 90 dias vs não trombólise (46,3% [31,0-64,8] vs 55,1% [44,3-66,7; HR 0,79 [0,44-01,43]). A recorrência em 90 dias foi similar. Filtros VCI foram associados à redução da mortalidade em 90 dias (HR 0,12 [0,02-0,85]). Então, 2/3 dos pacientes com TEP maciça não receberam trombólise ou embolectomia. Nos pacientes tratados com trombólise, não houve redução da mortalidade em 90 dias.

Está em andamento, desde 2007, o estudo The Pulmonary Embolism International Thrombolysis Trial (PEITHO), um ensaio clínico randomizado e controlado, com inclusão prevista de 1.000 pacientes em 12 países, para avaliar um desfecho clínico primário de todas as causas de mortalidade ou colapso hemodinâmico dentro de sete dias em pacientes tratados com o agente trombolítico tenecteplase mais heparina vs heparina apenas.[62]

A eficácia e a segurança parecem ser similares entre elas. A alteplase infundida em 2 h permite lise mais rápida do trombo quando comparada com a infusão de urocinase em 12 h ou estreptocinase em 24 h, mas sem diferença de morbimortalidade. Ao fim do período de infusão, ou se os fármacos são infundidos no mesmo período de tempo, haverá similar eficácia e segurança. As recomendações atuais são para tempos mais curtos de infusão (≤ 2 h), que conseguem trombólises mais rápidas e com menor probabilidade de sangramento.[63]

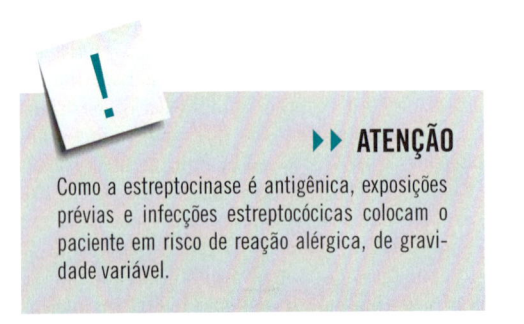

A melhora documentada da perfusão foi avaliada, entre outros, pelo estudo italiano Plasminogen Activator Italian Multicenter Study 2.[64] Esse foi um estudo randomizado, aberto, para avaliar a eficácia e a segurança de alteplase seguida de heparina vs heparina apenas em pacientes com TEP angiograficamente documentada. A infusão de rt-PA em 20 pacientes produziu uma melhora hemodinâmica mais rápida do que apenas heparina em 16 pacientes, avaliados pelo índice de Miller, cintilografia perfusional ou ainda pelos valores hemodinâmicos. A pressão arterial pulmonar média foi de 30,2 ± 7,8 mmHg para 21,4 ± 6,7 no grupo da alteplase e teve um leve acréscimo, de 22,3 ± 10,5 para 24,8 ± 11,2 mmHg no grupo heparina. Os cintilogramas perfusionais, examinados no início, em 7 e em 30 dias, regrediu significativamente sem diferenças nos 2 grupos. Houve maior frequência de sangramento no grupo alteplase (14/20) do que no grupo heparina (6/16). Após alteplase, morreram 2 pacientes, 1 deles associado à hemorragia intracraniana.

A relação entre duração dos sintomas e resposta à terapia trombolítica foi estudada por Daniels e colaboradores,[65] revisando 308 pacientes de 5 ensaios clínicos. Foi encontrada relação inversa entre a duração dos sintomas e a melhora após tratamento nos escores de reperfusão por cintilografia pulmonar. Por dia adicional de sintomas antes da trombólise, houve um decréscimo de 0,8% na reperfusão.O maior benefício foi observado quando a terapia trombolítica iniciava dentro das primeiras 48 h dos sintomas, sendo útil em pacientes que têm sintomas entre 6-14 dias.

Um estudo instigante foi o de Sharma e colaboradores.[66] Eles randomizaram 40 pacientes com TEP e sem doença cardíaca ou pulmonar prévias e compararam os efeitos de heparina seguida por AVK (21 pacientes) com estreptocinase ou urocinase (19 pacientes) seguidos por heparina e AVK, sobre o volume de sangue capilar pulmonar e a capacidade de difusão pulmonar, em 1 semana e 1 ano. O volume de sangue capilar pulmonar em mi-

> **▶▶ ATENÇÃO**
>
> Como a estreptocinase é antigênica, exposições prévias e infecções estreptocócicas colocam o paciente em risco de reação alérgica, de gravidade variável.

lilitro por metro quadrado de superfície corporal estava anormalmente baixo (30 ± 2,4 mL/m^2; normal 47 ± 1,5) no grupo tratado com heparina em 2 semanas e permaneceu inalterado por 1 ano. No grupo recebendo trombolíticos, o volume de sangue capilar pulmonar foi normal (45 ± 2,5 mL/m^2) tanto em 1 semana como em 1 ano (p<0,001). A capacidade de difusão pulmonar estava reduzida para 69% do valor predito no grupo heparina em 2 semanas e 72% em 1 ano, ao passo que no grupo com trombolíticos estava 85% do predito em 2 semanas e 93% em 1 ano. Esses resultados indicam que agentes trombolíticos permitem uma resolução mais completa das obstruções tromboembólicas do que anticoagulantes e que eles melhoram a perfusão capilar e a difusão.

Vale lembrar que a FDA aprovou o t-PA (atualmente produzido em forma recombinante/rt-PA/alteplase) na dose de 100 mg em infusão de 2 h para tratamento de TEP maciça ou de risco alto (assim entendida como TEP com choque ou hipotensão sustentada). O emprego para TEP submaciça faz-se fora da indicação formal. Igualmente, uso de doses baixas de alteplase (50 mg) é de caráter experimental.[67]

O uso sistêmico é o de escolha, já que não há dados comparativos que mostrem o benefício do uso intrapulmonar. O efeito é maior quanto mais precoce for a administração em relação ao evento de TEP. Entretanto, há uma abertura para tratamento de 14 dias após a TEP (Tabela 10.10).

Contraindicações para uso de trombolíticos, aplicáveis a todos os fármacos

- Contraindicações absolutas[7]
- Para indicação formal de trombólise, como risco iminente de vida, não haveria contraindicações absolutas. A decisão de uso deve ser individualizada:

    – AVE hemorrágico ou AVE de origem desconhecida em qualquer tempo;
    – AVE isquêmico nos últimos 6 meses;
    – lesão ou neoplasia do sistema nervoso central;
    – trauma ou cirurgia recentes ou lesão de cabeça (últimas 3 semanas);
    – sangramento gastrintestinal dentro do último mês;
    – reconhecimento de sangramento ativo.

- Contraindicações relativas

    – AVE isquêmico transitório nos últimos 6 meses;
    – tratamento com anticoagulantes orais;
    – gravidez ou 1 semana do pós-parto;
    – punções não compressíveis;
    – ressuscitação traumática;
    – hipertensão arterial refratária (pressão sanguínea sistólica > 180 mmHg);
    – hepatopatia avançada;
    – endocardite infecciosa;
    – úlcera péptica ativa.

Complicações

O maior risco com trombolíticos é a ocorrência de **hemorragias graves**. Como exemplo, Mikkola e colaboradores[68] revisaram os dados basais de 312 pacientes com TEP que receberam trombólise em 5 ensaios clínicos. Nenhum tinha antecedentes de acidente vascular cerebral, hemorragia interna nos últimos 6 meses nem cirurgia dentro ≤ 10 dias, ou sangue oculto nas fezes. Ocorreram 66 episódios de sangramento grave ocorreram dentro de 72 dias da administração do trombolítico em 61 pacientes (20%): sangramento nos pontos de cateterização (34 casos), hematúria visível, hemorragia intracraniana (5) e 18 outros episódios hemorrágicos que conduziram pelo menos a 10% de redução do hematócrito. Pacientes com sangramento grave eram em média mais idosos do que pacientes sem complicação hemorrágica (média de 62,9 ± 1,9 anos, vs 56,2 ± 1,1 anos; p=0,005). Houve aumento de 4 vezes no risco de sangramento entre pacientes com mais de 70 anos comparado com pacientes com menos de 50 anos (RR 3,9; 1,04-1,06). Foi estimado aumento de 4% por ano incremental de idade. Pacientes que tinham se submetido à cateterização tiveram 5 vezes mais risco de sangramento (RR5,2; 1,5-17,8).

No International Cooperative Pulmonary Embolism Regitry-ICOPER,[60] 21,9% dos pacientes (66/304) com terapia trombolítica para TEP tiveram sangramento grave vs 8,8% dos pacientes (180/2.045) que receberam apenas heparina.

A **hemorragia intracraniana** (HIC) é a complicação mais temida. Kanter e colaboradores,[69] na mesma casuística anterior de 312 pacientes, descobriram que a frequência de HIC em até 14 dias da terapia trombolítica para TEP foi de 6/312 ou 1,9% (0,7-4,1); 2 das 6 com HIC (33%) foram fatais. Dois dos 6 pacientes receberam trombolíticos em violação dos protocolos, porque tinham doença intracraniana conhecida. A média da pressão sanguínea diastólica no momento da admissão era significativamente mais elevada em pacientes que desenvolveram HIC (90,3 ±15,1 mmHg) comparados com os que não apresentaram HIC (77,7 ± 10,9 mmHg). Outras característica basais foram similares. Sinais de HIC mais comuns foram redução do nível de consciência, hemiparesia e déficit do campo visual.

Dalen e colaboradores[57] reportaram a incidência de HIC em 2,1% de 559 pacientes com TEP tratados com rt-PA, com taxa de mortalidadede HIC de 1,6%. No ICOPER,[60] a terapia trombolítica para TEP foi associada com 3% de HIC (9/304), comparados com 0,3% (6/2045) do grupo tratado apenas com heparina. Alguns estudos não têm reportado incidência de HIC com alteplase.[59]

O risco de hemorragia grave é reduzido pela seleção criteriosa dos pacientes, pela redução do tempo de infusão, por acessos venosos periféricos e pela manipulação cuidadosa desses pacientes durante a infusão. Cuidados dessa ordem fazem com que a frequência de hemorragias maiores seja de 6-12%.

Pelo elevado risco de hemorragias, principalmente intracranianas, é essencial a confirmação diagnóstica e avaliação clínica do paciente. A arteriografia traz o inconveniente do sangramento no local da punção. Os exames mais indicados são a cintilografia perfusional/ventilatória e a angiotomografia computadorizada. A ecocardiografia, preferencialmente transesofágica, pode ser utilizada nos pacientes mais instáveis e com dificuldades de locomoção.

Como regra, deve-se evitar o uso concomitante de trombolíticos estreptocinase (ou urocinase) e infusão de HNF, pelo maior risco de sangramentos. Após a suspensão do trombolítico, mede-se o TTPa, se estiver menor que 2,5 vezes o controle, pode-se (re)iniciar a heparina. Caso esteja maior, deve-se medir o TTPa repetidamente a cada 2 ou 4 h até que o tempo caia abaixo desse limite e a anticoagulação possa ser administrada com maior segurança.[70-71] A infusão de HNF tem sido liberada para continuar infusão durante a administração de alteplase, sem riscos hemorrágicos adicionais em algumas revisões.[7]

Regimes trombolíticos aprovados (FDA-USA) para TEP

- Estreptocinase 250.000 UI em 15-30 minutos seguida por 100.000 UI em 12-24h ou ou 1,5 milhão UI em 2 h (750.000 UI/h)
- Rt-PA(alteplase) 100 mg em 2 h (50 mg/hora) ou 0,60 mg/kg em 15 min (até 50 min)
- uTPA (urocinase)* 4.400 UI/kg em 10 min, seguido de 4.400/UI kg em 12-24 h

Reteplase (r-PA) e tenecteplase (TNK-tPA)

São fármacos trombolíticos derivados de t-PA, recomendadas para pacientes com infarto agudo do miocárdio com elevação do segmento ST (STEMI), por serem mais coágulo-específico, não causando um estado fibrinolítico generalizado. Para STEMI, as doses são as seguintes: r-PA: 2 doses de 100 UI, dadas em intervalo de 30 min; TNK-tPA dose única (bolo) de 0,5 mg/Kg com dose total entre 30-50 mg. Há relatos de uso eficaz e seguro, ambos em TEP maciça, principalmente associados à trombólise por cateter.[72-74]

Desmoteplase é um novo ativador do plasminogênio com alta seletividade por plasminogênio ligado à fibrina. A desmoteplase parece ter tempo de lise mais curto e menor taxa de oclusão e está sendo testada clinicamente vs alteplase.[75]

Recomendações sobre terapia trombolítica[1]

- Todos os pacientes com TEP deveriam receber rápida estratificação de risco (1C).[1]
- Para pacientes com compromisso hemodinâmico, recomenda-se uso de terapia trombolítica; a menos que haja grave contraindicação devido a risco de sangramento (1B) nesses pacientes, não deveria ser atrasada porque pode resultar em choque cardiogênico irreversível.
- Em pacientes de risco alto sem hipotensão, que são estimados de risco baixo de hemorragia, sugere-se administração de terapia trombolítica (2B).

---

* Não disponível no Brasil.

- A decisão de usar terapia trombolítica depende da avaliação clínica da gravidade da TEP, do prognóstico e do risco de hemorragia.
- Em pacientes com TEP aguda, quando um agente trombolítico é utilizado, recomenda-se que o tratamento seja administrado por veia periférica, preferível a colocar um cateter arterial pulmonar para administrar o tratamento (1B).
- Em pacientes altamente comprometidos incapazes de receber terapia trombolítica devido ao risco de hemorragia ou cujo estado crítico não permite tempo suficiente para que terapia trombolítica sistêmica seja efetiva, sugere-se uso de técnica intervencionista de cateterização, se apropriada habilidade for disponível (2C).
- Em pacientes altamente comprometidos que são incapazes de receber terapia trombolítica devido ao risco de sangramento, ou cujo estado crítico não permite tempo suficiente para que terapia trombolítica sistêmica seja efetiva, sugere-se que embolectomia pulmonar possa ser utilizada, se apropriada habilidade for disponível (2C).

Procedimentos invasivos

São indicados em casos de TEP muito grave, em franca instabilidade hemodinâmica refratária à trombólise farmacológica ou sem tempo para esperar seus efeitos. A embolectomia é classificada como cirúrgica ou de técnicas de cateterização intervencionista. A escolha ou precedência desses procedimentos, quando se dispõe de ambos os recursos, ainda não está plenamente estabelecida. O senso comum (ou melhor, um pensamento imediato ou superficial) sugere que se tente primeiramente as técnicas de cateterização e, se falharem, se passe à embolectomia aberta. Em casos de pacientes muito graves egressos de parada cardiorrespiratória ou choque cardiogênico refratário, havendo disponibilidade de embolectomia cirúrgica por equipe treinada, esse poderia ser um procedimento salva-vidas, desde a instalação da circulação extracorpórea, que tira logo o paciente do choque (Weinberg et al., 2011), sem perda de tempo, o que poderia comprometer o sucesso cirúrgico. Esperar até que o paciente esteja *in extremis* não é uma boa indicação para a embolectomia cirúrgica.

É importante referenciar ao estudo de Leacche e colaboradores,[76] que revisaram retrospectivamente 47 pacientes submetidos à embolectomia cirúrgica de emergência por TEP maciça central. As indicações cirúrgicas foram por contraindicação da fibrinólise em 21 (45%), falência de tratamento farmacológico em 4 (10%) e disfunção do ventrículo direito em 15 (32%). No pré-operatório, 12 (26%) estavam em choque cardiogênico e 6 (11%) em parada cardíaca. Houve 3 mortes operatórias. Em 38 (81%) foi colocado um FVCI no intraoperatório. A duração mediana da hospitalização foi de 11 dias (32-75 dias). A mediana do seguimento foi de 27 meses (2-50 meses); o seguimento foi completado em todos os sobreviventes. Houve 6 (12%) mortes tardias, 5 das quais por câncer metastático. Sobrevida atuarial foi 86% em 1 e 83% em três anos. Esse centro passou a realizar embolectomia cirúrgica não apenas em pacientes com grandes trombos centrais com compromisso hemodinâmico, mas também em pacientes estáveis (normotensos) com disfunção de ventrículo direito documentada por imagens.

Mesmo que se indique cirurgia como último recurso, tem que haver uma margem de sucesso, com uma política institucional apropriada para esse tipo de pacientes.

A embolectomia por técnicas de cateterização intervencionista percutânea[77] é um recurso que se pode empregar em pacientes graves selecionados, com contraindicação e ou falência de terapia trombolíticas, não havendo disponibilidades ou contraindicação para embolectomia cirúrgica. Havendo possibilidade de ambos os recursos, a decisão deve ser feita em bases individuais. Como assinalou Kuchner,[78] mesmo sem ensaios de comparação direta, os desfechos clínicos de escolhas bem-amparadas e procedimentos bem-realizados têm sido comparáveis.

Kuo e colaboradores[73] revisaram uma casuística de 70 pacientes consecutivos com suspeita de TEP que tinham sido referidos para angiografia pulmonar seletiva e ou intervenções por TEP maciça e choque (índice choque ≥0,9). A intervenção por cateter dirigido envolveu embolectomia por sucção e fragmentação, com ou sem trombólise por cateter. Do total de pacientes, 12 foram tratados por cateter, 7 por falência da troimbólise e 5 por contraindicações. Em todos os pacientes foram realizadas fragmentação e embolectomia. Adicionalmente, foram realizadas 8 trombólises guiadas por cateter. Sucesso técnico foi obtido em 100% e não houve complicações maiores. Melhora hemodinâmica (índice de choque < 0,9) foi observada em 10 (83%). Dois pacientes morreram devido à parada cardíaca; 10 de 12 (83%) sobreviveram e permaneceram estáveis até a alta hospitalar. Nessa série de choque por TEP maciça, a embolectomia por cateter em pacientes que não responderam ou não toleraram trombólise foi potencialmente salva-vidas.

Havendo *expertise* local, existe leve tendência a se estender cateterização intervencionista para casos de TEP central em pacientes hemodinamicamente estáveis e sem disfunção de ventrículo direito. Essa não é uma indicação estabelecida em diretrizes. Os pacientes geralmente se beneficiam de tratamento anticoagulante e fibrinólise endógena. Quando se decide por terapia trombolítica em TEP central, sob argumentação empírica de acelerar a resolução e prevenir hipertensão pulmonar tromboembólica crônica residual, a precedência é por trombólise farmacológica de administração periférica, ressalvadas as contraindicações. Vários são os instrumentos adaptados ou construídos para a cateterização intervencionista percutânea pulmonar.

Cateteres para técnica intervencionista percutânea para embolectomia pulmonar

- Cateter de embolectomia de Greenfield: remove o trombo central por sucção manual com seringa grande e requer retirada do aparelho e do trombo juntos via venotomia.[78]
- Balão de angioplastia e *stents*: compressão do êmbolo na parede dos vasos e fragmentação parcial do trombo com embolização distal; administração de trombólise local; possibilidade de posicionamento de *stents* autoexpansíveis.
- Cateter de fragmentação de trombo ou cateter rotacional pigtail: cateter rotado bimanualmente para quebrar e separar coágulos frescos.
- Aparelho de trombectomia Amplatz: contém um rotor que cria um vórtice de sangue circulante puxa os coágulos em direção ao rotor, causando pulverização e recirculação de trombos frescos.
- Cateter hidrodinâmico de trombectomia: cateter de 2 lúmens, com aspiração de trombo e sangue pelo lúmen maior do cateter e injeção em alta velocidade pelo lúmen menor com alça metálica de 180º para permitir reversão do fluxo; injeção em alta velocidade cria menor pressão dinâmica no lúmen maior e um vórtice causando fragmentação e aspiração do coágulo pelo gradiente de pressão.
- Cateter Aspirex de embolia pulmonar: criado especialmente para tratamento instrumental de TEP, tem um cabo ou bobina que permite alta rotação, criando pressão negativa e aspiração por abertura na ponta do cateter.
- Cateter para dirigir trombólise farmacológica: cateter para administração de terapia trombolítica, com posicionamento do cateter dentro do êmbolo.
- Trombólise acelerada por ultrassom dirigido por cateter.

A trombólise acelerada por ultrassom dirigido por cateter (*catheter-directed ultrasound-accelerated thrombolysis – USAT*) é uma nova técnica para aumentar a trombólise e seus efeitos com menores doses de trombólise farmacológica em casos de TEP central de expressão maciça ou submaciça. Trata-se de um procedimento endovascular no qual um cateter leva uma série de miniaturas de transdutores de ultrassom que são posicionados na zona de tratamento junto ao êmbolo, com infusão simultânea de rt-PA ao longo da ativação do ultrassom. O trombolítico e o ultrassom são liberados por cerca de 24 h, sendo o rt-PA o interrompido quando há resolução do êmbolo e melhora dos parâmetros hemodinâmicos, o que é conseguido por doses bem mais baixas de rt-PA (p. ex., 20 mg). O ultrassom desagrega as fibras de fibrina, aumenta a permeabilidade do coágulo e dispersa o fármaco fibrinolítico dentro do coágulo por meio dos efeitos das microcorrentes acústicas.[79,80]

Repetição imediata de trombólise farmacológica

É uma conduta não abordada nas diretrizes do *core* da pneumologia, mas tem sido muito utilizada na prática, frente à ausência de alternativas locais, em um determinado caso. A literatura apresenta escassos relatos[81] ou séries e casos.

Como exemplo, Meneveau e colaboradores[82] conduziram um estudo prospectivo de pacientes com TEP que se submeteram à terapia trombolítica. Falta de resposta à trombólise dentro de 36 h foi prospectivamente definida como persistência de instabilidade clínica e disfunção do ventrículo direito por ecocardiografia. Os pacientes foram encaminhados à embolectomia cirúrgica ou repetição da trombólise, por decisão de seu médico responsável. De 488 pacientes que se submeteram à trombólise farmacológica, 40 (8,2%) não responderam ao tratamento; 14 foram encaminhados à cirurgia e 26 foram tratados por repetição de trombólise. Essa repetição foi administrada, pelo menos, após a trombólise inicial e consistiu em mudança de agente trombolítico: estreptocinase (1,5 mihão UI em 2 h), para quem recebeu alteplase, e alteplase (100 mg em 2 h) para quem recebeu estreptocinase inicial. Ambos os trombolíticos foram administrados, uma vez que os níveis de fibrinogênio estavam > 1.000 mg/L (normal:1.500-4.000 mg/L). Em seus resultados, a evolução no hospital foi sem problemas em 11 (79%) dos pacientes tratados por embolectomia e em 8 (31%) tratados com repetição da trombólise (p=0,004). Houve tendência de mortalidade maior no grupo de tratamento clínico (10 *vs* 1, respectivamente; p=0,07). Um total de 10 pacientes morreram no grupo de repetição da trombólise, dos quais 3 morreram de TEP recorrente, 3 de choque cardiogênico refratário e 4 de hemorragia. Houve significativamente mais recorrências de TEP (fatal e não fatal) no grupo de repetição da trombólise (35% *vs* 5%, respectivamente, p=0,015). Não houve diferença no número de sangramentos graves, mas no grupo de repetição da trombólise todos os 4 eventos foram fatais. Assim, pode-se constatar que as embolectomias cirúrgicas de resgate da trombólise original conduzem a um resultado melhor quando comparadas com repetição da trombólise

A interpretação desses fatos permite as seguintes conclusões atuais:[83]

- Pacientes com TEP de risco alto, que estão em choque ou hipotensão sustentada na apresentação, estão em risco de vida durante a hospitalização, principalmente nas primeiras horas, e têm mortalidade maior em 30 e 90 dias.
- Tratamento trombolítico reduz taxa de mortalidade intra-hospitalar ou recorrência de TEP.
- Terapia trombolítica deveria ser administrada em pacientes de risco alto, a menos que haja contraindicação que transforme seu uso em risco maior do que não usá-lo.
- Dados não controlados sugerem que trombólise pode ser segura e efetiva em pacientes com trombos intracavitários no coração direito.
- Pacientes de risco não alto tem bom prognóstico imediato com terapia anticoagulante com heparina, se instituída imediatamente.
- O risco de sangramento associado com terapia trombolítica excede os benefícios clínicos da terapia trombolítica em pacientes sem instabilidade hemodinâmica.
- No grupo de pacientes de risco não alto, isto é, normotensos na apresentação, alguns têm evidência de disfunção do ventrículo direito nos exames de imagens ou lesão miocárdica com base na elevação de biomarcadores específicos. Isso configura risco intermediário de efeitos adversos na fase aguda da TEP.
- Pacientes de risco intermediário podem se beneficiar de terapia trombolítica precoce, em ausência de risco alto de sangramento, mas ainda não há consenso por incerteza risco-benefício.

Estratégias de tratamento da TEP

A TEP aguda é uma condição potencialmente fatal, mas que corretamente diagnosticada e tratada, é uma causa pouco frequente de morte.

O tratamento da TEP aguda deve ser iniciado imediatamente após a definição de suspeita clínica intermediária ou alta, com objetivos de interromper o processo tromboembólico e diminuir a mortalidade associada, que é máxima nas primeiras horas da TEP aguda.

Esse tratamento é constituído, na fase aguda, por anticoagulação parenteral a curto prazo, entre 5-14 dias, que proporciona a interrupção da trombogênese, permite que a ação trombolítica natural endógena ocorra sem oposição e impede a recorrência embólica imediata. Episódio extensos ou com risco de vida justificam o emprego de terapia primária com fármacos trombolíticos que atuam na dissolução do trombo, associando-se à trombólise exógena e à trombólise endógena.

Em pacientes com suspeita clínica alta, o tratamento inicial com anticoagulantes deve começar mesmo antes da confirmação objetiva da TEP.

A confirmação do diagnóstico de TEP aguda justifica a fase de **tratamento estendido**, que previne a recorrência precoce durante o período de maior prevalência (90 dias). Essa fase constitui-se geralmente de anticoagulantes orais, mas em algumas condições, como gravidez ou câncer, pode-se empregar fármacos parenterais, como as heparinas de baixo peso molecular.

Em pacientes com diagnóstico rápido (ou que já chegou com o diagnóstico), deve-se iniciar simultaneamente o tratamento com anticoagulantes parenterais de ação imediata e os anticoagulantes AVK.

A última fase de tratamento de um evento índice constitui-se da fase de **tratamento prolongado** (ou de **tromboprofilaxia secundária**), que impede a recorrência tardia e cuja duração depende da persistência e da intensidade de fatores de risco. Nessa fase, empregam-se anticoagulantes orais.

Pode-se também denominar a duração do tratamento, além da fase aguda, em tratamento de longa duração, como fase precoce de 3 meses e fase tardia de duração a ser estabelecida ou indefinida.

A evolução no uso de anticoagulantes deve-se a vários ensaios, que testaram as vias, doses e momentos do uso. Alguns exemplos expressivos:

- HNF contínua IV comparada com uso intermitente IV tem igual efetividade e menos sangramento por dose (até 75%).[84,85]
- Varfarina em doses terapêuticas, comparada com doses baixas de HNF para TVP, apresenta taxas bem menores de recorrências com maior risco de sangramento.[86]
- Varfarina iniciada até o 3º dia é semelhante à iniciada no 7º dia de HNF em taxas de recorrência e permite menor estada no hospital.[87]
- HNF IV por 5 dias associada à varfarina no 1º dia é similar à HNF por 10 dias acrescida de varfarina no 5º dia.[88]
- Uma revisão de 1945 – 1964 demonstrou que recorrência de TEV é bem menos frequente se o tempo de protrombina (TP) for menor do que 30% da atividade.[89]
- Para tratamento inicial da TVP, HNF associada com acenocoumarol é muito mais eficaz do que apenas acenocoumarol desde o início (recorrências 6,7% *vs* 20% – extensão 8,2% *vs* 39,6%, respectivamente).[90]
- HNF SC *vs* HNF IV contínua para tratamento inicial em TVP: meta-análise encontrou que HNF SC 2x/dia em doses plenas é tão ou mais efetiva e segura que HNF IV contínua.[91]
- Níveis subterapêuticos de HNF nas primeiras 24 h de tratamento são associados a mais efeitos adversos (23%) do que se os níveis de TTPa forem terapêuticos.[92]
- HNF iniciada imediatamente afeta favoravelmente o prognóstico a longo prazo.[93]

Prática do tratamento

A TEP aguda é uma condição de princípios estabelecidos e de estratégias variáveis de tratamento conforme a estratificação de risco.

Na suspeita clínica (pré-teste) de probabilidade moderada ou alta, utilizam-se fármacos pentassacarídicos AT-mediados parenterais, como heparinas não fracionadas (HNF), heparinas de baixo peso molecular (HBPM) ou fondaparinux; esses fármacos têm início imediato da ação anticoagulante. Quando há confirmação, passa-se ao uso de antagonistas da vitamina K (coumarínicos: varfarina ou femprocumona). Em casos selecionados, prolonga-se o uso de fármacos parenterais subcutâneos. Novos anticoagulantes orais não coumarínicos, como dabigatran, já estão em uso.

As HBPMs são hoje preferenciais em pacientes com estabilidade hemodinâmica, utilizando-se por via subcutânea (SC), dispensando controle laboratorial. As HBPMs têm eficácia e segurança similares à HNF, são mais fáceis de usar e favorecem a decisão terapêutica. Uma dose inicial IV de HNF pode ser útil antes da primeira dose de HBPM, pela rapidez de início da ação antiocoagulante.

Esquema de HNF por via SC dividindo a dose total diária em 2-3 aplicações tem demonstrado a mesma eficiência e segurança quando comparado com os esquemas preconizados de HBPM,[94,95] como também se empregou HNF no início de seu uso clínico nas décadas de 1930-1940.

Hemograma, contagem de plaquetas, tempo de protrombina por RNI e tempo de tromboplastina parcial ativado (TTPa) devem ser solicitados antes do início dos fármacos anticoagulantes como base de monitoração.

Em pacientes com suspeita clínica alta, recomenda-se iniciar o tratamento com anticoagulantes, enquanto se aguardam os resultados de confirmação do diagnóstico.[96]

Regimes terapêuticos

Em pacientes de risco não alto, com estabilidade hemodinâmica – que constituem cerca de 85-90% dos casos sintomáticos – pode ser empregado qualquer um dos seguintes regimes terapêuticos (ausência de contraindicações):

1. HBPMs peso-ajustadas SC (± ataque HNF 5.000 UI IV) (1A):
   - enoxaparina 1 mg/kg a cada 12 h ou 1,5 mg/kg a cada 24 h;
   - dalteparina 130-200 UI/kg a cada 12 h;
   - tinzaparina 175 UI/kg a cada 24 h.

2. HNF IV em bolo de 80 UI/kg ou 5.000 UI, seguida de infusão endovenosa contínua de HNF, 18/UI/kg/h ou 1.250 a 1.300 UI/h (~ 30.000 UI/24 h) com gotejamento ajustado para manter o tempo de tromboplastina parcial ativado (TTPa) de 1,5 a 2,5 vezes o valor controle; a correspondência em níveis de heparina aXa deve ser de 0,3 a 0,7 UI/mL após 6 h) (ver Tabelas 10.5 e 10.6). Dose inicial alta de HNF (10.000-20.000) já foi indicada para reduzir a agregação plaquetária e a liberação de seus agentes vasoativos, que contribuiriam para as alterações hemodinâmicas da TEP aguda (1A).
3. HNF SC: doses iniciais de 333 UI/kg + 250 UI/kg a cada 12 h, sem monitoração; dose inicial 17.500 UI SC a cada 12 h, com ajustes de TTPa; ou 250/kg a cada 12 h com ajustes por TTPa (1 C).

> **▶▶ ATENÇÃO**
>
> O valor normal do TTPa corresponde (conforme o reagente) a 20-30 s, com média de 25 s; assim 1,5 e 2,5 vezes a média do controle correspondem a um TTPa de 37,5-62,5 s, com limite superior terapêutico entre 70-80 s e valor crítico > 100-150 s.

- Preparação da infusão endovenosa HNF:
    - soro fisiológico 0,9% ou glicosado 5% – 99 mL;
    - heparina 5.000 UI (1 mL);
    - 100 mL 5.000 UI 1 mL 50 UI;
    - 1 µgt/min = 1 mL/h = 50 UI/h;
    - 25 µgt/min = 1.250 UI/h = 30.00 UI/dia.
4. Fondaparinux SC a cada 24 h 5 mg ≤ 50 kg 7,5 mg 50 – 10 kg 10 mg > 100 kg [1A].

Em pacientes com risco moderado, com sobrecarga de ventrículo direito e, geralmente, com elevação da troponina I e T e peptídeo natriurético atrial tipo B, tem sido preconizado (ou experimentado) o uso de trombolíticos, mesmo sem repercussão hemodinâmica sistêmica. Não há consenso sobre essa conduta, pois se corre risco de hemorragia grave sem ser justificado pelo risco de vida do estado de choque.

Em pacientes de risco alto (que constituem ≤ 10% em hospitais gerais), TEP com colapso circulatório, está formalmente indicado o emprego inicial de trombolítico endovenoso. Essa conduta deve ser efetuada de preferência por pessoas treinadas, em centro de tratamento intensivo. Os trombolíticos também têm sido empregados em TEP maciça (central extensa) sem resolução em até 14 dias do evento agudo. O maior risco dos trombolíticos, como já visto, é o de hemorragia intracrania. O uso de agentes trombolíticos merece individualização. Em casos de risco iminente de parada cardíaca, deve ser administrado trombolítico IV sem confirmação de TEP. Nesses pacientes, devem ser instituídas medidas de sustentação hemodinâmica com suporte respiratório, preferencialmente com transferência do pacientes para centros de tratamento intensivo e uso de medidas preconizadas.

Medidas intervencionistas, como trombólise por cateter e embolectomia, devem ser consideradas em casos que não possam receber trombolíticos ou tenham sido refratários, e se disponha de experiência.

Após os trombolíticos, passa-se ao uso de HNF IV, conforme indicado. As HBPMs são de uso subcutâneo, assim que não foram testadas em pacientes com hipotensão sustentada ou choque, condição fisiopatológica de onde teria absorção SC reduzida, e não tem sido indicada para uso inicial em pacientes com risco alto.

> **▶▶**
>
> **Regime de administração de trombolíticos**
>
> - Ativador do plasminogênio tecidual recombinante (Rt-PA/Alteplase).
> - EV contínua 100 mg em 2 h; ou
> - 0,6 mg/kg em 15 min (dose máxima 50 mg):
>   - manter ou não a heparina IV durante a infusão e introduzir AVK quando RNI 2,0-3,0
>   - Em casos de risco de parada cardíaca, ainda sem confirmação de TEP, administrar alteplase em bolus de 50 mg IV (conduta empírica)
> - Estreptocinase 250.000 UI ataque + 100.000 UI/h 24 – 72 h IV ou 1.500.000 UI 2 h. Suspender heparinas durante a infusão de estreptocinase, reiniciar a seguir em dose de manutenção e introduzir AVK.
> ◀◀

Coagulação estendida

Iniciar anticoagulante oral (AVK) após a confirmação objetiva (ou simultaneamente, se diagnóstico já confirmado), o que acontece nas primeiras 24-72 h, preferencialmente com varfarina 5 mg/dia. Associar varfarina à HNF ou HBPM ou fondaparinux por cerca de 5-10 dias e suspender a anticoagulação parenteral quando o tempo de protrombina – controlado pelo tempo de protrombina por meio da relação normatizada internacional (RNI) – estiver no nível desejado (em geral, entre 2,0-3,0) por 2 dias consecutivos. Os AVKs não devem ser utilizados inicialmente de forma isolada no tratamento de TEP aguda, mesmo em pacientes estáveis e de risco baixo, porque não têm efeito anticoagulante imediato, inibem primeiro a produção dos anticoagulantes naturais (sistema das proteína C e S) potencialmente favorecendo o processo trombótico em curso e, menos frequentemente, poderiam causar necrose cutânea.

Anticoagulação de longo prazo ou tromboprofilaxia secundária

A duração do tratamento com AVK em longo prazo tem sido alvo de constantes avaliações e ensaios controlados e abertos, sem que haja uma posição definitiva sobre quanto tempo devem os pacientes permanecer anticoagulados nas várias circunstâncias associadas com TEV. A questão de pesquisa é a relação entre o risco de recorrência de TEV a partir do caso-índice e o risco de hemorragias decorrentes da manutenção da anticoagulação. Haveria um tempo ideal que afastasse as recorrências e uma dose ideal que impedisse as complicações hemorrágicas?

Sabe-se que, sem tratamento, cerca de 50% dos pacientes com TVP proximal ou TEP têm episódio de TEV recorrente dentro de 3 meses, o que definiu naturalmente uma base de tratamento de 3 meses para todos os pacientes com primeiro episódio de TEV proximal e ou TEP. Ou seja, TEV é uma doença que se trata pelo menos por 3 meses.

Alguns estudos de seguimento de médio ou curto prazo e número variado de pacientes, fizeram constatações que permitiram a definição da política atual sobre a duração do tratamento. Alguns exemplos:

- Após 1º episódio de TEV, tratamento por 6 meses foi associado com muito menos recorrências do que tratamento por 6 semanas, com complicações hemorrágicas semelhantes após suspensão do tratamento.[97]
- Após 2º episódio de TEV, o tratamento indefinido obteve menor recorrência perante 6 meses de tratamento, às custas de mais episódios hemorrágicos.[98]
- Pacientes com TVP proximal de risco baixo de recorrência que receberam 4 semanas de AVK tiveram mais recorrências do que o grupo de pacientes com AVK por 3 meses com fatores de risco continuado de TEV.[99]
- Após 1º episódio de TEV idiopática, pacientes deveriam ser tratados por mais de 3 meses para reduzir o risco de recorrências.[100]
- Após 1º episódio de TEV, tratamento por 3 meses é equivalente a 6 meses para tratamento de TVP proximal e TEP, ao passo que 6 semanas de tratamento são suficientes para TVP isolada da panturrilha.[101]
- Após 1º episódio de TEP, tratamento de casos provocados por 3-6 meses e de 12 meses de casos idiopáticos foram associados com substancial risco de recorrência após suspensão da medicação em seguimento de até 4 anos.[102]
- Revisão do manejo a longo prazo da TEV constatou que, para episódios provocados, a duração de 3 meses é adequada, ao passo que os casos não provocados (idiopáticos) ou com fatores de risco irreversíveis deveriam ter sua tromboprofilaxia secundária estendida até 6 meses ou mais.[103]
- Após 1º episódio de TEV sem fatores de risco conhecidos, não parece haver diferença entre 3 e 6 meses de manutenção do tratamento em relação ao risco de recorrência. Pequena vantagem não justifica o risco de hemorragia associado com tempo maior de anticoagulação.[104]
- Presença de TVP proximal residual na ecocardiografia serve de guia para a determinação da extensão da tromboprofilaxia secundária de 3 e 6 meses para 9-21 meses.[105]
- Artigo de opinião propõe uma abordagem para a duração da tromboprofilaxia secundária, que deveria ser de 3-6 meses para TEV provocada, receber consideração de tratamento indefinido em casos de TEV idiopática e ter duração individualizada (em uma zona cinzenta), conforme fatores de risco.[106]

Em resumo,

- TEP secundária, atribuída a fatores provocadores identificados:
  - Tratamento ≥ 3 meses.
- TEP primária, não associada a fatores provocadores identificados:
  - Tratamento ≥ 6 meses.

Conforme Büller e Prins,[107] podem-se considerar 3 fases após um evento índice, cada uma com riscos diferentes de recorrência: a 1ª fase é o período de tratamento com AVK de tempo variável – o risco é muito reduzido, de 0,7 episódio por 100 pessoas-ano; a 2ª fase é o período de 6-12 meses imediatamente após a descontinuação do tratamento – 5-10% de recorrências independentemente da duração de 3-6-12 meses da 1ª fase, e a 3ª fase reflete um risco mais constante durante os anos subsequentes – taxa de recorrência de 1-2%. Assim, pode-se considerar que estender o tratamento após 3 meses apenas prolonga o início do 2º período, sem vantagens adicionais e que, independentemente da duração do tratamento, sempre haverá risco de recorrência após um evento de TEV.

A influência da duração do tratamento e a da apresentação inicial da TEV sobre o risco de recorrência após parada da anticoagulação foi revisada por Boutitie e colaboradores,[108] em 7 ensaios incluindo 2.925 pacientes. Os autores partiram das seguintes constatações: em pacientes não selecionados com TEV, o encurtamento da duração de 3 ou 6 meses para 4 a 6 semanas[97,99] resulta em aumento substancial na frequência de TEV recorrente após a interrupção do tratamento; tratamento com AVK para RNI de 2,5 (2,0-3,0) é muito efetivo na prevenção da recorrência de TEV; o risco de TEV recorrente aumenta após interrupção de AVK.

Os resultados indicaram que recorrência foi menor em TVP distal que após TVP proximal (HR 0,49 [0,39-0,71]), similar e entre TEP e TVP proximal, e menor após trombose venosa provocada por fatores temporários de risco que após trombose venosa não provocada (HR 0,55 [0,41-0,74]). Recorrência foi maior quando a anticoagulação durou 1 ou 1,5 mês comparada com duração de 3 meses (HR 1,52 [1,14-2,02]) e similar entre 3 e 6 meses. As mais altas taxas de recorrência com a duração curta foram confirmadas aos primeiros 6 meses da conclusão do tratamento. Assim, 3 meses de tratamento consegue um risco de recorrência similar após a suspensão da anticoagulação que prazos maiores de tratamento. Trombose venosa não provocada (idiopática) tem sempre risco de recorrência quando o tratamento é concluído.

Não obstante, na relação recorrência associada a fatores de risco, a regra básica é continuar o tratamento com anticoagulante conforme a persistência de fatores de risco de recorrência. Alguns outros fatores, como a gravidade do evento inicial, a extensão das sequelas pulmonares ou da TVP e o estado clínico do paciente, podem ser considerados para a extensão do tratamento, que vai de ≥ 3 meses até duração indefinida.

Preditores de recorrência têm sido alvo de busca constante. Alguns exemplos: Heit e colaboradores,[109] em estudo de base populacional em que seguiram 1.719 por 25 anos (1966-1990), identificaram 404 pacientes com TEV recorrente durante 10.198 pessoas-ano. A recorrência cumulativa registrada foi a seguinte: 7 dias: 1,6% – 30 dias: 5,2% – 180 dias: 10,1% – 12 meses: 12,9% – 10 anos: 30,4%. O risco foi maior nos primeiros 12 meses, mas nunca diminuiu a zero. Foram preditores independentes de risco: progressão da idade, elevado índice de massa corporal, doenças neurológicas com paresias, câncer e neurocirurgia.

A ultrassonografia Doppler de compressão ajudou muito na identificação de trombo residual proximal como fator de risco de recorrência da TEV.

A presença de trombose venosa residual foi investigada por Pradoni e colaboradores[110] em 313 pacientes consecutivos com TVP proximal que receberam tratamento convencional. A incidência cumulativa de ultrassonografia dos membros inferiores normal foi de 38,8% aos 6 meses, 58,1% aos 12 meses, 69,3% aos 24 meses e 73,8% aos 36 meses. O HR para recorrência de TEV foi de 2,4 (1,3-4,4; p=0,004) para pacientes com trombose venosa residual *vs* aqueles com recanalização venosa precoce. Várias coortes de pacientes confirmaram esses achados, como em Young e colaboradores.[111]

O risco de TEP fatal após descontinuação da anticoagulação por TEV foi estudado por Douketis e colaboradores[112] em acompanhamento por média de 4,4 anos, com 2.052 pacientes com 1º episódio sintomático de TEV (1.450 com TVP, 310 com TEP e 292 com TVP e TEP). Após a descontinuação da anticoagulação, o risco anual de qualquer TEP fatal (incluindo morte súbita por possível TEP fatal) foi de 0,43 evento por 100 pacientes-ano. O risco para definitiva ou provável recorrência fatal de TEP foi de 0,19 evento por 100 pacientes-ano. A taxa de caso-fatalidade de doença recorrente foi de 9,0% para qualquer TEP fatal e 3,8% para TEP fatal definitiva ou provável.

A medida dos níveis plasmáticos dos dímeros D tem valor preditivo de recorrência de TEV após suspensão do tratamento com anticoagulante ≥ 3 meses: dímeros D anormais – acima do plano de corte de 250 ou 500 ng/mL em 30 dias são associados com taxas significativamente maiores de recorrência em ± 2 anos de seguimento.[113-118] Se os valores estiverem acima do ponto de corte, deve-se reiniciar anticoagulação e avaliar o paciente para recidiva de TEV.

A revisão sistemática de Verhovsek e colaboradores,[118] incluiu 7 estudos originais e 1.888 pacientes com um 1º episódio não provocado de TEV, com níveis de dímeros D medidos entre 3-6 semanas após a suspensão do tratamento estendido com AVK. As taxas de recorrência dentro de 2 anos foram 8,9% (3,8-11,9%) e 3,5% (2,7-4,3%) em pacientes com dímeros D positivos e negativos, respectivamente. Uma complementação da avaliação dos dímeros D como marcadores de recorrência seria o estudo das taxas de recorrência em paciente com dímeros D negativos.

Algumas questões a serem consideradas: o momento de mensuração dos dímeros D no pós-tratamento: menos de 3 semanas (precoce) ou mais de 5 semanas (tardio); se a idade interfere na aplicação dos resultados, considerando-se que os níveis de dímeros D aumentam com a idade, e se a utilidade preditora dos dímeros D depende do ensaio utilizado. Para responder a essas dúvidas, uma meta-análise dos efeitos do tempo de mensuração, limiares e idade dos pacientes na habilidade de os dímeros D avaliarem risco de recorrência após suspensão de tratamento em casos de TEV não provocada, foi conduzida por Douketis e colaboradores.[112] Foram selecionados 7 estudos, totalizando 1.818 pacientes. A análise, com rigoroso tratamento estatístico, confirmou que o risco de recorrência de TEV foi mais alto em pacientes com dímeros D positivos do que naqueles com dímeros D negativos, independentemente do momento da mensuração e da idade do paciente. Os diferentes ensaios e os seus pontos de corte de 500 µg/L e 250 µg/L não mudaram os resultados. Isso deve ser considerado no uso clínico dos dímeros D.

A medida da geração da trombina e sua relação com recidivas de TEV após a suspensão do tratamento foi estudada por Hron e colaboradores.[119] Os pacientes foram vistos a cada 3 meses no 1º ano, e a cada 6 meses a seguir, até 94 meses. Comparado com pacientes que tinham geração da trombinma > 400 nM, o RR de recorrência foi de 0,42 (0,26-0,67; p<0,001) em paciente com valores entre 400 e 300 nM; para pacientes com valores menores, o RR foi de 0,37 (0,21-0,66; p=0,001). Após 4 anos, a probabilidade de recorrência foi de 6,5% entre pacientes com geração da trombina < 400 nM comparado com 20% entre pacientes com valores mais altos (p<0,001). Assim, a medida da geração da trombina identificou pacientes em risco baixo para recorrência de TEP.

Fármacos empregados na tromboprofilaxia secundária:

- antagonistas da vitamina K com RNI 2,0-3,0 todo o tempo previsto;
- HBPM SC dose peso-ajustada pelo tempo previsto: gravidez, câncer;
- inibidores diretos da trombina: dabigatran VO. (No Brasil, atualmente liberada para profilaxia de cirurgia ortopédica.)

Em termos de duração e continuidade de anticoagulação, atualmente pelo uso de AVK, considera-se:

- duração curta: até 3 meses;
- duração intermediária: 3-6 meses;
- duração longa: 12-24 meses;
- duração indefinida: sem limite de tempo, em reavaliações periódica.

Intensidade da anticoagulação pelos AVKs deve ser avaliada pelos níveis de RNI:

> **▶▶ LEMBRETE**
>
> O uso de AVK exige controles periódicos dos níveis de RNI, que sofrem alterações de padrão alimentar, medicamentos concomitantes e intercorrências clínicas. Os níveis entre 2-3 são de equilíbrio entre prevenção de recorrências e complicações hemorrágicas.

- Baixa RNI 1,5-2,0;
- Moderada RNI 2,00-3,00;
- Alta RNI > 3,00-4,50.

Indicações específicas, com graus de evidência e recomendação:[96]

- TEP com FR transitório (reversível) AVK até 3 meses (1 A).
- Pacientes com TEP não provocada: AVK ≥ 3 (3- 6) meses (1A) e reavaliar após 3 meses (1C)
- Pacientes com 1º episódio de TEP não provocada, baixo risco de sangramento e anticoagulação estável, considerar para longa duração com AVK: ≥ 6 meses (1A).
- Pacientes com 2º episódio de TEP não provocada, considerar para longa duração: AVK ≥ 6 meses (1A).
- Pacientes com TEP e câncer, considerar HBPM para os primeiros 3-6 meses (1A). Após, continuar com AVK ou HBPM indefinidamente ou até resolução do câncer (1C).
- Em pacientes sob tromboprofilaxia secundária de longo prazo, a relação risco-benefício de continuidade do tratamento deveria ser reavaliada em bases individuais, em intervalos periódicos (1C).
- A dose de AVK deve ser ajustada para RNI de 2,5 (2,0-3,0) independentemente da duração do tratamento (1A). Doses de AVK para RNI entre 1,5-2,0 podem ser superiores ao placebo, mas são inferiores ao padrão anticoagulante de 2,0-3,0 (1A). Entre suspender o tratamento após 3 meses ou reduzir a dose de AVK para RNI 1,5-1,9, a dose de intensidade baixa deve ser escolhida (1A).
- A dose de AVK deve ser ajustada para RNI de 2,5 (2,0-3,0) independentemente da duração do tratamento (1A). Doses de AVK para RNI entre 1,5-2,0 podem ser superiores ao placebo, mas são inferiores ao padrão anticoagulante de 2,0-3,0 (1A). Entre suspender o tratamento após 3 meses ou reduzir a dose de AVK para RNI 1,5-1,9, a dose de intensidade baixa deve ser escolhida (1A).

Tem sido recomendada duração indefinida de tratamento: casos de câncer, após 1º episódio; trombofilias graves, após 1º episódio não provocado em pacientes com anticoagulante lúpico (+) deficiência de proteína C e S; pacientes homozigotos para fator V Leiden ou mutação da protrombina G^{20210A}.

Condições particulares

Tromboprofilaxia secundária e cirurgia

Em paciente sob tromboprofilaxia secundária de longo prazo com anticoagulantes orais, a necessidade de cirurgia implica algumas medidas que compatibilizem risco de recorrência da TEV com o risco de hemorragia perioperatória.

A revisão sistemática de Dunn e Turpie[120] para manejo da anticogulação oral no perioperatório analisou 31 artigos de variável delineamento, sob aspectos de manejo da anticoagulação, ocorrência de eventos tromboembólicos, acidentes vasculares cerebrais, hemorragias e óbitos. A maioria dos pacientes pode submeter-se a procedimentos dentais, artroscopias, cirurgia de catarata e endoscopias diagnósticas sem alteração do regime anticoagulante com AVK. Para outros procedimentos cirúrgicos, AVK necessita ser retirado, e a decisão de manter uma anticoagulação ponte de tratamento "ponte" com HNF ou HBPM no perioperatório deveria ser individualizada. Não há definição clara de estratégia.

A posição de Kearon e Hirsh[121] é que a conduta geral varia com o risco de recidiva e é baseada no tempo de anticoagulação, ou seja, o intervalo de tempo em que ocorreu o evento tromboembólico. No 1º mês, deve-se interromper a anticoagulação oral por 4 doses e iniciar HNF em dose plena quando o RNI estiver menor que 2,0; suspender o anticoagulante parenteral 6 h antes do procedimento e reiniciá-lo no pós-operatório 8-12 h depois. Com o uso de anticoagulantes por 1-3 meses, só se indica heparina plena quando existem doenças concomitantes que aumentam o risco, como nos casos de insuficiência cardíaca congestiva. Após 3 meses de anticoagulação, interrompe-se a anticoagulação oral e indicam-se medidas profiláticas em casos de alto risco.

As diretrizes do ACCP[96] recomendam o seguinte para pacientes que requerem suspensão da anticoagulação por AVK para fins cirúrgicos (adaptado):

- Suspender AVK cerca de 5 dias antes da cirurgia (1B).
- Reiniciar AVK aproximadamente 12-24 h após cirurgia, se houver hemostasia adequada (1C).
- Se no RNI estiver ainda elevado 1-2 dias antes da cirurgia (≥ 1,5), sugere-se a administração

oral de 1-2 mg de vitamina K, com objetivo de normalizar RNI.
- Em pacientes com válvulas cardíacas mecânicas ou fibrilação atrial ou TEV, em risco alto para TEV, recomenda-se anticoagulação ponte com doses terapêuticas HBPM SC ou HNF IV durante a interrupção temporária de AVK (1C). Sugere-se preferência por HBPM (2C).
- Em pacientes com válvulas cardíacas mecânicas ou fibrilação atrial ou TEV, em risco moderado para TEV, sugere-se anticoagulação ponte com doses terapêuticas HBPM SC ou HNF IV (ou dose baixa de HBPM em lugar de não tratamento) durante a interrupção temporária de AVK (2C). Sugere-se preferência para dose terapêutica de HBPM (2C).
- Em pacientes com válvulas cardíacas mecânicas ou fibrilação atrial ou TEV, com risco baixo para TEV, sugere-se anticoagulação ponte com dose baixa de HBPM (em lugar de não tratamento) durante a interrupção temporária de AVK. (2C). Sugere-se, de preferência, dose terapêutica de HBPM (2C).
- Em pacientes recebendo HBPM SC como anticoagulação ponte, recomenda-se administração da última dose 24 h antes da cirurgia ou procedimento (1C); para essa última dose pré-operatória recomenda-se metade da dose diária (1C); em pacientes recebendo HNF IV, recomenda-se parar a infusão 4 h antes da cirurgia (1C).
- Em pacientes de cirurgia de pequeno porte ou outro procedimento invasivo e que estejam recebendo anticoagulação ponte com doses terapêuticas de HBPM, recomenda-se reiniciar esse regime cerca de 24 h após, havendo hemostasia adequada (1C).
- Em pacientes de cirurgia de grande porte ou outro procedimento de risco hemorrágico alto, e para os quais foi planejada dose terapêutica de HBPM/HNF no pós-operatório, recomenda-se atrasar a iniciação da dose terapêutica de HBPM/HNF por 48-72 h após a cirurgia, havendo hemostasia segura, administrar dose baixa de HBPM/HNF após a cirurgia quando a hemostasia for segura, ou evitar completamente a administração de HBPM ou HNF após a cirurgia em lugar de doses terapêuticas de HBPM/HNF (1C).
- Em pacientes submetidos a procedimentos dentais de pequeno porte, recebendo AVK, recomenda-se continuar o uso de AVK e administrar agentes hemostáticos orais (1B).
- Em pacientes submetidos à cirurgia dermatológica de pequeno porte, recebendo AVK, recomenda-se continuar o uso de AVK (1C).
- Em pacientes submetidos a procedimento cirúrgico de catarata, recebendo AVK, recomenda-se continuar o uso de AVK.

Para hemostasia de procedimentos odontológicos, pacientes anticoagulados, pode-se usar solução 10 mL de ácido tranexâmico a 4,8% (inibidor da fibrinólise) para irrigar área suturada e seguir enxaguando a boca com essa solução por 2 min 4x/dia.[122,123]

Anticoagulação terapêutica no paciente idoso

A epidemiologia da tromboembolia venosa em estudos populacionais, como o estudo Worcester (ver Capítulo Epidemiologia), descobriu que a taxa de incidência idade-ajustada foi de 138/100.000 habitantes, compreendendo 71/100.000 para indivíduos < 65 anos e de 885/100.000 em ≥ 85 anos, sendo negligenciável em < 15 anos (< 5 por 100.000). A taxa de TEV aumenta exponencialmente com a idade, aproximadamente dobrando por década de vida, após os 40 anos de idade. TEV é uma doença das faixas mediática e geriátrica da vida, e todos os aspectos de sua abordagem são, ao natural, dos idosos. Assim, os aspectos de diagnóstico por imagens envolvendo radiação ionizante e contrastes iodados, a tromboprofilaxia farmacológica e o tratamento com fármacos anticoagulantes e trombolíticos devem levar em consideração as características biológicas dos idosos. Ser idoso, no domínio da TEV, é o paciente no qual a idade se relaciona com maiores riscos de complicações e mortalidade, não obstante a taxa de complicações aumenta com décadas de incremento da idade. Assim, para fins de tratamento, ser idoso é ter mais de 75 anos. A partir de 75 anos aumenta o risco de sangramento com heparinas.

As HBPMs nas doses preconizadas nas diretrizes internacionais para TEV podem atingir as concentrações de risco hemorrágico (concentração aXa > 1,5 UI/mL). Alguns ensaios na área da cardiopatia isquêmica têm utilizado enoxaparina 0,75

UI/kg a cada 12 h para paciente ≥ 75 anos, com um máximo de 75 mg por dose SC.[124,125]

Leri e colaboradores,[126] considerando a associação de risco aumentado de hemorragia com idade > 70 e gênero feminino, propuseram um ajuste na dosagem da enoxaparina para pacientes idosos, a ser aplicada a partir dos 65 anos. A equação de peso corporal ajustado (ABW) é aplicada na prática para a dosagem de fármacos com um baixo volume de distribuição, que, nesse caso, teve o objetivo de reduzir as taxas de atividade supraterapêuticas da enoxaparina. A equação é a seguinte, em kg: (peso total – peso ideal) x 04 + peso ideal. As doses são arredondadas para os 10 mg mais próximos. O gradiente ABW foi determinado da seguinte forma: peso total – peso ajustado/peso total. Foram examinados 61 pacientes, com média de idade de 76, 80 kg e creatinina de 1,0 mg/dL. Comparada com as doses padronizadas, a enoxaparina pelo peso corporal ajustado foi associada com doses média de 0,98 UI/mL vs 1,28 (p=0,001), com menores níveis > 1,5 UI/mL, e níveis terapêuticos mais frequentes em mulheres. Assim, enoxaparina dosada pelo peso corporal ajustado pode ser mais benéfica em pacientes > 65 anos, particularmente em mulheres.

Com dados do estudo RIETE,[127] foram avaliados 2.890 (22%) com idade ≥ 80. No período de 90 dias, tiveram eventos hemorrágicos graves 99 pacientes (3,4%) ≥ 80 anos vs 2,1% < 80 anos. O sangramento foi fatal em 0,8% e em 0,4%, respectivamente com OR 2,0 (1,2-3-3). A taxa de recorrência foi de 2,1% e 2,8%. A taxa fatalidade foi de 3,7% ≥ 80 anos vs 1,1% < 80 anos. Na análise multivariada, idade ≥ 80, com TEP sintomática, insuficiência cardíaca, terapia de longo prazo com HBPM ou FVC tiveram um risco aumentado de recorrência de TEV. Aqueles com sangramento recente, perda de função renal, uso de corticoides ou terapia de longo prazo com HBPM tiveram risco aumentado de sangramento. Os autores ressaltam que, em pacientes com idade ≥ 80, a incidência de grave sangramento (3,4%) excedeu a incidência de TEV (2,15), mas que a incidência de TEP fatal (3,7%) excedeu a sangramento fatal (0,8%), o que deve ser levado em consideração nas decisões de conduta.

Em uma revisão da casuística do estudo Worcester,[128] TEV ocorreu em 1.048 pacientes (55%) ≥ 65 anos. A TEV foi mais frequentemente não provocada do que em pacientes de menos idade. Taxas de recorrência não diferiram entre pacientes comparados com os demais, mas as taxas ajustadas de sangramento foram aproximadamente o dobro em pacientes com ≥ 65 anos.

Os níveis de RNI e o risco de hemorragia intracraniana foram estudados por Fang e colaboradores[129] em pacientes recebendo varfarina para tromboprofilaxia da fibrilação atrial (FA). Foram comparados 170 pacientes, que desenvolveram HIC durante a terapia, pareados com 1.020 pacientes sob varfarina para FA, que não tiveram HIC. Os pacientes com HIC eram mais idosos (mediana 78 vs 75; p<0,001) e tiveram RNI mais alto (mediana 2,7 vs 2,3; p<0,001). O risco de HIUC aumentou aos ≥ 85 anos (OR 2,5%[1,3-4,7], referente a idades 70-74 e com RNI de 3,5-3,9 (OR 4,4 [2,3-9,4], referente ao padrão 2,0-3,0). O risco de HIC a RNI menor de 2,0 não diferiu estatisticamente do RNI entre 2,0-3,0. Então, o risco de HIC aumentou aos 85 anos. RNI < 2,0 não foi associado com menor risco hemorrágico. Portanto, no manejo da anticoagulação com varfarina devem ser mantidos níveis usuais de 2,0-3,0, mesmo em pacientes idosos, devendo-se evitar níveis de RNI > 3,5.

A diretriz do ACCP 2008 para início de anticoagulação em idosos e outras populações de pacientes é a seguinte:[22]

- Em pacientes idosos ou pacientes que estão debilitados, malnutridos, tenham insuficiência cardíaca congestiva, hepatopatia crônica, que tenham tido cirurgia de grande porte recente, ou estejam tomando medicações que reconhecidamente aumentam sensibilidade para a varfarina, recomenda-se o uso da dose inicial ≤ 5 mg (1C), com dosagem subsequente do RNI.

Fármacos pentassacarídeos em pacientes com insuficiência renal

A excreção de HBPM é primariamente renal. A remoção tardia de HNF é também renal e rotineiramente controlada pelo TTPa. Casos de complicações hemorrágicas com o uso das doses padronizadas de HBPM para tratamento em pacientes com insuficiência renal (IR) têm sido associados a hemorragia graves, por ultrapassarem a concentração de risco hemorrágico de antifator Xa (aXa) > 1,5 UI/mL. Os níveis de aXa não são rotineiramente utilizados para controle da anticoagulação terapêutica. A depuração de creatinina endógena (DCE) de 30 mL/min (0,5 mL/s) é considerada o limite para doses não corrigidas das HBPMs ou mesmo sua não utilização. A enoxaparina não exige correção da dose em presença de IR leve (DCE entre 50 e 80 mL/min). Para DCE < 30 mL/min, é sugerida empiricamente a dose terapêutica SC de 1 mg/kg/dia, dose única diária, e para profilaxia a dose baixa de 20 mg ao dia SC.

O cálculo da DCE, a partir da mensuração da creatinina sérica, pode ser feito pela fórmula clássica de Cockrofft-Gault:[130] DCE = (140 - anos de idade) kg de peso/72 x creatinina sérica em mg por 100 mL; isso para homens; para mulheres, multiplica-se o resultado por 0,85.

Porém, existem divergências. Nagge e colaboradores[131] avaliaram, em revisão sistemática, o ponto de corte recomendado para a DCE, considerando a a farmacocinética das várias HBPMs. Descobriram que 3 ensaios não confirmaram o uso de DCE 30 mL/min como *cutoff* para selecionar risco de acúmulo potencialmente hemorrágico da HBPM utilizada. Dos 5 ensaios examinados, 4 confirmaram a noção de acúmulo de atividade antifator Xa em pacientes com IR. Tinzaparina, uma HBPM com peso molecular mais alto do que a média da HBPM, não se acumulou em pacientes com DCE de 20 mL/min. Os autores consideraram que o uso de 30 mL/min como ponto de corte não é justificado, já que a resposta farmacocinética de perda da função renal pode diferir entre as preparações de HBPM. Assim, não é possível fazer recomendações conclusivas para o uso terapêutico de HBPM em pacientes com insuficiência renal com base na depuração da creatinina.

Uma análise retrospectiva em pacientes obesos e com insuficiência renal grave nos estudos ESSENCE (Efficacy Safety Subcutaenous Enoxaparin in Non-Q-wave Coronary Events) e TIMI (Thrombolysis in Myocardial Infarction) foi conduzida por Spinler e colaboradores[132] em 11 ensaios. Quando comparada com HNF, enoxaparina reduziu os desfechos primários (morte, IAM e revascularização urgente) e os secundários (hemorragias) entre pacientes que eram não obesos (16,1% vs 19,2%; p<0,01) e pacientes sem insuficiência renal grave (15,7% vs 18,4%; p<0,01). Não houve diferença significativa de sangramentos entre os grupos enoxaparina e HNF. Não houve diferença nos desfechos primários (17,6% vs 16,2%; p=0,39) ou hemorragia grave (1,3% vs 0,8%; p=0,12) em pacientes obesos recebendo enoxaprina ou HNF. Pacientes com insuficiência renal grave tenderam a taxas mais altas de desfechos primários (25,9% vs 17%; p=0,09) e tiveram hemorragias mais graves. Pode-se concluir que pacientes com insuficiência renal grave tiveram um risco mais alto de desfechos adversos e hemorragias, quer estivessem usando enoxaparina ou heparina não fracionada.

Uma comparação entre taxas de sangramento em pacientes com insuficiência renal e anticoagulados com HNF e enoxaparina foi conduzida por Thorevska e colaboradores.[133] Foram estudados retrospectivamente 620 pacientes com taxa de filtração glomerular < 60 mL/min, 331 tendo recebido HNF, 250 recebido enoxaparina e 39 recebido ambos, não simultaneamente. As taxas de sangramento grave foram 26,3 por 1.000 pessoas/dia para HNF e 20,7 por 1.000 pessoas/dia para enoxaparina. Complicações hemorrágicas graves foram similarmente aumentadas para HNF e enoxaparina nas categorias de disfunção renal (≤ 20, 21-40, 41-60 mL/min). Então, regimes terapêuticos de HNF e enoxaparina são associados com comparáveis complicações hemorrágicas em pacientes com insuficiência renal e devem ser utilizados com cautela.

Lim e colaboradores[134] realizaram uma meta-análise sobre sangramento em pacientes com insuficiência renal grave, para comparar níveis antifator Xa (aXa) e risco de hemorragia em pacientes tratados com HBPM com DCE ≤ 30 mL/min vs DCE > 30 mL/min, utilizando doses padronizadas ajustadas pelo peso corporal, doses empiricamente ajustadas (redução da dose padronizada peso-ajustada) e doses profiláticas de HBPM. Foram incluídos 18 estudos, 15 com enoxaparina, 2 com tinzaparina e 1 com dalteparina. Níveis de pico de antifator Xa medidos 4 h após injeção SC foram significativamente mais altos em pacientes com DCE ≤ 30 mL/min, comparados com aqueles com DCE > 30 mL/min, em estudos que utilizavam doses terapêuticas padronizadas de enoxaparina, mas não em estudos que faziam ajustes empírico das doses. Os dados foram insuficientes para avaliar as relações entre aXa e a função renal com doses profiláticas de enoxaparina e doses terapêuticas de tinzaparina e dalteparina. Em 12 estudos envolvendo 4.971 pacientes, HBPM foi associada com significação estatística com sangramento grave em pacientes com DCE ≤ 30 mL/min, comparados com aqueles com DCE > 30 mL/min (5,0% vs 2,4%; OR 2,25 [1,19-4,27]; p=0,0134). Grave sangramento estava aumentado com doses terapêuticas padronizadas de enoxaparina, mas podia não estar aumentado com doses de enoxaparina empiricamente ajustadas. Não houve dados suficientes para avaliar risco de sangramento com doses profiláticas de enoxaparina e doses terapêuticas de tinzapatina e dalteparina. Esse estudo demonstrou que pacientes não dependentes de diálise com ≤ 30 mL/min, que são tratados com doses terapêuticas de enoxaparina, têm níveis elevados de aXa e um aumento no risco de graves sangramentos. Ajuste empírico de doses de enoxaparina pode reduzir esse risco.

Tratamentos de tromboêmbolos no coração direito

A presença de trombos no coração direito, principalmente quando móveis (considerados "em trânsito"), são associados ao aumento significativo de morbidade e mortalidade no contexto de TEP. Pouco é conhecido sobre o manejo ótimo dessa condição aflitiva para a equipe assistencial. O que fazer? Rose e colaboradores[135] analisaram retrospectivamente todos os relatos na literatura de língua inglesa de 1966 a 2000. Foram selecionados 177 pacientes com dados adequados. Embolia pulmonar esteve presente em 98% dos casos com trombos no coração direito. Havia 88 homens (50,3%) e 87 mulheres (49,7%), a média de idade foi de 59,8 ± 16,6 anos. Dispneia (54,2%), dor torácica (22,6%) e síncope (17,5%) foram as apresentações mais comuns. Os tratamentos administrados foram os seguintes: nenhum (9%), terapia trombolítica (19%), anticoagulação com heparina (35%) e procedimentos cirúrgicos (35,6%). A mortalidade geral foi de 27,2%. As taxas de mortalidade associadas aos tipos de tratamento foram as seguintes: 100% sem tratamento; 28,6% com anticoagulação; 23,8% com terapia trombolítica e 11,3% com embolectomia cirúrgica. Em análise multivariada com sobrevida como desfecho primário, terapia trombolítica foi associada à melhora da sobrevida (p<0,05).

Na revisão de Torbicki e colaboradores,[60] em dados do estudo ICOPER,[60] envolvendo 2.454 pacientes com TEP, a mortalidade geral em 14 dias e em 3 meses foi mais alta em pacientes com trombos no coração direito com taxas de 21% *vs* 11% (p = 0,032) e 29% *vs* 16% (p=0,036), respectivamente. A diferença de mortalidade em 14 dias foi observada quase inteiramente no subgrupo tratado apenas com heparina, (23,5% *vs* 8%; p=0,02) a despeito de gravidade similar na apresentação. Avaliando todos os dados dessa ampla casuística, concluiu-se que entre pacientes com TEP, êmbolos no coração direito, em geral, são encontrados em pacientes mais comprometidos hemodinamicamente, mas também se comportam como um marcador de prognóstico pior em pacientes estáveis e tratados apenas com heparinas. Ou seja, pacientes estáveis (TEP submaciça, sem risco imediato de vida), mas com êmbolos no coração direito, devem ser considerados pacientes graves (≈ TEP maciça, com risco de vida).

Nas diretrizes da *Task Force for the Diagnosis and Management of Acute Pulmonary Embolism of the European Society of Cardiology*,[7] foi recomendado tratamento imediato, sem que se tenha definido um tratamento prioritário, por ausência de ensaios controlados. Terapia trombolítica e embolectomia são provavelmente ambos mais efetivos do que apenas anticoagulação com heparinas.

Tratamento da tromboembolia pulmonar na gravidez

Tromboembolia na gravidez costuma ser apresentada como um todo, em capítulo próprio ou em condições especiais ou em problemas específicos. Aqui, os aspectos de epidemiologia e diagnóstico já foram apresentados nos capítulos correspondentes, assim que vamos abordar diretamente os aspectos de profilaxia e tratamento.

Para uso no ciclo gravídico puerperal, os vários regimes de HNF e HBPM descritos, resumidamente, são os seguintes:[137,138]

O tratamento da TEV na gravidez é essencialmente um exercício do uso de heparinas. Os AVKs, como se sabe, ultrapassam a barreira placentária e são potencialmente teratogênicos, afetando cerca de 5% dos fetos expostos no período embrionário inicial entre a 6ª-9ª semana de gestação. No 2º e 3º trimestres, seu uso é associado com hemorragia intracraniana fetal e encefalia. Assim, os coumarínicos são excluídos da rotina anticoagulante na gravidez. O uso de anticoagulantes na gravidez não se restringe à profilaxia e tratamento da tromboembolia venosa, pois são muitas as variáveis envolvidas.

O capítulo das diretrizes do ACCP *Venous thromboembolism, thrombophilia, antithrombotic therapy, and pregnancy: American College of Chest Physicians Evidence-Based Clinical Practice*

Guidelines (8th Edition)[137] é resumido, com ligeira adaptação, a seguir.

Regimes anticoagulantes

- HNF profilática 5.000 UI SC a cada 12 h.
- Dose intermediária de HNF SC a cada 12 h dose-ajustada para níveis aXa de 0,1-0,3 UI/mL.
- Dose-ajustada HNF SC a cada 12 h ajustada para TTPa na metade dos níveis terapêuticos (entre 0,3-0,7 UI/mL).
- HBPM profilática: dalteparina 5.000 UI SC, tinzaparina 4.500 UI 1 24 h enoxaparina 40 mg SC a cada 24 h (em extremos de pesos corporal pode haver modificação de doses).
- HBPM dose intermediária: dalteparina 5.000 UI SC, a cada 12 h ou enoxaparina 40 mg SC a cada 12 h.
- HBPM peso-ajustada em dose plena de tratamento 12 ou 24 h: dalteprina 200 UI/kg ou tinzaparina 175 UI/kg ao dia ou dalteparina 100 mg a cada 12 h ou enoxaparina 1 mg/kg a cada 12 h.
- Anticoagulação *post partum*: AVK HBPM profilática por 4-6 semanas com alvo de RNI 2,0-3,0, com doses iniciais de HNF ou HBPM sobrepostas ao AVK até RNI é ≥ 2,0 ou HBPM profilática por 4-6 semanas.
- O termo vigilância refere-se à vigilância clínica e investigação objetiva apropriada em mulheres com sintomas suspeitos de TVP ou TEP.

Recomendações e sugestões para mulheres grávidas:

- Recomenda-se a substituição de AVK por HNF ou HBPM (1A), exceto, talvez, em mulheres com válvulas cardíacas mecânicas.
- Sugere-se HBPM ou HNF para prevenção e tratamento (2C).
- Em TEV aguda, recomenda-se HBPM ou HNF SC (dose total de anticoagulação), continuada ao longo de todo o curso da gravidez (1B), e sugere-se que a anticoagulação seja continuada por ao menos 6 semanas no pós-parto, para um total de duração de 6 meses (2C).
- Com um único episódio anterior de TEV associado ao fator de risco transitório que não está mais presente, e ausência de trombofilia, recomenda-se vigilância clínica *ante partum* e profilaxia anticoagulante no *post partum* (1C).
- Com história de 1 episódio único anterior de TEV que não esteja recebendo terapia anticoagulante a longo prazo, recomenda-se, em lugar de cuidados de rotina ou dose total de anticoagulação: HBPM/HNF profilática *ante partum* ou HBPM/HNF em doses intermediárias; ou vigilância clínica ao longo da gravidez mais anticoagulação no *post partum* (1C).
- Para esses casos, com risco maior de trombofilia, em adição à profilaxia *post partum* sugere-se profilaxia *ante partum* com doses intermediárias de HBPM ou HNF, em vez de apenas vigilância clínica (2C).

▶▶ **TABELA 10.10**

Doses iniciais recomendadas de HBPM para tratamento da TEV conforme peso corporal no início da gravidez

HBPM	Peso corporal no início da gravidez			
	< 50 kg	50-69 kg	70-90 kg	> 90 kg
Enoxaparina	40 mg a cada 12 h	60 mg a cada 12 h	80 mg a cada 12 h	100 mg a cada 12 h
Dalteparina	5.000 UI a cada 12 h	6.000 UI a cada 12 h	8.000 UI a cada 12 h	10.000 UI a cada 12 h
Tinzaparina	175 UI/kg a cada 24 h	175 UI/kg a cada 24 h	175 UI/kg a cada 24 h	175 UI/kg a cada 24 h

Fonte: Adaptada de Marik e Plante.[138]

▶▶ **TABELA 10.11**

Doses profiláticas antenatais recomendadas de HBPM conforme peso corporal

HBPM	Peso corporal no início da gravidez			
	< 50 kg	50-69 kg	70-90 kg	> 90 kg
Enoxaparina	20 mg a cada 24 h	40 mg a cada 12 h	40 mg a cada 12 h	0,5-1,0 mg/kg a cada 12 h
Dalteparina	2.500 UI a cada 24 h	5.000 UI a cada 24 h	5.000 UI a cada 12 h	50-100 UI/kg a cada 12 h
Tinzaparina	3.500 a cada 24 h	4.500 UI a cada 24 h	4.500 UI a cada 12 h	4.500 UI a cada 12 h

Fonte: Adaptada de Marik e Plante.[138]

- Com múltiplos episódios (≥ 2) de TEV e que não estejam recebendo anticoagulantes de longo prazo, sugere-se que recebam doses intermediárias ou ajustadas (doses plenas) de HBPM ou doses intermediárias ou ajustadas (doses plenas) de HNF, seguida por anticoagulação (plena) no *post partum* (2C).
- Com antecedentes de TEV e que estão recebendo anticoagulação de longo prazo, recomenda-se HBPM ou HNF ao longo de todo o curso da gravidez, sejam dose-ajustadas [doses plenas] de HBPM ou HNF, sejam 75% da dose ajustada de HBPM ou HBPM dose intermediária, seguidas pela retomada da anticoagulação de longo prazo no *post partum* (1C).
- Sugere-se profilaxia no *ante partum* e no *post partum* para mulheres sem história de TEV, mas com deficiência de antitrombina (2C). Para todas as outras mulheres grávidas com trombofilia, mas sem antecedentes de TEV, sugere-se vigilância clínica a*nte partum* ou HBPM ou HNF profilática, mais anticoagulação no *post partum*, em vez de cuidados de rotina (2C). Para mulheres com perda recente de gravidez ou perda tardia inexplicada, recomenda-se rastreamento para anticorpos antifosfolipídeos (1A).
- Para mulheres com essas complicações com teste positivo para AAFL e sem história de trombose venosa ou arterial, recomenda-se administração *ante partum* de HNF profilática ou *intermediária* ou HBPM profilática combinada com ácido acetilsalicílico (1B).
- Recomenda-se que a decisão sobre manejo de anticoagulantes, durante a gravidez, para mulheres com valvas cardíacas mecânicas inclua uma avaliação de fatores adicionais de risco para TEV incluindo o tipo de valvas, posição e história de TEV (1C). Para essas mulheres, recomenda-se dose-ajustada de HBPM 2 vezes/dia ao longo de toda a gravidez (1C), ou dose-ajustada de HNF ao longo de toda a gravidez (1C), ou 1 desses 2 regimes até a 13ª semana seguindo com varfarina até perto do parto, reiniciando HBPM ou HNF (1C).

Entretanto, se a mulher grávida com valvas cardíacas mecânicas for julgada ser de risco muito alto para TEV e houver preocupações acerca da eficácia e segurança da HBPM ou HNF, nas doses acima, sugere-se AVK ao longo de todo o curso da gravidez com substituição por HNBF ou HBPM perto do parto, após discussão completa dos potenciais riscos e benefícios dessa abordagem (2C).

Terapia trombolítica na gravidez

Gravidez já foi considerada contraindicação relativa para uso de terapia trombolítica pelo risco de hemorragia materna substancial, no parto e no *post partum*. Em casos de TEP maciça, com instabilidade hemodinâmica, pode-se correr o risco hemorrágico.[139] Turrentine e colaboradores[140] revisaram 36 relatos publicados descrevendo o uso de agentes trombolíticos durante a gravidez. Em revisão da literatura mundial, 172 mulheres grávidas com TEP grave foram tratadas com medicação trombolítica. Estreptocinase foi o fármaco trombolítico mais utilizado (não passa a barreira placentária, o que provavelmente ocorre com outros trombolíticos, referido em Torbicki e colaboradores[7]). A mortalidade materna foi de 1,2%. Cerca de 10 perdas da gravidez foram registradas (5,8%). As complicações hemorrágicas foram de 8,1%.

Tratamento da trombocitopenia induzida por heparina (TIH)

A meta é reduzir o mais rápido possível a ativação de plaquetas e a geração de trombina. Conforme diretrizes internacionais, para pacientes com suspeita forte ou confirmação laboratorial de TIH suspender imediatamente heparina e usar anticoagulante não heparínico, como os inibidores diretos da trombina: lepirudin SC (C), bivalirudin SC (C), argatroban SC (C) ou o pentassacarídeo fondaparinux SC (C), até plena recuperação da contagem de plaquetas.

Não dispõe-se no Brasil dos fármacos indicados para tratar a TIH, com exceção do fondaparinux, há pouco liberado para profilaxia de TEV em procedimentos ortopédicos. Então, fondaparinux em regime terapêutico é o recurso a ser utilizado em casos graves de TIH.

Um episódio de TIH não é contraindicação absoluta para uso posterior de heparinas passado o período de anticorpos circulantes, geralmente de 50-100 dias. Em novo uso de HNF ou HBPM, indica-se vigilância, com elevado nível de suspeição e controles repetidos da contagem de plaquetas.

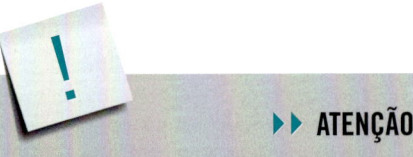

> **▶▶ ATENÇÃO**
>
> Em pacientes recebendo HNF, não substituí-la por HBPM. Igualmente, não passar para AVKs, que podem acarretar necrose de pele e gangrena de membros se usados antes de recuperação dos níveis de plaquetas; os AVKs devem ser iniciados após a normalização de plaquetas e associados ao anticoagulante que substituiu a heparina até RNI terapêutico.[22,30]

Recomendações das diretrizes do ACCP[22] para tratamento da TIH

- Para pacientes com TIH confirmada ou fortemente suspeitada, complicada ou não por trombose, recomenda-se uso de um anticoagulante alternativo, não heparínico, (danaparoide [1B], lepirudina [1C], argatrobana [1C], fondaparinux [2C], bivalirudina [2C]), em lugar de continuação do uso de HNF ou HBPM ou iniciação/continuação de AVK (1B). O danaparroide foi descontinuado nos EUA em agosto de 2002 e não está disponível no Brasil.[22]
- Para pacientes com TIH confirmada ou fortemente suspeitada, com ou sem evidência clínica de trombose venosa dos membros inferiores (TVP), recomenda-se ultrassonografia de rotina dos membros inferiores para investigação de TVP (1C).
- Para pacientes com TIH confirmada ou fortemente suspeitada, recomenda-se o uso de AVK até a contagem de plaquetas tiver sido substancialmente recuperada (ou seja, ao menos 150 vezes 109/L) (1B). AVK deve ser iniciado apenas com doses baixas, de manutenção (máximo de 5 mg de varfarina ou 6 mg de femprocumona) (1B); os anticoagulantes não heparínicos devem ser continuados até a contagem de plaquetas atingir um platô, o RNI ter atingido níveis terapêuticos e após uma sobreposição mínima de 5 dias (1B).
- Para pacientes com TIH fortemente suspeitada, com ou sem trombose, recomenda-se o uso de HBPM (1B).
- Para pacientes com TIH confirmada ou fortemente suspeitada que não tenham sangramento ativo, sugere-se contratransfusões profiláticas de plaquetas (2C).

O estudo PREVENT-HIT[141,142] comparou desirudina com argatrobana em pacientes com suspeita de TIH, com e sem trombose. A desirudina foi utilizada 15-30 mg SC a cada 12 h, ou ajustada, ou argatrobona em infusão tempo-ajustada pelo TTPA. Não ocorreu morte ou amputação de membros. Hemorragias de grande porte ocorreram em 2 pacientes com argatrobana e em nenhum com desirudina. Com o exemplo, o custo médio da desirudina foi US$ 1.688, e US$ 8.250 para argatrobana. A desiridina jutifica estudos complementares como uma alternativa potencialmente custo-efetiva para pacientes com suspeita de TIH.

Novos anticoagulantes para tratamento da TEV

Os novos anticoagulantes que têm sido avaliados para o tratamento da TEV procuram vantagens farmacocinéticas e farmacodinâmicas sobre a HNF. Elas incluem maior estabilidade e ausência de ação antigênica, que leva à trombocitopenia nos tratamentos iniciais, e administração oral que torne a anticoagulação mais uniforme e com maior intervalo terapêutico que os AVKs para tratamento continuado. Os fármacos em desenvolvimento têm como alvos principais o fator Xa e o fator IIa.[21,22] (Tabela 10.12).

Considerando-se que o pentassacarídeo sintético fondaparinux já foi liberado para profilaxia e tratamento de TEV e que faz parte da diretriz internacional, o conceito atual de novos fármacos contempla outras moléculas, que estão sendo avaliadas, entre fármacos de ação indireta, medidos por antitrombina, proteína C, e de ação direta sobre fatores IXa,Xas, IIa.

Os inibidores diretos da trombina (IIa) estão em fase mais avançada, alguns já liberados para profilaxia de TEV em situações de risco alto, como de cirurgia ortopédica, e em estudos de fase III para tratamento de TEP, como o dabigatran.

Alguns inibidores diretos da trombina (fator II) foram liberados pela FDA para uso em casos de trombocitopenia induzida por heparina: argatroban, bivalirudin, hirudin.

Hirudina (*Hirudin*) é um aminoácido isolado originalmente das glândulas salivares de uma sanguessuga medicinal, a *Hirudo medicinalis*. Hirudina é um potente inibidor específico da trombina, com a qual forma um complexo lentamente reversível. Hirudina é de depuração predominantemente renal, com pouca metabolização hepática. Sua meia-vida é de 40 min após injeção IV e de cerca de 120 min após administração SC. Sua disponibilidade atual é em forma recombinante pela tecnologia DNA, havendo 2 hirudinas recombinantes, a lepirudina e a desirudina.

A lepirudina é provada para anticoagulação em pacientes com TIH, ao passo que a desirudina é aprovada para tromboprofilaxia seguindo cirurgia ortopédica de grande porte, como a de prótese de quadril. A lepirudina e a desirudina têm desenvolvido anticorpos anti-hirudina. A desirudina em doses profiláticas SC é imunogênica em pacientes após cirurgia oprtopédica, e o risco geral de imunização parece ser o mesmo que em pacientes com TIH recebendo lepirudina.[143]

A bivalirudina (*bivalirudin*) é um inibidor sintético da trombina, análogo da hirudina, que produz inibição transitória do sítio ativo da trombina. Sua meia-vida é mais curta do que a hirudina, o que a torna mais segura. É de uso parenteral, em infusão IV ou administração SVC. Apenas uma fração da bivalirudina tem excreção renal.

A r-hirudina e a bivalirudina foram aprovadas pela FDA para o tratamento de pacientes com complicações por trombocitopenia induzida por heparina e como alternativa à heparina em pacientes submetidos a intervenções coronarianas percutâneas e tem sido testada com sucesso na tromboprofilaxia de condições de risco alto de TEV e em episódios agudos de doenças coronarianas.

A argatrobana (*argatroban*) é um inibidor competitivo da trombina, com a qual forma um complexo reversível. Sua meia-vida plasmática é de 45 min em infusão IV e é de metabolização hepática. Está licenciada pela FDA para casos de TIH ou em pessoas de risco de TIH submetidas a intervenções coronarianas percutâneas.

Otamixaban é um inibidor não competitivo do fator Xa administrado IV, com meia-vida de

▶▶ **TABELA 10.12**

Novos anticoagulantes, liberação no Brasil (agosto de 2011)

Fármacos	Situação no Brasil
1. Inibidores diretos do fator Xa	
Rivaroxaban (XARELTO®)	Liberado
Apixaban (ELIQUIS®)	Não liberado
Edoxaban (LIXIANA®)	Não liberado
Betrixaban	Não liberado
2. Inibidores diretos da trombina	
Dabigatran (PRADAXA®)	Liberado
Argatroban	Não liberado
3. Inibidores indiretos do fator Xa	
Idraparinux	Não liberado
Fondaparinux (ARIXTRA®)	Liberado
Idrabiotaparinux	Não liberado

Fonte: Cortesia de Dra. Maria Angélica Piores Ferreira, Comissão de Medicamentos, Hospital de Clínicas de Porto Alegre.

2-3 h. Esse fármaco tem sido testado em comparação com heparina, para anticoagulação em intervenções coronarianas percutâneas não urgentes, mostrando maior redução nos níveis de fragmentos 1+2 de protrombina que heparina.

Apixaban é um inibidor direto da trombina com alta biodisponibilidade VO e meia-vida de 12 h. Alimentos não interferem em sua absorção. Sua remoção é por via fecal e renal (25%). Estudos iniciais mostraram que uma dose de 2,5 mg 2x/dia pode ser comparável com enoxaparina para tromboprofilaxia em pacientes submetidos à prótese de joelho e prótese de quadril, em estudos de fase III em andamento.

Rivaroxaban é um inibidor do fator Xa com biodisponibilidade oral de 80%, com meia-vida de 9 h. Depurado pelos rins e intestino. Em estudos de fase II e III, as doses profiláticas testadas são de 5,10, 20, 40 e 60 mg iniciadas 6-8 h após cirurgia ortopédica. As comparações têm sido feitas com enoxaparina 40 mg ao dia ou 30 mg 2 vezes/dia. Estudos de tratamento de TVP já foram realizados com resultados favoráveis. Estudos de fase III avaliando rivaroxabana para tratamento de TEV e para prevenção de acidentes vasculares cerebrais estão em andamento.

Rivaroxabana oral para tratamento de TEV sintomática foi avaliada pelos EINSTEIN Investigators.[144] Em um estudo randomizado aberto, foram comparado rivaroxaban 15 mg 2x/dia por 3 semanas, seguidos de 20 mg 1x/dia, com enoxaparina SC seguida de varfarina, por 3, 6-12 meses, em pacientes com TVP aguda sintomática. Em paralelo, foi realizado um estudo randomizado duplo-cego, que compararam rivaroxabana com placebo por 6 a 12 meses adicionais em pacientes que tinham completado tratamento para TEV. O estudo de rivaroxabana para TVP aguda incluiu 3.449 pacientes, 1.731 com rivaroxabana e 1.718 com enoxaparina mais varfarina. Rivaroxabana teve eficácia não inferior em recorrências de TVP (2,1% vs 3,0%; HR 0,68 [0,44-1,04]; p<0,001). Sangramentos de grande porte ou sangramento não relevante ocorreram em 8,1% de pacientes em cada grupo. No estudo de tratamento continuado, o qual incluiu 602 pacientes no grupo rivaroxabana e 594 no grupo placebo, rivaroxabana teve eficácia superior em recorrências (1,3% vs 7,1%; HR 0,18 [0,09 – 0,39]). No grupo rivaroxabana, 4 pacientes tiveram sangramento grave não fatal, vs nenhum no grupo placebo (P=0,11). Pode-se constatar que rivaroxabana proporcionou uma abordagem de fármaco único, via oral, para tratamentos de curto e longo prazos da TEV, com potencial de aumentar a relação custo-benefíco da anticoagulação.

A dabigatrana (*dabigatran*), em forma etexilato, é um inibidor potente da trombina disponível oralmente. Ela é rapidamente convertida por estearases em fármaco ativo, administrada em doses fixas sem necessidade de monitoração da anticoagulação, é excretada pelos rins e tem uma meia-vida de 12-17 h. A dabigatrana tem similares eficácia e segurança com enoxaparina na tromboprofilaxia de cirurgias ortopédicas de grande porte. Na comparação com varfarina, mostrou eficácia equivalente e segurança maior com doses de 110 mg 2x/dia e eficácia superior com similar segurança quando administrada em dose de 150 mg 2x/dia, na prevenção de acidentes vasculares cerebrais em paciente com fibrilação atrial no ensaio RE-LY.[145]

Referências

1. Kearon C, Kahn SR, Agnelli G, Goldhaber S, Raskob GE, Comerota AJ. Antithrombotic therapy for venous thromboembolic disease: American College of Chest Physicians Evidence-Based Clinical Practice Guidelines (8th Edition). Chest. 2008;133(6 Suppl):454S-545S.
2. Kearon C, Akl EA, Comerota AJ, Prandoni P, Bounameaux H, Goldhaber SZ, et al. Antithrombotic therapy for VTE disease: antithrombotic therapy and prevention of thrombosis, 9th ed: American College of Chest Physicians Evidence-Based Clinical Practice Guidelines. Chest. 2012;141(2 Suppl):e419S-94S.
3. Hirsh J, Bauer KA, Donati MB, Gould M, Samama MM, Weitz JI. Parenteral anticoagulants: American College of Chest Physicians Evidence-Based Clinical Practice Guidelines (8th Edition). Chest. 2008;133(6 Suppl):141S-59S.
4. Hirsh J. Heparin. N Engl J Med. 1991;324(22): 1565-74.
5. Hirsh J. Oral anticoagulants. N Engl J Med. 1991;324(26):1865-75.
6. Yin ET, Wessler S. Heparin-accelerated inhibition of activated factor X by its natural plasma inhibitor. Biochim Biophys Acta. 1970; 201(2):387-90.
7. Torbicki A, Perrier A, Konstantinides S, Agnelli G, Galiè N, Pruszczyk P, et al. Guidelines on the diagnosis and management of acute pulmonary

embolism: the Task Force for the Diagnosis and Management of Acute Pulmonary Embolism of the European Society of Cardiology (ESC). Eur Heart J. 2008;29(18):2276-315.
8. Hirsh J, O'Donnell M, Eikelboom JW. Beyond unfractionated heparin and warfarin: current and future advances. Circulation. 2007;116(5):552-60.
9. Raschke RA, Gollihare B, Peirce JC. The effectiveness of implementing the weight-based heparin nomogram as a practice guideline. Arch Intern Med. 1996;156(15):1645-9.
10. Cruickshank MK, Levine MN, Hirsh J, Roberts R, Siguenza M. A standard heparin nomogram for the management of heparin therapy. Arch Intern Med. 1991;151(2):333-7.
11. Shaughnessy SG, Young E, Deschamps P, Hirsh J. The effects of low molecular weight and standard heparin on calcium loss from fetal rat calvaria. Blood. 1995;86(4):1368-73.
12. Weitz JI. Low-molecular-weight heparins. N Engl J Med. 1997;337(10):688-98.
13. Siragusa S, Cosmi B, Piovella F, Hirsh J, Ginsberg JS. Low-molecular-weight heparins and unfractionated heparin in the treatment of patients with acute venous thromboembolism: results of a meta-analysis. Am J Med. 1996;100(3):269-77.
14. The Columbus Investigators. Low-molecular-weight heparin in the treatment of patients with venous thromboembolism. N Engl J Med. 1997;337(10):657-62.
15. Simonneau G, Sors H, Charbonnier B, Page Y, Laaban JP, Azarian R, et al. A comparison of low-molecular-weight heparin with unfractionated heparin for acute pulmonary embolism. The THESEE Study Group. Tinzaparine ou heparine standard: evaluations dans l'embolie pulmonaire. N Engl J Med. 1997;337(10):663-9.
16. Merli G, Spiro TE, Olsson CG, Abildgaard U, Davidson BL, Eldor A, et al. Subcutaneous enoxaparin once or twice daily compared with intravenous unfractionated heparin for treatment of venous thromboembolic disease. Ann Intern Med. 2001;134(3):191-202.
17. Quinlan DJ, McQuillan A, Eikelboom JW. Low-molecular-weight heparin compared with intravenous unfractionated heparin for treatment of pulmonary embolism: a meta-analysis of randomized, controlled trials. Ann Intern Med. 2004;140(3):175-83.
18. Morris TA, Castrejon S, Devendra G, Gamst AC. No difference in risk for thrombocytopenia during treatment of pulmonary embolism and deep venous thrombosis with either low-molecular-weight heparin or unfractionated heparin: a metaanalysis. Chest. 2007;132(4):1131-9.
19. Franchini M, Lippi G. Prothrombin complex concentrates: an update. Blood Transfus. 2010; 8(3):149-54.
20. Makris M, Greaves M, Phillips WS, Kitchen S, Rosendaal FR, Preston EF. Emergency oral anticoagulant reversal: the relative efficacy of infusions of fresh frozen plasma and clotting factor concentrate on correction of the coagulopathy. Thromb Haemost. 1997;77(3):477-80.
21. Weitz JI. New anticogulants for treatment of venous thromboembolism. Circulation. 2004; 110(9 Suppl 1):I19-26.
22. Weitz JI, Hirsh J, Samama MM; American College of Chest Physicians. New antithrombotic drugs: American College of Chest Physicians Evidence-Based Clinical Practice Guidelines (8th Edition). Chest. 2008;133(6 Suppl):234S-56S.
23. Büller HR, Davidson BL, Decousus H, Gallus A, Gent M, Piovella F, et al. Subcutaneous fondaparinux versus intravenous unfractionated heparin in the initial treatment of pulmonary embolism. N Engl J Med. 2003;349(18):1695-702.
24. van Gogh Investigators; Buller HR, Cohen AT, Davidson B, Decousus H, Gallus AS, et al. Idraparinux versus standard therapy for venous thromboembolic disease. N Engl J Med. 2007;357(11):1094-104.
25. Warkentin TE, Heddle NM. Laboratory diagnosis of immune heparin-induced thrombocytopenia. Curr Hematol Rep. 2003;2(2):148-57.
26. Selleng K, Warkentin TE, Greinacher A. Heparin-induced thrombocytopenia in intensive care patients. Crit Care Med. 2007;35(4):1165-76.
27. Kawano H, Toyoda K, Miyata S, Yamamoto H, Okamoto A, Kakutani I, et al. Heparin-induced thrombocytopenia: a serious complication of heparin therapy for acute stroke. Cerebrovasc Dis. 2008;26(6):641-9.
28. Kawano H, Yamamoto H, Miyata S, Izumi M, Hirano T, Toratani N, et al. Prospective multicentre cohort study of heparin-induced thrombocytopenia in acute ischaemic stroke patients. Br J Haematol. 2011;154(3):378-86.
29. de Valk HW, Banga JD, Wester JW, Brouwer CB, van Hessen MW, Meuwissen OJ, et al. Comparing subcutaneous danaparoid with intravenous unfractionated heparin for the treatment of venous thromboembolism. A randomized controlled trial. Ann Intern Med. 1995;123(1):1-9.

30. Arepally GM, Ortel TL. Clinical practice. Heparin-induced thrombocytopenia. N Engl J Med. 2006;355(8):809-17.
31. Greinacher A, Völpel H, Janssens U, Hach-Wunderle V, Kemkes-Matthes B, Eichler P, et al. Recombinant hirudin (lepirudin) provides safe and effective anticoagulation in patients with heparin-induced thrombocytopenia: a prospective study. Circulation. 1999;99(1):73-80.
32. Warkentin TE, Maurer BT, Aster RH. Heparin-induced thrombocytopenia associated with fondaparinux. N Engl J Med. 2007;356(25):2653-5.
33. Ansell J, Hirsh J, Hylek E, Jacobson A, Crowther M, Palareti G, et al. Pharmacology and management of the vitamin K antagonists: American College of Chest Physicians Evidence-Based Clinical Practice Guidelines (8th Edition). Chest. 2008;133(6 Suppl):160S-198S.
34. O'Reilly RA, Aggeler PM, Hoag MS, Leong LS, Kropatkin ML. Hereditary transmission of exceptional resistance to coumarin anticoagulant drugs. The first reported kindred. N Engl J Med. 1964;271:809-15.
35. Rost S, Fregin A, Ivaskevicius V, Conzelmann E, Hörtnagel K, Pelz HJ, et al. Mutations in VKORC1 cause warfarin resistance and multiple coagulation factor deficiency type 2. Nature. 2004;427(6974):537-41.
36. Hirsh J. Optimal intensity and monitoring warfarin. Am J Cardiol. 1995;75(6):39B-42B.
37. Kearon C, Ginsberg JS, Kovacs MJ, Anderson DR, Wells P, Julian JA, et al. Comparison of low-intensity warfarin therapy with conventional-intensity warfarin therapy for long-term prevention of recurrent venous thromboembolism. N Engl J Med. 2003;349(7):631-9.
38. Ridker PM, Goldhaber SZ, Danielson E, Rosenberg Y, Eby CS, Deitcher SR, et al. Long-term, low-intensity warfarin therapy for the prevention of recurrent venous thromboembolism. N Engl J Med. 2003;348(15):1425-34.
39. Kovacs MJ, Rodger M, Anderson DR, Morrow B, Kells G, Kovacs J, et al. Comparison of 10-mg and 5-mg warfarin initiation nomograms together with low-molecular-weight heparin for outpatient treatment of acute venous thromboembolism. A randomized, double-blind, controlled trial. Ann Intern Med. 2003;138(9):714-9.
40. Connolly SJ, Pogue J, Eikelboom J, Flaker G, Commerford P, Franzosi MG, et al. Benefit of oral anticoagulant over antiplatelet therapy in atrial fibrillation depends on the quality of international normalized ratio control achieved by centers and countries as measured by time in therapeutic range. Circulation. 2008; 118(20):2029-37
41. Franco VMF. Efeito da vitamina K da dieta na anticoagulação oral crônica: evidências prospectivas observacionais e randomizadas [dissertação]. Porto Alegre: UFRGS; 2002.
42. Ford SK, Misita CP, Shilliday BB, Malone RM, Moore CG, Moll S. Prospective study of supplemental vitamin K therapy in patients on oral anticoagulants with unstable international normalized ratios. J Thromb Thrombolysis. 2007;24(1):23-7.
43. Sconce E, Avery P, Wynne H, Kamali F. Vitamin K supplementation can improve stability of anticoagulation for patients with unexplained variability in response to warfarin. Blood. 2007;109(6):2419-23.
44. Linkins LA, Choi PT, Douketis JD. Clinical impact of bleeding in patients taking oral anticoagulant therapy for venous thromboembolism: a meta-analysis. Ann Intern Med. 2003;139(11):893-900.
45. Carrier M, Le Gal G, Wells PS, Rodger MA. Systematic review: case-fatality rates of recurrent venous thromboembolism and major bleeding events among patients treated for venous thromboembolism. Ann Intern Med. 2010;152(9):578-89.
46. Majerus PW, Tollefsen DM. Blood coagulation and anticoagulant, thrombolytic, and antiplatelet drugs. In: Bruton LL, Lazo JS, Parkers KL, editors. Goodman & Gilman's: the pharmacological basis of therapeutics. 11th ed. New York: McGraw-Hill; 2006. p. 1467-88.
47. Goldhaber SZ. Thrombolytic therapy in venous thromboembolism. Clinical trials and current indications. Clin Chest Med. 1995;16(2):307-20.
48. Tillett WS, Garner RL. The fibrinolytic activity of hemolytic streptococci. J Exp Med. 1933;58:485-502.
49. Lijnen HR. Role of fibrinolysis in obesity and thrombosis. Thromb Res. 2009;123 Suppl 4:S46-9.
50. Browse NL, Brist MD, James DCO. Streptokinase and pulmonary embolism. Lancet. 1964;2(7368):1039-43.
51. Sasahara AA, Cannilla JE, Belko JS, Morse RL, Criss AJ. Urokinase therapy in clinical pulmonary embolism. A new thrombolytic agent. N Engl J Med. 1967;277(22):1168-73.

52. Bounameaux H, Vermylen J, Collen D. Thrombolytic treatment with recombinant tissue-type plasminogen activator in a patient with massive pulmonary embolism. Ann Intern Med. 1985;103(1):64-5.
53. Goldhaber SZ, Vaughan DE, Markis JE, Selwyn AP, Meyerovitz MF, Loscalzo J, et al. Acute pulmonary embolism treated with tissue plasminogen activator. Lancet. 1986;2(8512):886-9.
54. Goldhaber SZ, Kessler CM, Heit J, Markis JE, Sharma GV, Dawley DL, et al. Tissue plasminogen activator and acute pulmonary embolism. J Cell Biochem. 1988;38(4):303-12.
55. Urokinase pulmonary embolism trial. Phase 1 results: a cooperative study. JAMA. 1970; 214(12):2163-72.
56. Urokinase-streptokinase embolism trial. Phase 2 results: a cooperative study. JAMA. 1974; 229(12):1606-13.
57. Dalen JE, Alpert JS, Hirsh J. Thrombolytic therapy for pulmonary embolism: is it effective? Is it safe? When is it indicated? Arch Intern Med. 1997;157(22):2550-6.
58. Konstantinides S, Geibel A, Olschewski M, Heinrich F, Grosser K, Rauber K, et al. Association between thrombolytic treatment and the prognosis of hemodynamically stable patients with major pulmonary embolism: results of a multicenter registry. Circulation. 1997;96(3):882-8.
59. Konstantinides S, Geibel A, Heusel G, Heinrich F, Kasper W. Heparin plus alteplase compared with heparin alone in patients with submassive pulmonary embolism. N Engl J Med. 2002;347(15):1143-50.
60. Goldhaber SZ, Visani L, De Rosa M. Acute pulmonary embolism: clinical outcomes in the International Cooperative Pulmonary Embolism Registry (ICOPER). Lancet. 1999;353(9162): 1386-9.
61. Kucher N, Rossi E, De Rosa M, Goldhaber SZ. Massive pulmonary embolism. Circulation. 2006;113(4):577-82.
62. Piazza G, Goldhaber SZ. Management of submassive pulmonary embolism. Circulation. 2010;122(11):1124-9.
63. Meyer G. Thrombolisis. In: Konstantinides S, editor. Management of acute pulmonary embolism. New Jersey: Human Press; 2007. p 125-36.
64. Dalla-Volta S, Palla A, Santolicandro A, Giuntini C, Pengo V, Visioli O, et al. PAIMS 2: alteplase combined with heparin versus heparin in the treatment of acute pulmonary embolism. Plasminogen activator Italian multicenter study 2. J Am Coll Cardiol. 1992;20(3):520-6.
65. Daniels LB, Parker JA, Patel SR, Grodstein F, Goldhaber SZ. Relation of duration of symptoms with response to thrombolytic therapy in pulmonary embolism. Am J Cardiol. 1997;80(2):184-8.
66. Sharma GV, Burleson VA, Sasahara AA. Effect of thrombolytic therapy on pulmonary-capillary blood volume in patients with pulmonary embolism. N Engl J Med. 1980;303(15):842-5.
67. Wang C, Zhai Z, Yang Y, Wu Q, Cheng Z, Liang L, et al. Efficacy and safety of low dose recombinant tissue-type plasminogen activator for the treatment of acute pulmonary thromboembolism: a randomized, multicenter, controlled trial. Chest. 2010;137(2):254-62.
68. Mikkola KM, Patel SR, Parker JA, Grodstein F, Goldhaber SZ. Increasing age is a major risk factor for hemorrhagic complications after pulmonary embolism thrombolysis. Am Heart J. 1997;134(1):69-72.
69. Kanter DS, Mikkola KM, Patel SR, Parker JA, Goldhaber SZ. Thrombolytic therapy for pulmonary embolism. Frequency of intracranial hemorrhage and associated risk factors. Chest. 1997;111(5):1241-5.
70. Kucher N, Goldhaber SZ. Management of massive pulmonary embolism. Circulation. 2005; 112(2):e28-32.
71. Todd JL, Tapson VF. Thrombolytic therapy for acute pulmonary embolism: a critical appraisal. Chest. 2009;135(5):1321-9.
72. Chamsuddin A, Nazzal L, Kang B, Best I, Peters G, Panah S, et al. Catheter-directed thrombolysis with the Endowave system in the treatment of acute massive pulmonary embolism: a retrospective multicenter case series. J Vasc Interv Radiol. 2008;19(3):372-6.
73. Kuo WT, van den Bosch MA, Hofmann LV, Louie JD, Kothary N, Sze DY. Catheter-directed embolectomy, fragmentation, and thrombolysis for the treatment of massive pulmonary embolism after failure of systemic thrombolysis. Chest. 2008;134(2):250-4.
74. Lankeit M, Konstantinides S. Tenecteplase can be given to patients with intermediate-risk pulmonary embolism: but should it? Thromb Res. 2010;126(6):e407-8.
75. Tebbe U, Bramlage P, Graf A, Lechleitner P, Bode C, Riess FC, et al. Desmoteplase in acute massive pulmonary thromboembolism. Thromb Haemost. 2009;101(3):557-62.

76. Leacche M, Unic D, Goldhaber SZ, Rawn JD, Aranki SF, Couper GS, et al. Modern surgical treatment of massive pulmonary embolism: results in 47 consecutive patients after rapid diagnosis and aggressive surgical approach. J Thorac Cardiovasc Surg. 2005;129(5):1018-23.
77. Uflacker R. Interventional therapy for pulmonary embolism. J Vasc Interv Radiol. 2001; 12(2):147-64.
78. Kucher N. Catheter embolectomy for acute pulmonary embolism. Chest. 2007;132(2):657-63.
79. Engelhardt TC, Taylor AJ, Simprini LA, Kucher N. Catheter-directed ultrasound-accelerated thrombolysis for the treatment of acute pulmonary embolism. Thromb Res. 2011;128(2):149-54.
80. Shah KJ, Scileppi RM, Franz RW. Treatment of pulmonary embolism using ultrasound-accelerated thrombolysis directly into pulmonary arteries. Vasc Endovascular Surg. 2011;45(6):541-8.
81. van den Biggelaar RJ, Slebos DJ, van der Meer J. Repeated thrombolytic therapy after initial unsuccessful thrombolysis in massive pulmonary embolism. Thorax. 2008;63(1):89.
82. Meneveau N, Séronde MF, Blonde MC, Legalery P, Didier-Petit K, Briand F, et al. Management of unsuccessful thrombolysis in acute massive pulmonary embolism. Chest. 2006;129(4):1043-50.
83. Lankeit M, Konstantinides S. Thrombolysis for pulmonary embolism: past, present and future. Thromb Haemost. 2010;103(5):877-83.
84. Salzman EW, Deykin D, Shapiro RM, Rosenberg R. Management of heparin therapy: controlled prospective trial. N Engl J Med. 1975; 292(20):1046-50.
85. Glazier RL, Crowell EB. Randomized prospective trial of continuous vs intermittent heparin therapy. JAMA. 1976;236(12):1365-7.
86. Hull R, Delmore T, Genton E, Hirsh J, Gent M, Sackett D, et al. Warfarin sodium versus low-dose heparin in the long-term treatment of venous thrombosis. N Engl J Med. 1979;301(16):855-8.
87. Gallus A, Jackaman J, Tillett J, Mills W, Wycherley A. Safety and efficacy of warfarin started early after submassive venous thrombosis or pulmonary embolism. Lancet. 1986;2(8519):1293-6.
88. Hull RD, Raskob GE, Rosenbloom D, Panju AA, Brill-Edwards P, Ginsberg JS, et al. Heparin for 5 days as compared with 10 days in the initial treatment of proximal venous thrombosis. N Engl J Med. 1990;322(18):1260-4
89. Coon WW, Willis PW 3rd, Symons MJ. Assessment of anticoagulant treatment of venous thromboembolism. Ann Surg. 1969;170(4):559-68.
90. Brandjes DP, Heijboer H, Büller HR, de Rijk M, Jagt H, ten Cate JW. Acenocoumarol and heparin compared with acenocoumarol alone in the initial treatment of proximal-vein thrombosis. N Engl J Med. 1992;327(21):1485-9.
91. Hommes DW, Bura A, Mazzolai L, Büller HR, ten Cate JW. Subcutaneous heparin compared with continuous intravenous heparin administration in the initial treatment of deep vein thrombosis. A meta-analysis. Ann Intern Med. 1992;116(4):279-84.
92. Hull RD, Raskob GE, Brant RF, Pineo GF, Valentine KA. Relation between the time to achieve the lower limit of the APTT therapeutic range and recurrent venous thromboembolism during heparin treatment for deep vein thrombosis. Arch Intern Med. 1997;157(22):2562-8.
93. Hull RD, Raskob GE, Brant RF, Pineo GF, Valentine KA. The importance of initial heparin treatment on long-term clinical outcomes of antithrombotic therapy. The emerging theme of delayed recurrence. Arch Intern Med. 1997;157(20):2317-21.
94. Kearon C, Ginsberg JS, Julian JA, Douketis J, Solymoss S, Ockelford P, et al. Comparison of fixed-dose weight-adjusted unfractionated heparin and low-molecular-weight heparin for acute treatment of venous thromboembolism. JAMA. 2006;296(8):935-42.
95. Carson JL. Subcutaneous unfractionated heparin vs low-molecular-weight heparin for acute thromboembolic disease: issues of efficacy and cost. JAMA. 2006;296(8):991-3.
96. American College of Chest Physicians. Antithrombotic and thrombolytic therapy: American College of Chest Physicians Evidence-Based Clinical Practice Guidelines (8th Edition). Chest. 2008;133(6 Suppl):67S-968S.
97. Schulman S, Rhedin AS, Lindmarker P, Carlsson A, Lärfars G, Nicol P, et al. A comparison of six weeks with six months of oral anticoagulant therapy after a first episode of venous thromboembolism. Duration of Anticoagulation Trial Study Group. N Engl J Med. 1995;332(25):1661-5.
98. Schulman S, Granqvist S, Holmström M, Carlsson A, Lindmarker P, Nicol P, et al. The duration of oral anticoagulant therapy after a second episode of venous thromboembolism. The Duration of Anticoagulation Trial Study Group. N Engl J Med. 1997;336(6):393-8.

99. Levine MN, Hirsh J, Gent M, Turpie AG, Weitz J, Ginsberg J, et al. Optimal duration of oral anticoagulant therapy: a randomized trial comparing four weeks with three months of warfarin in patients with proximal deep vein thrombosis. Thromb Haemost. 1995;74(2):606-11.
100. Kearon C, Gent M, Hirsh J, Weitz J, Kovacs MJ, Anderson DR, et al. A comparison of three months of anticoagulation with extended anticoagulation for a first episode of idiopathic venous thromboembolism. N Engl J Med. 1999;340(12):901-7.
101. Pinede L, Ninet J, Duhaut P, Chabaud S, Demolombe-Rague S, Durieu I, et al. Comparison of 3 and 6 months of oral anticoagulant therapy after a first episode of proximal deep vein thrombosis or pulmonary embolism and comparison of 6 and 12 weeks of therapy after isolated calf deep vein thrombosis. Circulation. 2001;103(20):2453-60.
102. Agnelli G, Prandoni P, Becattini C, Silingardi M, Taliani MR, Miccio M, et al. Extended oral anticoagulant therapy after a first episode of pulmonary embolism. Ann Intern Med. 2003;139(1):19-25.
103. Kearon C. Long-term management of patients after venous thromboembolism. Circulation. 2004;110(9 Suppl 1):I10-8.
104. Campbell IA, Bentley DP, Prescott RJ, Routledge PA, Shetty HG, Williamson IJ. Anticoagulation for three versus six months in patients with deep vein thrombosis or pulmonary embolism, or both: randomised trial. BMJ. 2007;334(7595):674.
105. Prandoni P, Prins MH, Lensing AW, Ghirarduzzi A, Ageno W, Imberti D, et al. Residual thrombosis on ultrasonography to guide the duration of anticoagulation in patients with deep venous thrombosis: a randomized trial. Ann Intern Med. 2009;150(9):577-85.
106. Goldhaber SZ, Piazza G. Optimal duration of anticoagulation after venous thromboembolism. Circulation. 2011;123(6):664-7.
107. Büller HR, Prins MH. Secondary prophylaxis with warfarin for venous thromboembolism. N Engl J Med. 2003;349(7):702-4.
108. Boutitie F, Pinede L, Schulman S, Agnelli G, Raskob G, Julian J, et al. Influence of preceding length of anticoagulant treatment and initial presentation of venous thromboembolism on risk of recurrence after stopping treatment: analysis of individual participants' data from seven trials. BMJ. 2011;342:d3036.
109. Heit JA, Mohr DN, Silverstein MD, Petterson TM, O'Fallon WM, Melton LJ 3rd. Predictors of recurrence after deep vein thrombosis and pulmonary embolism: a population-based cohort study. Arch Intern Med. 2000;160(6):761-8.
110. Prandoni P, Lensing AW, Prins MH, Bernardi E, Marchiori A, Bagatella P, et al. Residual venous thrombosis as a predictive factor of recurrent venous thromboembolism. Ann Intern Med. 2002;137(12):955-60.
111. Young L, Ockelford P, Milne D, Rolfe-Vyson V, Mckelvie S, Harper P. Post-treatment residual thrombus increases the risk of recurrent deep vein thrombosis and mortality. J Thromb Haemost. 2006;4(9):1919-24.
112. Douketis J, Tosetto A, Marcucci M, Baglin T, Cushman M, Eichinger S, et al. Patient-level meta-analysis: effect of measurement timing, threshold, and patient age on ability of D-dimer testing to assess recurrence risk after unprovoked venous thromboembolism. Ann Intern Med. 2010;153(8):523-31.
113. Palareti G, Legnani C, Cosmi B, Guazzaloca G, Pancani C, Coccheri S. Risk of venous thromboembolism recurrence: high negative predictive value of D-dimer performed after oral anticoagulation is stopped. Thromb Haemost. 2002;87(1):7-12.
114. Palareti G, Legnani C, Cosmi B, Valdré L, Lunghi B, Bernardi F, et al. Predictive value of D-dimer test for recurrent venous thromboembolism after anticoagulation withdrawal in subjects with a previous idiopathic event and in carriers of congenital thrombophilia. Circulation. 2003;108(3):313-8.
115. Palareti G, Cosmi B, Legnani C, Tosetto A, Brusi C, Iorio A, et al. D-dimer testing to determine the duration of anticoagulation therapy. N Engl J Med. 2006;355(17):1780-9.
116. Eichinger S, Minar E, Bialonczyk C, Hirschl M, Quehenberger P, Schneider B, et al. D-dimer levels and risk of recurrent venous thromboembolism. JAMA. 2003;290(8):1071-4.
117. Baglin T, Palmer CR, Luddington R, Baglin C. Unprovoked recurrent venous thrombosis: prediction by D-dimer and clinical risk factors. J Thromb Haemost. 2008;6(4):577-82.
118. Verhovsek M, Douketis JD, Yi Q, Shrivastava S, Tait RC, Baglin T, et al. Systematic review: D-dimer to predict recurrent disease after stopping anticoagulant therapy for unprovoked venous thromboembolism. Ann Intern Med. 2008;149(7):481-90.
119. Hron G, Kollars M, Binder BR, Eichinger S, Kyrle PA. Identification of patients at low risk for recurrent venous thromboembolism by measuring thrombin generation. JAMA. 2006;296(4):397-402.

120. Dunn AS, Turpie AG. Perioperative management of patients receiving oral anticoagulants: a systematic review. Arch Intern Med. 2003;163(8):901-8.
121. Kearon C, Hirsh J. Management of anticoagulation before and after elective surgery. N Engl J Med. 1997;336(21):1506-11.
122. Sindet-Pedersen S, Ramström G, Bernvil S, Blombäck M. Hemostatic effect of tranexamic acid mouthwash in anticoagulant-treated patients undergoing oral surgery. N Engl J Med. 1989;320(13):840-3.
213. Souto JC, Oliver A, Zuazu-Jausoro I, Vives A, Fontcuberta J. Oral surgery in anticoagulated patients without reducing the dose of oral anticoagulant: a prospective randomized study. J Oral Maxillofac Surg. 1996;54(1):27-32.
124. Antman EM, Morrow DA, McCabe CH, Murphy SA, Ruda M, Sadowski Z, et al. Enoxaparin versus unfractionated heparin with fibrinolysis for ST-elevation myocardial infarction. N Engl J Med. 2006;354(14):1477-88.
125. Montalescot G, Collet JP, Tanguy ML, Ankri A, Payot L, Dumaine R, et al. Anti-Xa activity relates to survival and efficacy in unselected acute coronary syndrome patients treated with enoxaparin. Circulation. 2004;110(4):392-8.
126. Leri F, Voyce SJ, Scialla S, Glavich W, Dzielak E, Smego RA Jr, et al. Enoxaparin dosing in the elderly using adjusted body weight. J Thromb Thrombolysis. 2009;28(3):348-53.
127. López-Jiménez L, Montero M, González-Fajardo JA, Arcelus JI, Suárez C, Lobo JL, et al. Venous thrombombolism in very elderly patients: findings from a prospective registry (RIETE). Haematologica. 2006;91(8):1046-51.
128. Spencer FA, Gore JM, Lessard D, Emery C, Pacifico L, Reed G, et al. Venous thromboembolism in the elderly: a community-based perspective. Thromb Haemost. 2008;100(5):780-8.
129. Fang MC, Chang Y, Hylek EM, Rosand J, Greenberg SM, Go AS, et al. Advanced age, anticoagulation intensity, and risk for intracranial hemorrhage among patients taking warfarin for atrial fibrillation. Ann Intern Med. 2004;141(10):745-52.
130. Cockcroft DW, Gault MH. Prediction of creatinine clearance from serum creatinine. Nephron. 1976;16(1):31-41.
131. Nagge J, Crowther M, Hirsh J. Is impaired renal function a contraindication to the use of low-molecular-weight heparin? Arch Intern Med. 2002;162(22):2605-9.
132. Spinler SA, Inverso SM, Cohen M, Goodman SG, Stringer KA, Antman EM, et al. Safety and efficacy of unfractionated heparin versus enoxaparin in patients who are obese and patients with severe renal impairment: analysis from the ESSENCE and TIMI 11B studies. Am Heart J. 2003;146(1):33-41.
133. Thorevska N, Amoateng-Adjepong Y, Sabahi R, Schiopescu I, Salloum A, Muralidharan V, et al. Anticoagulation in hospitalized patients with renal insufficiency: a comparison of bleeding rates with unfractionated heparin vs enoxaparin. Chest. 2004;125(3):856-63.
134. Lim W, Dentali F, Eikelboom JW, Crowther MA. Meta-analysis: low-molecular-weight heparin and bleeding in patients with severe renal insufficiency. Ann Intern Med. 2006;144(9):673-84.
135. Rose PS, Punjabi NM, Pearse DB. Treatment of right heart thromboemboli. Chest. 2002;121(3):806-14.
136. Torbicki A, Galié N, Covezzoli A, Rossi E, De Rosa M, Goldhaber SZ. Right heart thrombi in pulmonary embolism: results from the International Cooperative Pulmonary Embolism Registry. J Am Coll Cardiol. 2003;41(12):2245-51.
137. Bates SM, Greer IA, Pabinger I, Sofaer S, Hirsh J. Venous thromboembolism, thrombophilia, antithrombotic therapy, and pregnancy: American College of Chest Physicians Evidence-Based Clinical Practice Guidelines (8th Edition). Chest. 2008;133(6 Suppl):844S-886S.
138. Marik PE, Plante LA. Venous thromboembolic disease and pregnancy. N Engl J Med. 2008;359(19):2025-33.
139. Toglia MR, Weg J. Venous thromboembolism during pregnancy. N Engl J Med. 1996;335(2):108-14.
140. Turrentine MA, Braems G, Ramirez MM. Use of thrombolytics for the treatment of thromboembolic disease during pregnancy. Obstet Gynecol Surv. 1995;50(7):534-41.
141. Boyce SW, Bandyk DF, Bartholomew JR, Frame JN, Rice L. A randomized, open-label pilot study comparing desirudin and argatroban in patients with suspected heparin-Induced thrombocytopenia with or without thrombosis: PREVENT-HIT Study. Am J Ther. 2010 Nov 11. [Epub ahead of print]
142. Frame JN, Rice L, Bartholomew JR, Whelton A. Rationale and design of the PREVENT-HIT study: a randomized, open-label pilot study to

compare desirudin and argatroban in patients with suspected heparin-induced thrombocytopenia with or without thrombosis. Clin Ther. 2010;32(4):626-36.
143. Greinacher A, Eichler P, Albrecht D, Strobel U, Pötzsch B, Eriksson BI. Antihirudin antibodies following low-dose subcutaneous treatment with desirudin for thrombosis prophylaxis after hip-replacement surgery: incidence and clinical relevance. Blood. 2003;101(7):2617-9.
144. EINSTEIN Investigators; Bauersachs R, Berkowitz SD, Brenner B, Buller HR, Decousus H, et al. Oral rivaroxaban for symptomatic venous thromboembolism. N Engl J Med. 2010;363(26):2499-510.
145. Connolly SJ, Ezekowitz MD, Yusuf S, Eikelboom J, Oldgren J, Parekh A, et al. Dabigatran versus warfarin in patients with atrial fibrillation. N Engl J Med. 2009;361(12):1139-51.

Leituras recomendadas

Agnelli J, Becattini C. Acute pulmonary embolism. N Engl J Med. 2010;363(3):266-74.

Bergqvist D, Agnelli G, Cohen AT, Eldor A, Nilsson PE, Le Moigne-Amrani A, et al. Duration of prophylaxis against venous thromboembolism with enoxaparin after surgery for cancer. N Engl J Med. 2002;346(13):975-80.

Beasley BN, Unger EF, Temple R. Anticoagulant options: why the FDA approved a higher but not a lower dose of dabigatran. N Engl J Med. 2011;364(19):1788-90.

Bounameaux H, Cirafici P, de Moerloose P, Schneider PA, Slosman D, Reber G, et al. Measurement of D-dimer in plasma as diagnostic aid in suspected pulmonary embolism. Lancet. 1991;337(8735):196-200.

Collignon F, Frydman A, Caplain H, Ozoux ML, Le Roux Y, Bouthier J, et al. Comparison of the pharmacokinetic profiles of three low molecular mass heparins--dalteparin, enoxaparin and nadroparin--administered subcutaneously in healthy volunteers (doses for prevention of thromboembolism). Thromb Haemost. 1995;73(4):630-40.

Ginsberg JS. Management of venous thromboembolism. N Engl J Med. 1996;335(24):1816-28.

Hirsh J, Warkentin TE, Shaughnessy SG, Anand SS, Halperin JL, Raschke R, et al. Heparin and low-molecular-weight heparin: mechanisms of action, pharmacokinetics, dosing, monitoring, efficacy, and safety. Chest. 2001;119(1 Suppl):64S-94S.

Konstantinides S. Clinical practice. Acute pulmonary embolism. N Engl J Med. 2008;359(26):2804-13.

Perrier A, Desmarais S, Goehring C, de Moerloose P, Morabia A, Unger PF, et al. D-dimer testing for suspected pulmonary embolism in outpatients. Am J Respir Crit Care Med. 1997;156(2 Pt 1):492-6.

Schulman S, Kearon C, Kakkar AK, Mismetti P, Schellong S, Eriksson H, et al. Dabigatran versus warfarin in the treatment of acute venous thromboembolism. N Engl J Med. 2009;361(24):2342-52.

Tapson VF. Acute pulmonary embolism. N Engl J Med. 2008;358(10):1037-52.

Torbicki A. Pulmonary thromboembolic disease. Clinical management of acute and chronic disease. Rev Esp Cardiol. 2010;63(7):832-49.

Wahl MJ. Dental surgery in anticoagulated patients. Arch Intern Med. 1998;158(15):1610-6.

Wan S, Quinlan DJ, Agnelli G, Eikelboom JW. Thrombolysis compared with heparin for the initial treatment of pulmonary embolism: a meta-analysis of the randomized controlled trials. Circulation. 2004;110(6):744-9.

Weinberg L, Kay C, Liskaser F, Jones D, Tay S, Jaffe S, et al. Successful treatment of peripartum massive pulmonary embolism with extracorporeal membrane oxygenation and catheter-directed pulmonary thrombolytic therapy. Anaesth Intensive Care. 2011;39(3):486-91.

11

PREVENÇÃO

A incidência de TEV no pós-operatório, no trauma e nas doenças crônicas, a identificação de fatores de risco e o conhecimento da patogenia da trombose venosa tornaram imperativo o estudo e a aplicação de medidas preventivas, que evoluíram ao longo do tempo conforme os recursos foram sendo disponibilizados.

Todos os pacientes hospitalizados devem ser avaliados e classificados para o risco de tromboembolia venosa. O objetivo fundamental da tromboprofilaxia primária é impedir a fase de iniciação da trombogênese. As medidas de profilaxia instituídas devem prosseguir até a cessação dos fatores temporários que levaram a seu emprego, incluindo o período imediato à alta hospitalar. O uso indefinido de profilaxia depende de avaliação individual.

As medidas de prevenção ao desenvolvimento de trombose venosa profunda e de tromboembolia pulmonar contemplam métodos mecânicos ou físicos e farmacológicos.

Métodos farmacológicos

Métodos farmacológicos são baseados em fármacos com ação sobre a cascata de coagulação (anticoagulantes propriamente ditos), na adesividade plaquetária e na manutenção da fluidez do sangue, em doses selecionadas não hemorrágicas.

- Dose baixa de heparina não fracionada (DBH ou DBHNF ou minidose)
- Dose ajustada de heparina
- Heparina de baixo peso molecular (HBPM)
- Fondaparinas
- Antagonistas de vitamina K (AVK)
- Dextrano 70
- Ácido acetilsalicílico
- Novos anticoagulantes

Métodos mecânicos

- Elevação dos membros inferiores
- Deambulação precoce
- Fisioterapia ativa e passiva
- Meias elásticas de compressão graduada (MECG)
- Compressão pneumática intermitente externa (CPI)
- Filtro em veia cava inferior (FVCI): prevenção da TEP

Os métodos mecânicos visam aumentar o esvaziamento dos seios venosos e a velocidade do fluxo venoso dos membros inferiores, bem como conferir algum efeito fibrinolítico sobre o endotélio venoso; como grupo, são efetivos nos pacientes de risco baixo e moderado. O filtro de veia cava inferior é uma medida mecânica invasiva de filtragem do sangue venoso objetivando impedir especificamente tromboembolia pulmonar. Com o desenvolvimento da prevenção farmacológica, os métodos físicos restaram indicados para pacientes de risco baixo ou muito baixo e para as circunstâncias de impossibilidade de utilização de anticoagulantes ou ainda de reforço para a ação farmacológica em situações de risco muito alto.

Elevação dos membros inferiores

Em decúbito dorsal, há uma diferença de 7 e 15 cm entre a veia poplítea e a veia femoral, dificultando o fluxo venoso em pacientes com imobilidade dos membros inferiores. A elevação dos pés da cama compensaria esse desnível gravitacional. Esse método é baseado em fisiologia, que estabelece que entre 30° para baixo e 10° para cima há um aumento linear da velocidade do fluxo venoso, com reflexo na redução do risco trombótico. Como exemplo, uma conduta não controlada relatada em carta por Ashby[1] refere que em 578 pacientes de cirurgia geral e urológica de risco moderado e alto de trombose venosa, a elevação das pernas no perioperatório (em cerca de 6° ou 18-20 cm) resultou em total ausência de TEV clínica por período ≥ 28 dias de seguimento.

Deambulação precoce

Restaura naturalmente o "coração periférico" dos músculos da panturrilha sobre o funcionamento da ação das válvulas venosas e do fluxo de sangue, uma conduta que passou à prova do tempo e está formalmente indicada em pacientes de risco baixo.

Fisioterapia ativa

Está indicada em pacientes com períodos de imobilidade forçada, como em viagens longas. As companhias de aviação sugerem o seguinte: "com os pés apoiados no piso do avião, levante os calcanhares; baixe e levante a ponta dos pés alternando, sucessivamente este movimento, sem pausas; repita 10 vezes; faça o exercício com os dois pés juntos".

Meias elásticas de compressão graduada

As meias elásticas de compressão graduada (ou gradual) (MECG) geram pressões por ação elástica, que são maior nos tornozelos e vão caindo nas panturrilhas, joelho e na porção distal da coxa. As MECGs médias geram pressões que aumentam a velocidade de fluxo na femoral em cerca de 36%.[2] A altura melhor tolerada é até o joelho, mas alguns estudos têm estendido as meias acima do joelho. A **Tabela 11.1** apresenta um quadro geral das MECGs. Clagett e Reisch[3] em meta-análise sobre os métodos de prevenção, encontraram alguns ensaios totalizando mais de 500 pacientes, que utilizaram MECG desde o pré-operatório imediato até plena deambulação; descobriram que a incidência de TVP foi de 9,3% com MECG e 254,5% nos controles (p<0,001). Wille-Jørgensen e colaboradores[4] descobriram que em 176 pacientes de cirurgia abdominal de grande porte, pacientes randomizados

▶▶ **TABELA 11.1**

Quadro geral das meias elásticas de compressão graduada

Compressão	Pressões máximas geradas	Indicações
Suave	15-20 mmHg	Efeito de descanso Profilaxia varizes
Média	20-30 mmHg	Efeito medicinal leve varizes sem edema Profilaxia TVP em imobilizações
	30-40 mmHg	Efeito medicinal médio Varizes acentuadas/edemas Insuficiência venosa leve Profilaxia TVP
Alta	40-50 mmHg	Efeito medicinal profundo Insuficiência venosa crônica = Síndrome pós-flebítica

Px: Prevenção ou profilaxia.

para regime de heparina 5.000 SC 12-12 h, tiveram 12% de TEV (triagem por ^{125}I-fibrinogênio, confirmação por flebografia e cintilografia V/Q), ao passo que pacientes randomizados para associar heparina com MECG tiveram apenas 2% de complicações tromboembólicas. Assim MECG pode ampliar os efeitos preventivos de heparina, o que tem servido para pacientes de risco alto.

Porteous e colaboradores[5] responderam a uma pergunta prática sobre a MECG: acima ou abaixo do joelho? Foram estudados 114 pacientes submetidos à cirurgia abdominal de grande porte, randomicamente alocados a usar MECG abaixo e acima do joelho. Trombose venosa profunda foi diagnosticada por ^{125}I-fibrinogênio em 3 de 35 pacientes (5,4%) no grupo acima do joelho e em 1 de 58 (1,7%) no grupo abaixo do joelho (≠ NS). Assim, as MECGs abaixo do joelho não apenas são mais bem-toleradas pelos pacientes como são tão efetivas como as acima do joelho na prevenção da TVP.

Wells e colaboradores[6] realizaram meta-análise sobre MECG na prevenção de TEV. De 12 estudos, 11 foram em pacientes de risco moderado e alto (cirurgia abdominal, ginecológica e neurocirurgia). O cálculo de razões de chance (OR) foi 0,28, o que significa redução de risco de 68% (53-73%) (p<0,001). Não houve diferença entre MECG acima ou abaixo do joelho (incluiu o estudo anterior)[6] e o de Williams e Palfrey,[7] mas a maioria dos estudos empregou MECG acima do joelho. O uso de MECG para prevenção de TEV após cirurgia de risco moderado e alto resultou em significativa redução de risco.

Para pacientes após acidente vascular cerebral, prevenção conferida pelas MECGs necessitava maior definição. Muir e colaboradores[8] randomizaram pacientes de uma unidade de acidentes vasculares agudos para MECG (acima do joelho) ou controles para cuidados gerais. O seguimento se fez por ultrassonografia Dopppler a cores. Foram randomizados 98 pacientes com AVE agudo paralisante. Apenas 1 paciente teve TVP sintomática, e nenhum, TEP. TVP foi diagnosticada em 7 de 65 pacientes com MECG (10,7%) e em 7 de 32 controles (22%) com OR 0,43 (0,14-1,36) e NNT para benefício de 9. TVP envolvendo veias femorais foi detectada em 3/65 (6%) e 2/32 (6,25%), respectivamente, com OR 0,74 (0,12-4,64). O risco absoluto de TVP proximal foi 4,6 no grupo de MECG e de 6,25% em controles, com NNT para benefício de 61. Assim, MECG produziu redução na incidência de TVP comparado com o grupo sem MECG. O estudo confirmou alguma evidência em favor da MECG na prevenção de TEV em pacientes com AVE, conforme outros estudos, mas os números justificam um estudo maior para confirmação que determine conduta.

O método de MECG tem tido analogia com envolvimento das pernas com ataduras elástica, com pressão suficiente para um aumento do tônus venoso sem interferir com o fluxo arterial.

Compressão pneumática intermitente

O método de compressão pneumática intermitente externa (CPI) consiste na aplicação de compressão externa intermitente por meio de bomba que infla e desinfla manguitos ao redor de cada panturrilha, com ou sem manguitos adicionais nas coxas. A compressão é rítmica, durando cerca de 10-20 minutos com pressões de inflação de 35-40 mmHg na perna apenas ou sequencialmente no tornozelo (35 mmHg), joelho (30 mmHg) e coxa (20 mmHg), dependendo do sistema. A velocidade de fluxo na veia femoral aumenta em cerca de 180 a 240%. Uma forma moderna de CPI é o sistema de impulso A-V (A-V Impulse System®), que consiste de uma bomba de pé que estimula o plexo venoso plantar e imita a sequência natural do fluxo venoso fisiológico.

Além de aumentar diretamente o fluxo venoso, acredita-se que aumente a atividade fibrinolítica por estimulação do endotélio venoso, colaborando para a anticoagulação. Tarnay e colaboradores[9] estudaram o efeito da compressão da panturrilha na prevenção da trombose venosa e fibrinólise, que merece detalhamento. Investigaram a indução mecânica local e o sistema fibrinolítico por meio do tempo de lise da euglobulina em efluentes venosos em 5 voluntários antes e depois de compressão unilateral do braço por meia hora. O encurtamento do tempo foi em média 19%, não significativo. O experimento foi repetido utilizando-se botas de compressão bilateral da panturrilha com amostras da veia femoral. A lise da euglobulina reduziu-se 22% (p<0,001). Para expor possíveis efeitos sistêmicos, o protocolo foi alterado usando-se compressão de panturrilha e mostras do braço. A lise da euglobulina diminuiu 6% em voluntários (p<0,001). Em outros 27 voluntários, os efeitos de botas de compressão da panturrilha e até a coxa foram comparados: 30

min de compressão, seguidos por 30 min de repouso, seguindo-se outro período de compressão. Um total de 4 amostras de veia do braço foram tomadas antes e após cada período de compressão. Em retrospecto, o tempo de lise da euglobulina reduziu-se significativamente (p=0,05), embora o período de repouso de 30 min fosse inadequado para permitir aos indivíduos retornar a condições basais. Esse estudo demonstrou que compressão intermitente da panturrilha aumenta o potencial fibrinolítico local, e esse efeito pode ser demonstrado sistemicamente. Quanto maior o volume de tecido comprimido, maior resposta. Assim, a eficácia da CPI em reduzir a incidência de TVP pode ser devida, em parte, à indução localizada da fibrinólise.

Em alguns serviços, pacientes com AVE e muito enfermos têm seus membros inferiores apoiados sobre manguitos que exercem estimulação rítmica na panturrilha. A CPI pode ser associado à MECG.

Na impossibilidade de acesso às pernas, manguitos em forma de bota nos pés (*foot pump*) se encarregam de compressão rítmica estimulando a circulação do sangue e a atividade fibrinolítica, o que é denominado *A-V Impulse System*. Esse método parte de bases conceituais de que o plexo venoso da sola do pé comprime cerca de 30 mL de sangue em indivíduos sustentando o peso corporal e que esse volume de sangue como um jato atinge as cúspides valvares venosas das pernas e pode promover fibrinólise endotelial venosa. O sistema de bomba do pé reproduz a compressão rítmica do sangue do plexo quando o paciente não pode carregar peso.

A meta-análise de Clagett e Reisch[3] encontrou 9 ensaios clínicos com mais de 900 pacientes de cirurgia geral. CPI foi efetiva na redução da frequência da TVP, de 9,9% comparada com 20,3% em pacientes controles (p<0,001). Em subgrupos de pacientes com câncer, a incidência de TVP foi de 12,8% em pacientes com CPI comparada com 21,0% em controles (p<0,04).

Campos[10] realizou meta-análise em 31 ensaios reunindo 4.269 pacientes submetidos a cirurgias ortopédicas (joelho e quadris), geral, ginecológica, urológica e neurológica. Dados combinados demonstraram efeitos de tratamento praticamente iguais entre CPI e abordagens farmacológicas (0,95; 0,82 – 1,10), em relação à incidência de TVP. O risco de hemorragia foi maior e estatisticamente significativo em pacientes tratados com intervenções farmacológicas (0,37; 0,20, 0,69). Comparações entre as estratégias farmacológicas e mecânicas indicaram que ambas são similares na prevenção de trombose venosa profunda. Entretanto, a evidência atual suporta a escolha das abordagens mecânicas, uma vez que o risco de eventos hemorrágicos favorece os métodos mecânicos.

Bases conceituais da prevenção da TEV com fármacos

Desde o início do uso clínico de anticoagulantes, no fim da década de 1930, e ao longo das décadas de 1940 e 1950, a heparina e os antagonistas da vitamina K foram utilizados na prevenção empírica da tromboembolia pulmonar, às vezes de forma primária, outras vezes no tratamento da trombose venosa profunda, com vistas a impedir o surgimento de sintomas compatíveis com complicação tromboembólica pulmonar.[11,12]

Em 1962, Sharnof e colaboradores[13] publicaram um artigo original com 52 pacientes de risco alto de trombose venosa. Usaram 100 mg de heparina subcutânea na noite anterior à cirurgia, considerados suficiente para manter tempo de coagulação ≥ 5 minutos por 12 horas, sem risco de sangramento. Durante a cirurgia, se o tempo de coagulação baixava de 5 minutos (≤ 4 min), administrava-se mais heparina. Houve pouco sangramento atribuível à heparina e ausência de mortalidade por complicação tromboembólica. Os autores concluíram que pequenas doses de heparina são suficientes para manter a coagulação do sangue em níveis normais, prevenindo o desenvolvimento da hipercoagulabilidade sanguínea que acompanha eventos cirúrgicos.

A etapa moderna da profilaxia farmacológica da trombogênese venosa começou com a identificação em plasma e soro humanos de um potente inibidor do fator X ativado (Xa) ocorrendo naturalmente, chamado de antitrombina III ou heparina cofator.[14-16] Coincidentemente, ocorreu o inesperado achado de um notável aumento da atividade desse inibidor sobre o fator Xa em um paciente recebendo heparina para tratamento de uma trombose recorrente.[17]

Estas foram as bases conceituais para o emprego clínico de heparina em pequenas doses (minidoses) de 5.000 UI subcutâneas (SC). As doses preconizadas de heparina foram aquelas que não

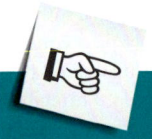

> > **LEMBRETE**

O fator Xa é produzido pela confluência das vias intrínseca e extrínseca da coagulação, sendo gerado pelo complexo fator tecidual-fator VIIa e complexo fator IXa –fator VIII (complexo tenase). O fator Xa ao ligar-se com o fator V (complexo protrombinase) converte a protrombina em trombina in vitro, e o efeito anticoagulante da antitrombina (AT) é profundamente aumentado por traços de heparina. A presença de heparina 1 µg de AT pode neutralizar 32 unidades do fator Xa e indiretamente impede a geração potencial de 1.600 unidades de trombina, o que só seria neutralizado por 1.000 µg de AT. Da mesma forma, uma quantidade muito maior de heparina seria necessária para realizar o bloqueio instantâneo e prontamente reversível da reação trombina-fibrinogênio pelo inibidor do que é requerido para neutralizar o fator Xa irreversivelmente. Profilaxia por heparina não é uma anticoagulação propriamente dita, porque um estado trombogênico não foi induzido enquanto a taxa de neutralização do fator Xa pela AT excede a estimulação do fator Xa. Se houver escape do fator Xa, a ação inibitória da AT então gerará trombina, que amplificará o processo de sua própria geração, não podendo mais ser impedida por doses baixas de heparina. Assim, em essência, a presença de pequenas quantidades de heparina plasmática aumenta muitas vezes a taxa de neutralização do fator Xa previamente ao desenvolvimento de uma estado de hipercoagulabilidade, que impede a trombogênese venosa em pacientes sob risco.

alteraram os parâmetros de controle laboratorial da coagulação e não foram acompanhadas por aumento de sangramento operatório. Era essencial que as minidoses de heparina não interferissem na hemostasia normal além de impedir o desencadeamento do processo de trombogênese.

Doses baixas de heparina (minidoses de heparina)

Kakkar e colaboradores,[18] com apoio de fibrinogênio radiativo (^{125}I-fibrinogênio) e flebografia para diagnóstico de TVP, testaram um regime profilático consistindo de heparina 5.000 UI subcutânea inicial 2 h antes da cirurgia e após 24 h administrada a cada 12 h por 5 dias, em intervalos de 8 h.

Foram investigados 53 pacientes consecutivos de cirurgia para hérnia inguinal. Trombose venosa profunda foi detectada em 7 (26%) dos 27 controles e em 4% dos 26 pacientes que receberam heparina antes e depois da cirurgia.

Outros estudos realizados dentro do mesmo regime tiveram resultados similares.[19,20]

Kakkar e colaboradores[21] repetiram o regime profilático anterior modificando o reinício para 12 h e estendendo para 7 dias a duração da profilaxia. Foram estudados 261 pacientes divididos em 3 grupos. Um grupo de 78 pacientes acima de 40 anos, submetidos a cirurgias de grande porte eletivas abdominais, pélvicas, torácicas e ortopédicas correspondeu a um ensaio prospectivo duplo-cego. A frequência de TVP (^{125}I-fibrinogênio) foi de 42% no grupo de 39 pacientes-controle, de 8% em pacientes tratados profilaticamente com heparina (p<0,001). Nenhum dos 78 pacientes desenvolveu embolia pulmonar. O mesmo regime foi aplicado a um 2º grupo de 133 pacientes consecutivos em estudo aberto, submetidos à cirurgia de grande porte, incluindo prótese total de quadril. A incidência geral de positividade (^{125}I-fibrinogênio) foi de 9,7% no subgrupo de cirurgia de quadril. No 3º grupo, constituído por pacientes submetidos à cirurgia de urgência por fratura de quadril, 20 (40%) de 50 pacientes tiveram exame com ^{125}I-fibrinogênio positivo. No grupo todo, de 222 pacientes consecutivos que receberam profilaxia com heparina, em apenas 1 paciente foi reconhecido TEP.

Com o objetivo de estender a profilaxia para pacientes com cirurgia ortopédica e de fraturas, o regime de 12 h foi modificado para 8 h, iniciando 8-12 horas após a dose pré-operatória, por Gallus e colaboradores.[22] Em 266 pacientes submetidos à cirurgia de grande porte eletiva, a incidência de TVP (^{125}I-fibrinogênio) foi reduzida de 16 para 2%. Entre pacientes com fratura de quadril a profilaxia com heparina reduziu a incidência de TVP de 48 para 13%.

O regime de heparina 5.000 UI a cada 8 h estabeleceu, então, o aparente limite para o nível profilático da heparina; mesmo que não houvesse sangramento significativo, os requerimentos de transfusão de sangue foram elevados moderadamente, e os pacientes que receberam a profilaxia tiveram hematócrito menor. Com exceção dos subgrupos de cirurgia ortopédica eletiva e de fratura de quadril, esquemas de 8 h não foram superiores aos de 12 horas.

Uma grande contribuição foi o ensaio multicêntrico internacional[23] sobre eficácia de doses baixas de heparina na prevenção de TEP fatal pós-operatória. Esse estudo incluiu 4.121 pacientes acima de 40 anos de idade submetidos a vários tipos de procedimentos de cirurgias de grande porte; 2.045 receberam heparina e 2.076 formaram o grupo-controle, pareados por idade, gênero, grupo sanguíneo e outros parâmetros de risco. As cirurgias realizadas foram esofagectomia, cirurgias gástricas e colônicas, ressecção abdominoperineal, colecistectomia, cirurgia de ducto biliar, laparotomia, prostatectomia, outras cirurgias urológicas, cirurgias ginecológicas, hemiorrafias (incluindo de hiato e ventrais), simpatectomia, amputação, protése total de quadril, mastectomias e outras.

O regime de heparina constou de 5.000 UI subcutâneas no pré-operatório 2 h antes do início da cirurgia e a cada 8 h a seguir no pós-operatório, por 7 dias ou até o paciente estar deambulando.

Morreram no período pós-operatório 180 (4,4%) pacientes, 100 no grupo-controle e 80 no grupo heparina. Foram à necropsia 72% das mortes no grupo-controle e 66% do grupo heparina. Embolia pulmonar maciça considerada causa de morte foi encontrada em 16 pacientes do grupo-controle e em 2 do grupo heparina (p<0,005). Embolias encontradas nas necropsias em outros 6 pacientes do grupo-controle e em 3 do grupo heparina foram consideradas contributórias ou incidentais, sendo as mortes atribuídas a outras causas (p<0,005).

De 1.292 pacientes nos quais o teste com ^{125}I-fibrinogênio foi realizado para detectar TVP, 667 eram do grupo-controle e 625 do grupo heparina. A frequência de TVP isotópica (correspondente à concentração do radioisótopo) foi reduzida de 24,6% do grupo-controle para 7,7% no grupo heparina (p<0,005). Em 30 pacientes, a TVP foi encontrada em necropsias, 24 no grupo-controle e 6 no grupo heparina (p<0,005). TVP suspeitada e confirmada por flebografia ocorreu em 32 pacientes do grupo-controle e em 11 do grupo heparina (p<0,005). Além disso, 24 pacientes no grupo controle e 8 no grupo heparina foram tratados clinicamente por suspeita de TEP; a diferença entre pacientes requerendo tratamento por TVP ou TEP nos 2 grupos foi igualmente significativa (p<0,005).

Em termos de hemorragia, foram encontradas 9 pacientes na necropsia com morte por hemorragia, 5 no grupo-controle e 4 no grupo heparina. Uma análise objetiva cuidadosa do sangramento transoperatório e pós-operatório em 1.475 pacientes não mostrou diferenças significativas em requerimento de transfusão de sangue ou na queda do hematócrito e níveis de hemoglobina, seja em grupos individuais de cirurgia, seja no grupo como um todo. Entretanto, a diferença no número de pacientes que desenvolveram hematoma na ferida operatória nos grupos heparina e controle foi significativa (p<0,01).

O resultado desse estudo indicou que tromboprofilaxia primária com doses baixas de heparina (minidoses) pode ser recomendada para uso em larga escala em pacientes com risco alto submetidos à cirurgia de grande porte.[23]

Confirmada a ação preventiva eficiente em cirurgia geral, Halkin e colaboradores[24] testaram os efeitos de DBH na mortalidade de 1.358 pacientes consecutivos internados em enfermarias de clínica médica, no regime de 5.000 UI de heparina 12/12 horas. Pacientes com números pares de registro receberam prevenção com heparina e os com números ímpares foram os controles. A mortalidade foi significativamente mais baixa no grupo com heparina, 7,7% 52/669) vs 10,0% (75/689) no grupo-controle, com diferença aumentando consistentemente com a duração da hospitalização (p=0,025); a redução estimada em mortalidade atribuída à heparina foi 31,1%.

Cade[25] testou o regime de DBH em 119 pacientes de alto risco muito enfermos. Foram usados 5.000 UI de heparina SC de 12/12 h e avaliadas por ^{125}I-fibrinogênio. Ocorreu TVP em 29% dos pacientes controles e em 13% dos pacientes recebendo heparina, o que justifica a utilização de prevenção com heparina em pacientes de unidades críticas sem impedimento hemostático.

Clagett e Reisch[3] realizaram ampla revisão e meta-análise sobre as práticas de prevenção de TEV em cirurgia geral. Foram avaliados os resultados de ensaios clínicos randomizados com os métodos mais comumente utilizados na profilaxia da TVP em pacientes com risco moderado e alto em cirurgia geral. Doses baixas de heparina (DBH), dextrano, heparina-di-hidroergotamina (HDHE; 0,5 mg de di-hidroergotamina mais 5.000 UI de heparina ou 0,5 mg de di-hidroergotamina mais 2.500 UI de heparina) associadas a objetivos de vasoconstrição e redução de sangramentos, de aparente sucesso inicial, mas de uso descontinuado pelos efeitos secundários e ausência de vantagens reais sobre a heparina; DiSerio e Sasahara,[26] compressão graduada intermitente (CPI) e meias elásticas de compressão graduadas (MECG) reduziram significativamente a incidência de TVP; ácido acetilsalicílico foi inefetivo. A **Tabela 11.2** apresenta os resultados definidos por mapeamento com ^{125}I-fibrinogênio.

Em contrapartida a outros métodos, MECGs não tinham sido ainda adequadamente estudadas para determinação de seu valor na redução de TVP em pacientes de risco alto, como no câncer. Em estudos de comparação envolvendo cerca de 4.800 pacientes, DBH foi superior ao dextrano em prevenir TVP, com incidência de TVP 9,5% *vs* 21,0% (p<0,001), mas os 2 métodos foram equivalente na proteção contra TEP, com incidência de TEP total e TEP fatal de 0,82 e 0,42% com DBH e 0,68 e 0,31% com dextrano, respectivamente. Esses 2 agentes foram estudados em um número suficiente de pacientes para demonstração de uma clara redução em TEP com profilaxia pré-operatória. A associação HDHE foi um pouco melhor do que DBH na prevenção de TVP, mas não pareceu ter vantagem na prevenção de TEP, pelo menos em pacientes de risco moderado. A incidência de hemorragia grave não foi aumentada com qualquer dos agentes profiláticos. Entretanto, hematomas na ferida operatória ocorreram frequentemente com DBH, um efeito notado em dados reunidos de ensaios aberto duplo-cegos. Em comparação com DBH, tanto dextrano como HDHE tiveram menor número de hematomas em feridas operatórias. Dessa meta-análise pode-se concluir que dose baixa de heparina (minidoses) a cada 8 h pareceu mais efetiva na redução de TVP e TEP que quando administrada a cada 12 h, com hematomas de ferida equivalentes.[3]

Minidose de heparina: 5.000 UI SC 12/12 h *vs* 8/8 h

Embora não tivesse havido estudos randomizados, comparando diretamente DBH a cada 12 h e a cada 8 h na duração prevista, houve grande número de estudos com regimes de 12 h ou de 8 h, o que possibilita comparação indireta com dados reunidos que permitiam comparação de incidência (com intervalo de confiança de 95%). Em pacientes de cirurgia geral tratados com heparina 5.000 UI SC a cada 12 h, 289 de 2.446 (11,8%; 10,6-13,1%) tiveram TVP por ^{125}I-fibrinogênio; em pacientes tratados com heparina 5.000 UI SC a cada 8 h, 153 de 2.039 (7,5; 6,4-8,6%) tiveram TVP por ^{125}I-fibrinogênio. A frequência de hemorragia foi avaliada em vários desses estudos. No regime de 12 h, hemorragia grave ocorreu em 36 de 3.839 pacientes (0,9; 0,6-1,2%). No regime de 8 h, hemorragia grave foi registrada em 20 de 1.142 pacientes (1,8; 1,0-2,6%). Esse número é alto em comparação com os que receberam DBH a cada 12 h, mas os intervalos de confiança se sobrepõem. No que se refere a hematoma nas incisões operatórias, a incidência foi idêntica. Então, ao mesmo tempo em que pareceu haver um efeito de dosagem, com benefício para o regime de 8 h na redução da TVP, não houve aparente aumento nas complicações hemorrágicas. Tem-se que risco moderado de TEV pode ser prevenido por regimes de 12 h, ao passo que um pouco mais proteção para pacientes de risco alto seria conferido pelo regime de 8 h.[3]

Recentemente, esse tema foi abordado em 3 meta-análises em pacientes de clínica médica. King e colaboradores[27] identificaram 12 estudos (1996-

▶▶ **TABELA 11.2**

Meta-análise da incidência de TVP por ^{125}I-fibrinogênio

Métodos	Incidência média (% e 95% IC)
Sem profilaxia	25 (23,9-26,5)
DBH	8,7 (7,8-9,7)
MECG	9,3 (6,4-13,3)
CPI	9,9 (6,9-13,9)
Dextrano	16,6 (13,1-18,4)
Ácido acetilsalicílico	20,4 (16,5-25,0)

Fonte: Adaptada de Clagett e Reisch.[3]

2004) com 7.978 pacientes que receberam DBH, 1.664 recebendo 8/8 h (3x/dia) e 6.314 de 12/12 h (2x/dia). Após ajuste para riscos, não houve diferença na taxa geral de TEV por 1.000 pacientes-dia: 2x/dia 5,4 vs 3x/dia 3,5; p=0,87. O regime 3x/dia mostrou tendência de redução de TEP: 2x/dia 12,5 vs 3x/dia 0,5; p=0,09. O risco para hemorragia grave esteve significativamente aumentado com o regime 3x/dia: 2x/dia 0,35 vs 3x/dia 0,96; p<0,001.

Wein e colaboradores[28] identificaram 36 estudos (1972-2006) envolvendo tromboprofilaxia com DBH e HBPM, 14 dos quais compararam DBH com controles. Os resultados combinados demonstraram redução do risco de TVP (RR 0,33 [0,26-0,42]) e de TEP (RR 0,64 [0,59-0,82]). Não houve diferença de mortalidade entre DBH e controles. Esse tratamento foi associado com maior risco de sangramento (RR 3,11 [2,44-3,96]). A frequência de 3x/dia foi associada com maior redução no risco de TVP do que a frequência 2x/dia (RR 0,27 [0,20-0,36]) vs (RR 0,52 [0,28-0,96], sem alteração na mortalidade geral.

Phung e colaboradores[29] conduziram meta-análise, reunindo 16 ensaios (1973-2010) incluindo 27.667 pacientes. Na comparação 3x/dia e 2x/dia, os resultados foram os seguintes: TVP 1,56 (0,64-4,33); TEP 1,67 (0,49- 8,09); óbito 1,17 (0,7-1,95) e grave sangramento 0,89 (0,08-7,05). Essa meta-análise sugeriu que, em DBHa, frequência 3x/dia ou BID não mostrou diferença estatística significativa nos desfechos estudados.

Assim, na tromboprofilaxia com DBH, em pacientes com risco alto de sangramento, o regime de 5.000 UI 2x/dia pode ser mais indicado, ao passo que em pacientes com risco alto de TEV o regime de 5.000 UI 3x/dia pode ser o mais indicado. Mas não há norma ou recomendação estabelecida.

Heparina subcutânea dose-ajustada

São doses de heparina ajustadas para manter o tempo de tromboplastina parcial ativado (TTPa) nos limites superiores da normalidade (25 – 38 s). Esse regime demonstrou ser mais efetivo do que as baixas doses fixas de heparina (5.000 UI cada 12 horas) na prevenção da TVP em pacientes de risco alto, como cirurgia de quadril.

O início é com heparina SC 3.500 UI a cada 8 h, começando 2 dias antes da cirurgia e ajustada para os níveis desejados (avaliação 6 h após dose: se TTPa< 27,5: + 1.000 UI; entre 28 e 31 s + 500 UI; 31,5-36 s: manter dose; se 36,5- 39 s: – 500 UI; > 39,5 s: -1.000 UI). As doses serão inferiores a regime de doses fixas de 5.000 a cada 8 h, o qual, a par da eficácia, tem sido relacionado com maior risco de sangramento. A dose-ajustada requer monitoração laboratorial, é mais laboriosa e tem algum risco de sangramento em relação às doses fixas de 5.000 UI cada 12 horas. Em outras palavras, é um regime de heparina subcutânea em doses baixas a cada 8 h, controlado para manter-se em níveis profiláticos. Esse regime foi naturalmente descontinuado na prática com a chegada das heparinas de baixo peso molecular. Não obstante, é um regime eficaz e seguro para tromboprofilaxia venosa.[30]

Dextrano 70

O dextrano 70 é um polímero da glicose, que em infusão intravenosa é um expansor do volume plasmático com propriedades antitrombóticas. O dextrano reduz a viscosidade do plasma, altera a função plaquetária e diminui a polimerização da fibrina. O dextrano não foi avaliado em pacientes de clínica médica e mostrou-se de pouca efetividade em cirurgia geral, sendo mais efetivo na redução de tromboembolia venosa após fratura de quadril. Ele também necessita de administração intravenosa, pode produzir sobrecarga de volume, aumenta risco de sangramento, pode produzir reações alérgicas e tem custo mais elevado do que a heparina. Pode ser associado à heparina ou varfarina. Perdeu espaço com o desenvolvimento dos fármaco santicoagulantes, principalmente com a HBPM.[31]

Ácido acetilsalicílico

Os agentes antiplaquetários, como o ácido acetilsalicílico, demonstraram limitada eficácia na prevenção de trombose venosa, diferentemente do que ocorre com trombose arterial, com redução de risco muito inferior a outros regimes profiláticos.[31]

O desafio de profilaxia para pacientes de risco muito alto, em que se inclui cirurgia ortopédica eletiva para próteses de joelho e quadril e cirurgia de fratura de quadril, teve de aguardar a introdução das heparinas de baixo peso molecular para uma abordagem mais efetiva.

Heparina de baixo peso molecular

As HBPMs, como fármacos pentassacarídeos mediados por antitrombina, compartilham as bases conceituais das doses baixas de heparinas não fracionadas. E suas características farmacológicas, farmacodinâmicas e farmacocinéticas as colocaram em posição de destaque em regimes profiláticos por onde iniciaram sua ação anticoagulante. As HBPM passaram a ser amplamente utilizadas em prevenção de TEV.

Em 1986, Dahan e colaboradores[32] realizaram um estudo prospectivo, placebo-controlado, incluindo 270 pacientes acima de 65 anos, com internação em clínica médica, para avaliar o potencial preventivo de TVP isotópicas (^{125}I-fibrinogêno). Empregaram 60 mg de enoxaparina SC, reduzindo a frequência de TVP de 9 para 3%, sem maiores paraefeitos, exceto hematomas nos locais das injeções.

Pacientes internados por doenças de clínica médica foram alvo de repetidos estudos com HBPM. O estudo MEDENOX (*Prophylaxis in Medical Patients with Enoxaparin*)[33] avaliou a eficácia e a segurança de enoxaparina em pacientes até então não estudados em ensaios adequadamente desenhados. Em um estudo prospectivo randomizado, duplo-cego, foram incluídos 1.102 pacientes > 40 anos, que receberam doses SC diárias de 20 e 40 mg de enoxaparina ou placebo por 6-14 dias. A maioria dos pacientes estava em tratamento de internação e foram seguidos por até 3 meses. A incidência de TVP no grupo de 40 mg de enoxaparina foi de 5,5% (16 de 291) e no grupo placebo de 14,9% (43 de 288) com risco relativo de 0,37 (0,22-0,63; p<0,001), com benefícios mantidos pelos 3 meses de seguimento. Não houve diferença significativa entre os grupos enoxaparina 20 mg (15,0%; 43 de 287) e o grupo placebo. Não houve diferenças significativas em efeitos adversos entre os grupos placebo e enoxaparina. Pelo dia 110 de acompanhamento, haviam morrido 50 pacientes do grupo placebo (13,9%), 51 no grupo de enoxaparina 20 mg (14,7%) e 41 no grupo enoxaparina 40 mg (11,4%). Esse ensaio, que reduziu de forma eficaz e segura o risco de TEV, não obstante muitas limitações, consagrou a dose de 40 mg de enoxaparina para prevenção em pacientes de clínica médica não críticos.

O estudo PREVENT (Prospective Evaluation of Dalteparin Efficacy for Prevention of VTE in Acutely Ill Medical Patients)[34] avaliou a dalteparina entre pacientes agudos de clínica médica, considerando que desfechos relevantes não tinham sido ainda totalmente avaliados nesses pacientes. Foram incluídos 3.706 pacientes randomizados para receberem dalteparina 5.000 UI diariamente por 14 dias, que foram seguidos por 90 dias. Desfechos primários foram TVP sintomática, TEP sintomática e TVP assintomática detectada por USC no dia 21, ou morte súbita até o dia 21. A incidência de TEV foi reduzida de 4,96% (73 de 1.473) no grupo placebo para 2,27% (42 de 1.518) no grupo dalteparina, uma redução do risco absoluto de 2,19% ou uma redução no risco relativo de 45% (risco relativo 0,55; 0,38-0,80; p=0,0015). Os benefícios observados foram mantidos aos 90 dias. A incidência geral de sangramento grande foi baixa, mas maior no grupo da dalteparina (9 pacientes; 0,49%) que no grupo placebo (3 pacientes; m0,16%). Assim, dalteprina 5.000 UI ao dia reduziu pela metade a taxa de TEV com risco baixo de sangramento. Em subgrupos de pacientes obesos e idosos do PREVENT,[35] foi avaliado se doses fixas de dalteparina (5.000 UI dia) poderiam resultar em redução da eficácia em obesos e da segurança em idosos. Foram estudados retrospectivamente da base de dados de homens com IMC $\geq$ 30 kg/m^2 e mulheres comIMC $\geq$ 28,6 kg/m^2, e indivíduos $\geq$ 75 anos. O efeito da dalteparina sobre os desfechos (OR 0,51; 0,32-0,82) não foi atenuado quando ajustado para idade, gênero, obesidade, história de TEV e veias varicosas. Dalteparina não foi associada a aumento da incidência de sangramento grave pelo dia 21 em pacientes obesos (0% *vs* 0,7% placebo; p>0,99) e em pacientes idosos (1,1% *vs* 0,7%; p=0,12).

O estudo EXCLAIM (Extended Prophylaxis for Venous ThromboEmbolism in Acutely Ill Medical Patients With Prolonged Immobilization)[36] abordou novamente a tromboprofilaxia de pacientes agudos de clínica médica. Participaram 370 centros em 20 países da América do Norte, América do Sul, Europa e Ásia. Em pacientes $\geq$ 40 anos, 2.975 receberam enoxaparina 40 mg dia e 2.988 receberam placebo por 28 ± 4 dias após terem recebido enoxaparina por 10 ± 4 dias. A imobilidade foi dividida em 2 níveis: nível 1 com repouso no leito ou imobilidade sem ida ao banheiro, e nível 2, com idas ao banheiro. Desfechos foram incidência de TEV até dia 28 e sangramento grave até 48 h após a última dose de tratamento. Enoxaparina estendida reduziu a incidência de TEV comparada com placebo (2,5% *vs* 4%), com a diferença em risco absoluto favorecendo enoxaparina, -1,53% (-2,5 a 0,52). Enoxaparina aumentou eventos de sangramento grave (0,8% *vs* 0,3%; com a diferença absoluta favorecendo placebo, 0,51 [0,12 a 0,89]). Os benefícios da enoxaparina de duração estendida pareceu restrito a mulheres, pacientes > 75 anos e aqueles com imobilidade nível 1.

Uma meta-análise sobre a função da HBPM na prevenção de TEV em cirurgia geral foi desenvolvida por Mismetti e colaboradores,[37] reunindo 51 estudos e mais de 48.000 pacientes. As comparações foram entre HBMPHNF e placebo. Comparações com placebo ou não tratamento confirmaram uma redução significativa em TVP assintomática (n=513; RR 0,28 [0,14-0,54]), em TEP sintomática (n=5.456; RR 0,25 [0,08-0,79]) e TEV clínica (n=4.890; RR 0,29 [0,11-0,73]), e uma tendência de redução da mortalidade geral. Comparação ABPM *vs* UHF mostrou uma tendência em favor de HBPM, com redução significativa em TEV clínica (p=0,049), uma tendência também encontrada para cirurgia de câncer. HBPM em doses ≤ 3.400 UI antifator Xa pareceu ser tão efetiva quanto, e mais segura que, HNF, ao passo que doses maiores resultaram em eficácia ligeiramente superior, mas com aumento do risco hemorrágico, incluindo sangramento grave. Assim, HBPM parece ser tão efetiva e segura quanto HNF; a determinação de doses ótimas requer investigações adicionais.

O campo para profilaxia farmacológica de TEV em cirurgia de joelho e quadril e em tratamento clínico ou cirúrgico de câncer foi bastante desenvolvido com a introdução de HBPM. Como exemplo, selecionamos alguns artigos de contribuição significativa.

Para determinar as doses mais efetivas e seguras para a prevenção de TVP em prótese eletiva de quadril, Spiro e colaboradores[38] testaram enoxaparina 10 mg ao dia (161 pacientes), 40 mg ao dia (199 pacientes) e 30 mg cada 12 h (208 pacientes). O tratamento foi iniciado 24 h após a cirurgia e continuado ao longo de 7 dias. O regime de 10 mg por dia foi descontinuado prematuramente, após uma análise interina ter mostrado aumento na incidência de TVP no grupo. Ocorreu TVP em 25% (40/161) no grupo de 10 mg, em 14% no grupo de 40 mg (p=0,02) e em 11% no grupo de 30 mg a cada 12 h (p<0,001). A diferença entre os grupos de 40 mg a cada 24 h e 30 mg a cada 12 h não foi significativa. A incidência de complicações hemorrágicas foi de 5% no grupo de 10 mg e de 13% em pacientes recebendo 30 mg a cada 12 h. As conclusões possíveis foram de que o regime de 40 mg a cada 24 h e 30 mg a cada 12 h proveram profilaxia similar aos mais efetivos tratamentos previamente relatados. Sangramento grave ocorreu apenas em 4-5% dos pacientes. A razão risco-benefício suporta o uso de enoxaparina como fármaco para prevenir TVP em cirurgia eletiva de prótese de quadril.

O reconhecimento de que TEV incide depois da alta hospitalar em número significativo de pacientes, incluindo os que receberam regimes profiláticos durante a hospitalização após cirurgia de quadril, motivou a extensão do tratamento preventivo.

Bergqvist e colaboradores[39] realizaram um estudo com enoxaparina na profilaxia contra TEV após prótese total de quadril. Nesse estudo foram incluídos 262 pacientes submetidos à prótese total de quadril, que receberam 40 mg SC de enoxaparina durante os 10 a 11 dias de hospitalização. A 1ª dose começou na noite anterior à cirurgia (ou 12 horas antes do horário da escala cirúrgica ± 2 horas). Após a alta, um regime profilático de tratamento fora do hospital foi randomizado com placebo por um período de 1 mês por paciente. O controle foi por venografia ascendente bilateral. No grupo placebo, a venografia foi adequada em 116 e no grupo enoxaparina em 117 pacientes. Foram observados 43 episódios de TVP e 2 de TEP no grupo placebo (49%), apenas 21 de TVP e nenhum de TEP no grupo enoxaparina (18%) (p<0,001). A diferença na incidência de TVP proximal foi de 24% *vs* 7% entre os grupos placebo e enoxaparina (p<0,001). Seis pacientes no grupo enoxaparina e 1 no grupo placebo tiveram hematomas nos locais de injeção. Nenhum paciente morreu ou teve complicação grave. Entretanto, houve complicações menores tromboembólicas em pacientes submetidos à prótese eletiva de quadril na aplicação da profilaxia com enoxaparina por 1 mês, sendo melhor do que apenas durante a hospitalização.

Hull e colaboradores[40] empreenderam uma meta-análise em que estudaram o emprego de HBPM em regimes estendidos, compreendendo até 4 semanas, para confirmar o risco-benefício desses regimes. Foram selecionados 6 artigos originais que satisfizeram os critérios de inclusão. Comparada com placebo, a profilaxia estendida fora do hospital, totalizando 3-4 semanas de profilaxia após a cirurgia, diminuiu a frequência de todos os episódios de TVP (22,5%); com RR de 0,41 (0,32 a 0,54; p<0,001); TVP proximal (11,2%), com RR 0,31 (0,20 a 0,47, p=0,001); e TEV sintomática (4,2%), com RR 0,36 (0,20 a 0,67; p=0,001). Sangramento manifesto foi raro, ocorrendo em apenas 1 paciente no grupo placebo. Assim, regimes preventivos estendidos com HBPM mostraram efetividade consistente e segura em ensaios para TVP diagnosticada por venografia e TEV sintomática. Os achados suportam a necessidade de profilaxia estendida – fora do hospital – para pacientes submetidos à cirurgia de artosplastia de quadril.

Para prevenção de TEV em artroplastia de joelho, Leclerc e colaboradores[41] realizaram um amplo estudo comparativo envolvendo 8 hospitais universitários e incluindo 670 pacientes consecutivos randomizados para enoxaparina 30 mg a cada 12 h ou varfarina dose-ajustada para RNI entre 2,0 – 3,0, ambos iniciando após a cirurgia. O desfecho primário foi incidência de TVP (venogramas bilaterais), e o desfecho secundário foi hemorragia. Entre 417 pacientes com venogramas tecnicamente adequados, 109 de 211 (51,7%) do grupo varfarina tiveram TVP, comparados com 76 de 206 (36,9%) do grupo enoxaparina (p=0,003). A diferença de risco absoluto foi 14,8% (5,3 – 24,1%) em favor da enoxaparina; 22 pacientes do grupo varfarina (10,4%) e 24 do grupo enoxaparina (11,7%) tiveram TVP proximal (p>0,2). A diferença em risco absoluto foi 1,2% (-7,2 a 4,8%) em favor de varfarina. A incidência de sangramento grave foi de 1,8% no grupo varfarina e 2,2% no grupo enoxaparina (p>0,2). A diferença em risco absoluto foi de 0,3% (-2,4 a 1,8%) em favor de varfarina. Assim, regime com dose fixa de enoxaparina pós-operatória é mais efetivo do que regime com dose-ajustada de varfarina na prevenção de TVP, após cirurgia de artroplastia de joellho. Não houve diferença na incidência de TVP proximal e sangramento manifesto.

O mais frequente procedimento ortopédico é a artroscopia de joelho, para qual não é rotineiramente recomendada tromboprofilaxia, ainda que esse seja um procedimento de risco para TEV. Camporese e colaboradores[42] realizaram um ensaio randomizado para avaliar se HBPM previne melhor TVP e não causa mais complicações do que MECG em adultos submetidos à artroscopia. Foram incluídos 1.761 pacientes submetidos à artroscopia de joelho, sendo os pacientes randomizados para MECG extensão alta (30-40 mmHg no tornozelo) por sete dias (660 pacientes) ou para receber HBPM: nadroparina 3.800 UI antifator Xa SC iniciando 8 h após o procedimento, por 7 dias (657 pacientes) ou 14 dias (444). O controle de TVP foi por USC venosa. A incidência acumulada em 3 meses de TVP proximal assintomática, TEV sintomática e mortalidade por todas as causas foi de 3,2% (21 de 660) no grupo e MECG, 0,9% (46 de 657) no grupo HBPM 7 dias (diferença absoluta 2,3% [0,7-4%] p=0,005), e 0,9% (4 de 444) no grupo de HBPM 14 dias, que foi encerrado prematuramente por avaliação interina que não considerou vantagens na continuidade da profilaxia. A incidência cumulativa de eventos hemorrágicos relevantes foi de 0,3% (2 de 660) no grupo da MECG e de 0,9% (6 de 657) no grupo da HBPM de 7 dias. Assim, HBPM constitui-se em eficaz e seguro regime para TEV após artroscopia de joelho.

Também em neurocirurgia, as HBPMs têm sido testadas na prevenção da TEV, quer isoladamente, quer em comparação ou em associação com métodos mecânicos. Agnelli e colaboradores[43] compararam enoxaparina e MECG com MECG apenas na prevenção de TEV após neurocirurgia eletiva. Enoxaparina 40 mmHg ao dia ou placebo foram administrados por não menos de 7 dias (todos receberam MECG), começando 24 horas após a cirurgia. Entre 307 pacientes do grupo tratamento, 129 de 154 recebendo placebo e 130 de 153 recebendo enoxaparina tiveram estudos venográficos adequados para análise. Do grupo placebo 42 (32%) e 22 (17%) do grupo enoxaparina tiveram TVP (RR do grupo enoxaparina 0,52; 0,33-0,82; p=0,004). A taxa de TVP proximal foi de 13% no grupo placebo e de 5% no grupo enoxaparina (RR do grupo enoxaparina 0,41; 0,17-0,95; p=0,04). Dois pacientes do grupo placebo morreram de TEP confirmada por necropsia. Sangramento grave ocorreu em 4 pacientes do grupo placebo (3%; hemorragia intracraniana em todos) e em 4 do grupo enoxaparina (3%; hemorragia intracraniana em 3). Portanto, enoxaparina combinada com MECG é mais efetiva do que MECG apenas na prevenção de TEV em pacientes com neurocirurgia eletiva e não causa sangramento excessivo.

Cirurgia abdominal por câncer tem alto risco de TEV. Como exemplo de regime de tromboprofilaxia com HBPM, ENOXACAN Study Group[44] e Bergqvist e colaboradores[45] conduziram um estudo duplo-cego, multicêntrico (ENOXACAN II), no qual pacientes submetidos a planejamento de cirurgia aberta curativa de câncer pélvico receberam 40 mg SC de enoxaparina por 6 a 10 dias e foram a seguir randomizados para receberem enoxaparina ou placebo por outros 21 dias. Venografia bilateral foi realizada entre os dias 25 e 31, ou antes se ocorressem sintomas de TEV. O desfecho primário de eficácia foi a incidência de TEV entre os dias 21 e 31, e de segurança foi sangramento durante o período de randomização. Foram incluídos 332 para análise de eficácia em intenção de tratamento. As taxas de TEV ao fim da fase duplo-cego foram de 12,0% no grupo placebo e 4,8% no grupo enoxaparina (p=0,02). Essa diferença persistiu após 3 meses (13,8% vs 5,5%; p=0,01). Não houve diferença significativa em sangramentos ou outras complicações durante a fase duplo-cego ou período de seguimento. Concluiu-se que enoxaparina durante 4 semanas, após cirurgia de câncer abdominal ou pélvico, é segura e reduz significativamente a incidência de trombose venograficamente demonstrada, comparada com enoxaparina por 1 semana.

Para profilaxia de TEV em pacientes muito enfermos, os investigadores PROTECT[46] testaram a superioridade de dalteparina sobre a HNF randomizando 3.764 pacientes para receber doses SC de dalteparina (5.000 UI ao dia) mais placebo 1x/dia e HNF(5.000 UI a cada 12 h) enquanto estavam internados em unidades de tratamento intensivo. Não houve diferença significativa entre ocorrência de TVP nos 2 grupos: 5,1% e 5,8%, respectivamente com HR para dalteparina de 9,2 (0,68-1,23; p=0,57). A proporção de pacientes com TEP foi significativamente mais baixa no grupo dalteparina, com 1,3% vs 2,3% no grupo HNF, com HR de 0,51 (0,30-0,88; p=0,01). Não houve diferença significativa em grave sangramento e mortalidade durante estada no hospital.

A tromboprofilaxia adequada em dose e em tempo reconhecidamente reduz a incidência de TEV em pacientes clínicos agudos. Sobre redução associada de mortalidade não tem havido dados precisos. Kakkar e colaboradores[47] conduziram um estudo duplo-cego, placebo controlado e randomizados pra avaliar o efeitos da tromboprofilaxia com enoxaparina na mortalidade por qualquer causa de pacientes clínicos agudos. Um total de 8.307 pacientes foram randomizados em 2 grupos, ambos recebendo meia elástica de compressão graduada: 4.171 pacientes receberam enoxaparina 40 mg e 4.136 pacientes receberam placebo, ambos administrados 10 ± 4 dias. A taxa de morte por qualquer causa em 30 dias foi de 4,9% no grupo enoxaparina a de 4,8% no grupo placebo (RR 1,0[0,8-1,2]; p=0,83). A taxa de sangramento foi de 0,4% no grupo enoxaparina e 0,3% no grupo placebo (RR 1,4 [0,7-3,1]; p=0,35). Assim, comparando 2 grupos de pacientes recebendo tromboprofilaxia com meia elástica de compressão graduada (essencial pela presença de grupo placebo), o uso de enoxaparina não foi associado com redução da taxa de mortalidade por qualquer causa em pacientes clínicos agudos.

Antagonistas da vitamina K como profiláticos

Os AVKs coumarínicos têm sido usados em regimes preventivos de TEV em situações em que doses baixas de heparina se mostram insuficientes ou há necessidade de profilaxia estendida.

Cateteres centrais para nutriçãoparenteral total (NPT) tem sido relacionados com trombose venosa, e os AVKs em doses caracterizadas muito baixas, em comparação com doses plenas de regimes de tratamento que interferem no tempo de protrombina(TP) e oferecem risco de hemorragia, foram testados. Serão vistos alguns exemplos.

Bern e colaboradores[48] utilizaram um esquema de varfarina 2 mg ao diacontrolados por um teste de laboratório (*Von Kaulla essay*), que avalia tempo de lise da euglobulina e expressa estado de coagulabilidade do sangue. Doses baixas de varfarina reduziram a incidência de trombose venosa de 1 trombo por 251 dias para 1 trombo por 1.617 dias de NPT. Essa dose não prolonga o TP e parece oferecer tromboprofilaxia em pacientes em risco de desenvolvimento de trombose venosa adjacente a cateteres venosos centrais.

Bern e colaboradores[49] testaram doses muito baixas de varfarina na prevenção de trombose em cateteres venosos centrais. Pacientes em risco de trombose venosa associada com cateteres venosos centrais de demora receberam randomicamente 1 mg de varfarina, começando 3 dias antes da inserção do cateter e continuando por 90 dias. Entraram no estudo 121 pacientes. De 42 pacientes que completaram o estudo enquanto recebiam varfarina, 4 tiveram trombose venosa confirmada. De 40 pacientes que completaram o estudo no grupo não recebendo profilaxia com varfarina, 15 tiveram trombose venosa confirmada e 1% teve sintomas de trombose. (p<0,001). Não houve câmbios mensuráveis na coagulação em pacientes recebendo essa dose de varfarina.

Poller e colaboradores[50] realizaram um estudo prospectivo com dose de 1 mg de varfarina dado antes de cirurgia ginecológica de grande porte. Foram incluídas 104 pacientes randomizadas em 3 grupos: minidose fixa de varfarina, dose plena de anticoagulação com varfarina e grupo sem tratamento (controles). Minidose de varfarina (1 mg) foi iniciada antes da cirurgia (6 a 42 dias, média de 20 dias) e continuada na mesma dose durante todo o período de hospitalização. Anticoagulação plena com acenocoumarol (nicoumalone) iniciada 6 dias antes da cirurgia e ajustada para RNI 1,5-2,5 e mantida até alta hospitalar. Houve incidência de TVP no grupo da minidose de varfarina de 9% (3/32) e de 30% (11/37) nos controles. Entre os dois grupos de anticoagulantes não houve diferença significativa. A concentração média de hemoglobina caiu nos 3 grupos após a cirurgia, mas a queda foi significativamente menor no grupo de minidose de varfarina comparado com o grupo de dose plena de varfarina. Os autores concluíram que a redução significativa da incidência de TVP e a falta de distúrbio na hemostasia normal encorajam o uso de profilaxia com minidose de varfarina.

Balderston e colaboradores[51] estudaram 1.392 pacientes submetidos à artroplastia de quadril, com prevenção de TEP constituída por doses baixas de varfarina (média de 2 mg ao dia). A incidência de TVP sintomática e assintomática foi determinada por cintilografia V/Q, como desfecho. A incidência total de TEP pós-operatória foi de 3,2%, com 2/3 assintomáticas e 1/3 sintomática; em outras palavras, redução de TEP sintomática para 1,1%, com ausência de fatalidade. Não houve grupo-controle; a comparação foi feita com dados da literatura, que registram 2,2% de TEP fatal e de 5-20% de total de TEP.

Pacientes com câncer de mama avançado recebendo quimioterapia (QT) estão em risco muito alto de TEV. A anticoagulação plena indicada oferece riscos de complicações hemorrágicas. Levine e colaboradores[52] testaram a eficácia e a segurança de doses muito baixas de varfarina – 1 mg ao dia – na prevenção com segurança de trombose venosa em pacientes com câncer de mama estágio IV em QT. Em randomização, 152 pacientes receberam varfarina 1 mg diariamente e 159 receberam placebo, por 6 semanas, e foram então ajustados para 1 dose de RNI entre 1,3-1,9. O tratamento continuou até 1 semana após o fim da quimioterapia. A dose diária média do início da titulação foi de 2,6 (± 1,2) mg para o grupo varfarina, e o INR médio foi de 1,52. O tempo médio de risco de trombose venosa foi de 199 (126) dias para pacientes tratados com varfarina e 188 (137) dias para pacientes do grupo placebo (p=0,45). Houve 7 eventos tromboembólicos (6 TVP e 1 TEP) no grupo placebo e 1 de embolia pulmonar no grupo varfarina, uma redução do risco relativo de 85% (p=0,031). Sangramento manifesto ocorreu em 2 pacientes do grupo placebo e 1 do grupo varfarina. Não houve diferença em sobrevida nos 2 grupos. Assim, doses muito baixas de varfarina constituíram-se em um método seguro e efetivo na prevenção de TEV em pacientes com câncer metastático de mama que estão recebendo QT.

O emprego de anticoagulação plena com AVK em cirurgia ortopédica eletiva e trauma de quadril tem sido utilizado sob risco de hemorragias, o que restringe seu uso para pacientes de risco muito alto.[53,54] O advento das HBPMs praticamente excluiu os AVKs dos regimes profiláticos primários.

Clagett e colaboradores[55] revisaram a redução de risco relativo conforme os métodos profiláticos então praticados em cirurgia e que estão resumidos nas **Tabelas 11.3, 11.4, 11.5 e 11.6**.

Os **novos anticoagulantes** geralmente iniciam sua aplicação clínica pela profilaxia da TEV. Alguns exemplos:

▶▶ **TABELA 11.3**

Redução do risco relativo em tromboprofilaxia venosa em cirurgia geral

Regime	Pacientes	Incidência TEV%	Redução do risco relativo %
Controles	4.310	25	-
HBPM	3.637	4	86
DBH	6.882	8	68
MECG	300	9	63
CPI	313	10	61
Ácido acetilsalicílico	372	20	19

Fonte: Adaptada de Clagett e colaboradores.[55]

▶▶ **TABELA 11.4**

Redução do risco relativo em tromboprofilaxia venosa em prótese eletiva de quadril

Regime	Número de pacientes	Incidência TEV %	Redução do risco relativo %
Controles	459	50	-
Heparina dose-ajustada	78	11	77
HBPM	581	16	68
Varfarina	301	25	63
CPI	261	21	60
Dextran 70	229	30	32
MECG	137	38	25
DBH	257	34	32
Ácido acetilsalicílico	418	45	11

Fonte: Adaptada de Clagett e colaboradores.[55]

▶▶ **TABELA 11.5**

Tromboprofilaxia venosa em neurocirurgia eletiva

Regime	Número de pacientes	Incidência TEV %	Redução do risco relativo %
Controles	406	24	-
DBH	50	6	75
CPI	362	7	73
MECG	80	9	64

Fonte: Adaptada de Clagett e colaboradores.[55]

▶▶ **TABELA 11.6**

Tromboprofilaxia venosa em fratura de quadril

Regime	Número de pacientes	Incidência TEV %	Redução do risco relativo %
Controles	297	43	-
HBPM	254	11	74
Varfarina	301	25	43
Dextran 70	486	30	32
DBH	43	39	9

Fonte: Adaptada de Clagett e colaboradores.[55]

Turpie e colaboradores[56] conduziram um amplo estudo duplo-cego, randomizado, comparando doses diárias SC de Org31540/SR90107A, depois identificado como fondaparinux, com enoxaparina 30 mg cada 12 h, na prevenção de TVP em cirurgia de prótese total de quadril. Foram incluídos 933 pacientes, 593 elegíveis para análises de resultados. Foi observado um efeito de dose com taxas de TEV: 0,75 mg-11,8%; 1,5 mg-6,7%; 3,0 mg – 1,7%; 0% – 6,0 MG – 4,4 e 8,0 MG – 0%, comparados com a taxa de 9,4% no grupo da enoxaparina. A redução do risco relativo foi de 82% pra a grupo de dose 3,0 mg. (p=0,01) e 29% para o grupo de dose 1,5 mg (p=0,51). Grave sangramento foi 3,5% menos frequente no grupo de dose 0,75 mg (p=0,01) e 3% menos frequente no grupo de dose 1,5 mg (p=0,05) que no grupo enoxaprina, cujo taxa foi similar ao grupo de dose 3,0 mg. Pode-se concluir que fondaparinux tem o potencial de melhorar significativamente a razão risco-benefício da prevenção da TEV comparado com heparina de baixo peso molecular.

Erilksson e colaboradores[57] compararam, em 1.711 pacientes consecutivos, submetidos à cirurgia por fratura do terço superior do fêmur, fondaparinux *vs* enoxaparina na prevenção de TEV. Os pacientes foram randomizados para receber 2,5 mg de fondaparinux SC 1x/dia iniciado no pós-operatório, ou 40 mg de enoxaparina SC 1x/dia iniciado no pré-operatório por ao menos 5 dias. O desfecho primário para TEV foi controlado até o dia 11. A duração total do seguimento foi de 6 semanas. Houve redução do risco relativo para TEV de 56,4% (39,0-70,3%) no grupo fondaparinux (p<0,001) e não houve diferença entre os 2 grupos em sangramento clinicamente relevante ou óbitos. Assim, em pacientes submetidos à cirurgia de fratura de fêmur, fondaparinux foi mais efetivo que enoxaprina e igualmente seguro na prevenção de TEV.

Bauer e colaboradores[58] compararam fondaparinux 2,5 mg SC ao dia com enoxaprina 30 mg SC cada 12 h, ambos iniciados no pós-operatório, para prevenção de TEV em cirurgia de grande porte eletiva de joelho. Foram incluídos 1.049 pacientes consecutivos randomizados para os grupos fondaparinux ou enoxaparina por mínimo de 5 dias. O desfecho primário foi TEV pelo dia 11, avaliados por venogafia bilateral ou TVP ou TEP sintomáticos confirmados. O desfecho principal de segurança foi sangramento grave. O grupo fondaparinux teve incidência de TVP de 12,5% (45 de 361), ao passo que o grupo enoxaparina teve incidência de TVP de 28,8% (101 de 363), uma redução do risco de 55,2% (36,2 – 70,2%; p< 0,001) em favor de fondaparinux. Sangramento grave ocorreu mais frequentemente no grupo fondaparinux (p=0,006), mas não houve diferença significativa na incidência de sangramento conduzindo a órgão crítico ou conduzindo a óbito. Pode-se concluir que em pacientes submetidos à cirurgia eletiva de joelho, o tratamento pós-operatório com fondaparinux 1x/ao dia foi mais efetiva que prevenção enoxaparina 30 mg 2x/dia.

Eriksson e colaboradores[59] estudaram dabigatran, um inibidor direto da trombina de administração oral, em um ensaio randomizado, duplo-cego, de não inferioridade com enoxaparina, para a prevenção de TEV após prótese total de quadril. Foram testadas doses de etexilato de dabigatran 220 mg (n=1.157) ou 150 mg (1.174) 1x/dia, começando com a metade da dose de 1-4 h após a cirurgia ou enoxaparina 40 mg (1.162) ao dia, iniciando na noite antes da cirurgia. A mediana da duração do tratamento foi 33 dias. O desfecho principal foi TEV sintomática ou venográfica e morte por todas as causa durante o tratamento. O desfecho primário ocorreu em 6,7% de 897 pacientes no grupo enoxaparina *vs* 6,0% de 880 pacientes no grupo dabigatran 220 mg (diferença absoluta de -0,7%; -2,9 a 1,6%) e 8,6% 874 pacientes no grupo dabigatran 150 mg (1,9%; -0,6 a 4,4%). Ambas as doses de dabigatran foram, então, de não inferioridade com enoxaparina. Não houve diferença significativa em sangramento manifesto. A frequência de aumento na concentração de enzimas hepáticas e de eventos coronarianos durante o estudo não diferiu significativamente entre os grupos. Conclui-se desse estudo que etexilato de dabigtran oral foi tão efetivo como enoxapartina na redução do risco de TEV após cirurgia de prótese total de quadril, com perfil de segurança similar.

Cohen e colaboradores[60] determinaram a eficácia e segurança de fondaparinux, um pentassacarídeo sintético com eficiente e exclusiva ação antifator Xa (aXa), para tromboprofilaxia em pacientes ≥ 60 anos internados por doenças de clínica médica. Esse estudo conduzido pelos investigadores ARTEMIS (Arixtra for Thromboembolism Prevention in a Medical Indications Study) foi desenvolvido em 35 centros em 8 países. Foram incluídos 849 pacientes com 60 anos, admitidos por insuficiência cardíaca congestiva, doença respiratória aguda em pneumopatia crônica ou infecção aguda ou doença inflamatória com expectativa de permanência no leito pelo menos por 4 dias, que receberam fondaparinux 2,5 mg SC ao dia ou placebo, por 6-14 dias. Medida de desfecho primário foi a ocorrência, detectada por venografia bilateral de rotina de TEV sintomática em até 15 dias. Desfechos secundários foram sangramento e óbito. Os pacientes foram seguidos por 1 mês. Estiveram disponíveis para análises de segurança 425 pacientes no grupo fondaparinux e 414 pacientes no grupo placebo, e 644 (75,9%) estiveram disponíveis para avaliação do desfecho primário. TEV foi detectada em 5,6% (18/321) pacientes tratados com fondaparinux e em 10,5% (34/323) no grupo placebo, uma redução do do risco relativo de 46,7% (7,7-69,3%). TEV sintomática ocorreu em 5 pacientes do grupo placebo e em 9 do grupo fondaparinux (p=0,029). Grave sangramento ocorreu em 1 paciente (0,25) em cada grupo. Ao fim do seguimento, 14 pacientes no grupo fondaparinux (3,3%) e 25 no grupo placebo (6,0%) tinham morrido. Fondaparinux mostrou-se efetivo na prevenção de eventos assintomáticos e sintomáticos de TEV em indivíduos idosos de doenças agudas de clínica médica. A frequência de sangramento manifesto foi similar entre fondaparinux e placebo.

Goldhaber e colaboradores[61] estudaram o prolongamento da tromboprofilaxia venosa em pacientes de clínica médica, além da alta hospitalar (internação ≥ 3 dias). Compararam a eficácia e a segurança de profilaxia com apixaban com enoxaparina. Foram randomizados 6.528 pacientes. Em 4.495 pacientes, o desfecho primário composto de eficácia (letalidade, TEP, TVP sintomática ou TVP proximal assintomática) detectada por ultrassonografia bilateral de compressão, pôde ser avaliado: 2.211 receberam apixaban oral 2,5 mg 2x/dia por 30 dias, e 2.284 receberam enoxaparina SC 40 mg ao dia por 6-14 dias. Do grupo apixaban 2,71% (60 pacientes) e do grupo enoxaparina 3,06% (70 pacientes) apresentaram pelo menos um dos critérios do desfecho primário (RR com apixaban 0,87 [0,62-1,23]; p=0,44). Pelo dia 30, ocorreu sangramento grave (desfecho primário de segurança) em 0,47% (15 de 3.184 pacientes) de pacientes do grupo apixaban e 0,19% (6 de 3.217 pacientes) do grupo enoxaparina. Esse ensaio clínico permitiu concluir que em pacientes clínicos o curso estendido de tromboprofilaxia com apixaban não foi significativamente superior ao esquema mais curto com enoxaparina, além de proporcionar 2,5 vezes mais sangramento.

Na área da cardiologia, novos fármacos têm sido avaliados na prevenção a longo prazo de complicações tromboembólicas.

Granger e colaboradores[62] compararam, em ensaio randomizado, duplo-cego, apixaban em dose oral de 5 mg 2x/dia, com varfarina para RNI 20-3,0 em 18.201 pacientes com fibrilação atrial e pelo menos 1 fator adicional de risco para acidente vascular cerebral. A duração mediana do acompanhamento foi de 1,8 ano. A taxa anual de AVE foi de 1,27% no grupo apixaban e de 1,60% no grupo varfarina, (HR com apixaban de 0,79 [0,66-0,95]; p<0,001) com taxa de sangramento grave de 2,13% e 3,09%, respectivamente (HR 0,69 [0,60-0,80] p<0,001). A taxa anual de AVE hemorrágico foi de 0,24% no grupo apixaban e de 0,47% no grupo varfarina (HR 0,51 [0,35-0,75] p<0,001). A taxa de mortalidade por qualquer causa foi de 3,52% e 3,94%, respectivamente (HR 0,89 [0,80-0,99] p<0,001). Assim, na profilaxia do AVE em pacientes com fibrilação atrial apixaban foi superior à varfarina, causou menos sangramento e resultou em menor mortalidade.

Patel e colaboradores[63] conduziram ensaio clínico comparando rivaroxaban vs varfarina em fibrilação atrial não valvular na redução na taxa de AVE isquêmico. Em um estudo duplo-cego incluíram 14.264 pacientes em risco de AVE para receberem rivaroxaban em dose diária oral de 20 mg (15 mg de DCE 30-49 mL/min) ou dose-ajustada de varfarina. AVE ocorreu em 1,7% no grupo rivaroxaban e em 2,2% no grupo varfarina (HR no grupo rivaroxaban 0,79 [0,66-0,96] p<0,001). Sangramento clinicamente relevante ocorreu anualmente em 14,9% e 14,5% de pacientes, respectivamente (HR 0,88 [0,74-1,04] p<0,001), com redução significativa em hemorragia intracraniana e sangramento fatal no grupo rivaroxaban. Assim, rivaroxaban mostrou não inferioridade na prevenção de AVE e menor frequência de sangramento fatal.

Regimes de fármacos em tromboprofilaxia

- HNF em dose baixa: DBH (minidose): 5.000 UI SC (i) q 12 para risco baixo-intermediário.
- HNF dose-ajustada profilática: doses SC 8 h iniciando em 3.500 UI ajustadas para atingir TTPa nos limites superiores da normalidade (n=25-38 s). Para níveis aXa de 0,1-0,3 UI/mL.
- HNF em dose baixa 5.000 UI a cada 8 h para profilaxia de risco alto.

- HBPM (SC) dose profilática: [doses baixas de HBPM ≤ 3.400 UI aXa; doses altas > 3.300 UI aXa].
  - Doses baixas a cada 24 h: enoxaparina 20 mg (2.000 UI aXa); dalteparina 2.500 UI aXa, nadroparina 2.850 UI aXa.
  - Doses padrão de risco moderado-alto a cada 24 g: enoxaparina 40 mg (4.000 UI aXa) a cada 24 h; dalteparina 5.000 UI aXa a cada 24 h; nadroparina 3.800 UI dia ≤ 70 kg e 5.700 > 70 kg (qualquer HBPM em dose diária SC ajustada para atingir pico aXa de 0,2 a 0,6 UI/mL).
- HBPM dose intermediária (alternativa para profilaxia de risco muito alto ou manutenção de tratamento estendido doses fixas): enoxaparina 30 – 40 mg a cada 12 h dalteparina 5.000 UI a cada 12 h; fondaparinux dose profilática SC 2,5 mg a cada 24 h.
- Fondaparinux 2 SC 2,5 mg ao dia.
- Dabigatran VO 150-220 mg a cada 24 h (comp 110 mg).
- Rivaroxaban VO 10 mg ao dia.
- Apixaban VO 2,5 mg 12-12 h.

Nota: Tromboprofilaxia com anticoagulantes não deve ser utilizada se houver risco de sangramento excessivo, como em pacientes com sangramento digestivo ativo ou recente, AVC hemorrágico ou defeito hemostático grave.

Várias entidades têm publicado diretrizes para manejo da tromboembolia venosa: American College of Chest Physicians (ACCP), International Union of Angiology (IUA), European Society of Cardiology (ESC), American Heart Association (AHA), American College of Physicians (ACP), entre outras.

O ACCP publica periodicamente, desde 1986, diretrizes sobre o manejo da TEV, que neste capítulo de diretrizes para prevenção da tromboembolia venosa, a 8ª edição da ACCP[64] servirá de base a muitas das afirmações e recomendações sobre manejo e tromboprofilaxia, bem como dados pesquisadosnas diretrizes brasileiras do projeto diretrizes da Associação Médica Brasileira,[65-67] e de algumas referências específicas. A AT9 compacta algumas recomendações, na tentativa de reduzir seu número (cerca de 600 recomendações no AT8). Em geral, as recomendações da AT9 são adições ou modificações da AT8.

Recomendações gerais

Grau 1 são **recomendações** fortes e indicam que os benefícios de fazer ou não excedem os riscos, carga e custos. Grau 2 são **sugestões** implicando que padrões de pacientes individuais podem conduzir a escolhas diferentes.

- Cada hospital deve desenvolver uma estratégia formal para abordar a prevenção da TEV (1A).
- As estratégias devem incluir, sempre que possível, sistemas computadorizados de suporte à avaliação de risco e à prescrição (1A), protocolos com prescrições padronizadas (1B) e comissões proativas que realizem auditorias periódicas com resultados chegando ao corpo clínico (1B).
- Recomenda-se que ácido acetilsalicílico não seja usado como método isolado de tromboprofilaxia para qualquer grupo de pacientes (1A).
- Recomenda-se que métodos de tromboprofilaxia mecânica sejam usados primariamente para pacientes com risco alto de sangramento (1A) ou como um adjunto à tromboprofilaxia com anticoagulantes (2A). Recomenda-se atenção cuidadosa para assegurar o uso adequado dos métodos mecânicos e a adesão ótima dos pacientes ao método empregado (1A).
- O uso de cada agente antitrombótico para profilaxia farmacológica deve seguir as doses sugeridas pelos fabricantes (1C).
- Recomenda-se atenção à função renal quando for utilizada HBPM ou outros fármacos com excreção predominantemente renal, principalmente em indivíduos idosos, pacientes com diabetes e aqueles com risco alto de sangramento (1A). Cada paciente com insuficiência renal deve ser avaliado de forma individual, e proposta 1 das opções: evitar anticoagulantes que se acumulem na presença de disfunção renal ou monitorar com frequência o nível sérico ou seu efeito anticoagulante.
- AT9 enfatiza os novos fármacos (fondaparinux, roviraxaban, apixaban e dabigatran) na profilaxia de TEV de risco alto, como em cirurgia ortopédica. Destaca a importância de se dar atenção às preferências dos pacientes quanto às vias e frequência de administração, equilíbrio entre risco trombótico e hemorrágico, necessidade de monitoração, permanência em hospital, cobertura de custos e outros.

Resumo das recomendações de tromboprofilaxia venosa

- Cirurgia geral grande. Heparina de baixo peso molecular (HBPM), dose baixa de heparina não fracionada (DBHNF) ou fondaparinux (cada um 1A); a tromboprofilaxia deve continuar até alta, e em pacientes de risco alto deve ser mantida com HBPM por 28 dias (2A).[64]
- Cirurgia ginecológica de grande porte e cirurgia urológica aberta de grande porte HBPM, DBHNF, fondaparinux ou compressão pneumática intermitente/CPI (1A).
- Artroplastia eletiva de joelho ou quadril. HBPM, fondaparinux ou antagonista da vitamina K (AVK) com RNI 2,5 (2,0-3,0) (cada um 1A), duração > 10 até 35 dias (1A).
- Cirurgia de fratura de quadril. Fondaparinux (1A), HBPM 1B), AVK para RNI 2,5 (2,0-3,0) (1B) ou DBH (1B), duração, > 10 até 35 dias (1A).
- Trauma grande e lesão de medula espinal. Receber tromboprofilaxia (1A).
- Pacientes internados com doença aguda de clínica médica. Tromboprofilaxia com HBPM, DBH ou fondaparinux (cada um 1A).
- Recomenda-se que todos os pacientes admitidos em unidades de tratamento intensivo sejam avaliados para risco de TEV e que a maioria receba tromboprofilaxia (1A).

Anticoagulantes: doses profiláticas baixas

- HNF 5.000 UI 12-12 h.
- Enoxaparina 20 mg/dia.
- Dalteparina 2.500 UI/dia.
- Nadroparina 2.850 UI/dia.

Anticoagulantes: doses profiláticas altas

- HNF 5.000 UI 8 – 8 h.
- Enoxaparina 40 mg dia. (Risco muito alto: 30 mg 12-12 h ou 40 mg 12-12 h).
- Dalteparina 5.000 UI/dia.
- Nadroparina 3.800 UI/dia ≤ 70 kg e 5.700 > 70 kg.
- Varfarina: RNI 2,0 – 3,0.

Recomendações específicas para os grupos de pacientes

Pacientes hospitalizados em clínica médica

- HNF 5.000 UI 12-12 h ou 8-8 h (risco alto)(1A)
- Enoxaparina 40 mg (1A).
- Dalteparina 5.000 UI/dia (1A).
- Nadroparina ≤ 70 kg 3.800 UI e > 70 kg 5.700 UI.
- Fondaparinux 2,5 mg/dia (1A).
- MECG e ou CPI para pacientes com contraindicação à anticoagulação(1A).
- Combinação de HNF ou HBPM com MECG ou CPI está indicada em pacientes de risco muito alto (1A).
- Considerar vigilância com US venosa para pacientes em unidades de terapia intensiva.
- Recomenda-se manter a profilaxia durante o período de hospitalização e até 28 dias fora do hospital em pacientes com imobilidade, acima de 75 anos e mulheres.[36]

Contraindicações à anticoagulação em pacientes clínicos

- Sangramento ativo.
- Úlcera péptica ativa.
- Hipertensão arterial não controlada (≥ 180 x 110 mmHg).
- Coagulopatia (plaquetopenia ou INR > 1,5).
- Alergia ou plaquetopenia por heparina.
- Insuficiência renal (DCE < 30 mL/min).
- Cirurgia craniana ou ocular < 2 semanas.
- Coleta líquido cerebrospinal (LCS < 24 horas.[68]

Contraindicações à anticoagulação em pacientes cirúrgicos

- Sangramento ativo.
- Úlcera péptica ativa.
- Hipertensão arterial não controlada (≥ 180 x 110 mmHg).
- Coagulopatia (plaquetopenia ou INR > 1,5).
- Alergia ou plaquetopenia por heparina.
- Insuficiência renal (DCE < 30 mL/min).[68]

Cirurgias geral, ginecológica, urológica, vascular de risco baixo e de pequeno porte e laparoscópica de risco baixo

- Recomenda-se deambulação precoce e frequente, sem a necessidade de uso rotineiro de profilaxia farmacológica (1A).

Cirurgia de grande porte para doença benigna

- HNF 5.000 UI 8-8 h, 1ª dose 2 h antes da cirurgia, continuada por 7 dias 1A.
- HBPM enoxaparina 40 mg dia (1A).
- Dalteparina 5.000 UI dia (1A).
- Nadroparina ≤ 70 kg 3.800 UI e > 70 kg 5.700 UI.
- Fondaparinux 2,5 mg dia (1A) iniciando 4-6 h no pós-operatório.
- Recomenda-se manter no mínimo até alta hospitalar (sugere-se manter 7-10 dias) (1A).
- Para paciente de múltiplos fatores de risco, recomenda-se combinação de métodos farmacológicos com métodos mecânicos (1C) e a extensão da profilaxia por 28 dias (2A).
- Para pacientes de risco alto de sangramento recomenda-se método mecânico adequado (1A). Quando o risco de sangramento diminuir, recomenda-se adicionar ou substituir por método farmacológico (1C).

Início da tromboprofilaxia com HBPM em cirurgia geral: geralmente iniciadas (i) 12 h antes ou (ii) 12-24 h depois da cirurgia ou (iii) metade da dose prevista 4-6 h antes e depois completar a dose em 12-24 h e continuar com as doses previstas nos dias subsequentes (p. ex., enoxaparina 20 mg 12 h antes, 20 mg 12-24 h depois e seguir com dose 40 mg/dia)

Cirurgia laparoscópica

- Para procedimentos inteiramente laparoscópicos, sem fatores de risco adicionais, recomenda-se deambulação precoce e frequente.
- HNF 5.000 UI 8-8 h, 1ª dose 2 h antes da cirurgia (1C).
- HBPM enoxaparina 40 mg/dia (1C).
- Dalteparina 5.000 UI/dia (1C).
- Fondaparinux 2,5 mg/dia (1C).
- Nesses pacientes, a tromboprofilaxia pode ser começada ou em combinação com MECG/CPI, iniciada antes da cirurgia e continuada até deambulação plena (1C).

Cirurgia torácica

- HNF 5.000 UI 8-8 h(1C) ± MECG/CPI.
- Enoxaparina 40 mg/dia (1C).
- Dalteparina 5.000 UI (1C).
- Fondaparinux 2,5 mg/dia (1C).
- Com alto risco de sangramento: MECG e ou CPI (1C).
- Sugere-se manter a profilaxia por 7-10 dias. Recomenda-se manter no mínimo até a alta hospitalar.

Cirurgia de câncer

- Tromboprofilaxia de rotina conforme o especificado nos tipos de cirurgia (1A).
- Considerar pacientes de risco alto, com doses e profilaxia estendida depois de alta hospitalar até 28 dias (2A).

Pacientes oncológicos internados para tratamento clinico

- Considerar risco alto.
- HNF 5.000 UI 8-8 h (1A).
- HBPM enoxaparina 40 mg/dia (1A).
- Dalteparina 5.000 UI/dia (1A).
- Fondaparinux 2,5 mg/dia (1A).

Pacientes oncológicos em quimioterapia

- Para pacientes com cateter venoso central, recomenda-se não usar tromboprofilaxia com HBPM ou varfarina em dose baixa (1 mg) com o propósito de impedir trombose relacionada ao cateter (1B).
- Não utilizar de forma rotineira tromboprofilaxia em pacientes recebendo quimioterapia ou hormonoterapia (1C).

Cirurgia vascular

- HNF 5.000 UI 8-8 h (1C).
- HBPM enoxaparina 40 mg/dia (1C).
- Dalteparina 5.000 UI/dia (1C).
- Fondaparinux 2,5 mg/dia (1C).

Cirurgia ginecológica

Cirurgia de grande porte (1A) ou cirurgia laparoscópica (1C)

- HNF 5.000 UI 8-8 h (1C).
- HBPM enoxaparina 40 mg/dia (1C).
- Dalteparina 5.000 UI/dia (1C).
- ± combinado com métodos mecânicos (1C) iniciados antes da cirurgia e continuados até plena deambulação.
- Sugere-se manter a profilaxia até alta hospitalar (1A). Para pacientes selecionados como de risco muito alto, incluindo cirurgia de câncer ginecológico, sugere-se que a continuidade da tromboprofilaxia por até 28 dias seja considerada (2C).

Cirurgia urológica

- Cirurgia urológica transuretral ou outros procedimentos sem risco adicionais em pacientes de risco baixo, recomenda-se apenas deambulação precoce e frequente (1A).
- HNF 5.000 UI 12-12 h ou 8-8 h (1B).
- MECG e ou CPI iniciadas antes da cirurgia e continuada até deambulação plena (1B).
- HBPM enoxaparina 40 mg/dia (1C).
- Dalteparina 5.000 UI/dia (1C).
- Fondaparinux 2,5 mg/dia (1C).
- MECG e ou CPI para pacientes de risco muito alto combinadas com profilaxia farmacológica, ou cirurgia com risco alto de sangramento (1A). Quando o risco de sangramento diminui, recomenda-se que a tromboprofilaxia farmacológica possa ser adicionada ou substituir os métodos mecânicos (1C).
- Sugere-se manter a profilaxia por 7-10 dias. Recomenda-se manter no mínimo até a alta hospitalar.

Cirurgia bariátrica

- Recomenda-se uso rotineiro de tromboprofilaxia farmacológica com HNF, HBPM ou fondaparinux (1C). Sugerem-se doses mais altas (2C).
- HNF 5.000 UI 8-8 h (1C); Sugerem-se 7.500 UI 8-8 h (2C).
- HBPM enoxaparina 40 mg/dia (1C); Sugerem-se 40 mg 12-12 h (2C).
- ± combinada com CPI iniciada antes da cirurgia e continuada até deambulação plena (1B).
- Fondaparinux 2,5 mg/dia (1C).
- Sugere-se manter a profilaxia por 7-10 dias. Recomenda-se manter no mínimo até a alta hospitalar.

Artroplastia total eletiva de quadril

- Enoxaparina 40 mg/dia; enoxaparina 30 mg 12-12 h; dalteparina 5.000 UI, começando antes ou depois da cirurgia (começando 12 h antes ou 12-24 h após a cirurgia; ou 4-6 h após a cirurgia com metade da dose e depois aumentando para a dose usual de cirurgia de risco alto no dia seguinte) (1A).
- Fondaparinux 2,5 mg iniciando 6-24 h após a cirurgia (1A).
- Varfarina, diariamente: 1ª dose na noite anterior à cirurgia, ajustar para RNI 2,0-3,0 e continuar por 4-6 semanas (1A).
- Para pacientes com risco alto de sangramento, recomenda-se uso adequado de tromboprofilaxia mecânica, com CPI ou bomba venosa de pé (BVP)(1A). Quando o risco alto de sangramento diminuir, recomenda-se adicionar ou substituir por tromboprofilaxia farmacológica (1C).
- Recomenda-se manter a profilaxia pelo menos por 10 dias (1A) e continuar com HBPM (1A) ou fondaparinux (1C) ou varfarina (1B) depois da alta hospitalar por até 35 dias (1A).
- Recomenda-se não usar como método isolado tromboprofilaxia HNF, ácido acetilsalicílico, dextran, MECG ou BVP (1A).

Artroplastia total eletiva de joelho

- Enoxaparina 40 mg/dia; enoxaparina 30 mg 12-12 h; dalteparina 5.000 UI, começando antes ou depois da cirurgia (1A).

- Fondaparinux 2,5 mg iniciando 6-24 h após a cirurgia (1A).
- Varfarina, diariamente: 1ª dose na noite anterior à cirurgia, ajustar para RNI 2,0-3,0 e continuar por 4- 6 semanas (1A).
- Uso adequado de CPI é uma opção alternativa de tromboprofilaxia aos anticoagulantes.
- Para pacientes com risco alto de sangramento, recomenda-se uso adequado de tromboprofilaxia mecânica, com CPI (1A) ou bomba venosa de pé (BVP) (1B). Quando risco alto de sangramento diminuir, recomenda-se adicionar ou substituir por tromboprofilaxia farmacológica (1C).
- Recomenda-se manter a profilaxia pelo menos por 10 dias (1A) e continuar com HBPM (1A) ou fondaparinux (1C) ou varfarina (1B) depois da alta hospitalar por até 35 dias (1A).
- Recomenda-se não usar como método isolado de tromboprofilaxia HNF, ácido acetilsalicílico, dextrano, MECG ou BVP (1A).

Artroscopia de joelho

- Sem fatores individuais de risco, sugere-se deambulação precoce e frequente, sem tromboprofilaxia farmacológica de rotina (2B).
- Com risco moderado: enoxaparina 20 mg, dalteparina 2.500 UI/dia (1B).
- Com risco alto enoxaparina 40 mg, dalteparina 5.000 UI/dia (1B).

Cirurgia de fratura de quadril

- Enoxaparina 40 mg/dia ou 30 mg 12-12 h (1B); iniciar preferencialmente antes da cirurgia (1A).
- Dalteparina 5.000 UI/dia (1B); iniciar preferencialmente antes da cirurgia (1A).
- HNF 5.000 UI 8 – 8 horas (1B); iniciar preferencialmente antes da cirurgia (1A).
- Fondaparinux 2,5 mg 1ª dose 4-8 h após a cirurgia, então ao menos 12 horas após 1ª dose, então diariamente (1A).
- Se a cirurgia for atrasada mais do que 24-48 h após admissão, 1ª dose deve ser dada entre a admissão e a cirurgia (1A).
- Para pacientes com risco alto de sangramento, recomenda-se uso adequado de tromboprofilaxia mecânica, com CPI (1A) ou bomba venosa de pé (BVP) (1B). Quando o risco alto de sangramento diminuir, recomenda-se adicionar ou substituir por tromboprofilaxia farmacológica (1C).
- Recomenda-se manter a profilaxia pelo menos por 10 dias (1A) e continuar com HBPM (1A) ou fondaparinux (1C) ou varfarina (1B) depois da alta hospitalar por até 35 dias (1A).
- Recomenda-se não usar como método isolado de tromboprofilaxia HNF, ácido acetilsalicílico, dextrano, MECG ou BVP (1A).

Cirurgia eletiva de coluna

- Pacientes sem fatores adicionais de risco: deambulação precoce e frequente (2C).
- HNF 5.000 UI 12-12 ou 8-8 h no pós-operatório (1B).
- Enoxaparina 40 mg dia ou 30 mg 12-12 h, no pós-operatório (1B).
- Dalteparina 5.000 UI dia no pós-operatório (1B).
- CPI (1B) ou alternativamente MECG (2B), iniciada antes da cirurgia.
- Em risco muito alto combinar métodos mecânicos e farmacológicos (2C).

Fraturas isoladas de membros inferiores

- Para fraturas isoladas abaixo do joelho, sugere-se deambulação logo que possível, sem necessidade de uso rotineiro de tromboprofilaxia farmacológica (2A).
- Pacientes com fatores de risco adicionais devem ser avaliados individualmente.

Neurocirurgia

- Recomenda-se uso rotineiro de tromboprofilaxia (1A).
- CPI iniciada antes da cirurgia (1A).
- Alternativamente, enoxaparina 40 mg/dia no pós-operatório (2A).
- Alternativamente, dalteparina 2.500 UI ou 5.000 UI/dia.
- Alternativamente, HNF 5.000 UI 12-12 h no pós-operatório (2B).
- Em situações de pacientes com risco muito alto combinação de métodos mecânicos (CPI ou MECG) e farmacológicos (2B).

Traumatismo raquimedular (TRM)

- Recomenda-se uso rotineiro de profilaxia (1A).
- HBPM: enoxaparins 40 mg ou daltepartina 5.000 UI ao dia, logo que a hemostasia primária permitir (1B).
- Alternativa: combinar HBPM (1C) ou HNF 5.000 UI 8-8 h (1B) com CPI (1B).
- Manter a profilaxia com HBPM ou converter para varfarina com RNI 2,0 -3,0 durante o período de reabilitação até recuperação (1C).
- Na fase aguda, enquanto a profilaxia farmacológica estiver contraindicada, recomenda-se tromboprofilaxia mecânica com CPI e ou MECG bilaterais e bem-ajustadas (1A).
- Para TRM incompleto e associado a hematoma espinal, recomendam-se métodos mecânicos (1C). Quando o risco de sangramento diminuir, recomenda-se adicional ou substituir por profilaxia farmacológica (1C).
- Para pacientes com TRM agudo recomenda-se não utilizar FVCI como método profilático (1C) e não utilizar HNF como método isolado de tromboprofilaxia.

Pacientes politraumatizados

- Recomenda-se uso rotineiro de tromboprofilaxia (1A).
- HBPM iniciando logo que considerado seguro (1A): enoxaparina 40 mg/dia ou 30 mg 12-12 h ou dalteparina 5.000 UI/dia, ou nadroparina peso-ajustada.
- Alternativa: HBPM com método mecânico.
- Manter a profilaxia no mínimo até a alta hospitalar (1C), e para os pacientes com redução da mobilidade continuar com HBPM ou converter para varfarina (RNI 2,0-3,0) durante o período de reabilitação até a recuperação (2C).
- Pacientes politraumatizados com sangramento ativo ou com alto risco de sangramento, recomenda-se método mecânico de tromboprofilaxia, com CPI e MECG bilaterais e bem-ajustadas (1B). Quando o risco de sangramento diminuir, recomenda-se adicional ou substituir por profilaxia farmacológica (1C).
- Não se recomenda FVCI como método profilático (1C) e não se recomenda a realização de busca ativa (rastreamento) de TVP assintomática com USD venosa (1B).

- Recomenda-se USD em pacientes de risco muito alto ou naqueles que não estiverem recebendo tromboprofilaxia adequada (1C).

Queimaduras

- Pacientes queimados com fatores adicionais de risco moderado a alto, recomenda-se tromboprofilaxia farmacológioca, iniciando o mais cedo possível.
- HNF 5.000 UI 8/8 h (1A).
- HBPM enoxaparina 40 mg/dia (1A).
- Dalteparina 5.000 UI/dia (1A).
- Em pacientes com risco alto de sangramento recomenda-se tromboprofilaxia mecânica: MECG e ou CPI, até que o risco de sangramento diminua.

Cirurgia cardíaca de revascularização miocárdica

- Recomenda-se uso rotineiro de tromboprofilaxia farmacológica com HBPM, HNF ou CPI iniciada antes da cirurgia e continuada enquanto o paciente não estiver deambulando (1C).
- Sugere-se HBPM pelo menor risco de trombocitopenia em doses de risco alto: enoxaparina 40 mg, dalteparina 5.000 UI, ao dia, nadroparina peso-ajustada (2B).
- Sugere-se manter a profilaxia por 7-10 dias e recomenda-se manter, no mínimo, até alta hospitalar.
- Com risco alto de sangramento, recomenda-se uso adequado de métodos mecânicos, como MECGs bilaterais e bem-ajustadas ou CPI, iniciada antes da cirurgia e continuadas enquanto o paciente não estiver deambulando (1C).

Pacientes com acidente vascular encefálico

- Acidente vascular isquêmico com mobilidade restrita: confirmação da estabilidade do quadro clínico e do exame de imagens para a tromboprofilaxia farmacológica, ainda durante as primeiras 48 h dos sintomas, podendo ser utilizada HBPM (ex: enoxaparina 40 mg), (1A).[69]

- Acidente vascular hemorrágico: está indicada tromboprofilaxia farmacológica, com HMPB (ex: enoxaparina 40 mg/dia) introduzida após 10 dias do evento, com estabilização do quadro de hemorragia intracerebral, confirmada por imagens. Estudo original reduz o tempo para 48 h.[70]
- É recomendável o uso de tromboprofilaxia mecânica se houver contraindicação para a tromboprofilaxia farmacológica: CPI e ou MECG iniciada nas primeiras 48 h.
- A continuidade da tromboprofilaxia vai depender da evolução e do nível de recuperação da mobilidade.
- Tromboprofilaxia estendida pode ser conduzida com varfarina RNI 2,0-3,0.

Anestesia e analgesia neuroaxial: recomendações de segurança

- Interromper, se possível, o uso de antiadesivos plaquetários cerca de 7 dias antes do bloqueio neuroaxial.
- Inserção de agulhas ou cateteres em momento de efeito mínimo dos anticoagulantes: 8-12 h de HNF ou HBPM 2x/dia ou 18 h de HBPM 1x/dia.
- Remoção de cateteres epidurais logo antes da próxima dose do anticoagulante.
- Em uso de varfarina recomenda-se evitar totalmente anestesia ou analgesia neuroaxial. Se iniciada, remover o cateter quando RNI ≤ 1,5.

Pacientes de terapia intensiva

- Recomenda-se avaliação do risco de TEV e uso rotineiro de profilaxia farmacológica na maioria dos pacientes (1C).
- Para pacientes clínicos muito enfermos e para aqueles submetidos a procedimentos cirúrgicos de médio ou grande porte, recomenda-se uso profilático de HNF ou HBPM por no mínimo 6-14 dias. (1A).
- Pacientes clínicos: HNF 5.000 UI 8-8 h; enoxaparina 40 mg dia, dalteparina 5.000 UI dia, nadroparina peso-ajustada, ao dia (1A).
- Para pacientes de risco muito alto recomenda-se a opção por HBPM(1A).
- Em pacientes com risco alto de sangramento recomenda-se tromboprofilaxia mecânica: MECG e ou CPI, até que o risco de sangramento diminua, quando se recomenda adicionar ou substituir por profilaxia farmacológica (1C).

Viagens de longa distância

- Viagens aéreas com duração > 8 h recomendam-se as seguintes medidas gerais:
  - evitar roupas apertadas na cintura e nos membros inferiores.
  - manter ingestão adequada de líquidos.
  - realizar contrações periódicas e frequentes da panturrilha.
- Com fatores adicionais de risco para TEV, além das medidas gerais, considerar o uso de MECG média (15-30 mmHg no tornozelo) abaixo do joelho (2C).
- Alternativamente, uma única dose profilática de HBPM (ex: enoxaparina 1 mg/kg peso) administrada 2-4 h antes da partida (2C).
- Ácido acetilsalicílico não deve ser usado como método isolado de tromboprofilaxia venosa em viagens de longo curso.

Uma ampla revisão e estabelecimento de diretrizes gerais sobre profilaxia de pacientes internados por doença clínica ou acidente vascular encefálico foi conduzida em 2011 pelo American College of Physician (ACP).[71,72]

Lederle e colaboradores[71] revisaram artigos desde 1950 até abril de 2011 publicados em língua inglesa (MEDLINE e Cochrane Library). Entre 4.340 ensaios randomizados, selecionaram inicialmente 320, dos quais 40 satisfizeram todos os critérios de seleção, totalizando mais de 52.000 pacientes. A extração de dados incluiu desfechos de mortalidade em até 120 dias após a randomização. Os autores descobriram que, em pacientes clínicos hospitalizados, profilaxia de TEV com doses baixas de heparina (DBH) reduziu a incidência de TEP (OR 0,69 [0,52-0,90]), mas não a mortalidade geral e outros desfechos clínicos, e resultou em mais sangramentos (OR 1,43 [1,08-1,66]).

Em pacientes com AVE não foi encontrado benefício estatístico significativo com heparina, mas aumento do risco de sangramento (OR 1,66 [IC 1,20-2,28%]). Não houve diferenças significativas entre DBH não fracionada e HBPM. Profilaxia mecânica não foi efetiva na prevenção de TEV. Evidências de 8 ensaios, totalizando 15.405

pacientes com AVE, mostraram que, comparada com ausência de profilaxia com heparina, a profilaxia com heparina não foi associada com redução estatística significativa de risco de mortalidade, incidência de TEP (RR 0, 72 [0,50-1,04]) e de TVP sintomática. Por outro lado, profilaxia com heparina esteve associada com aumento do risco de sangramento clinicamente relevante (RR 1,66 [1,20-2,28]). A comparação entre DBH e HBPM não mostrou diferenças estatísticas significativas em nenhum desfecho avaliado. Em estudo já citado,[8] que randomizou 2.518 pacientes com AVE para usar ou não MECG até a coxa, não foi observada diferença significativa nos desfechos avaliados de mortalidade e incidência de TEV. Os achados sobre tromboprofilaxia em AVE basearam-se principalmente em estudo multicêntrico internacional,[73] que incluiu 14.578 pacientes. Esse estudo comparou terapia anticoagulante ou antiplaquetária vs controle em pacientes com AVE isquêmico, tendo como desfechos recidiva, sangramentos e mortalidade, sem especificar TEV. Não se observou redução significativa de mortalidade precoce e tardia com uso de heparina. Não se encontrou vantagem em nenhum esquema com heparina. A redução de recorrências de AVE foi contrabalançada pelo aumento de AVE hemorrágico, assim que a redução da taxa de AVE fatal não foi significativa. Nenhum regime de heparina teve vantagem clínica, mas a sugestão é que a DBH não deve exceder 5.000 UI SC 2x/dia, por menor taxa de sangramento.

Qaseem e colaboradores[72] apresentaram o resumo das recomendações resultantes do painel de revisão de tromboprofilaxia venosa em pacientes clínicos:

- *Recomendação 1*: ACP recomenda avaliação de risco para TEV e sangramento em pacientes clínicos (incluindo AVE) antes do início da tromboprofilaxia (Grau: recomendação forte, evidências de qualidade moderada).
- *Recomendação 2*: ACP recomenda profilaxia farmacológica com heparina, ou droga relacionada, para TEV em pacientes clínicos (incluindo AVE) a menos que o risco de sangramento exceda a probabilidade de benefício (Grau: recomendação forte, evidências de qualidade moderada).
- *Recomendação 3*: ACP recomenda contra o uso de profilaxia mecânica com meia elástica de compressão graduada na prevenção da TEV (Grau: recomendação forte, evidências de qualidade moderada).
- *Implicações em conduta*: ACP não apoia a aplicação de medidas de desempenho em pacientes clínicos (incluindo AVE) que promovam profilaxia universal de TEV indiferentemente ao risco.

Filtro de veia cava

Os filtros de veia cava impedem a passagem de trombos do sistema venoso para a circulação pulmonar. O FVC é geralmente FVC inferior (FVCI), colocado em veia cava inferior, acima das veias renais, por abordagem femoral ou jugular interna. Porém, tromboses venosas profundas de veias dos membros superiores também podem ser objeto de colocação de filtros em veia cava superior (FVCS). As indicações clássicas para o FVC são a ineficácia do tratamento anticoagulante; suas contraindicações absolutas incluem sangramentos graves que impedem anticoagulação. Alguns autores sugerem a colocação de FVC em casos determinados de TEP grave como medida complementar de segurança que preveniria novos episódios embólicos potencialmente fatais. São indicações mais relativas nos casos de pacientes com alto risco de TEV e baixa reserva cardiovascular ou para aqueles com grandes trombos ileofemorais livres, em que o risco de embolia é maior que 80%. Ainda, pode-se pensar no uso desses filtros para pacientes que não recuperam totalmente a perfusão pulmonar, para quem mantém uma persistente elevação da pressão arterial pulmonar (hipertensão pulmonar tromboembólica crônica) e que tem fatores de risco per-

---

Anticoagulação e filtros de veia cava
- Sempre que não houver contraindicação, os FVCs devem ser acompanhados de anticoagulação plena (1B).
- Se a indicação do filtro for por contraindicação de anticoagulação, se essa contraindicação for superada, a anticoagulação deve ser instituída (1B).
- Havendo falência ou indisponibilidade de anticoagulação, deve ser considerado o uso de ácido acetilsalicílico ou outro antiadesivo plaquetário.
- Meias elásticas de compressão graduada podem ser consideradas alternativas em impossibilidade de anticoagulação.

sistentes. Essa última indicação não está bem-definida por estudos controlados. Os FVCIs são mais efetivos nos primeiros dias de uso, não oferecendo vantagens a longo prazo em redução de mortalidade e mesmo em recorrência por TEP, além de aumentarem a recorrência de TVP. Utilização de filtros removíveis é interessante, mas seu custo-benefício está para ser confirmado em estudos controlados.

Decousus e colaboradores[74] randomizaram 400 pacientes com TVP proximal (risco de TEP) para receber (n=200) ou não (n=200) FVCI, e receber enoxaparina (n=195) ou HNF (n=205) nas doses preconizadas de tratamento. As taxas de recorrência de TEV, morte e sangramento grave foram analisadas no dia 12 e em 2 anos. Ao dia 12, 2 pacientes com filtro (1,1%) e 9 sem filtro (4,8%) tinham apresentado TEP sintomática ou não sintomática (OR 0,22; 0,05-0,90). Aos 2 anos, 37 pacientes do grupo com filtro e 21 (11,6%) pacientes do grupo sem filtro tinham tido TVP recorrente (OR 1,87; 1,10-3,20). Não houve diferença de mortalidade entre os grupos. No dia 12, 3 pacientes do grupo enoxaparina (1,6%) e 8 pacientes do grupo HNF (4,2%) tinham tido TEP sintomática ou assintomática (OR 0,38; 0,10-1,38). Assim, a vantagem inicial do FVCI foi contrabalançada pelo excesso de recorrência de TVP, sem diferença na mortalidade.

Em 1999,[75] uma conferência de consenso sobre FVC não pôde concluir recomendações embasadas em evidências, apenas registrar as indicações até então reportadas.

White e colaboradores[76] realizaram um estudo em bases populacionais com 3.632 pacientes com TEV e FVC acompanhados e 64.333 pacientes com TEV sem FVC que corresponderam a controles. A análise dos casos mostrou que pacientes com FVC tinham predominância em comorbidades, frequência de TEV, sangramento recente, diagnóstico de câncer e acidente vascular encefálico. A inserção de FVC não foi associada com redução significativa de incidência de re-hospitalização anual por TEP e foi associada a maior incidência de re-hospitalização por TEV entre pacientes cuja manifestação inicial foi TEP (RR 6,72: 3,61-12,49) comparados com pacientes sem filtros (5,30; 4,61-6,10).

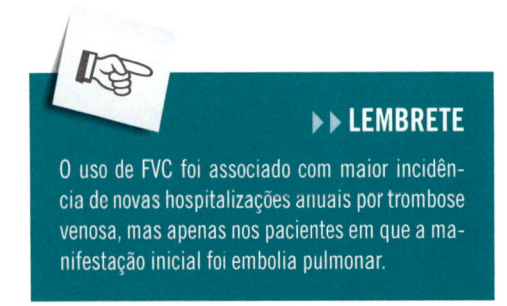

Girard e colaboradores[77] empreenderam uma revisão sistemática sobre FVC, tendo selecionado 16 estudos prospectivos com ≥ 100 pacientes, com apenas a pesquisa de Decousus[74] tendo sido randomizada (0,02%). A conclusão possível foi a de que a colocação de FVC permanece uma questão de opinião.

O PREPIC (Prévention du Risque d´Embolie Pulmonaire par Interruption Cave) Study Group[78] deu continuidade a séries randomizadas por Decousus e colaboradores.[74] Os dados foram analisados em 396 pacientes, 1 vez ao ano por oito anos. Embolia pulmonar sintomática ocorreu em 9 pacientes do grupo filtro (taxa cumulativa de 6,2%) e em 24 pacientes (15,1%) do grupo sem filtro (p=0,008). Trombose venosa profunda ocorreu em 57 pacientes (35,7%) do grupo filtro e em 41 (27,5%) pacientes do grupo sem filtro (p=0,042). Síndrome pós-trombótica foi observada em 109 (70,3%) pacientes do grupo filtro e em 107 (69,7%) pacientes do grupo sem filtro. Em 8 anos, tinham morrido 103 pacientes do grupo filtro e 98 do grupo sem filtro, correspondendo a 50,3% do total. Ou seja, em 8 anos de seguimento, FVCI reduziu o risco de TEP e aumentou a taxa de TVP e não teve efeito na sobrevida.

Filtros venosos e anticoagulação

No estudo PREPIC,[78] 35% dos pacientes receberam anticoagulação plena com AVK ao longo de 8 anos de seguimento ou até sua morte. Ao longo de oito anos, AVK estava sendo prescrito a 50% dos pacientes sobreviventes, em ambos os grupos (com e sem filtro). Em 8 anos, 61% e 63% estavam usando MECG. Vale referir que pacientes portadores de válvulas cardíacas mecânicas recebem AVK para RNI entre 2,09-3,0 (1A) com ou sem associação de ácido acetilsalicílico 80-160 mg/dia. A indicação de anticoagulação deriva principalmente do risco de desenvolvimento de coágulos junto ao filtro.

Sempre que possível, os pacientes portadores de FVCI permanentes deveriam ser anticoagu-

> **LEMBRETE**
>
> O uso de FVC foi associado com maior incidência de novas hospitalizações anuais por trombose venosa, mas apenas nos pacientes em que a manifestação inicial foi embolia pulmonar.

lados, com o objetivo principal de prevenir oclusão do filtro por coágulos e potencial propagação e embolização decorrentes. Por exemplo, Hajduk e colaboradores,[79] conduzindo vigilância anual, documentaram 45 episódios de coágulos de filtros em 36 pacientes e TEP sintomática em 24 de 121 pacientes (20%; 13-28%), com 1 TEP fatal em 6 (5%; 2-10%).

Indicações reportadas para FVC[75]

- Contraindicação absoluta ou relativa à anticoagulação em casos de TVP proximal e TEP em adultos (1B).
- Complicações da anticoagulação.
  - Falência objetivamente documentada: extensão ou novas ocorrências de TEV).
  - Hemorragia associada ao anticoagulante.
  - Trombocitopenia.
  - Necrose de pele.
  - Reação a fármacos.
  - Evidência ou probabilidade de complacência fracas.
- Profilaxia primária (risco alto de TEV).
- Prevenção de TEP em adição à anticoagulação.
- Falência de métodos anteriores em prevenir TEP: extensão central do trombo por meio de filtro já existente ou recorrência de TEP.
- Em associação com outros procedimentos: trombectomia, embolectomia ou terapia trombolítica ou tromboendarterectomia.

Filtros de VCI removíveis

Um avanço no campo dos filtros venosos foi a introdução dos FVCs removíveis (*retrievable*), para serem empregados quando filtros permanentes não são requeridos. Uma das indicações principais, na prática, é no perioperatório de cirurgia de risco muito alto de TEV. Como exemplo, Piano e colaboradores[80] reportaram a colocação pré-operatória imediata, em cirurgia bariátrica, de FVCI em 59 pacientes consecutivos. A colocação e a retirada do filtro devem ser feitas em ambiente cirúrgico; a retirada pode oferecer alguma dificuldade e exigir uma segunda tentativa. Em geral, a colocação e a retirada são consideradas seguras e factíveis, além de oferecer benefício para os pacientes que requerem proteção de curta duração para TEP. O tempo de permanência de um filtro removível é variável, em geral de 3-12 meses, dependendo de características específicas do filtro (instruções do fabricante). Pacientes com filtros removíveis devem ser avaliados periodicamente para retirada dentro do intervalo de retirada especificada para cada filtro (1C). Anticoagulação não precisa ser interrompida durante a retirada do filtro.[81,82]

Filtros de veia cava superior

Cerca de 10% de todos os casos de TVP originam-se nas veias dos membros superiores, com incidência anual entre 4-10 casos por 100.000 pessoas. O aumento da incidência nas últimas décadas está relacionado à utilização de cateteres centrais para medicação e uso de marca-passo e desfibriladores cardíacos. Trombose venosa profunda de membros superiores tem sido relacionada com taxas de TEP que variam entre 4-28%.[83-86]

Ascher e colaboradores[87] publicaram uma experiência de 6 anos com filtros de Greenfield na VCS, colocados em 72 pacientes, conforme indicações e contraindicações para o FVCI. Realçaram que, como a VCS é um vaso mais curto comparado com VCI abaixo das veias renais, mais atenção deve ser dada à posição correta; uma venocavografia superior é essencial para identificar a VCS e evitar o deslocamento do filtro em direção às veias inominadas. Dos 72 pacientes, 34 morreram no hospital de causas não relacionadas a FVCS ou TEV. Dos 38 pacientes sobreviventes, nenhum foi visto com evidência de TEP. Em apenas 1 caso houve colocação do filtro em veia inominada, sem complicações. Os autores consideraram que FVCS é seguro, eficaz e factível dentro das indicações.

Owens e colaboradores[88] realizaram uma revisão sistemática da literatura sobre o papel do FVCS. Identificaram 21 publicações, com 209 filtros reportados. Documentaram 8 complicações grandes (3,8%), incluindo 4 tamponamentos cardíacos, 2 perfurações aórticas e 1 pneumotórax recorrente. Foram identificadas 28 publicações adicionais que reportaram 3.747 casos de FVCS. As taxas de TEP e de mortalidade associadas foram de 5,6 e 0,7%, respectivamente. Estudos de imagens abrangendo extremidades superiores e inferiores encontraram TVP 14,7 vezes mais provável de ocorrer em extremidades inferiores e a taxa de TEP de trombose em membros inferiores de 25,1%.

Assim, há falta de evidências documentadas para apoiar o uso rotineiro de FVCS na prevenção de TEP em pacientes com TVP de extremidades superiores, mas não há contraindicação ao seu uso em bases individuais, o que, a rigor, também se aplica ao FVCI.

Estatinas na tromboprofilaxia venosa primária

O estudo JUPITER (Justification for the Use of Statins in Prevention: an International Trial Evaluating Rosuvastatin)[89] randomizou 17.802 indivíduos de ambos os sexos aparentemente sadios, com níveis de colesterol de lipoproteínas de baixa densidade (LDSL) com menos de 130 mg/dL (3,4 mmol/L) e níveis de proteína C de alta densidade de ≥ 2,0 mg/L, para receber rosuvastatina 20 mg ao dia ou placebo. Os participantes foram seguidos para primeira ocorrência de trombose venosa profunda ou tromboembolia pulmonar e realizaram análise dos dados em intenção de tratar. Durante a mediana de seguimento de 1,9 ano (máximo 5,0 anos), TEV sintomática ocorreu em 94 participantes: 34 no grupo da rosuvastatina e 60 no grupo placebo. As taxas de TEV foram 0,18 e 0,32 eventos por 100 pessoas-ano de seguimento nos grupos rosuvastatina e placebo, respectivamente (HR para rosuvastatina 0,57 [0,37-0,86], p=0,007). Em TEV não provocada, os dados foram 0,10 e 0,17 (HR 0,6 [0,35-1,09], p=0,09). As taxas de TEP foram 0,09 no grupo rosuvastatina e 0,12 no grupo placebo (HR 0,77 [0,41-1,45]); p=0,42), ao passo que as taxas de TVP foram 0,09 e 0,20, respectivamente (HR 0,45 [0,25-0,79] p=0,004). Efeitos consistentes foram observados em todos os grupos examinados. Não houve diferença em taxas de sangramentos nos 2 grupos. Então, nesse ensaio com pessoas aparentemente sadias, rosuvastatina reduziu significativamente as ocorrências de TEV sintomática.

Evans e Green[90] revisaram 8 artigos com dados publicados sobre a frequência de TEV em indivíduos utilizando e não qualquer das estatinas. A maioria dos relatos mostrou uma relação inversa entre estatinas e TEV, isto é, o uso de estatinas foi associado com menor frequência de manifestações sintomáticas de TEV. Para uma definição da posição das estatinas na prevenção da tromboembolia venosa, fazem-se necessárias mais evidências originadas em estudos controlados, como o ensaio JUPITER.

Tromboprofilaxia venosa em hepatopatias crônicas

Muitos pacientes com hepatopatia avançada têm RNI elevado, devido à coagulopatia endógena causada pela doença. A partir disso, desenvolveu-se um conceito de que esses pacientes encontram-se em autoanticoagulação, prescindindo da aplicação das medidas preconizadas para pacientes clínicos graves. Inclusive, esses pacientes são clínicos-cirúrgicos, já que muitos estão em fila de transplante ortotópico hepático. É importante considerar que defeitos na síntese de fatores de coagulação também envolvem a síntese de anticoagulantes naturais (proteínas C e S e antitrombina) e níveis elevados de anticorpos antiofosfolipídeos podem estar presentes, o que poderia caracterizar um estado pró-trombótico, Como interpretar? Como proceder? Vejamos algumas evidências.

Northup e colaboradores[91] conduziram um estudo retrospectivo caso-controle em hospital universitário por um período de 8 anos com um total de 113 pacientes hospitalizados com cirrose e TEV documentada e instalação recente. Aproximadamente 0,5% de todos os pacientes hospitalizados com cirrose tiveram TEV. Os marcadores tradicionais de coagulação, como RNI e contagem de plaquetas, não foram preditivos de TEV. Na análise univariada, níveis de albumina sérica foram significativamente mais baixos do que em casos-controles (2,85 vs 3,10 g/dL, respectivamente; p=0,01). Na análise multivariada, a albumina sérica permaneceu um preditor independente de TEV com OR de 0,25 (0,10-0,56). Assim, deficiência da albumina sérica pode indicar níveis baixos de anticoagulantes endógenos.

Gulley e colaboradores[92] realizaram um estudo caso-controle e compararam a incidência de TEV em pacientes com nefropatia crônica (NC), insuficiência cardíaca congestiva (ICC) e câncer sólido. O estudo incluiu 963 cirróticos e 12.405 controles. A incidência de TEV foi 1,8% nos cirróticos e 0,9% nos controles. Em análise multivariada, a presença de cirrose não foi associada com TEV (OR 0,87 p=0,06). Tempo parcial de tromboplastina (OR 0,88; p=0,0004) e albumina sérica (OR 0,47; p=0,03) foram preditores independentes de TEV. A incidência de TEV em cirróticos (1,8%) foi menor do que em NC (7,11%), em ICC (7,8%) e em câncer (6,1%). Esse estudo permitiu concluir que a incidência de TEV em cirróticos é maior do que em não cirróticos sem outras importantes comorbidades. Albumina sérica e TTP baixos foram preditores independentes de TEV.

Dabbag e colaboradores[93] estudaram retrospectivamente, em um hospital universitário em período de 7 anos, 190 pacientes com hepatopatia crônica. Entre eles, 12 pacientes desenvolveram TEV, resultando em incidência de 6,3%, bem maior do que nos estudos anteriores. Não houve diferença significativa na incidência de TEV em quartís de RNI (RNI < 1,4; 1,4 ≤ RNI < 1,7; 1,7 ≤ RNI < 2,2 e RNI ≥ 2,2). Metade dos pacientes com TEV apresentou com RNI > 1,6. A mortalidade hospitalar foi mais alta em quartís de RNI mais alto do que em mais baixos (p<0,001). Assim, RNI elevado nos cenários de hepatopatia crônica não parece proteger contra o desenvolvimento de TEV adquirida no hospital. O uso de tromboprofilaxia venosa foi extremamente baixo nessa população, provavelmente refletindo a noção de autoanticoagulação, o que parece ser infundado. RNI elevado em hepatopatia não deve dar uma sensação de segurança em relação aos riscos de TEV.

Adesão à prática de prevenção da tromboembolia venosa

Em um resumo da epidemiologia da TEV aplicado a seu manejo, vale relembrar que cerca de 25% dos casos são associados com hospitalização e que entre 50-75% ocorrem em serviços de clínica médica. Em estudos prospectivos de pacientes de risco alto não recebendo tromboprofilaxia, TVP foi encontrada por venografia em 10,5-14,9% e por ultrassonografia em cerca de 5%. Nesses estudos, TVP proximal ocorreu entre 2,0-4,9% e TEP em 0,3-1,5% de casos. Trombose venosa pode ser assintomática em até 70% dos casos, e TEP está associada a 5-10% de mortes em pacientes hospitalizados.[94-96]

Como é realizada a prática da tromboprofilaxia pelo mundo?

O protocolo IMPROVE (International Medical Prevention Registry on Venous Thromboembolism)[97] avaliou o estado da profilaxia da TEV em um estudo multinacional, observacional, com 52 hospitais em 12 países participantes, incluindo 15.156 pacientes. Cerca de 50% receberam tromboprofilaxia venosa farmacológica e ou mecânica, durante a internação. Nos EUA, 52% de pacientes e, em outros países, 43% deveriam ter recebido profilaxia conforme as diretrizes ACCP. Receberam profilaxia apenas 60% de pacientes que preenchiam os critérios ACCP requerendo profilaxia ou eram elegíveis para inclusão em ensaios clínicos e profilaxia farmacológica. As práticas profiláticas variaram consideravelmente. Nos EUA, CPI foi a forma mais comum de profilaxia em pacientes de clínica, ao passo que em outros países foi raramente usada (22% vs 0,2%). Em regimes farmacológicos, a HNF foi o mais frequentemente utilizado nos EUA, com HBPM sendo mais usada em outros países (21% vs 40%). O uso de MECG também variou entre EUA e outros países (3% vs 7%). Esse estudo amplo mostrou que a prática da tromboprofilaxia venosa em pacientes hospitalizados por doença clínica aguda está abaixo do ótimo preconizado, e realça a necessidade de melhora na implementação de diretrizes embasadas em evidências existentes.

O levantamento global ENDORSE[98] analisou os dados de 37.356 pacientes de clínica médica hospitalizados em 32 países. Os riscos de TEV variaram conforme o diagnóstico, de 31,2% de pacientes com doenças gastrointestinais e hepatobiliares a 100% de pacientes com insuficiência cardíaca aguda, doença respiratória não infecciosa ou infecção pulmonar (taxa global de 41,4%). Entre pacientes com risco de TEV, a profilaxia recomendada pelo ACCP foi utilizada em 24,4% pacientes com acidente vascular encefálico hemorrágico e em 40-45% dos pacientes com doença cardiopulmonar (taxa global 39,5%). Amplas diferenças na tromboprofilaxia foram observadas entre os países. Marcadores de gravidade das doenças, incluindo cateteres venosos centrais, ventilação mecânica e admissão em unidades de cuidados intensivos, estiveram fortemente associados ao uso das recomendações do ACCP. Uso de profilaxia pareceu estar associado com a gravidade da doença mais do que com seu diagnóstico clínico. Esses dados reforçam a necessidade de aumentar a implementação de diretrizes disponíveis para a avaliação do risco de TEV e prevenção da profilaxia de pacientes clínicos hospitalizados.

Stein e colaboradores[99] descobriram que entre 1989 e 2006 a incidência de TVP secundária (complicação após internação) em pacientes hospitalizados nos EUA aumentou 3,1 vezes, de

35/100.000 para 107/100.000 (p<0,0001), ao passo que diagnóstico de admissão por TVP permaneceu inalterado. Entre 1992 e 2006, a incidência de TEP em pacientes hospitalizados no EUA aumentou 2,5 vezes, de 33/100.000 para 83/100.000, mas diferentemente de TVP, o aumento foi devido ao aumento da incidência de TEP como diagnóstico principal, de 18/100.000 para 49/100.00 da população. A incidência de TEP secundária aumentou em taxa menor. Os autores concluíram que o tratamento de TVP parece ser mais efetivo do que a tromboprofilaxia venosa.

A anticoagulação profilática na prevenção da TVP assintomática foi avaliada por Lloyd e colaboradores[100] em revisão sistemática e meta-análise. Foram incluídos 5.516 pacientes de 4 ensaios controlados. Comparada com placebo, tromboprofilaxia foi associada com significativa redução do risco de TVP assintomática (0,51; 0,39-0,67) e de TVP assintomática proximal (RR 0,45; 0,31-0,65). A profilaxia com anticoagulantes conferiu uma redução de risco absoluto de qualquer TVP e de TVP proximal de 2,6 e 1,8%, respectivamente, e foi associada com 5% de aumento do risco absoluto de sangramento grave.

Seguem alguns exemplos brasileiros.

Menna-Barreto e colaboradores[101] avaliaram retrospectivamente 368 pacientes internados em enfermarias de clínica e cirurgia de um hospital geral universitário, em Porto Alegre, RS. A maioria dos pacientes apresentava pelo menos 1 fator reconhecido de risco, e 81% preenchiam critérios para classificação em risco moderado ou alto. Medidas profiláticas foram prescritas para apenas 36% dos pacientes, havendo associação significativa entre o aumento do nível de risco para TEV e o uso de heparina profilática (p<0,001).

Menna-Barreto e colaboradores[102] avaliaram o nível de risco para TEV e a prática de profilaxia em pacientes internados em centro de tratamento intensivo em hospital geral universitário, em Porto Alegre, RS. Foram analisados 180 pacientes adultos. Dois ou mais fatores de risco estiveram presentes em 81% dos pacientes. Foram classificados em risco moderado ou alto 79% dos pacientes. Medidas profiláticas foram prescritas para 57% dos casos; heparina não fracionada foi prescrita para 60% dos casos de risco moderado ou alto. Nesses dois estudos, ficou evidente a inadequação da prevenção de TEV.

Rocha e colaboradores[103] estudaram a utilização e adequação da profiaxia para TEV em pacientes clínicos em 4 hospitais de Salvador, Bahia. Foram avaliados 226 pacientes, 15,5% em unidades de tratamento intensivo. A maioria (97%) apresentava pelo menos 1 fator de risco para TEV. Dos 208 pacientes candidatos à profilaxia, 54% receberam alguma forma de prevenção farmacológica (44% HNF e 56% HBPM). Métodos mecânicos (MECG) foram utilizados em apenas 2 pacientes. Dos 112 pacientes com profilaxia, a dosagem foi inadequada em 37% dos casos. Do total de 208 pacientes com indicação, a profilaxia para TEV foi adequada em apenas 33,6% dos pacientes. Não houve diferença significativa na prática de prevenção da TEV entre hospitais privados e públicos.

Deheinzelin e colaboradores,[104] em estudo transversal observacional em 4 hospitais do estado de São Paulo, avaliaram a adequação da profilaxia da TEV em pacientes clínicos e cirúrgicos. Foram incluídos 1.454 pacientes randomicamente escolhidos (589 cirúrgicos e 865 clínicos). A avaliação de risco foi realizada utilizando os critérios internacionais. Em pacientes de alto risco pelo escore de Caprini e colaboradores,[105] 29% não estavam recebendo tromboprofilaxia. Considerando-se pacientes com risco moderado, alto e muito alto conforme o ACCP[106] e IUAS,[107] 37 e 29% não estavam sob tromboprofilaxia. Em pacientes de risco baixo, conforme Caprini[105] e IUAS,[107] a profilaxia foi prescrita em 27 e 42%, respectivamente. Esse artigo concluiu que tromboprofilaxia adequada – conforme as diretrizes internacionais – não tem sido corretamente prescrita; pacientes de risco alto são tratados com menos cuidado do que o necessário e pacientes de risco baixo são tratados com mais cuidado.

Fuzinatto e colaboradores[108] avaliaram a prática de tromboprofilaxia venosa em pacientes de hospital geral. Foram incluídos 262 pacientes adultos. Os fatores de risco mais comuns foram imobilização (70,6%), infecção (44,3%), câncer (27,5%), obesidade (23,3%) e cirurgia maior (14,1%). Na avaliação do nível de risco para TEV, 143 (54,6%) e 117 pacientes (44,7%), respectivamente, foram classificados como de risco alto e moderado. Em geral, 46,2% dos pacientes tiveram profilaxia adequada, assim como 25% dos pacientes com 3 ou mais fatores de risco e 18% dos pacientes com câncer, e houve diferenças estatísticas significativas entre esses grupos quando comparados àqueles com menos de 3 fatores de risco e sem câncer (p<0,001 para ambos). Os dados demonstram que quase a totalidade dos pacientes do hospital estava em risco para TEV e que menos da metade deles recebeu profilaxia adequada, dados esses semelhantes aos da literatura. A inadequação da profilaxia é surpreendentemente maior em pacientes de alto risco.

O estudo IMPROVE desenvolveu modelos preditivos para identificar pacientes hospitalizados em clínica média em risco de TEV.[109] Dados dos 15.156 pacientes foram analisados para determinar a incidência cumulativa de TEV clinicamente manifestada em 3 meses de observação após admissão. De 184 pacientes que desenvolveram TEV, 76 tiveram TEP e 67 TVP de extremidades inferiores. Incidência cumulativa de TEV foi de 1,0%; 45% dos eventos ocorreram após a alta. Foram associados independentemente com risco de TEV:

- antecedentes de TEV;
- trombofilia conhecida;
- câncer;
- > 60 anos;
- paralisia de membros inferiores;
- imobilização ≥ 7 dias;
- admissão em unidade de cuidados intensivos ou unidade coronariana.

Os primeiros 4 fatores estavam presentes na admissão. Foram atribuídos pontos para cada fator identificado para estabelecer um escore total de risco para cada paciente. Na admissão, 67% tinha um escore ≥ 1. Durante hospitalização, 31% teve escore ≥ 2; para escore de 2-3 o risco observado de TEV foi 1,5% vs 5,7% para escore ≥ 4.Taxas observadas e preditas foram similares para ambos os modelos. Durante hospitalização, escore ≥ 2 foi associado com maior mortalidade geral e fatalidade relacionada à TEV. Assim, ponderar fatores de risco de TEV derivados de 4 fatores clínicos no momento da internação pode predizer risco de TEV em pacientes agudos hospitalizados por doença de clínica médica. Escore derivado de 7 fatores clínicos durante a hospitalização pode ajudar no entendimento do risco de TEV sintomática. Esse escore necessita validação externa.

O risco de sangramento nesses pacientes foi igualmente avaliado a partir de fatores na admissão hospitalar.[110] Incidência cumulativa de sangramento grave e não grave, durante a internação dentro de 14 dias da admissão foi de 3,2%. Foram encontrados como fatores independentes mais relevantes: úlcera péptica ativa (OR 4,14; 2,21-7,77), sangramento anterior (OR 3,64; 2,21-5,99) e contagem baixa de plaquetas (OR 3,37; 1,84-6,18). Outros fatores de risco de sangramento foram idade avançada, insuficiência hepática ou renal, estada em unidades de cuidados intensivos, cateter venoso central, doença reumática, câncer e sexo masculino. Utilizando esses dados, foi desenvolvida uma tabela de risco e sangramento (**Tabela 11.7**). O risco de sangramento aumentou exponencialmente com escore ≥ 7,0 pontos (912 pacientes). Cerca de 90% da população tinha risco < 7,0 (8.476). Mais da metade de todos os sangramentos graves (54%) e mais de 1/3 (36%) de qualquer sangramento ocorreram em 10% de pacientes agudos clínicos com risco ≥ 7,0. No grupo em que o sangramento contribuiu com o óbito, o escore foi de 8,8; qualquer tipo de sangramento foi incomum em escore < 7,0. Essas informações podem auxiliar na decisão entre tromboprofilaxia venosa farmacológica ou mecânica.

São significativos alguns achados como o de Goldhaber e colaboradores[111] no estudo ICOPER, no qual se constatou que 33% dos pacientes recebiam profilaxia ao tempo da ocorrência de TEP e que de 708 pacientes submetidos à cirurgia, 50%, tinham recebido profilaxia (TEP no pós-operatório). Golhaber e colaboradores[112] verificaram em 384 pacientes que desenvolveram TEV durante internação ou dentro de 30 dias na alta do Brigham and Women´s Hospital, que a maioria era de pacientes de clínica médica e que 52% tinham recebido profilaxia antes de desenvolver TEV.

Isso remete à necessidade de que a prática da tromboprofilaxia seja precoce, associada com cuidadosa estratificação de risco para as doses e duração adequadas, e que não exclua a vigilância para a possibilidade de TVP e ou TEP mesmo havendo prescrição de anticoagulante.

A contribuição de um programa institucional de profilaxia da TEV em pacientes clínicos foi investigada igualmente por Rocha e colaboradores[113] em Salvador, Bahia. Foram realizados 2 estudos transversais, 1 antes e outro depois da implementação de um amplo programa multidisciplinar com constituição de comissões de profilaxia, distribuição de material instrucional e palestras informativas. Foram avaliados 219 pacientes clínicos antes e 292 pacientes depois do programa. Depois do programa, utilizou-se mais profilaxia mecânica (0,9% vs 4,5%; p=0,03), e menor profilaxia farmacológica (55,5% vs 47,9%; p=0,04); houve aumento significativo na utilização de dose corretas das heparinas (53% vs 75%; p<0,001). Os autores consideraram que aulas do tipo educação continuada, distribuição passiva e algoritmos de profilaxia foram insuficientes para melhorar a utilização de profilaxia, mas melhoraram a adequação da profilaxia empregada.

▶▶ **TABELA 11.7**

Escore de risco de sangramento conforme a atribuição de pontos para cada fator independente identificados em modelo de regressão logística múltipla (n=9.388)

Fatores de risco de sangramento	Pontos
Insuficiência renal DCE moderada 30-50 *vs* ≥ 60 mL/min/m²	1
Homens *vs* mulheres	1
Idade, 40-84 *vs* < 40	1
Câncer ativo	2
Doença reumática	2
Cateter venoso central	2
CTI/UCC	2,5
Insuficiência renal grave < 30 *vs* ≥ 60 mL/min/m²	2,5
Insuficiência hepática (RNI 1,5)	2,5
Idade ≥ 85 *vs* < 40	3,5
Contagem de plaquetas <50 X 10⁹ cel/L	4
Sangramento em 3 meses antes da admissão	4
Úlcera péptica ativa	4,5

Fonte: Decousus e colaboradores.[110]

Na fase atual de informatização de prontuários médicos, o alerta eletrônico é uma contribuição importante para a tromboprofilaxia venosa. Kucher e colaboradores[114] desenvolveram um programa de computador vinculado a dados dos pacientes para identificar risco de TVP em pacientes consecutivos hospitalizados e sem profilaxia.

Foram randomizados 1.255 pacientes elegíveis para o grupo intervenção, nos quais o médico responsável era alertado para o risco de o paciente em desenvolver TVP, e 1.251 pacientes do grupo controle, sem alerta. O desfecho primário era TEV clinicamente diagnosticada em 90 dias. O grupo intervenção recebeu mais profilaxia farmacológica (23% *vs* 13%; p<0,001) ou mecânica (10% *vs* 1,5%; p<0,001) do que o grupo-controle. O desfecho primário ocorreu em 4,9% no grupo intervenção, comparados com 8,2% no grupo-controle. A probabilidade de ficar sem TEV em 90 dias foi de 94,1% (92,5-95,4%) e 90,6% (88,7-92,2 %), respectivamente (p<0,001). O alerta por computador reduziu o risco de TEV em 90 dias em 41% (0,43-0,81; p=0,001).

Referências

1. Ashby EC. Leg elevation in prophylaxis of thromboembolism. Lancet. 1993;342(8886-8887):1562-3.
2. Baruzzi AC, Nussbacher A, Lagudis S, Souza JA. Deep venous thrombosis. Prophylaxis. Arq Bras Cardiol. 1996;67(3):215-8.
3. Clagett GP, Reisch JS. Prevention of venous thromboembolism in general surgical patients: results of meta-analysis. Ann Surg. 1988;208(2): 227-40.
4. Wille-Jørgensen P, Thorup J, Fischer A, Holst-Christensen J, Flamsholt R. Heparin with and without graded compression stockings in the prevention of thromboembolic complications of major abdominal surgery: a randomized trial. Br J Surg. 1985;72(7):579-81.
5. Porteous MJ, Nicholson EA, Morris LT, James R, Negus D. Thigh length versus knee length stockings in the prevention of deep vein thrombosis. Br J Surg. 1989;76(3):296-7.
6. Wells PS, Lensing AW, Hirsh J. Graduated compression stockings in the prevention of postoperative venous thromboembolism: a meta-analysis. Arch Intern Med. 1994;154(1):67-72.

7. Williams JT, Palfrey SM. Cost effectiveness and efficacy of below knee against above knee graduated compression stockings in the prevention of deep vein. Phlebologie. 1988;41(4):809-11.
8. Muir KW, Watt A, Baxter G, Grosset DG, Lees KR. Randomized trial of graded compression stockings for prevention of deep-vein thrombosis after acute stroke. QJM. 2000;93(6):359-64.
9. Tarnay TJ, Rohr PR, Davidson AG, Stevenson MM, Byars EF, Hopkins GR. Pneumatic calf compression, fibrinolysis, and the prevention of deep venous thrombosis. Surgery. 1980;88(4):489-96.
10. Campos MAZ. Compressão pneumática intermitente na prevenção de trombose venosa profunda em pacientes cirúrgicos: revisão sistemática e metanálise [dissertação]. São Paulo: Universidade Federal de São Paulo; 2006.
11. Bauer G, Thrombosis: early diagnosis and abortive treatment with heparin. Lancet. 1946; 1(6396):447-54.
12. Sevitt S, Gallagher NG. Prevention of venous thrombosis and pulmonary embolism in injured patients. Lancet. 1959;2(7110):981-9.
13. Sharnoff JG, Kass HH, Mistioca BA. A plan of heparinization of the surgical patient to prevent postoperative thromboembolism. Surg Gynecol Obstet. 1962;115:75-9.
14. Wessler S, Yin ET. Theory and practice of mini-dose heparin in surgical patients: a status report. Circulation. 1973;47(4):671-6.
15. Yin ET, Wessler S. Evidence for a naturally occurring plasma inhibitor of activated factor X: its isolation and partial purification. Thromb Diath Haemorrh. 1969;21(2):398-401.
16. Yin ET, Wessler S, Stoll PJ. Identity of plasma-activated factor X inhibitor with antithrombin 3 and heparin cofactor. J Biol Chem. 1971;246(11):3712-9.
17. Yin ET, Wessler S. Heparin-accelerated inhibition of activated factor X by its natural plasma inhibitor. Biochim Biophys Acta. 1970;201(2): 387-90.
18. Kakkar VV, Field ES, Nicolaides AN, Flute PT. Low doses of heparin in prevention of deep-vein thrombosis. Lancet. 1971;2(7726):669-71.
19. Gordon-Smith IC, Le Quesne LP, Grundy DJ, Newcombe JF, Bramble FJ. Controlled trial of two regimens of subcutaneous heparin in prevention of postoperative deep-vein thrombosis. Lancet. 1972;1(7761):1133-5.
20. Nicolaides AN, Dupont PA, Desai S, Lewis JD, Douglas JN, Dodsworth H, et al. Small doses of subcutaneous sodium heparin in preventing deep venous thrombosis after major surgery. Lancet. 1972;2(7783):890-3.
21. Kakkar VV, Corrigan T, Spindler J, Fossard DP, Flute PT, Crellin RQ, et al. Efficacy of low doses of heparin in prevention of deep-vein thrombosis after major surgery. A double-blind, randomised trial. Lancet. 1972;2(7768):101-6.
22. Gallus AS, Hirsh J, Tutle RJ, Trebilcock R, O'Brien SE, Carroll JJ, et al. Small subcutaneous doses of heparin in prevention of venous thrombosis. N Engl J Med. 1973;288(11):545-51.
23. Kakkar VV, Corrigan T, Fossard DP. Prevention of fatal postoperative pulmonary embolism by low doses of heparin: an international multicentre trial. Lancet. 1975;2(7924):45-51.
24. Halkin H, Goldberg J, Modan M, Modan B. Reduction of mortality in general medical in-patients by low-dose heparin prophylaxis. Ann Intern Med. 1982;96(5):561-5.
25. Cade JF. High risk of the critically ill for venous thromboembolism. Crit Care Med. 1982; 10(7):448-50.
26. DiSerio FJ, Sasahara AA. United States trial of dihydroergotamine and heparin prophylaxis of deep vein thrombosis. Am J Surg. 1985; 150(4A):25-32.
27. King CS, Holley AB, Jackson JL, Shorr AF, Moores LK. Twice vs three times daily heparin dosing for thromboembolism prophylaxis in the general medical population: a metaanalysis. Chest. 2007;131(2):507-16.
28. Wein L, Wein S, Haas SJ, Shaw J, Krum H. Pharmacological venous thromboembolism prophylaxis in hospitalized medical patients: a meta-analysis of randomized controlled trials. Arch Intern Med. 2007;167(14):1476-86.
29. Phung OJ, Kahn SR, Cook DJ, Murad MH. Dosing frequency of unfractionated heparin thromboprophylaxis: a meta-analysis. Chest. 2011;140(2):374-81.
30. Leyvraz PF, Richard J, Bachmann F, Van Melle G, Treyvaud JM, Livio JJ, et al. Adjusted versus fixed-dose subcutaneous heparin in the prevention of deep-vein thrombosis after total hip replacement. N Engl J Med. 1983;309(16):954-8.
31. Risk of and prophylaxis for venous thromboembolism in hospital patients. Thromboembolic Risk Factors (THRIFT) Consensus Group. BMJ. 1992;305(6853):567-74.
32. Dahan R, Houlbert D, Caulin C, Cuzin E, Viltart C, Woler M, et al. Prevention of deep vein thrombosis in elderly medical in-patients by a low molecular weight heparin: a randomized double-blind trial. Haemostasis. 1986;16(2): 159-64.
33. Samama MM, Cohen AT, Darmon JY, Desjardins L, Eldor A, Janbon C, et al. A comparison of enoxaparin with placebo for the prevention of venous thrombombolism in acutely ill medical patients. Prophylaxis in Medical Patients with Enoxaparin Study Group. N Engl J Med. 1999;341(11):793-800.

34. Leizorovicz A, Cohen AT, Turpie AG, Olsson CG, Vaitkus PT, Goldhaber SZ et al. Randomized, placebo-controlled trial of Dalteparin for the prevention of venous thromboembolism in acutely ill medical patients. Circulation. 2004;110(7):874-9.
35. Kucher N, Leizorovicz A, Vaitkus PT, Cohen AT, Turpie AG, Olsson CG, et al. Efficacy and safety of fixed low-dose dalteparin in preventing venous thromboembolism among obese or elderly hospitalized patients: a subgroup analysis of the PREVENT trial. Arch Intern Med. 2005;165(3):341-5.
36. Hull RD, Schellong SM, Tapson VF, Monreal M, Samama MM, Nicol P, et al. Extended-duration venous thromboembolism prophylaxis in acutely ill medical patients with recently reduced mobility: a randomized trial. Ann Intern Med. 2010;153(1):8-18.
37. Mismetti P, Laporte S, Darmon JY, Buchmüller A, Decousus H. Meta-analysis of low molecular weight heparin in the prevention of venous thromboembolism in general surgery. Br J Surg. 2001;88(7):913-30.
38. Spiro TE, Johnson GJ, Christie MJ, Lyons RM, MacFarlane DE, Blasier RB, et al. Efficacy and safety of enoxaparin to prevent deep venous thrombosis after hip replacement surgery. Enoxaparin Clinical Trial Group. Ann Intern Med. 1994;121(2):81-9.
39. Bergqvist D, Benoni G, Björgell O, Fredin H, Hedlundh U, Nicolas S, et al. Low-molecular-weight heparin (enoxaparin) as prophylaxis against venous thromboembolism after total hip replacement. N Engl J Med. 1996;335(10):696-700.
40. Hull RD, Pineo GF, Stein PD, Mah AF, MacIsaac SM, Dahl OE, et al. Extended out-of-hospital low-molecular-weight heparin prophylaxis against deep venous thrombosis in patients after elective hip arthroplasty: a systematic review. Ann Intern Med. 2001;135(10):858-69.
41. Leclerc JR, Geerts WH, Desjardins L, Laflamme GH, L'Espérance B, Demers C, et al. Prevention of venous thromboembolism after knee arthroplasty. A randomized, double-blind trial comparing enoxaparin with warfarin. Ann Intern Med. 1996;124(7):619-26.
42. Camporese G, Bernardi E, Prandoni P, Noventa F, Verlato F, Simioni P, et al. Low-molecular-weight heparin versus compression stockings for thromboprophylaxis after knee arthroscopy: a randomized trial. Ann Intern Med. 2008;149(2):73-82.
43. Agnelli G, Piovella F, Buoncristiani P, Severi P, Pini M, D'Angelo A, et al. Enoxaparin plus compression stockings compared with compression stockings alone in the prevention of venous thromboembolism after elective neurosurgery. N Engl J Med. 1998;339(2):80-5.
44. ENOXACAN Study Group. Efficacy and safety of enoxaparin versus unfractionated heparin for prevention of deep vein thrombosis in elective cancer surgery: a double-blind randomized multicentre trial with venographic assessment. Br J Surg. 1997;84(8):1099-103.
45. Bergqvist D, Agnelli G, Cohen AT, Eldor A, Nilsson PE, Le Moigne-Amrani A, et al. Duration of prophylaxis against venous thromboembolism with enoxaparin after surgery for cancer. N Engl J Med. 2002;346(13):975-80.
46. PROTECT Investigators for the Canadian Critical Care Trials Group and the Australian and New Zealand Intensive Care Society Clinical Trials Group, Cook D, Meade M, Guyatt G, Walter S, Heels-Ansdell D, Warkentin TE, et al. Dalteparin versus unfractionated heparin in critically ill patients. N Engl J Med. 2011;364(14):1305-14.
47. Kakkar AK, Cimminiello C, Goldhaber SZ, Parakh R, Chen Wang, Bergmann JF, et al. Low-molecular-weight heparin and mortality in acutely ill medical patients. N Engl J Med. 2011;365(26):2463-72.
48. Bern MM, Bothe A Jr, Bistrian B, Champagne CD, Keane MS, Blackburn GL. Prophylaxis against central vein thrombosis with low-dose warfarin. Surgery. 1986;99(2):216-21.
49. Bern MM, Lokich JJ, Wallach SR, Bothe A Jr, Benotti PN, Arkin CF et al. Very low doses of warfarin can prevent thrombosis in central venous catheters: a randomized prospective trial. Ann Intern Med. 1990;112(6):423-8.
50. Poller L, McKernan A, Thomson JM, Elstein M, Hirsch PJ, Jones JB. Fixed minidose warfarin: a new approach to prophylaxis against venous thrombosis after major surgery. Br Med J (Clin Res Ed). 1987;295(6609):1309-12.
51. Balderston RA, Graham TS, Booth RE Jr, Rothman RH. The prevention of pulmonary embolism in total hip arthroplasty. Evaluation of low-dose warfarin therapy. J Arthroplasty. 1989;4(3):217-21.
52. Levine M, Hirsh J, Gent M, Arnold A, Warr D, Falanga A, et al. Double-blind randomised trial of a very-low-dose warfarin for prevention of thromboembolism in stage IV breast cancer. Lancet. 1994;343(8902):886-9.
53. Hirsh J. Oral anticoagulants. N Engl J Med. 1991;324(26):1865-75.
54. Lemos MJ, Sutton D, Hozack WJ, Balderston RA, Booth RE Jr, Rothman RH. Pulmonary embolism in total hip and knee arthroplasty. Risk

factors in patients on warfarin prophylaxis and analysis of the prothrombin time as an indicator of warfarin's prophylactic effect. Clin Orthop Relat Res.1992;(282):158-63.
55. Clagett GP, Anderson FA Jr, Levine MN, Salzman EW, Wheeler HB. Prevention of venous thromboembolism. Chest. 1992;102(4 Suppl):391S-407S.
56. Turpie AG, Gallus AS, Hoek JA. A synthetic pentasaccharide for the prevention of deep-vein thrombosis after total hip replacement. N Engl J Med. 2001;344(9):619-25.
57. Eriksson BI, Bauer KA, Lassen MR, Turpie AG. Fondaparinux compared with enoxaparin for the prevention of venous thromboembolism after hip-fracture surgery. N Engl J Med. 2001;345(18):1298-304.
58. Bauer KA, Eriksson BI, Lassen MR, Turpie AG. Fondaparinux compared with enoxaparin for the prevention of venous thromboembolism after elective major knee surgery. N Engl J Med. 2001;345(18):1305-10.
59. Eriksson BI, Dahl OE, Rosencher N, Kurth AA, van Dijk CN, Frostick SP, et al. Dabigatran etexilate versus enoxaparin for prevention of venous thromboembolism after total hip replacement: a randomised, double-blind, non-inferiority trial. Lancet. 2007;370(9591):949-56.
60. Cohen AT, Davidson BL, Gallus AS, Lassen MR, Prins MH, Tomkowski W, et al. Efficacy and safety of fondaparinux for the prevention of venous thromboembolism in older acute medical patients: randomised placebo controlled trial. BMJ. 2006;332(7537):325-9.
61. Goldhaber SZ, Leizorovicz A, Kakkar AK, Haas SK, Merli G, Knabb RM, et al. Apixaban versus enoxaparin for thromboprophylaxis in medically ill patients. N Engl J Med. 2011;365(23):2167-77.
62. Granger CB, Alexander JH, McMurray JJ, Lopes RD, Hylek EM, Hanna M, et al. Apixaban versus warfarin in patients with atrial fibrillation. N Engl J Med. 2011;365(11):981-92.
63. Patel MR, Mahaffey KW, Garg J, Pan G, Singer DE, Hacke W, et al. Rivaroxaban versus warfarin in nonvalvular atrial fibrillation. N Engl J Med. 2011;365(10):883-91.
64. Geerts WH, Bergqvist D, Pineo GF, Samama CM, Lassen MR, Colwell CW. Prevention of venous thromboembolism. American College of Chest Physicians Evidence-Based Clinical Practice Guidelines (8th Edition). Chest. 2008;133(6 Suppl):381S-453S.
65. Academia Brasileira de Neurologia; Associação de Medicina Intensiva Brasileira; Federação Brasileira das Associações de Ginecologia e Obstetrícia; Sociedade Brasileira de Angiologia e de Cirurgia Vascular; Sociedade Brasileira de Cancerologia; Sociedade Brasileira de Cardiologia, et al. Projeto diretrizes: tromboembolismo venoso profilaxia em pacientes clínicos parte I [Internet]. São Paulo: AMB; 2005 [capturado em 30 abr. 2012]. Disponível em: http://www.projetodiretrizes.org.br/4_volume/37-tromboembolismo-parteI.pdf.
66. Academia Brasileira de Neurologia; Associação de Medicina Intensiva Brasileira; Federação Brasileira das Associações de Ginecologia e Obstetrícia; Sociedade Brasileira de Angiologia e de Cirurgia Vascular; Sociedade Brasileira de Cancerologia; Sociedade Brasileira de Cardiologia, et al. Projeto diretrizes: tromboembolismo venoso profilaxia em pacientes clínicos parte II [Internet]. São Paulo: AMB; 2005 [capturado em 30 abr. 2012]. Disponível em: http://www.projetodiretrizes.org.br/4_volume/38-Tromboembolismo-parteII.pdf.
67. Academia Brasileira de Neurologia; Associação de Medicina Intensiva Brasileira; Federação Brasileira das Associações de Ginecologia e Obstetrícia; Sociedade Brasileira de Angiologia e de Cirurgia Vascular; Sociedade Brasileira de Cancerologia; Sociedade Brasileira de Cardiologia, et al. Projeto diretrizes: tromboembolismo venoso profilaxia em pacientes clínicos parte III [Internet]. São Paulo: AMB; 2005 [capturado em 30 abr. 2012]. Disponível em: http://www.projetodiretrizes.org.br/4_volume/39-TromboemboparteIII.pdf.
68. Rocha AT, Paiva EF, Araújo DM, Cardoso DN, Pereira AC, Lopes AA et al. Impact of a program for venous thromboembolism prophylaxis in hospitalized patients in four hospitals in Salvador. Rev Assoc Med Bras. 2010;56(2):197-203.
69. Sherman DG, Albers GW, Bladin C, Fieschi C, Gabbai AA, Kase CS, et al. The efficacy and safety of enoxaparin versus unfractionated heparin for the prevention of venous thromboembolism after acute ischaemic stroke (PREVAIL Study): an open-label randomised comparison. Lancet. 2007;369(9570):1347-55.
70. Orken DN, Kenangil G, Ozkurt H, Guner C, Gundogdu L, Basak M, et al. Prevention of deep venous thrombosis and pulmonary embolism in patients with acute intracerebral hemorrhage. Neurologist. 2009;15(6):329-31.
71. Lederle FA, Zylla D, MacDonald R, Wilt TJ. Venous thromboembolism prophylaxis in hospitalized medical patients and those with stroke: a background review for an American College of Physicians Clinical Practice Guideline. Ann Intern Med. 2011;155(9):602-15.

72. Qaseem A, Chou R, Humphrey LL, Starkey M, Shekelle P. Venous thromboembolism prophylaxis in hospitalized patients: a clinical practice guideline from the American College of Physicians. Ann Intern Med. 2011;155(9):625-32.
73. The International Stroke Trial (IST): randomized trial of aspirin, subcutaneous heparin, both, or neither among 19435 patients with acute ischaemic stroke. International Stroke Trial Collaborative Group. Lancet. 1997;349(9065):1569-81.
74. Decousus H, Leizorovicz A, Parent F, Page Y, Tardy B, Girard P, et al. A clinical trial of vena caval filters in the prevention of pulmonary embolism in patients with proximal deep-vein thrombosis: prévention du risque d'embolie pulmonaire par interruption Cave Study Group. N Engl J Med. 1998;338(7):409-15.
75. Vena Caval Filter Consensus Conference. Recommended reporting standards for vena caval filter placement and patient follow-up. J Vasc Surg. 1999;30(3):573-9.
76. White RH, Zhou H, Kim J, Romano PS. A population-based study of the effectiveness of inferior vena cava filter use among patients with venous thromboembolism. Arch Intern Med. 2000;160(13):2033-41.
77. Girard P, Stern JB, Parent F. Medical literature and vena cava filters: so far so weak. Chest. 2002;122(3):963-7.
78. PREPIC Study Group. Eight-year follow-up of patients with permanent vena cava filters in the prevention of pulmonary embolism: the PREPIC (Prevention du Risque d'Embolie Pulmonaire par Interruption Cave) randomized study. Circulation. 2005;112(3):416-22.
79. Hajduk B, Tomkowski WZ, Malek G, Davidson BL. Vena cava filter occlusion and venous thromboembolism risk in persistently anticoagulated patients: a prospective, observational cohort study. Chest. 2010;137(4):877-82.
80. Piano G, Ketteler ER, Prachand V, Devalk E, Van Ha TG, Gewertz BL, et al. Safety, feasibility, and outcome of retrievable vena cava filters in high-risk surgical patients. J Vasc Surg. 2007;45(4):784-8.
81. Hoppe H, Kaufman JA, Barton RE, Petersen BD, Lakin PC, Deloughery TG, et al. Safety of inferior vena cava filter retrieval in anticoagulated patients. Chest. 2007;132(1):31-6.
82. Jaff MR, McMurtry MS, Archer SL, Cushman M, Goldenberg N, Goldhaber SZ, et al. Management of massive and submassive pulmonary embolism, iliofemoral deep vein thrombosis, and chronic thromboembolic pulmonary hypertension: a scientific statement from the American Heart Association. Circulation. 2011;123(16):1788-830.
83. Joffe HV, Kucher N, Tapson VF, Goldhaber SZ. Upper-extremity vein thrombosis: a prospective registry of 592 patients. Circulation. 2004;110(12):1605-11.
84. Kucher N. Clinical practice. Deep-vein thrombosis of the upper extremities. N Engl J Med. 2011;364(9):861-9.
85. Muñoz FJ, Mismetti P, Poggio R, Valle R, Barrón M, Guil M, et al. Clinical outcome of patients with upper-extremity deep vein thrombosis: results from the RIETE Registry. Chest. 2008;133(1):143-8.
86. Prandoni P, Polistena P, Bernardi E, Cogo A, Casara D, Verlato F, et al. Upper-extremity deep vein thrombosis. Risk factors, diagnosis, and complications. Arch Intern Med. 1997;157(1):57-62.
87. Ascher E, Hingorani A, Tsemekhin B, Yorkovich W, Gunduz Y. Lessons learned from a 6-year clinical experience with superior vena cava Greenfield filters. J Vasc Surg. 2000;32(5):881-7.
88. Owens CA, Bui JT, Knuttinen MG, Gaba RC, Carrillo TC. Pulmonary embolism from upper extremity deep vein thrombosis and the role of superior vena cava filters: a review of the literature. J Vasc Interv Radiol. 2010;21(6):779-87.
89. Glynn RJ, Danielson E, Fonseca FA, Genest J, Gotto AM Jr, Kastelein JJ, et al. A randomized trial of rosuvastatin in the prevention of venous thromboembolism. N Engl J Med. 2009;360(18):1851-61.
90. Evans NS, Green D. ASH evidence-based guidelines: statins in the prevention of venous thromboembolism. Hematology Am Soc Hematol Educ Program. 2009:273-4.
91. Northup PG, McMahon MM, Ruhl AP, Altschuler SE, Volk-Bednarz A, Caldwell SH, et al. Coagulopathy does not fully protect hospitalized cirrhosis patients from peripheral venous thromboembolism. Am J Gastroenterol. 2006;101(7):1524-8.
92. Gulley D, Teal E, Suvannasankha A, Chalasani N, Liangpunsakul S. Deep vein thrombosis and pulmonary embolism in cirrhosis patients. Dig Dis Sci. 2008;53(11):3012-7.
93. Dabbagh O, Oza A, Prakash S, Sunna R, Saettele TM. Coagulopathy does not protect against venous thromboembolism in hospitalized patients with chronic liver disease. Chest. 2010;137(5):1145-9.
94. Francis CW. Clinical practice. Prophylaxis for thromboembolism in hospitalized medical patients. N Engl J Med. 2007;356(14):1438-44.

95. Kearon C. Natural history of venous thromboembolism. Circulation. 2003;107(23 Suppl 1):I22-30.
96. White RH. The epidemiology of venous thromboembolism. Circulation. 2003;107(23 Suppl 1):I4-8.
97. Tapson VF, Decousus H, Pini M, Chong BH, Froehlich JB, Monreal M, et al. Venous thromboembolism prophylaxis in acutely ill hospitalized medical patients: findings from the International Medical Prevention Registry on Venous Thromboembolism. Chest. 2007;132(3):936-45.
98. Bergmann JF, Cohen AT, Tapson VF, Goldhaber SZ, Kakkar AK, Deslandes B, et al. Venous thromboembolism risk and prophylaxis in hospitalised medically ill patients: the ENDORSE Global Survey. Thromb Haemost. 2010;103(4):736-48.
99. Stein PD, Matta F, Dalen JE. Is the campaign to prevent VTE in hospitalized patients working? Chest. 2011; 139(6):1317-21.
100. Lloyd NS, Douketis JD, Moinuddin I, Lim W, Crowther MA. Anticoagulant prophylaxis to prevent asymptomatic deep vein thrombosis in hospitalized medical patients: a systematic review and meta-analysis. J Thromb Haemost. 2008;6(3):405-14.
101. Menna-Barreto SS, Faccin CS, Silva PM, Centeno LP, Gazzana MB. Estratificação de risco e profilaxia para tromboembolia venosa em pacientes internados em hospital geral universitário. J Pneumol. 1998;24(5):298-302.
102. Menna-Barreto SS, Silva PM, Faccin CS, Theil AL, Nunes AH, Pinheiro CTS. Profilaxia para tromboembolia venosa em uma unidade de tratamento intensivo. J Pneumol. 2000;26(1):15-9.
103. Rocha AT, Braga P, Ritt G, Lopes AA. Inadequacy of thromboprophylaxis in hospitalized medical patients. Rev Assoc Med Bras. 2006;52(6):441-6.
104. Deheinzelin D, Braga AL, Martins LC, Martins MA, Hernandez A, Yoshida WB, et al. Incorrect use of thromboprophylaxis for venous thromboembolism in medical and surgical patients: results of a multicentric, observational and cross-sectional study in Brazil. J Thromb Haemost. 2006;4(6):1266-70.
105. Caprini JA, Arcelus JI, Reyna JJ. Effective risk stratification of surgical and nonsurgical patients for venous thromboembolic disease. Semin Hematol. 2001;38(2 Suppl 5):12-9.
106. Geerts WH, Pineo GF, Heit JA, Bergqvist D, Lassen MR, Colwell CW, et al. Prevention of venous thromboembolism: the Seventh ACCP Conference on Antithrombotic and Thrombolytic Therapy. Chest. 2004;126(3 Suppl):338S-400S.
107. Nicolaides AN, Breddin HK, Fareed J, Goldhaber S, Haas S, Hull R, et al. Prevention of venous thromboembolism. International Consensus Statement. Guidelines compiled in accordance with the scientific evidence. Int Angiol. 2001;20(1):1-37.
108. Fuzinatto F, Wajner A, Waldemar FS, Hopf JL, Schuh JF, Barreto SS. Venous thromboembolism prophylaxis in a general hospital. J Bras Pneumol. 2011;37(2):160-7.
109. Spyropoulos AC, Anderson FA Jr, Fitzgerald G, Decousus H, Pini M, Chong BH, et al. Predictive and associative models to identify hospitalized medical patients at risk for venous thromboembolism. Chest. 2011;140(3):706-14.
110. Decousus H, Tapson VF, Bergmann JF, Chong BH, Froehlich JB, Kakkar AK, et al. Factors at admission associated with bleeding risk in medical patients: findings from the IMPROVE investigators. Chest. 2011;139(1):69-79.
111. Goldhaber SZ, Visani L, De Rosa M. Acute pulmonary embolism: clinical outcomes in the International Cooperative Pulmonary Embolism Registry (ICOPER). Lancet. 1999;353(9162):1386-9.
112. Goldhaber SZ, Dunn K, MacDougall RC. New onset of venous thromboembolism among hospitalized patients at Brigham and Women's Hospital is caused more often by prophylaxis failure than by withholding treatment. Chest. 2000;118(6):1680-4.
113. Rocha AT, Maciel R, Menna-Barreto SS. Tromboembolia pulmonar. In: Menna-Barreto SS, Fiterman J, Lima MA, editores. Prática pneumológica. Rio de Janeiro: Guanabara Koogan; 2010.
114. Kucher N, Koo S, Quiroz R, Cooper JM, Paterno MD, Soukonnikov B, et al. Electronic alerts to prevent venous thromboembolism among hospitalized patients. N Engl J Med. 2005;352(10):969-77.

Leituras recomendadas

ACCP-NHLBI National Conference on Antithrombotic Therapy. American College of Chest Physicians and the National Heart, Lung and Blood Institute. Chest. 1986;89(2 Suppl):1S-106S.

American College of Chest Physicians. Antithrombotic and thrombolytic therapy: American College of Chest Physicians Evidence-Based Clinical Practice Guidelines (8th Edition). Chest. 2008;133(6 Suppl):67S-968S.

Bates SM, Greer IA, Pabinger I, Sofaer S, Hirsh J. Venous thromboembolism, thrombophilia, antithrombotic therapy, and pregnancy: American College of Chest Physicians Evidence-Based Clinical Practice Guidelines (8th Edition). Chest. 2008;133(6 Suppl):844S-86S.

Belch JJ, Lowe GD, Ward AG, Forbes CD, Prentice CR. Prevention of deep vein thrombosis in medical patients by low-dose heparin. Scott Med J. 1981;26(2):115-7.

Cardiovascular Disease Educational and Research Trust; Cyprus Cardiovascular Disease Educational and Research Trust; European Venous Forum; International Surgical Thrombosis Forum; International Union of Angiology; Union Internationale de Phlébologie. Prevention and treatment of venous thromboembolism. International Consensus Statement (guidelines according to scientific evidence). Int Angiol. 2006;25(2):101-61.

Collignon F, Frydman A, Caplain H, Ozoux ML, Le Roux Y, Bouthier J, et al. Comparison of the pharmacokinetic profiles of three low molecular mass heparins-dalteparin, enoxaparin and nadroparin: administered subcutaneously in healthy volunteers (doses for prevention of thromboembolism). Thromb Haemost. 1995;73(4):630-40.

Goldhaber SZ, Tapson VF. A prospective registry of 5,451 patients with ultrasound-confirmed deep vein thrombosis. Am J Cardiol. 2004;93(2):259-62.

Guyatt GH, Cook DJ, Jaeschke R, Pauker SG, Schünemann HJ. Grades of recommendation for antithrombotic agents: American College of Chest Physicians Evidence-Based Clinical Practice Guidelines (8th Edition). Chest. 2008;133(6 Suppl):123S-31S.

Ibarra-Pérez C, Lau-Cortés E, Colmenero-Zubiate S, Arévila-Ceballos N, Fong JH, Sánchez-Martínez R, et al. Prevalence and prevention of deep venous thrombosis of the lower extremities in high-risk pulmonary patients. Angiology. 1988;39(6):505-13.

Kakkar VV, Howe CT, Nicolaides AN, Renney JT, Clarke MB. Deep vein thrombosis of the leg. Is there a "high risk" group? Am J Surg. 1970;120(4):527-30.

Kaufman JA, Kinney TB, Streiff MB, Sing RF, Proctor MC, Becker D, et al. Guidelines for the use of retrievable and convertible vena cava filters: report from the Society of Interventional Radiology multidisciplinary consensus conference. J Vasc Interv Radiol. 2006;17(3):449-59.

Lee AY, Levine MN, Baker RI, Bowden C, Kakkar AK, Prins M, et al. Low-molecular-weight heparin versus a coumaqdin for the prevention of recurrent venous thromboembolism in patients with cancer. N Engl J Med. 2003;349(2):146-53.

Ridker PM. Long-term low-dose warfarin use is effective in the prevention of recurrent venous thromboembolism: yes. J Thromb Haemost. 2004;2(7):1034-7.

Samama CM, Albaladejo P, Benhamou D, Bertin-Maghit M, Bruder N, Doublet JD, et al. Venous thromboembolism prevention in surgery and obstetrics: clinical practice guidelines. Eur J Anaesthesiol. 2006;23(2):95-116.

Sherry S. Low-dose heparin for the prophylaxis of pulmonary embolism. Am Rev Respir Dis. 1976;114(4):661-6.

Turpie AG, Levine MN, Hirsh J, Carter CJ, Jay RM, Powers PJ, et al. A randomized controlled trial of a low-molecular-weight heparin (enoxaparin) to prevent deep-vein thrombosis in patients undergoing elective hip surgery. N Engl J Med. 1986;315(15): 925-9.

Warwick D, Harrison J, Whitehouse S, Mitchelmore A, Thornton M. A randomised comparison of a foot pump and low-molecular-weight heparin in the prevention of deep-vein thrombosis after total knee replacement. J Bone Joint Surg Br. 2002;84(3):344-50.

Weitz JI, Hirsh J, Samama MM; American College of Chest Physicians. New antithrombotic drugs: American College of Chest Physicians Evidence-Based Clinical Practice Guidelines (8th Edition). Chest. 2008;133(6 Suppl):234S-56S.

ABORDAGENS ESPECIAIS

Câncer e TEV

Incidência de câncer em pacientes com TEV aguda

De todos os pacientes com TEV, 15-20% têm câncer ativo já diagnosticado, 2-5% têm câncer diagnosticado na investigação inicial e 5-10% têm câncer diagnosticado no seguimento. O período de maior risco é entre 6-12 meses do episódio inicial de TEV. Os cânceres mais comuns associados à TEV são aqueles de mama, colos e pulmão, refletindo a prevalência do câncer na população em geral. Quando ajustados para a prevalência, os cânceres mais associados a complicações trombóticas são os cânceres de ovário (120 casos de TEV/10.000 pacientes com câncer), cérebro (117/10.000) e pâncreas (110/10.000). A TEV é uma complicação frequente de pacientes em acompanhamento por tratamento de câncer.[1-3]

Como já foi dito, o efeito isolado do câncer na TEV é difícil de identificar, em face de associação do câncer a outros fatores de risco, incluindo cirurgia. Administração de quimioterapia aumenta o risco em 2-3 vezes, o mesmo ocorrendo com cirurgia de câncer. Trombose venosa idiopática pode ser a primeira manifestação de uma malignidade oculta, estando indicado um rastreamento básico de câncer oculto; investigação extensa não está justificada por falta de impacto na sobrevida. Câncer metastático está associado a risco definido de recorrência de TEV,[4] que é maior em homens do que em mulheres.[5]

Sobrevivência após o diagnóstico de TEV

Em pacientes com câncer, a ocorrência de TEV está associada à piora das taxas de sobrevivência. Seja por expressão de maior agressividade da neoplasia, seja pelas consequências diretas da trombose venosa, a ocorrência de TVP e/ou TEP atuaria como marcador de gravidade da neoplasia.[3] Sørensen e colaboradores,[6] em acompanhamento de 668 pacientes com câncer, descobriram que câncer diagnosticado ao mesmo tempo ou em até 1 ano após diagnóstico de TEV é associado a estágio avançado e de pior prognóstico.

Mecanismos

Os mecanismos de trombose venosa associada ao câncer estão hoje centrados nas propriedades intrínsecas das células neoplásicas que levariam a estado pró-trombótico. Essa hipercoagulabilidade parece ser devida à aumentada expressão celular de fator tecidual (FT) e à elevação dos níveis de FT em micropartículas na circulação sistêmica. Contribui também a invasão de células neoplásicas na parede vascular e na estase venosa determinada pela compressão vascular por tumores sólidos. Outros fatores, como os sítios primários dos tumores, as condições gerais dos pacientes, a presença de comorbidades, as intercorrências cirúrgicas e os tipos de tratamento acrescentam riscos que determinam uma incidência elevada de TEV em pacientes com câncer.[3,7]

Rastreamento

Em pacientes com TEP aguda não provocada, está indicado um rastreamento básico para câncer oculto, consistindo em história cuidadosa, exame físico incluindo toque pélvico, hemograma e bioquímica e radiografia de tórax. Essa rotina tem uma sensibilidade de cerca de 90%. A extensão da investigação não está indicada como rotina em todos os casos, ela depende de condições individuais.[8-11]

Profilaxia de TEV

Conforme já indicado em capítulo específico, nas várias circunstâncias relacionadas a tratamento cirúrgico, quimioterapia, pacientes internados e/ou ambulatoriais. O capítulo de profilaxia apresenta o resumo das recomendações e sugestões das diretrizes ACCP 2008.[12]

Tratamento de TEV

O tratamento inicial é semelhante. Para a fase de tratamento estendido e tromboprofilaxia secundária, recomenda-se HBPM para os primeiros 3-6 meses, com subsequente manutenção da HBPM ou substituição por AVK indefinidamente ou até a resolução do câncer.[13] As diretrizes da American Society of Clinical Oncology[14] são igualmente muito práticas para situar o tratamento da TEV no domínio da oncologia. O resumo dessas diretrizes está na Tabela 12.1.

Hipertensão pulmonar tromboembólica crônica

Hipertensão pulmonar tromboembólica crônica (HPTEC) é definida como pressão média da artéria pulmonar maior que 25 mmHg que persiste 6 meses após TEP ter sido diagnosticada.[15]

Cerca de 25% dos pacientes após um episódio inicial de TEP não têm *restitutio in integrum* na obstrução arterial e na área isquêmica decorrente. Isso pode se agravar em recorrências tromboembólicas. A resposta hemodinâmica também é uma expressão de sequela funcional da falta de recupe-

▶▶ TABELA 12.1

Resumo das diretrizes da American Society of Clinical Oncology para pacientes com câncer

Grupo de pacientes	Recomendado	Não recomendado
• Pacientes hospitalizados	Tromboprofilaxia 1ª com HBPM, HNF ou fondaparinux	Se há presença de sangramento ou outra contraindicação
• Pacientes ambulatoriais em QT	Tromboprofilaxia 1ª HBPM ou varfarina, dose ajustada para pacientes com mieloma múltiplo recebendo talidomida ou lenalidomida mais QT ou dexamesona	Se não, não administrar profilaxia de rotina
• Pacientes submetidos à cirurgia	Tromboprofilaxia 1ª com dose baixa de HNF, HBPM ou fondaparinux ≥ 7-10 dias	Se há presença de sangramento ou outra contraindicação Considerar métodos mecânicos
• Pacientes com TEV estabelecida	Doses terapêuticas HBPM por 5-10 dias iniciais. HBPM ≥ 6 meses ou AVK (RNI 2,0-3,9), se HBPM indisponível Considerar continuar anticoagulação além de 6 meses em câncer ativo	
• Pacientes com câncer sem TEV estabelecida, para aumentar sobrevida	Profilaxia não recomendada	

Fonte: Adaptada de Lyman e Kuderer.[14]

ração integral. Significativo também é que esse episódio inicial pode não ter sido diagnosticado ou suspeitado.

Riedel e colaboradores[16] acompanharam, durante 15 anos, 76 pacientes com várias formas de TEP e descobriram que hipertensão pulmonar crônica grave (PMAP > 30 mmHg) não costumava ocorrer após um episódio simples, era infrequente após episódio simples subagudo ou embolias recorrentes e era mais comum após êmbolos ocultos (12 em 13 casos da série).

Por outro lado, Hall e colaboradores,[17] durante 9 anos, acompanharam 72 pacientes sobreviventes de um episódio inicial de TEP maciça, com tratamento por anticoagulação, trombolítico ou embolectomia. Houve 12 mortes tardias, nenhuma atribuída à hipertensão pulmonar crônica, não tendo havido evidência definitiva de desenvolvimento subsequente de hipertensão pulmonar após o tratamento em nenhum paciente.

O estudo de de Perrot e colaboradores,[18] com 17 pacientes que demonstraram HP persistente após TEP maciça (n = 1), submaciça (n = 7) ou recorrente (n = 9), permitiu a identificação de 2 grupos de pacientes, após uma média de 18 semanas de anticoagulação:

- pacientes com pressão sistólica da artéria pulmonar (PSAP) residual > 50 mmHg progrediram nos seguintes 6-12 meses a despeito de ausência de recorrência e deveriam ser avaliados para tratamento cirúrgico;
- pacientes com PSAP entre 35-50 mmHg somente estariam em risco de evoluir para HP grave se ocorressem recorrências tromboembólicas e deveriam ser monitorados.

Já Ribeiro e colaboradores,[19] estudando 78 pacientes com TEP, descobriram que uma PSAP > 50 mmHg ao tempo do diagnóstico era associada à HP persistente após 1 ano.

A prevalência de HPTEC era considerada entre 0,1-0,5%, no máximo até 1%, dos casos que sobreviviam ao episódio inicial.[20,21] Pengo e colaboradores[22] conduziram um estudo prospectivo, de longo prazo, para avaliar a incidência de HPTEC em 314 pacientes com TEP e puderam acompanhar 223 em uma média de 94,3 meses e um máximo de 10 anos. A incidência cumulativa foi de 1% (0,0-2,4%) em 6 meses, 3,1% (0,7-5,5%) em 12 meses e 3,8% (1,1-6,5%) em 2 anos. Nenhum caso novo ocorreu após 2 anos.

Revisões das séries e relatos de casos publicados permitem considerar que em mais de 50% dos casos diagnosticados de HPTEC falta uma história documentada de trombose venosa profunda ou tromboembolia pulmonar-TEP.[23]

Meignan e colaboradores,[24] em um estudo multicêntrico internacional conduzido primariamente para fins terapêuticos, realizaram cintilografias perfusionais em 622 pacientes com TVP proximal confirmada por venografia sem indicação clínica de TEP, e 379 foram também submetidos a cintilografias ventilatórias (V/Q). Eles encontraram frequência cintilográfica compatível com TEP silenciosa em 40-50% dos pacientes com TVP proximal. Embolia pulmonar silenciosa igualmente tem sido encontrada em necropsias. Também se sabe que TVP pode ser assintomática em cerca de 45% dos casos. Reunindo essas informações, pode-se entender a falta de história específica de TEP em muitos casos de HPTEC.

Mecanismos

O modelo tradicional de origem tromboembólica inicia com obstrução da circulação arterial pulmonar, seguido por um período variável assintomático (curiosamente chamado de *honeymoon period*),[23] uma fase de organização de vasos ocluídos e de ação de cisalhamento em vasos não ocluídos, evoluindo para arteriopatia na circulação não ocluída, aumento da resistência vascular pulmonar e progressiva hipertensão pulmonar com sobrecarga e potencial insuficiência do coração direito.[23]

Clínica

Intolerância ao exercício, fadiga e dispneia franca e progressiva são as manifestações mais comuns da HPTEC. Pode haver tosse. A síncope e a opressão retroesternal aos esforços são mais comuns nos casos terminais, em que se observa a pressão na artéria pulmonar em valores muito elevados. Esses sinais e sintomas encontrados são muito inespecíficos e isoladamente têm pouco valor na identificação da HPTEC, pois são comuns as diversas etiologias que compõem o quadro de hipertensão pulmonar. Entretanto, em indivíduos com fatores predisponentes bem-caracterizados, história de tromboembolismo pulmonar prévio e associados a exames de imagem torácicos, esses achados clínicos, apesar de inespecíficos, podem trazer importante contribuição para a elucidação diagnóstica da HPTC.[15]

Investigação

A ecocardiografia Doppler é um método diagnóstico não invasivo essencial, pois possibilita a análise estrutural e funcional da função do ventrículo direito, com estimativa da pressão intracavitária e em artéria pulmonar. Junto com a radiografia de tórax, esse exame faz parte da avaliação inicial de pacientes suspeitos de apresentarem hipertensão pulmonar após a avaliação clínica.[25-27]

A cintilografia V/Q, principalmente em seu componente perfusional, descarta HPTEC quando normal, enquanto múltiplos defeitos bilaterais sugerem o diagnóstico no contexto de hipertensão pulmonar.[28]

A angiotomografia computadorizada de tórax tem centrado a confirmação diagnóstica da HPTEC, podendo mostrar material tromboembólico excêntrico, isto é, remodelando a parede arterial, as densidades subpleurais, a distribuição irregular da perfusão ("perfusão em mosaico"), além da dilatação das cavidades direitas, visualmente ou pela determinação de relação VD/VE > 0,9 (vista de 4 câmaras).[29]

Imagens de ressonância magnética, pela angiorressonância e imagens de perfusão, podem ser sensíveis para as anormalidades da circulação pulmonar, com a vantagem de não se irradiar o paciente nem se utilizar contraste iodado. Entretanto, é uma técnica mais dispendiosa, demorada e ainda menos disponível do que a tomografia.[30-32]

A arteriografia pulmonar é o exame-padrão para o estadiamento vascular e sempre deve ser realizada quando existe indicação cirúrgica. O cateterismo de cavidades direitas para avaliação hemodinâmica faz parte da rotina diagnóstica.

Os centros que realizam tratamento da HPTEC geralmente dispõem de todos esses instrumentos de diagnóstico e estratificação de risco.

A estratificação permitirá definir basicamente 3 situações:

1. pacientes com trombos centrais, acessíveis à remoção cirúrgica;
2. pacientes com trombos de localização intermediária, em que decisão cirúrgica deve ser individualizada;
3. pacientes com obstrução periférica, com quadro clínico funcional similar à HAP primária/idiopática, não acessível à cirurgia e com tentativa de tratamento clínico com os vasodilatadores e antirremodelantes mais específicos da circulação arterial pulmonar.[15]

Tratamento

O tratamento preferencial para a maioria dos casos de HPTEC é a tromboendarterectomia pulmonar (TEAP), embora para casos específicos o transplante pulmonar possa ser considerado como alternativa. A TEAP é uma cirurgia complexa, com circulação extracorpórea, que remove os trombos organizados e endotelizados na parede arterial, promovendo revascularização pulmonar. A mortalidade operatória desse tipo de cirurgia depende das condições hemodinâmicas do paciente e da experiência da equipe cirúrgica. Na experiência de Dartevelle e colaboradores[21] com pacientes com resistência vascular pulmonar (RVP) pré-operatória < 900 dinas.s.cm^{-5}, a mortalidade foi de 4%, aumentando para 10% com RVP entre 900-1.200 dinas.s.cm^{-5} e para 20% para RVP maiores. Os pacientes cuja RVP está mais relacionada com obstrução proximal extensa têm menor risco cirúrgico.

Na experiência de Jamieson e colaboradores,[33] o grau de RVP residual esteve mais fortemente relacionado com a mortalidade. A taxa de mortalidade foi de 30,6% quando a RVP residual era mais alta que 500 dinas. s. cm^{-5}, mas apenas 0,9% quando abaixo desse nível.

A taxa de mortalidade associada à TEAP está também relacionada com a experiência acumulada pelas equipes. Segundo Jamieson e colaboradores,[33] a taxa foi de 8,8% nos primeiros 500 pacientes entre 1994 e 1998, e de 4,4% nos 500 pacientes operados entre 1998 e 2002.

Para Keogh e colaboradores,[34] pacientes nos quais a RVP diminui pelo menos 50% do valor inicial, para < 500 dinas.s.cm^{-5}, têm um prognóstico mais favorável do que os que não apresentam esse resultado.

Técnicas de apoio têm sido utilizadas, como a septostomia atrial e assistência ao ventrículo direito. Terapia de sincronização do ventrículo direito é uma expectativa.

Angioplastia arterial pulmonar por balão é uma alternativa para pacientes selecionados, com doença inoperável ou persistência de HP após TEAP. Feinstein e colaboradores[35] testaram a angioplastia com balão em 18 pacientes inoperáveis com HP-TEC; houve redução da pressão arterial pulmonar e melhora no teste de caminhada de 6 minutos. Onze pacientes tiveram edema de reperfusão, o que atesta a melhora de perfusão pulmonar.

Transplante pulmonar sequencial ou transplante coração-pulmão são opções para pacientes selecionados.

Recomendações ACCP 2008:[36]

- Em pacientes selecionados com HPTEC com doença central sob cuidados de equipes cirúrgica e clínica experientes, recomenda-se tromboendarterectomia pulmonar (1C).
- Para todos os pacientes com HPTEC, recomenda-se tratamento permanente com AVK para RNI entre 2,0-3,0 (1C).
- Para pacientes com HPTEC submetidos à TEAP, sugere-se a colocação de FVCI antes ou durante a cirurgia (2C).
- Para pacientes com HPTEC inoperável, sugere-se referência a um centro com experiência em hipertensão pulmonar, para que os pacientes possam ser avaliados para tratamentos alternativos, como terapia com vasodilatadores ou angioplastia pulmonar com balão (2C).

Tratamento ambulatorial da TEP

A era das heparinas de baixo peso molecular de uso subcutâneo, associada às formas objetivas de avaliação de pacientes com TEV subaguda de baixo risco de recorrências e mortalidade precoces, levou aos estudos da possibilidade de encurtamento de período hospitalar inicial por volta de uma semana, com redução de custos sem aumento de riscos.

Em 2000, Kovacs e colaboradores,[37] estudaram prospectivamente, em 3 hospitais de ensino, 158 pacientes considerados elegíveis por baixo risco para tratamento ambulatorial, usando dalteparina (200 U/kg/SC/1x/dia), para tratamento de um mínimo de 5 dias, e varfarina por 3 meses. Foram manejados exclusivamente fora do hospital 55 pacientes, com 108 ficando de 1-3 dias internados, completando a fase aguda de tratamento e iniciando a anticoagulação estendida fora do hospital. Dos que iniciaram no hospital, 27 ficaram internados por 2,5 dias, e os outros 81 foram tratados exclusivamente fora. Para todos os pacientes de tratamento externo, a taxa de recorrência sintomática de TEV foi de 5,6% com 1,9% de sangramento. Houve 4 óbitos, mas nenhum associado a recorrências ou sangramento grave.

Um estudo importante foi o de Davies e colaboradores.[38] Esses autores desenvolveram um ensaio prospectivo em 2 fases; na fase 1 identificaram critérios para alta segura de pacientes selecionados, e na fase 2 trataram uma coorte de pacientes de risco baixo como pacientes externos, com tinzaparina. Para serem elegíveis, o diagnóstico de TEP tinha que ser confirmado em 72 horas da avaliação inicial. Foram critérios de exclusão para tratamento ambulatorial os seguintes:

- admissão ao hospital por outra razão médica;
- necessidade de monitoração adicional (ECG, oximetria, etc.), uso de tratamento continuado como oxigenoterapia, fármacos intravenosos, etc.;
- história de TEP prévia ou TEP desenvolvidas enquanto em anticoagulação;
- coexistência de TVP proximal (segmento femoral alto) confirmada;
- sangramento ativo ou doenças de coagulação;
- gravidez;
- probabilidade de adesão baixa ou dificuldade de seguimento de qualquer natureza;
- preferência do paciente.

Na fase 2 foram tratados externamente 156 pacientes; não ocorreram óbitos, sangramento grave ou recorrências durante o tratamento com HBPM. A duração mediana da estada hospitalar foi 1,0 (1,0-4,0) dia, com uma economia mediana de 5,0 (1,0-42) leitos-dia por paciente. Os pacientes ficaram muito satisfeitos; 96% indicaram que eles prefeririam tratamento ambulatorial em um episódio subsequente de TEP.

Wells e colaboradores[39] encontraram resultados seguros e eficazes para tratamento externo comparando tinzaparina e dalteparina.

Aujesky e colaboradores[40] revisaram 6 séries de casos com tratamento externo de TEV, incluindo os anteriormente referidos. Entre 2000 e 2007, foram tratados como *outpatients* 502 pacientes com séries de 32-156 pacientes. As HBPMs utilizadas foram dalteparina (200 UI/kg/1 x/dia), nadroparina 171 (UI/kg/1 x/dia), e tinzaparina (175 UI/kg 1 x/dia). Foram critérios de exclusão: sangramento ativo ou risco alto de sangramento, insuficiência renal, anemia aguda, adesão baixa, instabilidade hemodinâmica, necessidade de oxigenoterapia, dor intensa exigindo narcóticos parenterais, necessidade de hospitalização por outros motivos, história de TIH, escores clínicos prognósticos altos, peso corporal > 110 kg, trombocitopenia, tratamento anticoagulante anterior, pacientes admitidos em fins de semana e TEP extensão (V/Q). A recorrência de TEV ficou entre 0-6,2%; sangramento grave entre 0-2,8%; mortalidade geral entre 0-4,9%, exceto em um estudo, com 26%. Nesse estudo,[41] foram incluídos apenas pacientes com câncer, e a mortalidade em 6 meses foi de 26% em pacientes no grupo tratado em casa e de 33% no grupo hospitalizado. Os autores concluíram que tratamento inicial com TEP é logisticamente viável em um subgrupo de pacientes de baixo risco e que satisfazem uma série de requerimentos complementares.

Otero e colaboradores,[42] entretanto, tiveram de interromper um ensaio com 132 pacientes de baixo risco para randomização. Nos 72 pacientes do grupo de alta precoce, houve mortalidade de 4,2% *vs* 8,3% do grupo de tratamento hospitalizado (RR 0,5 [0,12-2,01]), mas a mortalidade de curto prazo foi de 2,8% no grupo de tratamento externo cuidadosamente selecionado *vs* 0% no grupo hospitalizado, o que levou à suspensão do estudo.

Aujesky e colaboradores[43] conduziram um estudo internacional, randomizado, aberto, de não inferioridade, tratamento externo e internado em pacientes com TEP. Foram incluídos 344 pacientes de risco de morte. O regime empregado foi enoxaparina ≥ 5 dias, seguida de varfarina por 90 dias. Na análise primária 1, 0,6% de 171 pacientes do grupo ambulatorial, desenvolveu recorrência de TEV dentro de 90 dias de acompanhamento, comparado com nenhum (0%) dos 168 pacientes internados para todo o período inicial de tratamento (limite superior de confiança 2,7%. p=0,011). Apenas 1 (0,6%) paciente em cada grupo morreu em 90 dias (limite superior de confiança 2,1%; p=0,005), e 2 (1,2%) de 171 pacientes externos e nenhum do grupo de internados tiveram sangramento grave (limite superior de confiança 3,6%, p=0,031). Aos 90 dias, 3 (1,8% de pacientes externos e nenhum dos internados) desenvolveram sangramento grave. A permanência média foi de 0,5 dia (± 1) para pacientes externos e 3,9 (±) para pacientes internados. Assim, para pacientes com TEP selecionados de risco baixo, tratamento inicial externo pode ser segura e eficazmente utilizado em lugar de internação hospitalar para inicial anticoagulação.

Referências

1. Baron JA, Gridley G, Weiderpass E, Nyren O, Linet M. Venous thromboembolism and cancer. Lancet. 1998;351(9109):1077-80.
2. Heit JA, Mohr DN, Silverstein MD, Petterson TM, O'Fallon WM, Melton LJ 3rd. Predictors of recurrence after deep vein thrombosis and pulmonary embolism: a population-based cohort study. Arch Intern Med. 2000;160(6):761-8.
3. Lee AY, Levine MN. Venous thromboembolism and cancer: risks and outcomes. Circulation. 2003;107(23 Suppl 1):I17-21.
4. Prandoni P, Lensing AW, Cogo A, Cuppini S, Villalta S, Carta M, et al. The long-term clinical course of acute deep thrombosis. Ann Intern Med. 1996;125(1):1-7.
5. Kyrle PA, Minar E, Bialonczyk C, Hirschl M, Weltermann A, Eichinger S. The risk of recurrent venous thromboembolism in men and women. N Engl J Med. 2004;350(25):2558-63.
6. Sørensen HT, Mellemkjaer L, Olsen JH, Baron JA. Prognosis of cancers associated with venous thromboembolism. N Engl J Med. 2000;343(25):1846-50.
7. Marinho FCA, Takagasu TY. Hipercoagulabilidade e câncer de pulmão. J Bras Pneumol. 2008;34(5):312-22
8. Carrier M, Le Gal G, Wells PS, Fergusson D, Ramsay T, Rodger MA. Systematic review: the Trousseau syndrome revisited: should we screen extensively for cancer in patients with venous thromboembolism? Ann Intern Med. 2008;149(5):323-33.
9. Jara-Palomares L, Rodriguez-Matute C, Elias-Hernandez T, Rodriguez-Portal JA, Lopez-Campos JL, Garcia-Ibarra H, et al. Testing for occult cancer in patients with pulmonary embolism: results from a screening program and a two-year follow-up survey. Thromb Res. 2010;125(1):29-33.
10. Piccioli A, Lensing AW, Prins MH, Falanga A, Scannapienco GL, Ieran M, et al. Extensive screening for occult malignant disease in idiopathic venous thromboembolism: a prospective randomized clinical trial. J Thromb Haemost. 2004;2(6):884-9.

11. Sørensen HT, Mellemkjaer L, Steffensen FH, Olsen JH, Nielsen GL. The risk of a diagnosis of cancer after primary deep venous thrombosis or pulmonary embolism. N Engl J Med. 1998;338(17):1169-73.
12. American College of Chest Physicians. Antithrombotic and thrombolytic therapy: American College of Chest Physicians Evidence-Based Clinical Practice Guidelines (8th edition). Chest. 2008;133(6 Suppl):1S-968S.
13. Lee AY, Levine MN, Baker RI, Bowden C, Kakkar AK, Prins M, et al. Low-molecular-weight heparin versus a coumarin for the prevention of recurrent venous thromboembolism in patients with cancer. N Engl J Med. 2003;349(2):146-53.
14. Lyman GH, Kuderer NM. Prevention and treatment of venous thromboembolism among patients with cancer: the American Society of Clinical Oncology Guidelines. Thromb Res. 2010;125 Suppl 2:S120-7.
15. Piazza G, Goldhaber SZ. Chronic thromboembolic pulmonary hypertension. N Engl J Med. 2011;364(4):351-60
16. Riedel M, Stanek V, Widimsky J, Prerovsky I. Longterm follow-up of patients with pulmonary thromboembolism. Late prognosis and evolution of hemodynamic and respiratory data. Chest. 1982;81(2):151-8.
17. Hall RJ, Sutton GC, Kerr IH. Long-term prognosis of treated acute massive pulmonary embolism. Br Heart J. 1977;39(10):1128-34.
18. de Perrot M, Fadel E, McRae K, Tan K, Slinger P, Paul N, et al. Evaluation of persistent pulmonary hypertension after acute pulmonary embolism. Chest. 2007;132(3):780-5.
19. Ribeiro A, Lindmarker P, Johnsson H, Juhlin-Dannfelt A, Jorfeldt L. Pulmonary embolism: one-year follow-up with echocardiography doppler and five-year survival analysis. Circulation. 1999;99(10):1325-30.
20. Fedullo PF, Auger WR, Kerr KM, Rubin LJ. Chronic thromboembolic pulmonary hypertension. N Engl J Med. 2001;345(20):1465-72.
21. Dartevelle P, Fadel E, Mussot S, Chapelier A, Herve P, de Perrot M, et al. Chronic thromboembolic pulmonary hypertension. Eur Respir J. 2004;23(4):637-48
22. Pengo V, Lensing AW, Prins MH, Marchiori A, Davidson BL, Tiozzo F, et al. Incidence of chronic thromboembolic pulmonary hypertension after pulmonary embolism. N Engl J Med. 2004;350(22):2257-64.
23. Peacock A, Simonneau G, Rubin L. Controversies, uncertainties and future research on the treatment of chronic thromboembolic pulmonary hypertension. Proc Am Thorac Soc. 2006;3(7):608-14.
24. Meignan M, Rosso J, Gauthier H, Brunengo F, Claudel S, Sagnard L, et al. Systematic lung scans reveal a high frequency of silent pulmonary embolism in patients with proximal deep venous thrombosis. Arch Intern Med. 2000;160(2):159-64.
25. Bossone E, Bodini BD, Mazza A, Allegra L. Pulmonary arterial hypertension: the key role of echocardiography. Chest. 2005;127(5):1836-43.
26. Goldhaber SZ. Echocardiography in the management of pulmonary embolism. Ann Intern Med. 2002;136(9):691-700.
27. Jardin F, Dubourg O, Bourdarias JP. Echocardiographic pattern of acute cor pulmonale. Chest. 1997;111(1):209-17.
28. Tunariu N, Gibbs SJ, Win Z, Gin-Sing W, Graham A, Gishen P, et al. Ventilation-perfusion scintigraphy is more sensitive than multidetector CTPA in detecting chronic thromboembolic pulmonary disease as a treatable cause of pulmonary hypertension. J Nucl Med. 2007;48(5):680-4.
29. Reichelt A, Hoeper MM, Galanski M, Keberle M. Chronic thromboembolic pulmonary hypertension: evaluation with 64-detector row CT versus digital substraction angiography. Eur J Radiol. 2009;71(1):49-54.
30. Kreitner KF, Kunz RP, Ley S, Oberholzer K, Neeb D, Gast KK, et al. Chronic thromboembolic pulmonary hypertension: assessment by magnetic resonance imaging. Eur Radiol. 2007; 17(1):11-21.
31. Kuehne T, Yilmaz S, Steendijk P, Moore P, Groenink M, Saaed M, et al. Magnetic resonance imaging analysis of right ventricular pressure-volume loops: in vivo validation and clinical application in patients with pulmonary hypertension. Circulation. 2004;110(14):2010-6.
32. Stein PD, Chenevert TL, Fowler SE, Goodman LR, Gottschalk A, Hales CA, et al. Gadolinium-enhanced magnetic resonance angiography for pulmonary embolism: a multicenter prospective study (PIOPED III). Ann Intern Med. 2010;152(7):434-43.
33. Jamieson SW, Kapelanski DP, Sakakibara N, Manecke GR, Thistlethwaite PA, Kerr KM, et al. Pulmonary endarterectomy: experience and lessons learned in 1,500 cases. Ann Thorac Surg. 2003;76(5):1457-64.
34. Keogh AM, Mayer E, Benza RL, Corris P, Dartevelle PG, Frost AE, et al. Interventional and surgical modalities of treatment in pulmonary hypertension. J Am Coll Cardiol. 2009;54(1 Suppl):S67-77.
35. Feinstein JA, Goldhaber SZ, Lock JE, Ferndandes SM, Landzberg MJ. Balloon pulmonary an-

gioplasty for treatment of chronic thromboembolic pulmonary hypertension. Circulation. 2001;103(1):10-3.
36. Weitz JI, Hirsh J, Samama MM; American College of Chest Physicians. New antithrombotic drugs: American College of Chest Physicians Evidence-Based Clinical Practice Guidelines (8th Edition). Chest. 2008;133(6 Suppl):234S-256S.
37. Kovacs MJ, Anderson D, Morrow B, Gray L, Touchie D, Wells PS. Outpatient treatment of pulmonary embolism with dalteparin. Thromb Haemost. 2000;83(2):209-11.
38. Davies CW, Wimperis J, Green ES, Pendry K, Killen J, Mehdi I, et al. Early discharge of patients with pulmonary embolism: a two-phase observational study. Eur Respir J. 2007;30(4):708-14.
39. Wells PS, Anderson DR, Rodger MA, Forgie MA, Florack P, Touchie D, et al. A randomized trial comparing 2 low-molecular-weight heparins for the outpatient treatment of deep vein thrombosis and pulmonary embolism. Arch Intern Med. 2005;165(7):733-8.
40. Aujesky D, Mazzolai L, Hugli O, Perrier A. Outpatient treatment of pulmonary embolism. Swiss Med Wkly. 2009;139(47-48):685-90.
41. Siragusa S, Arcara C, Malato A, Anastasio R, Valerio MR, Fulfaro F, et al. Home therapy for deep vein thrombosis and pulmonary embolism in cancer patients. Ann Oncol. 2005;16 Suppl 4:iv136-9.
42. Otero R, Uresandi F, Jiménez D, Cabezudo MA, Oribe M, Nauffal D, et al. Home treatment in pulmonary embolism. Thromb Res. 2010;126(1):e1-5.
43. Aujesky D, Roy PM, Verschuren F, Righini M, Osterwalder J, Egloff M, et al. Outpatient versus inpatient treatment for patients with acute pulmonary embolism: an international, open-label, randomised, non-inferiority trial. Lancet. 2011;378(9785):41-8.

Leitura recomendada

Ryu JH, Olson EJ, Pellikka PA. Clinical recognition of pulmonary embolism: problem of unrecognized and asymptomatic cases. Mayo Clin Proc. 1998;73(9):873-9.

ÍNDICE

Instrução: siglas seguidas pelo termo *ver* apresentam apenas a sua definição.

A

α-AP *ver* α$_2$-antiplasmina
AAC *ver* Anticorpos anticardiolipina
AAFL *ver* Anticorpos antifosfolípides
ABW *ver* Peso corporal ajustado
ACCP *ver* American College of Chest Phisicians
ACP *ver* American College of Physicians
Acidente vascular encefálico (AVE), 296-297
AD *ver* Átrio direito
ADP *ver* Adenosina difosfato
AHA *ver* American Heart Association
AL *ver* Anticoagulante lúpico
Anestesia, 297
Angiografia por subtração digital (ASD), 190-192
Angiografia por tomografia computadorizada (ATC), 160-177
    contrastes empregados, 168-174
    durante a gravidez, 174-177
Angiografia pulmonar seletiva (APS), 188-192
Anormalidade do fluxo sanguíneo, 48-49
Antagonista da vitamina K (AVK), 235-242, 286-290, 299
Antitrombina (AT), 64-65
APS, 188-192 *ver também* Angiografia pulmonar seletiva
ARM *ver* Angiografia por ressonância magnética
ASD, 190-192 *ver também* Angiografia por subtração digital
AT, 64-65 *ver também* Antitrombina
ATC, 160-177 *ver também* Angiografia por tomografia computadorizada
ATCH *ver* Angiotomografia computadorizada helicoidal de tórax
ATCMD *ver* Angiotomografia computadorizada com múltiplos detectores
ATCHMD *ver* Angiotomografia helicoidal multidetectores do tórax
Atividade física, 62
AUC
    ver Area under curve
    ver Áreas sob a curva
AVE, 296-297 *ver também* Acidente vascular encefálico
AVK, 235-242, 286-290, 299 *ver também* Antagonista da vitamina K
aXa *ver* Antifator Xa

B

Bq *ver* Bequerel
BNP, 216-217 *ver também* Peptídeos natriuréticos do tipo B
BVP *ver* Bomba venosa de pé

C

C^{15}O *ver* Monóxido de carbono
C^{15}O$_2$ *ver* Dióxido de carbono
Câncer e TEV, 59, 293, 311-312
    incidência, 311
    mecanismos, 311
    profilaxia de TEV, 312
    rastreamento, 311-312
    sobrevivência após o diagnóstico de TEV, 311
    tratamento de TEV, 312
Ci *ver* Curie
Cintilografia pulmonar, 147-157
    avanços nos estudos V/Q, 153-156
    controle evolutivo na TEP, 156-157
    funcionamento dos MAA, 147-149
    mapeamento pulmonar perfusional, 149-153
Cirurgias, 58-59, 257-258, 292-296
Clínica, 103-110
    apresentações clínicas, 106-109
    sintomas e sinais físicos, 103-106, 107, 108
Coagulação do sangue, 46-47
    fase de amplificação, 46
    fase de finalização, 46-47
    fase de iniciação, 46
    hemostasia secundária, 46
Compressão pneumática intermitente externa (CPI), 277-278
Contraceptivos orais, 63-64
COX-1 *ver* Cicloxigenase-1
CPI, 277-278 *ver também* Compressão pneumática intermitente externa

D

DBH, 279-282 *ver também* Dose baixa de heparina não fracionada

DBHNF, 279-282 *ver* Dose baixa de heparina não fracionada
DC *ver* Débito cardíaco
DCE *ver* Depuração de creatinina endógena
DCP *ver* Doença cardiopulmonar
Derrame pleural (DP), 98-99, 128-129
Diagnóstico, 112-206 *ver também* Estratégias diagnósticas
Dímeros D, 72, 74-75, 132-137
   determinação de gases expirados, 136-137
   determinação durante a gravidez, 135-136
   Elisa, 133
     convencional, 133
     qualitativo rápido, 133
     quantitativo rápido, 133
     semiquantitativo rápido, 133
   ensaio de aglutinação, 133-134
     do látex quantitativo, 133
     do látex semiquantitativo, 133
     no sangue total, 134
   posição no diagnóstico de TEP, 136
Disfunção endotelial, 50
DLCO *ver* Difusão pulmonar do monóxido de carbono
Dose baixa de heparina não fracionada (DBH; DBHNF), 279-282
DP, 98-99 *ver também* Derrame pleural
DPOC *ver* Doença pulmonar obstrutiva crônica
DTPA *ver* Ácido dietilenotriamina pentacético
DVD *ver* Disfunção do ventrículo direito

E

ECG, 131-132 *ver também* Eletrocardiograma
Ecocardiografia, 137-141, 142, 210-212
   Doppler (ED), 137-138
   transesofágica (ETE), 138
   transtorácica (ETT), 138
ED, 137-138 *ver também* Ecocardiografia Doppler
ELATE *ver* Extended Low-Intensity Anticoagulation for Thrombo-embolism
Eletrocardiograma (ECG), 131-132
Elisa, 132-133 *ver também* Enzyme-linked immunosorbent assay
Enzyme-linked immunosorbent assay (Elisa), 132-133
EPCR *ver* Receptor endotelial da proteína C
Epidemiologia, 19-34
   em crianças, 33-34
   estudos de bases populacionais, 20-25
     etnia, 25
     gênero, 25
     idade, 23-25
     sazonalidade, 25
     variação circadiana, 25
   estudos em necropsias, 26-27
   estudos sobre incidência hospitalar, 26
   eventos provocados e não provocados, 33
   mortalidade e letalidade, 30-33
   no ciclo gravídico-puerperal, 33
   recorrência, 27-30

ESC *ver* European Society of Cardiology
ESSENCE *ver* Efficacy Safety Subcutaenous Enoxaparin in Non-Q-wave Coronary Events
Estratégias diagnósticas, 194-206
   baseadas em probabilidade clínica, 194-196
     baixa, 195
     intermediária ou alta, 195-196
   baseadas na gravidade de apresentação, 203-206
   métodos de diagnóstico, 194
   recomendações para avaliação clínica, 196-203
     aplicação das diretrizes de diagnóstico, 199
     avanço pós-PIOPED II, 199
     cintilografia pulmonar nos algoritmos atuais, 202-203
     condutas inapropriadas para excluir TEP, 199-200
     mulher em idade reprodutiva, 201
     pacientes com alergia aos meios de contraste iodados, 201
     pacientes com redução da função renal, 201
     pacientes em risco de vida, 201-202
     probabilidade clínica alta, 197, 198
     probabilidade clínica baixa, 196, 197
     probabilidade clínica intermediária (moderada), 196-197, 198
     revisão dos critérios diagnósticos da literatura, 200
     suspeita de TEP sem avaliação de probabilidade clínica, 200
     vias adicionais para todos os pacientes, 197, 199
ET-1 *ver* Endotelina
ETE, 138 *ver também* Ecocardiografia transesofágica
ETT, 138 *ver também* Ecocardiografia transtorácica
EV *ver* Endovenoso
Exames, 127-192
   de imagem, 147-192
   laboratoriais, 141-142
Extended Low-Intensity Anticoagulation for Thrombo-embolism (ELATE)

F

FA *ver* Fibrilação atrial
Fator tecidual (FT), 45
Fatores de risco para TEV, 54-76
   fatores de recorrência, 72-75
     dímeros D plasmáticos, 72, 74-75
     geração da trombina, 75
   hereditários, 64-70, 71
     associação de FVL e mutação de protrombina, 67
     deficiência de AT, 64-65
     deficiência de proteína C e de proteína S, 66
     fator VIII e outros fatores de coagulação, 67
     grupo sanguíneo, 67-68
     hiper-homocisteinemia, 68
     interações, 69-70
     mutação da protrombina, 67
     RPCA e fator V Leiden, 66-67
     RPCA sem fator V Leiden, 68-69, 70
   individuais maiores, 58-61
     câncer, 59

cirurgia de grande porte, 58-59
cirurgias ortopédicas, 59
fraturas, 59
grande trauma, 59, 60
infarto agudo do miocárdio, 59
insuficiência cardíaca congestiva, 60-61
individuais moderados ou fracos, 61-64
   antecedente de TEV, 61
   anticorpos antifosfolípides, 64
   contraceptivos orais, 63-64
   gravidez e puerpério, 63
   idade, 61
   imobilidade, 61-62
   obesidade, 61
   pequenos traumas, 62-63
   sedentarismo e atividade física, 62
   TRH, 64
   veias varicosas, 63
risco cardiovascular, 70-72
FEMA *ver* Fração de espaço morto alveolar
FEU *ver* Unidades equivalentes de fibrinogênio
Filtro de veia cava (FVC), 298-300
Filtro em veia cava inferior (FVCI), 298, 300
Filtro em veia cava superior (FVCS), 298, 300
Fisiopatologia, 80-90
   consequências hemodinâmicas, 82-83, 84
   consequências respiratórias, 88-90
   em um episódio de TEP aguda, 81-82
   pressões e obstrução vascular, 83, 85-88
      ecocardiografia Doppler, 85-88
      pressões arteriais pulmonares normais, 83, 85
FOP *ver* Forame oval patente
FR *ver* Fator de risco
Fraturas, 59, 295
FT, 45 *ver também* Fator tecidual
FVC, 298-300 *ver também* Filtro de veia cava
FVCI, 298, 300 *ver também* Filtro em veia cava inferior
FVCS, 298, 300 *ver também* Filtro em veia cava superior
FVL *ver* Fator V Leiden

G

Gasometria arterial, 129-131
Gd *ver* Gadolínio
Gravidez, 63, 135-136, 174-177, 261-262, 263, 264
GTT *ver* Gradiente transtricúspide
Gy *ver* Gray

H

HAP *ver* Hipertensão arterial pulmonar
H-FABP, 217-218 *ver também* Heart-type fatty acid-binding protein
HBPM, 232-234, 282-286 *ver também* Heparina de baixo peso molecular
HDHE *ver* Heparina-di-hidroergotamina
Heart-type fatty acid-binding protein (H-FABP), 217-218
Hemorragia intracraniana (HIC), 248

Hemostasia normal, 42-43
Heparina de baixo peso molecular (HBPM), 232-234, 282-286
HIC, 248 *ver também* Hemorragia intracraniana
Hipercoagulabilidade, 50-52
Hipertensão pulmonar tromboembólica crônica (HPTEC), 312-315
   clínica, 313-314
   investigação, 314
   mecanismos, 313
   tratamento, 314-315
Hipocapnia e alcalose respiratória, 89
Hipótese isquêmico-hipóxica, 50
HNF *ver* Heparina não fracionada
HP *ver* Hipertensão pulmonar
HPTEC, 312-315 *ver também* Hipertensão pulmonar tromboembólica crônica
HR
   ver Hazard ratio
   ver Razão de risco

I

IAM, 59 *ver também* Infarto agudo do miocárdio
IC
   ver Intervalo de confiança
   ver Índice cardíaco
ICC, 60-61 *ver também* Insuficiência cardíaca congestiva
ICOPER
   ver International Cooperative Pulmonary Embolism Registry
   ver Registro Internacional Cooperativo de Embolia Pulmonar
Imagens de ressonância magnética (IRM), 180-185
   agentes de contraste, 181-185
Infarto agudo do miocárdio (IAM), 59
Infarto pulmonar, 93-98
Inflamação e trombose venosa, 52
INR *ver* International normalized ratio
Insuficiência cardíaca congestiva (ICC), 60-61
Insuficiência renal (IR), 260-261
IR, 260-261 *ver também* Insuficiência renal
IRM, 180-185 *ver também* Imagens de ressonância magnética
ISI
   ver Índice de sensibilidade internacional
   ver International sensitivity index
IUA *ver* International Union of Angiology
IV *ver* Intravenosa

K

^{81m}Kr *ver* Criptônio

L

LID *ver* Lobo inferior direito
LS *ver* Limites superiores
LSN *ver* Limite superior do normal

M

MAA, 147-149 *ver também* Macroagregados de albumina
Macroagregados de albumina (MAA), 147-149
MCOA *ver* Meio de contraste de osmolalidade alta
MCOB *ver* Meio de contraste de osmolalidade baixa
MECG, 276-277 *ver também* Meias elásticas de compressão graduada
Meias elásticas de compressão graduada (MECG), 276-277
Micropartículas, 45
MIE *ver* Membro inferior esquerdo
MMII *ver* Membros inferiores
mRNA *ver* RNA mensageiro
Ms *ver* Milissegundos
MTHFR *ver* Metilenotetra-hidrofolato redutase

N

NC *ver* Nefropatia crônica
NIH *ver* National Institute of Health
NNT *ver* Número necessário pata tratar
NP *ver* Peptídeos natriuréticos
NPT *ver* Nutrição parenteral total
NT *ver* Nitrogênio terminal

O

$^{15}O_2$ *ver* Oxigênio-15
Obesidade, 61
OMS *ver* Organização Mundial de Saúde
OR
   ver Odds ratio
   ver Razão de chance
   ver Razão de probabilidade

P

P-selectina, 45
PAD *ver* Pressão do átrio direito
PAE *ver* Pressão do átrio esquerdo
PAI-1 *ver* Plasminogênio 1
PAI-2 *ver* Plasminogênio 2
PAP *ver* Pressão arterial pulmonar
PAR4 *ver* Receptor protease-ativado
Patologia, 92-102
   consequências anatomopatológicas, 92-99
      derrame pleural, 98-99
      infarto pulmonar, 93-98
   evolução da TEP aguda, 99-101
PC
   ver Probabilidade clínica
   ver Proteína C
PCA *ver* Proteína C ativada
PDAP *ver* Pressão diastólica da artéria pulmonar
PDF *ver* Produtos de degradação da fibrina
PDFVD *ver* Pressão diastólica final do ventrículo direito
PDI *ver* Dissulfato isonerase
PDVD *ver* Pressão diastólica de ventrículo direito
Peptídeos natriuréticos do tipo B (BNP), 216-217
PERC
   ver Pulmonary Embolism Research Consortium
   ver Pulmonary embolism ruled out criteria
PESI *ver* Pulmonary embolism severity index
PGI_2 *ver* Prostaglandina
PGS *ver* Geneva Prognostic Score
PMAP *ver* Pressão média da artéria pulmonar
PP *ver* Pressão de pulso
Prevenção, 275-304
   ácido acetilsalicílico, 282
   adesão à prática de prevenção da TEV, 302-304
   AVKs como profiláticos, 286-290
   bases conceituais da prevenção da TEV com fármacos, 278-279
   CPI, 277-278
   deambulação precoce, 276
   dextrano, 70, 282
   doses baixas de heparina, 279-282
   elevação dos membros inferiores, 275-276
   estatinas na tromboprofilaxia venosa primária, 300-301
   fisioterapia ativa, 276
   HBPM, 282-286
   heparina subcutânea dose-ajustada, 282
   MECG, 276-277
   recomendações gerais, 291-300
      anestesia e analgesia neuroaxial, 297
      artroplastia total eletiva de joelho, 294-295
      artroplastia total eletiva de quadril, 294
      artroscopia de joelho, 295
      cirurgia bariátrica, 294
      cirurgia cardíaca de revascularização miocárdica, 296
      cirurgia de câncer, 293
      cirurgia de fratura de quadril, 295
      cirurgia de grande porte para doença benigna, 293
      cirurgia eletiva de coluna, 295
      cirurgia geral, 292, 293
      cirurgia ginecológica, 292, 294
      cirurgia laparoscópica, 292, 293
      cirurgia torácica, 293
      cirurgia urológica, 292, 294
      cirurgia vascular, 292, 293
      contraindicações à anticoagulação em pacientes cirúrgicos, 292
      contraindicações à anticoagulação em pacientes clínicos, 292
      doses profiláticas de anticoagulantes, 292
      fraturas isoladas de membros inferiores, 295
      FVC, 298-300
      neurocirurgia, 295
      pacientes com AVE, 296-297
      pacientes de terapia intensiva, 297
      pacientes hospitalizados em clínica médica, 292
      pacientes oncológicos, 293
      pacientes politraumatizados, 296
      queimaduras, 296
      TRM, 295-296
      tromboprofilaxia venosa, 291-292

viagens de longa distância, 297-298
regimes de fármacos em tromboprofilaxia, 290-291
tromboprofilaxia venosa em hepatopatias crônicas, 301-302
Prognóstico, 208-224
    avaliação clínica, 220-224
        estratégias de, 223, 224
        risco tardio e eventos adversos após episódio agudo de TEP, 223-224
    avaliação em TEP confirmada, 208-210
        hipotensão e choque, 208-210
        síncope e parada cardíaca, 210
    marcadores de disfunção de VD, 210-219
        biomarcadores cardíacos, 214-219
        ecocardiografia, 210-212
        TC, 212-213
PSAP *ver* Pressão sistólica da artéria pulmonar
PSS *ver* Pressão sanguínea sistólica
PSVD *ver* Pressão sistólica do ventrículo direito
PTA *ver* Antecedente da tromboplastina do plasma

Q

QT, 293 *ver também* Quimioterapia
Quimioterapia (QT), 293

R

r-PA, 249 *ver também* Reteplase
Rad *ver* Unidade de dose absorvida
Radiografia simples do tórax, 127-129
    derrame pleural, 128-129
    opacificações parenquimatosas, 128
Realce das vias de ativação das plaquetas para a formação do coágulo, 43-44
    etapas da via de exposição do colágeno, 43
    etapas da via do fator tecidual, 44
    resolução do coágulo, 44
rem *ver Roetgen equivalent men*
Resistência à proteína C ativada (RPCA), 66-67
Ressonância magnética (RM), 180-185
Risco para TEV *ver* Fatores de risco para TEV
RM, 180-185 *ver também* Ressonância magnética
RMN *ver* Ressonância magnética nuclear
RNI *ver* Razão internacional normalizada
ROC *ver Receiver operating characteristic*
RPCA, 66-67 *ver também* Resistência à proteína C ativada
RR *ver* Risco relativo
rt-PA *ver* Ativador do plasminogênio tecidual recombinante
RVP *ver* Resistência vascular pulmonar

S

SAF, 64 *ver também* Síndrome antifosfolípide
SC *ver* Via subcutânea
sCr *ver* Creatinina sérica
SDRA *ver* Síndrome do desconforto respiratório agudo
Sedentarismo, 62

SI
    ver Índice de choque
    ver Sistema internacional de unidades
Síndrome antifosfolípide (SAF), 64
SIR *ver Standardized incidence ratio*
Sistema venoso e sangue, 38-41
    distribuição das valvas, 39-40
    funcionamento das valvas, 40-41
    pressões venosas e fluxo venoso, 38-39
    valvas venosas, 39
SPECT
    ver Tomografia computadorizada por emissão de fóton único
    ver Single-photon emission computed tomography
sPESI *ver Pulmonary embolism severity index* simplificado
SPF *ver* Síndrome pós-flebítica
STEMi *ver* Segmento ST
Suspeita clínica, 112-124
    critérios de exclusão, 123
    escores clínicos, 115-123
        comparação de escores, 121-123
        escore de Genebra, 118-120
        escore de Wells, 116-118
        modelo PISA, 120-121, 122
        sistemas de, 115-115
    qualificação e quantificação da, 112-114
Sv *ver* Sievert

T

^{99m}Tc *ver* Tecnécio 99
t-PA *ver* Ativador de plasminogênio tecidual
Tac *ver* Tempo de aceleração
TAFI *ver* Inibidor da fibrinólise ativável pela trombina
TAH *ver* Trombocitopenia associada à heparina
TC, 212-213 *ver também* Tomografia computadorizada
TCD *ver* Trombos no coração direito
TCH *ver* Tomografia de tórax helicoidal
TCMD *ver* Tomografia computadorizada de múltiplos detectores
TEAP *ver* Tromboendarterectomia pulmonar
Tenecteplase (TNK-tPA), 249
Terapia de reposição hormonal (TRH), 64
TEP *ver* Tromboembolia pulmonar
TEPG *ver* Tromboembolia pulmonar grave
TEPNG *ver* Tromboembolia pulmonar não grave
TEV, 13-17, 54-76, 228-235, 265-266, 311-312 *ver também* Tromboembolia venosa
TFPI
    ver Inibidor da via do fator tecidual
    ver Tissue Factor Pathway Inhibitor
TIH, 234-235, 264-265 *ver também* Trombocitopenia induzida pela heparina
TIMI *ver Thrombolysis in Myocardial Infarction*
TM *ver* Trombomodulina
TNK-tPA, 249 *ver também* Tenecteplase
Tomografia computadorizada (TC), 212-213
TP *ver* Tempo de protrombina

Tratamento, 228-266, 317-318
  ambulatorial, 317-318
  AVKs, 235-242
    apresentações, 236-240
    complicações, 240-242
    contraindicações, 240
    mecanismo de ação, 236
  condições particulares, 257-266
    tromboprofilaxia secundária e cirurgia, 257-258
    anticoagulação terapêutica no paciente idoso, 258-260
    fármacos pentassacarídeos e IR, 260-261
    tratamentos de tromboêmbolos no coração direito, 261
    tratamento da TEP na gravidez, 261-262, 263
    regimes anticoagulantes, 262-263
    terapia trombolítica na gravidez, 264
    tratamento da TIH, 264-265
    novos anticoagulantes para tratamento da TEV, 265-266
  estratégias de, 252-257
    anticoagulação a longo prazo, 254-257
    coagulação estendida, 254
    prática do tratamento, 252-253
    regimes terapêuticos, 253-254
  fármacos utilizados, 228-235
    anticoagulantes pentassacarídicos mediados pela antitrombina, 228-231
    HBPM, 232-234
    TIH, 234-235
  manejo terapêutico da TEP aguda, 228
  trombolíticos, 242-251
    cateteres para técnica intervencionista percutânea para embolectomia pulmonar, 250-251
    complicações, 248
    contraindicações, 247-248
    estreptocinase, 244
    indicação, 243-244
    mecanismo de ação, 242-243
    recomendações, 249-250
    regimes trombolíticos aprovados, 248-249
    r-PA e TNK-tPA, 249
    urocinase, 244-247
Trauma, 59, 60, 62-63, 296
Traumatismo raquimedular (TRM), 295-296
TRH, 64 *ver também* Terapia de reposição hormonal
TRM, 295-296 *ver também* Traumatismo raquimedular
Trombocitopenia induzida pela heparina (TIH), 234-235, 264-265
Tromboembolia venosa (TEV), 13-17, 54-76, 228-235, 265-266, 311-312

Trombogênese, 38-53
  hemostasia normal, 42-43
  realce das vias de ativação das plaquetas para a formação do coágulo, 43-44
  sistema venoso e sangue, 38-41
  venosa, 44-48
    anormalidades primárias que conduzem à formação de, 48-52
    mecanismos patogênicos do desencadeamento, 47-48
Trombose venosa residual (TVR), 73-74
TTIH *ver* Trombocitopenia trombótica induzida por heparina
TTPa *ver* Tempo de tromboplastina parcial ativada
TTR
  ver Tempo nos limites terapêuticos
  ver Time in therapeutic range
TVP *ver* Trombose venosa profunda
TVR, 73-74 *ver também* Trombose venosa residual
TVS *ver* Trombose venosa superficial
TXA$_2$ *ver* Tromboxane A$_2$
U
UCS *ver* Ultrassonografia de compressão
u-PA *ver* Plasminogênio tipo-urocinase
UI *ver* Unidades internacionais
US *ver* Ultrassonografia venosa
USAT
  ver Catheter-directed ultrasound-accelerated thrombolysis
  ver Trombólise acelerada por ultrassom dirigido por cateter
USC *ver* Ultrassonografia de compressão
USD *ver* Ultrassonografia duplex
u-TP *ver* Ativador do plasminogênio tipo urocinase

V

V/Q *ver* Ventilação-perfusão, relação
VD *ver* Ventrículo direito
VE *ver* Ventrículo esquerdo
Veias varicosas, 63
VO *ver* Via oral
VPN *ver* Valor preditivo negativo
VPP *ver* Valor preditivo positivo
VRM *ver* Venorressonância magnética
VRT *ver* Velocidade de regurgitação tricúspide
VTC *ver* Venotomografia computadorizada
vWF *ver* Fator de Von Willenbrand

X

^{133}Xe *ver* Xenônio-133